新編　医薬化学

編集：日比野　俐　　福山大学名誉教授
　　　石倉　　稔　　前北海道医療大学薬学部教授
　　　北川　幸己　　新潟薬科大学薬学部教授
　　　須本　國弘　　福岡大学薬学部教授
　　　波多江典之　　北海道医療大学薬学部准教授

東京　廣川書店　発行

―――――― **執筆者一覧**（五十音順）――――――

東 屋 功	東邦大学薬学部教授
石 倉 稔	前北海道医療大学薬学部教授
石 津 隆	福山大学薬学部教授
岩 村 樹 憲	松山大学薬学部教授
北 川 幸 己	新潟薬科大学薬学部教授
須 本 國 弘	福岡大学薬学部教授
高 橋 たみ子	城西国際大学薬学部教授
田 川 義 展	福岡大学薬学部准教授
田 中 麗 子	大阪薬科大学教授
町 支 臣 成	福山大学薬学部教授
津 吹 政 可	星薬科大学教授
波多江 典 之	北海道医療大学薬学部准教授
原 口 一 広	日本薬科大学教授
日比野 俐	福山大学名誉教授
広 川 美 視	大阪大谷大学薬学部准教授
前 﨑 直 容	大阪大谷大学薬学部教授
山 口 泰 史	長崎国際大学薬学部教授
山 田 剛 司	大阪薬科大学准教授
淀 光 昭	長崎国際大学薬学部教授

新編　医薬化学

編　者	日比野　俐 石　倉　稔 北　川　幸　己 須　本　國　弘 波　多　江　典　之	平成 30 年 3 月 10 日　初版発行 ©

発 行 所　株式会社　**廣 川 書 店**

〒 113-0033　東京都文京区本郷 3 丁目 27 番 14 号

電話 03（3815）3651　　FAX 03（3815）3650

「新編　医薬化学」刊行に際して

　薬学教育課程は，平成18年（2006年）4月より，単独6年制課程あるいは6年制と4年制課程の併設型に移行した．「薬学教育モデル・コアカリキュラム」は，この移行に先駆けて策定された．その後，このコアカリキュラムは平成25年（2013年）12月に改訂され，今回この改訂コアカリキュラムの（C4）を中心とし，新たな教科書の作成を企画した．

　本書の構成は，第1編「医薬品創製をめざして」，第2編「医薬品各論」及び第3編「医薬品の名称」とした．第1編は，第1部「医薬品の創製」と第2部「生体分子・医薬品を化学で理解する」として解説することにした．第2編は，医薬品を作用ごとに分類し，それぞれの化学構造の特徴と作用について具体例を用い解説するようにした．第3編は，第15章として「医薬品の名称」を掲載した．なお，平成28年（2016年）4月，日本薬局方は第17改正となり，薬局方収載品の医薬品構造式は日局17に準拠した．

　本書は，医薬（品）化学（Medicinal Chemistry）の教科書である．第1編冒頭にその概念を述べている．薬学部の教育課程がどのように変わろうとも，薬学部の学生諸君は生体分子の構造・反応を理解することは当然であり，その上で多くの疾患に立ち向かうための武器である「医薬品」がどのように創製されてきたのかを理解することは重要である．医薬品の創生・誕生は，多くの学問領域による成果であり，薬学が総合科学たる所以である．本書により，薬学生が将来の薬の専門家として医療社会の中で貢献できる一助となれば幸いである．

　本書の執筆方針は，平成4年出版の「医薬化学〜生物学への橋かけ」（第3版まで発行）に大きく影響を受けている．そのため，編集委員及び執筆者の総意で，本書の名称を「新編　医薬化学」とすることにした．さらに，本書は，平成20年発行の「NEW医薬品化学」にも深い感銘を受けている．この場を借りて，それぞれの書籍のご編集の労を取られた，三木卓一先生，野口俊作先生，夏苅英昭先生，廣田耕作先生に深謝申し上げる．

　今後，「新編　医薬化学」を薬学部学生の教科書としてご利用いただく中で，諸先生のご批評をいただきつつ本書の改善に努めたいと，編集委員・執筆者一同願っている．

　本書の発行にあたり，多大なご理解とご尽力をいただいた（株）廣川書店社長廣川治男氏，常務取締役廣川典子氏，および荻原弘子氏をはじめとする編集部の諸氏に厚く御礼申し上げる．

平成30年2月

編集委員・執筆者一同

目　　　次

第1編　医薬品創製をめざして　　　1

第1部　医薬品の創製 …………………………………………………………………… 3

第1章　医薬品開発のプロセス ……………………………………（山口泰史，淀　光昭）3

1.1　医薬品開発の歴史 ………………………………………………………………………… 3
1.2　薬　害 ……………………………………………………………………………………… 5
1.3　医薬品開発のコンセプト ………………………………………………………………… 6
1.4　医薬品研究開発の流れ …………………………………………………………………… 9
　　1.4.1　創薬研究　10
　　1.4.2　非臨床試験及び臨床試験　11
　　1.4.3　医薬品製造の品質管理　12

第2部　生体分子・医薬品を化学で理解する …………………………………………… 13

第2章　分子の化学構造と性質 …………………………………………………………… 13

2.1　分子間相互作用の種類 ……………………………………………（波多江典之）13
2.2　官能基の化学 ………………………………………………………（津吹政可）16
　　2.2.1　官能基の分類　17
　　2.2.2　官能基の疎水性と親水性　18
2.3　複素環の化学 ………………………………………………………（津吹政可）19
　　2.3.1　複素環化合物の種類　19
　　2.3.2　芳香族複素環化合物の分類　19
　　2.3.3　π電子過剰系複素環化合物の性質　22
　　2.3.4　π電子過剰系複素環化合物の反応性と配向性　23
　　2.3.5　π電子欠如系複素環化合物の性質　25
　　2.3.6　π電子欠如系複素環化合物の反応性と配向性　26
　　2.3.7　複素環化合物の有用性　29
2.4　医薬品の化学構造 …………………………………………（淀　光昭，山口泰史）30
　　2.4.1　ファーマコフォアと構造活性相関　30
　　2.4.2　立体異性体と生物活性　31
　　2.4.3　定量的構造活性相関のパラメータ　32
　　2.4.4　生物学的等価性　34

2.4.5　経口吸収性を示す構造的特徴（Rule of 5）　*35*
2.4.6　プロドラッグの薬物動態　*36*

第3章　生体分子のコアとパーツ ………………………………（北川幸己）**39**

3.1　生体分子の化学構造 ………………………………………………………………*39*

3.1.1　アミノ酸とタンパク質　*39*

3.1.2　糖　類　*44*

3.1.3　糖タンパク質　*47*

3.1.4　核　酸　*49*

3.1.5　膜脂質　*52*

3.1.6　ステロイド　*56*

3.2　生体内で機能する錯体・無機化合物 ……………………………………………*59*

3.2.1　金属イオンと錯体の機能　*60*

3.2.2　活性酸素の電子構造と性質　*62*

3.2.3　一酸化窒素の電子構造と性質　*65*

第4章　生体反応の化学 …………………………………………………………**69**

4.1　リン，イオウ化合物 …………………………………………………（北川幸己）*69*

4.1.1　リン，イオウ化合物の化学的性質　*69*

4.1.2　リン，イオウ化合物の生体内での機能　*71*

4.2　生体分子の反応 ………………………………………………………（北川幸己）*74*

4.2.1　補酵素の関与する反応　*74*

4.2.2　脂肪酸の代謝反応　*80*

4.2.3　コレステロールの代謝反応　*82*

4.2.4　異物の代謝反応　*85*

4.3　薬物と生体分子の相互作用 …………………………………（淀　光昭，山口泰史）*93*

4.3.1　相互作用によるギブズエネルギーの変化　*93*

4.3.2　酵素阻害剤の阻害様式　*94*

4.3.3　遷移状態アナログによる酵素阻害　*96*

4.3.4　受容体アゴニストとアンタゴニストの作用様式　*98*

4.3.5　タンパク質構造に基づいた効果的な薬物設計　*99*

第2編　医薬品各論　　*103*

第5章　自律神経系に作用する医薬品 ……………………………………（石津　隆）**105**

5.1　自律神経 ……………………………………………………………………………*105*

5.2　交感神経作用薬 ……………………………………………………………………*107*

5.2.1　カテコールアミンの生合成と代謝　*107*

5.2.2　アドレナリン受容体の作用　*108*

　　　5.2.3　カテコールアミン類に関する医薬品の構造的特徴　*109*

　5.3　交感神経興奮薬（アドレナリン作用薬）……………………………………*110*

　　　5.3.1　アドレナリン α 受容体作動薬　*110*

　　　5.3.2　アドレナリン β 受容体作動薬　*110*

　　　5.3.3　間接作用型アドレナリン α 作動薬　*113*

　5.4　交感神経遮断薬（抗アドレナリン作用薬）…………………………………*113*

　　　5.4.1　アドレナリン α 受容体拮抗薬（α 遮断薬）　*114*

　　　5.4.2　アドレナリン β 受容体拮抗薬（β 遮断薬）　*115*

　5.5　副交感神経作用薬……………………………………………………………*117*

　　　5.5.1　アセチルコリンの生合成と代謝　*117*

　　　5.5.2　アセチルコリンの受容体の作用　*117*

　　　5.5.3　アセチルコリンの構造的特徴　*118*

　5.6　副交感神経興奮薬（コリン作用薬）………………………………………*119*

　　　5.6.1　コリンエステル類　*119*

　　　5.6.2　コリン作動性アルカロイド　*119*

　　　5.6.3　コリンエステラーゼ阻害薬　*120*

　5.7　副交感神経遮断薬（抗コリン作用薬）……………………………………*122*

　　　5.7.1　天然物由来抗コリン作用薬　*122*

　　　5.7.2　合成抗コリン作用薬　*124*

　　　5.7.3　過活動膀胱治療薬　*125*

第6章　体性神経に作用する医薬品 ……………………………（波多江典之）*127*

　6.1　局所麻酔薬……………………………………………………………………*127*

　　　6.1.1　合成局所麻酔薬　*128*

　6.2　骨格筋弛緩薬…………………………………………………………………*129*

　　　6.2.1　中枢性筋弛緩薬　*130*

　　　6.2.2　末梢性筋弛緩薬　*130*

第7章　中枢神経系に作用する薬物 ……………………（田中麗子，山田剛司）*133*

　7.1　全身麻酔薬……………………………………………………………………*133*

　　　7.1.1　吸入麻酔薬　*133*

　　　7.1.2　静脈麻酔薬　*134*

　7.2　催眠鎮静薬（催眠薬）………………………………………………………*135*

　　　7.2.1　催眠鎮静薬の歴史　*135*

　　　7.2.2　ベンゾジアゼピン系催眠鎮静薬　*136*

　　　7.2.3　非ベンゾジアゼピン系催眠鎮静薬　*137*

　7.3　抗不安薬………………………………………………………………………*137*

7.3.1 抗不安薬の歴史 *138*

7.3.2 ベンゾジアゼピン系誘導体の構造的特徴 *139*

7.3.3 ベンゾジアゼピン系抗不安薬 *141*

7.3.4 非ベンゾジアゼピン系抗不安薬 *141*

7.4 抗てんかん薬 ··· *142*

7.4.1 抗てんかん薬の歴史と構造的特徴 *142*

7.4.2 抗てんかん薬の作用 *143*

7.4.3 抗てんかん薬 *143*

7.5 統合失調症治療薬 ··· *145*

7.5.1 定型抗精神病薬の構造的特徴 *145*

7.5.2 定型抗精神病薬 *146*

7.5.3 非定型抗精神病薬 *147*

7.6 抗うつ薬 ·· *148*

7.6.1 抗うつ薬の歴史 *148*

7.6.2 抗うつ薬の作用 *148*

7.6.3 抗うつ薬 *150*

7.7 麻薬性鎮痛薬 ··· *150*

7.7.1 モルヒネとその誘導体の歴史 *150*

7.7.2 モルヒネの構造的特徴 *155*

7.7.3 ペプチド系内因性鎮痛物質 *156*

7.7.4 オピオイド受容体の作用 *157*

7.8 パーキンソン病治療薬 ·· *157*

7.8.1 パーキンソン病治療薬の作用 *158*

7.8.2 パーキンソン病治療薬 *158*

7.9 アルツハイマー型認知症治療薬 ·· *160*

7.9.1 ドネペジルの構造的特徴 *160*

7.9.2 アルツハイマー型認知症治療薬 *160*

7.10 中枢神経興奮薬 ··· *161*

7.10.1 大脳皮質興奮薬 *162*

7.10.2 脳幹興奮薬 *163*

7.10.3 脊髄興奮薬 *163*

第8章 オータコイド及びその関連医薬品 ·· *165*

8.1 ヒスタミン ·· (石倉 稔) *165*

8.1.1 ヒスタミンの生合成と代謝 *165*

8.1.2 ヒスタミンの作用と受容体 *166*

8.1.3 ヒスタミン H_1 受容体拮抗薬 *167*

8.1.4 ヒスタミン H_2 受容体拮抗薬 *168*

目　次

8.2 消化性潰瘍治療薬 ··（石倉　稔）170

  8.2.1 ヒスタミン H_2 受容体拮抗薬（ヒスタミン H_2 受容体遮断薬）*171*

  8.2.2 ムスカリン受容体拮抗薬 *171*

  8.2.3 ガストリン受容体拮抗薬（抗ガストリン薬）*171*

  8.2.4 プロトンポンプ阻害薬 *172*

8.3 セロトニン関連薬 ··（岩村樹憲，石倉　稔）174

  8.3.1 セロトニンの生合成と代謝 *174*

  8.3.2 5-HT_2 受容体拮抗薬 *174*

  8.3.3 5-HT_3 受容体拮抗薬 *175*

  8.3.4 5-HT_4 受容体作動薬 *176*

8.4 エイコサノイド関連薬 ···（岩村樹憲，石倉　稔）177

  8.4.1 プロスタグランジン研究の歴史 *177*

  8.4.2 プロスタグランジン（PG）の化学構造 *178*

  8.4.3 トロンボキサン（TX）の化学構造 *178*

  8.4.4 ロイコトリエン（LT），リポキシン（LX）の化学構造 *180*

  8.4.5 プロスタグランジン及び関連化合物の生合成 *180*

  8.4.6 エイコサノイド関連医薬品 *181*

第9章　抗炎症薬・抗アレルギー薬 ·····················（高橋たみ子）183

9.1 抗炎症薬 ···183

  9.1.1 抗炎症薬の作用 *183*

  9.1.2 非ステロイド性抗炎症薬の構造的特徴 *184*

  9.1.3 酸性非ステロイド性抗炎症薬 *184*

  9.1.4 COX-2 阻害薬 *191*

  9.1.5 塩基性非ステロイド性抗炎症薬 *192*

9.2 痛風治療薬 ··193

  9.2.1 痛風治療薬の作用 *193*

  9.2.2 痛風治療薬 *194*

9.3 抗アレルギー薬 ··195

  9.3.1 抗アレルギー薬の作用 *196*

  9.3.2 気管支喘息薬の作用 *197*

  9.3.3 抗アレルギー薬・気管支喘息薬 *198*

第10章　循環器系に作用する医薬品 ································205

10.1 利尿薬 ··（田川義展）205

  10.1.1 利尿薬の歴史 *205*

  10.1.2 利尿薬の作用 *206*

  10.1.3 チアジド系利尿薬 *206*

10.1.4　ループ利尿薬　*207*

10.1.5　カリウム保持性利尿薬　*208*

10.1.6　浸透圧性利尿薬　*208*

10.1.7　バソプレシン受容体拮抗薬　*209*

10.2　高血圧治療薬 ··(須本國弘)*210*

10.2.1　アンギオテンシン変換酵素（ACE）阻害薬　*210*

10.2.2　アンギオテンシンII受容体拮抗薬（ARB）　*211*

10.2.3　レニン阻害薬　*214*

10.2.4　ジヒドロピリジン系Ca^{2+}チャネル阻害薬（Ca^{2+}拮抗薬）　*214*

10.2.5　利尿降圧薬　*215*

10.2.6　アドレナリンβ受容体拮抗薬（β遮断薬）　*215*

10.2.7　アドレナリンα_1受容体拮抗薬（α_1遮断薬）　*216*

10.3　心不全治療薬 ··(田川義展)*216*

10.3.1　ジギタリス製剤（強心配糖体）　*216*

10.3.2　カテコールアミン系強心薬　*216*

10.3.3　ホスホジエステラーゼIII阻害薬　*218*

10.4　抗不整脈薬 ··(須本國弘)*218*

10.4.1　抗不整脈の作用と分類　*219*

10.4.2　Na^+チャネル阻害薬（Na^+チャネル遮断薬）（第I群）　*219*

10.4.3　アドレナリンβ受容体拮抗薬（β遮断薬）（α, β遮断薬を含む）（第II群）　*221*

10.4.4　K^+チャネル阻害薬（K^+チャネル遮断薬）（第III群）　*221*

10.4.5　Ca^{2+}チャネル阻害薬（Ca^{2+}チャネル遮断薬）（第IV群）　*222*

10.4.6　その他の抗不整脈薬　*222*

10.5　虚血性心疾患治療薬 ······································(田川義展)*223*

10.5.1　硝酸薬　*223*

10.5.2　アドレナリンβ受容体拮抗薬（アドレナリンβ受容体遮断薬）　*224*

10.5.3　Ca^{2+}チャネル阻害薬（Ca^{2+}チャネル遮断薬）　*224*

10.5.4　K^+チャネル開口薬　*224*

10.5.5　その他の冠血管拡張薬　*225*

10.6　止血薬 ··(田川義展)*225*

10.6.1　抗線溶薬　*226*

10.6.2　血管強化薬　*227*

10.6.3　ビタミンK製剤　*227*

10.7　抗血栓薬 ··(田川義展)*228*

10.7.1　血小板凝集抑制薬　*228*

10.7.2　抗凝血薬　*230*

10.7.3　血栓溶解薬　*232*

目　次　　xi

第 11 章　ホルモン及びその関連医薬品 ･･････････････････････････････････････ **235**

11.1　ホルモン ･･･ (前﨑直容) 235

　　11.1.1　ホルモンの定義　*235*

　　11.1.2　ホルモンの分泌機構と医薬品　*235*

11.2　ペプチド・糖タンパク質系ホルモン ････････････････････････ (前﨑直容) 236

　　11.2.1　成長ホルモンとその分泌に関連する医薬品　*236*

　　11.2.2　プロラクチン関連医薬品　*237*

　　11.2.3　甲状腺ホルモンの分泌に関連する医薬品　*237*

　　11.2.4　副腎皮質ホルモンの分泌に関連する医薬品　*237*

　　11.2.5　性ホルモンの分泌に関連する医薬品　*238*

　　11.2.6　下垂体後葉ホルモン関連医薬品　*239*

　　11.2.7　Ca 代謝ホルモン関連医薬品　*239*

11.3　アミノ酸系ホルモン ･････････････････････････････････････ (前﨑直容) 240

11.4　ステロイド関連医薬品 ･･･････････････････････････････････ (広川美視) 241

　　11.4.1　卵胞ホルモン薬　*241*

　　11.4.2　抗卵胞ホルモン（抗エストロゲン）薬　*242*

　　11.4.3　アロマターゼ阻害薬　*244*

　　11.4.4　黄体ホルモン（プロゲステロン）薬　*244*

　　11.4.5　黄体ホルモン・卵胞ホルモン混合薬　*245*

　　11.4.6　男性ホルモン（アンドロゲン）薬　*245*

　　11.4.7　抗男性ホルモン薬　*246*

　　11.4.8　タンパク同化ステロイド薬　*248*

　　11.4.9　鉱質コルチコイド薬　*248*

　　11.4.10　鉱質コルチコイド拮抗薬　*248*

　　11.4.11　糖質コルチコイド薬　*249*

　　11.4.12　抗副腎皮質ホルモン薬（ステロイド合成阻害薬）　*251*

　　11.4.13　その他　*251*

第 12 章　代謝系に関連する治療薬 ･････････････････････････････ (東屋　功) **253**

12.1　糖尿病治療薬 ･･･ 253

　　12.1.1　インスリン製剤　*254*

　　12.1.2　インスリン分泌促進薬　*254*

　　12.1.3　インスリン抵抗性改善薬　*256*

　　12.1.4　*α*-グルコシダーゼ阻害薬　*257*

　　12.1.5　インクレチン関連薬　*258*

　　12.1.6　SGLT2 阻害薬　*258*

　　12.1.7　糖尿病合併症治療薬　*260*

12.2　脂質異常症（高脂血症）治療薬 ････････････････････････････････ *260*

目次

xii

12.2.1　HMG-CoA 還元酵素阻害薬　*260*

12.2.2　フィブラート系薬剤　*262*

12.2.3　その他の抗高脂血症薬　*263*

12.3　骨粗鬆症治療薬 ……………………………………………………………………………*264*

12.3.1　ビスホスホネート製剤　*264*

12.3.2　選択的エストロゲン受容体モジュレーター（SERM）　*265*

12.3.3　活性型ビタミン D_3 及びビタミン K_2 製剤　*266*

12.3.4　その他の骨粗鬆症治療薬　*267*

第 13 章　感染症治療薬 ……………………………………………… （町支臣成）*269*

13.1　抗菌薬の歴史 ……………………………………………………………………………*270*

13.2　合成抗菌薬（サルファ剤, キノロン系抗菌薬） ………………………………………*271*

13.2.1　サルファ剤の作用　*271*

13.2.2　サルファ剤の構造的特徴　*273*

13.2.3　サルファ剤　*273*

13.2.4　キノロン系抗菌薬の作用　*273*

13.2.5　キノロン系抗菌薬の構造的特徴　*274*

13.2.6　キノロン系抗菌薬　*275*

13.3　β-ラクタム系抗生物質 ……………………………………………………………*277*

13.3.1　β-ラクタム系抗生物質の作用機序　*277*

13.3.2　ペニシリン系抗生物質　*279*

13.3.3　セフェム系抗生物質　*280*

13.3.4　オキサセフェム系抗生物質　*284*

13.3.5　カルバセフェム系抗生物質　*284*

13.3.6　カルバペネム系抗生物質　*284*

13.3.7　モノバクタム系抗生物質　*285*

13.3.8　β-ラクタマーゼ阻害剤　*285*

13.4　テトラサイクリン系抗生物質 …………………………………………………………*286*

13.5　クロラムフェニコール系抗生物質 ……………………………………………………*287*

13.6　マクロライド系抗生物質 ………………………………………………………………*288*

13.7　その他の抗菌薬 …………………………………………………………………………*289*

13.8　抗結核薬 …………………………………………………………………………………*289*

13.9　抗真菌薬 …………………………………………………………………………………*290*

13.10　グリコペプチド系抗菌薬 ………………………………………………………………*290*

13.11　ホスホマイシン系 ………………………………………………………………………*292*

13.12　抗ウイルス薬 ……………………………………………………………………………*293*

13.12.1　抗ウイルス薬の作用　*293*

13.12.2　抗ウイルス薬　*294*

目　次　　*xiii*

第 14 章　抗悪性腫瘍薬 ···(原口一広) **299**

14.1　化学療法薬 ···299
　　14.1.1　アルキル化剤　*299*
　　14.1.2　代謝拮抗剤　*301*

14.2　抗がん性抗生物質 ···304
　　14.2.1　インターカレーター　*304*
　　14.2.2　DNA を架橋する抗がん性抗生物質　*305*
　　14.2.3　DNA を切断する抗がん性抗生物質　*306*

14.3　白金錯体化合物 ···309

14.4　その他の抗悪性腫瘍薬 ···310
　　14.4.1　有糸分裂阻害薬　*310*
　　14.4.2　トポイソメラーゼ阻害薬　*311*

14.5　分子標的治療薬 ···312
　　14.5.1　小分子（シグナル伝達修飾）標的薬　*312*
　　14.5.2　モノクローナル抗体分子標的薬　*316*

14.6　ホルモン療法 ··316
　　14.6.1　抗エストロゲン薬（受容体拮抗薬）　*316*
　　14.6.2　アロマターゼ阻害薬　*316*
　　14.6.3　抗アンドロゲン薬　*316*

14.7　免疫療法と免疫チェックポイント阻害薬 ····································317

第 3 編　医薬品の名称　　*319*

第 15 章　医薬品の名称 ···(須本國弘) **321**

15.1　日本薬局方 名称 ···321

15.2　国際一般名（INN） ··323

15.3　化学名 ··326

15.4　商品名 ··326

15.5　その他の名称 ···327

15.6　医薬品の名称例 ···327

索　引 ··**329**

本書の資料編と薬学教育モデル・コアカリキュラムとの対応表

1. 本書の資料編

本書は薬学教育モデル・コアカリキュラム（平成25年度改訂版）に基づき，薬学部の学生に理解していただきたい内容を記述した．一方で，各章で参考となる内容については『資料編』としてホームページに掲載したので（本文中には 資料1.1-1 などと記した），必要に応じてご活用いただきたい．

資料編掲載 URL：http://hirokawa-shoten.co.jp/

2. 薬学教育モデル・コアカリキュラムとの対応表

本書の各章と薬学教育モデル・コアカリキュラム（改訂版）との対応表を，以下に示した．なお『C4 生体分子・医薬品を化学による理解』についてのみ対応表中に示したが，『B 薬学と社会』や『E 医療薬学』など，医薬化学を学ぶために必要な内容についても本書中には記述されている．

本書の章番号	対応するコアカリの C4 の内容
第1編　医薬品創製をめざして	
第1部　第1章	
第2部　第2章	(3)-①-1，(3)-②-1〜2，(3)-③-1〜3
第3章	(1)-①-1〜2，(1)-②-1，(1)-②-3〜4
第4章	(1)-②-1〜2，(2)-①-1〜2，(2)-②-1〜3，(2)-③-1〜2，(2)-④-1〜2，(3)-①-1，(3)-④-6
第2編　医薬品各論	
第5章	(1)-②-1，(3)-⑤-1〜2
第6章	
第7章	(1)-②-1，(3)-⑤-4〜5
第8章	(1)-②-1
第9章	(3)-④-2
第10章	(3)-④-6，(3)-⑤-1，(3)-⑤-3，(3)-⑦-1
第11章	(3)-④-6，(3)-⑤-3
第12章	
第13章	(3)-④-1，(3)-④-3〜5
第14章	(3)-④-1，(3)-⑥-1〜3
第3編　医薬品の名称	
第15章	

第1編
医薬品創製をめざして

　本編では，薬がいかにして創られたか（創薬）についての基礎となる医薬化学に関する知識を学ぶ．この医薬化学の知識を学ぶことは，創薬学を理解するためだけではなく，既存の医薬品の化学的性質を理解する上でも重要である．第1部では医薬品創製における基礎的知識や社会薬学的な概念を，第2部では医薬品，生体分子，及びそれら複合体の化学的な作用様式について学ぶ．

第1部　医薬品の創製

「医薬品化学とは」

　1992年に出版された本書の起源である教科書「医薬化学　生物学への橋かけ」の序文に医薬（品）化学及びMedicinal Chemistryの目的とその意味についての記載がある．すなわち，Medicinal Chemistryを「創薬をめざす化学」との定義があった．今日の医薬品化学は，創薬をめざすことはもちろん，医薬品の活性発現や物性を化学的に理解することも包括している．したがって，医薬品化学は，有機化学，薬理学，生理学，生化学，薬物動態学，毒性学，薬剤学，基礎医学等の医薬品に関連する領域を結びつけ，既存の医薬品を理解するとともに，究極的には新しい薬の創製をめざす学問である．

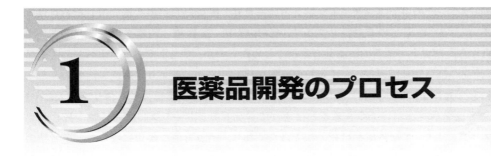

1　医薬品開発のプロセス

　ここでは，私たちが現在使用している医薬品がどのようにして生まれてきたのか，を考えてみたい．また，現在の医薬品開発過程や医薬品に関する約束事がどう形成されてきたのかを概説する．

1.1　医薬品開発の歴史

　今日の概念でいう「医薬品」ができ上がるには，人類の歴史と同じく，長い年月が必要であった．しかし，初期の人類も形は違うが，すでに「医薬品」を使用し，医学の知識ももっていたようである[1]．

　考古学によると，現在までに確立されている最も古い文明は，チグリス川・ユーフラテス川流域のメソポタミア文明である．そこで人々は，約5,000年前より植物，動物及び鉱物を薬として使用していた．例えば，ケシ（*Papaver somniferum*）の栽培は当時から行われており，紀元

前約 3400 年のシュメール人の粘土板には，「Plant of Joy」という名で記載がある．中世 1500 年代にはケシの医学的有用性を認知し，「アヘン（opium，阿片）」又は「アヘンチンキ（laudanum，opium tincture）」として未精製物を痛み止めとして使用していた．スイスの錬金術師 Paracelsus のアヘンチンキは，16 世紀当時有名であった．

　上記アヘンの例だけではなく，古代から東洋・西洋を問わず，動植物や鉱物を未精製のまま医薬品として用いていた．その状況が変化しはじめたのは 19 世紀からである．1806 年，Sertürner によるアヘンからモルヒネの単離が契機となった．古代から経験的に使用してきた生薬（薬用植物）に，疾病治療の有効成分が単一物質として存在することが証明されたのである．同じ時期，モルヒネだけでなく，ストリキニーネやコルヒチンをはじめ，今日でも使用されている多くのアルカロイド類も単離された．一連の発見により，単一の有効成分を基盤とする現在の医薬品へと状況はかなり近づいた．19 世紀後半から 20 世紀はじめの有機化学，微生物学，生理学等の発展は，革新的医薬品へと繋がった．したがって，今日私たちが使用している医薬品の多くは，20 世紀以降に登場したものである．

　2013 年総説誌 *Nature Review Drug Discovery* は，"The most transformative drugs of the past 25 years: a survey of physicians"（医師への調査に基づく，過去 25 年間で最も革新的な医薬品）という論文を掲載した[2]．その中でアンケートに答えるにあたり，医師たちが最も重要視した項目は，以下 3 点であった．① 医薬品の有効性，② 新しい作用機序，③ 医療・治療へのインパクト．同じ 3 つの観点から，歴史上の革新的医薬品を選びまとめたものが，表 1.1 である．すべての医薬品が「高い有効性を示す」のはもちろん，「新規の作用機序」をもつ．何より，医療・治療のみならず，社会的にも「大きなインパクト」を与えたものばかりである．例えば，インスリン導入前，1 型糖尿病の患者は発病後 3 年以上生きることはまれで，ケトアシドーシスによる昏睡で死亡していた．インスリンにより，1 型糖尿病は死の病ではなくなり，治療可能な疾患になった．患者数の規模は違うが，イマチニブによる慢性骨髄性白血病（CML）の寛解（完全治癒）も同様のインパ

表 1.1　代表的な革新的医薬品

	医薬品名	年	用途，作用機序等	章・節
1	アスピリン	1899	消炎鎮痛薬	9.1.3
2	インスリン	1922	糖尿病薬	12.1.1
3	コルチゾール	1937	抗炎症薬	11.4.1
4	ペニシリン G	1942	抗生物質，細胞壁合成阻害薬	13.3.2
5	クロルプロマジン	1957	向精神薬	7.5.1
6	シメチジン	1976	抗潰瘍薬，H_2 受容体拮抗薬	8.1.4
7	カプトプリル	1981	降圧薬，ACE 阻害薬	10.2.1
8	シクロスポリン	1983	免疫抑制薬	
9	トラスツズマブ	1998	制がん剤，HER2	14.5.2
10	イマチニブ	2001	慢性骨髄性白血病薬	14.5.1
11	ソホスブビル	2013	抗ウイルス薬	2.4.6

クトがあった. CML の患者は, イマチニブ以前, 発病から 5 年ほどで亡くなっていたのだから.

表 1.1 から, 創薬研究の視点や基準は常に一定ではなく, 医薬品化学のみならず関連する学問分野の進歩によって, 時代とともに変化していくことが理解できる. つまり, 創薬研究は新しい科学的な発見により恒常的に影響を受け, また, 逆に創薬研究によって世に出た新しい医薬品は他の分野に変革をもたらす. 以下, 科学の視点から, その特徴的な事例を取り上げた.

- 承認時に, 活性化合物の化学構造が不明なものがあった (表 1.1 の 2, 4).
- 承認時に, 有効性は明らかだが, 作用機序が不明なものがあった (1, 2, 3, 4, 5, 8).
- 1970 年半ばから, 疾病に関係するタンパク質を標的とした *in vitro* スクリーニング系を用いる創薬研究が始まった (7, 10, 11).
- 1980 年代から, 遺伝子組換えタンパク質を *in vitro* スクリーニング系に用いる創薬研究が始まった.
- 1990 年代から, モノクローナル抗体とそのヒト化技術による抗体医薬をめざす創薬研究が始まった (9).

その他, 医療・治療における大きなインパクト (成功例) を以下に示す.

- インスリンによる低血糖や通電によるショック療法しかなかった精神病領域に, クロルプロマジンの登場は, 薬物治療が有効であることを示した (5).
- 拒絶反応により不成功に終わることが多かった移植手術が, 免疫抑制剤シクロスポリンの導入により成功確率が上がり, 有効な治療方法として認識されるようになった (8).
- シメチジンは, 外科手術が必要であった胃潰瘍を手術なしにし, 通院の薬物治療へと変えた. 入院をなくすことにより労働を可能にして, 社会の生産性を向上させた (6).
- イマチニブは, 初のキナーゼ阻害剤で, その後のがん分子標的薬の分野を切り開いた (10).
- ソホスブビルは, C 型肝炎寛解を可能とした (11).

科学の力により生み出された新薬は, 私たちの医療, ひいては社会生活をも大きく変え, 不治の病から人類を救い出すものであったことが理解できる.

1.2 薬害

医薬品の開発や承認に関わる規範は, 突然にでき上がったものではない. 前節で述べた医薬品開発の歴史と同様に, 新しい医薬品とともに新たに生じる科学を学び, 問題を解決しながら, 今日の承認過程や規範が生まれたのである. 医薬品には, 新しい治療法をもたらす肯定的な面と副作用による薬害を引き起こす負の側面が存在する. そのダークサイドからも多くを学び, その再発を防ぐように努力してきた. ここでは, 医薬品研究開発規範導入のきっかけになったサリドマイド事件 (1961 年) とその後について述べる.

サリドマイド事件とは, 睡眠・鎮静薬サリドマイドを妊婦が服用したことによって四肢短縮の奇形児が生まれた世界的な薬害事件である. 日本では 1982 年までに 309 人を被害児として認定した. 世界では, 被害者は数千人にものぼった. ただし, アメリカでは食品医薬品局 FDA 審査

官 Frances Kelsey が，サリドマイドの安全性に疑問をもち審査継続としたため，治験段階での数名の被害者だけに留めることができた．この事件は，FDA による規制強化に大きな影響を与えた．1962 年米国で，キーフォーバー・ハリス医薬品改正法 Kefauver-Harris Drug Amendments が制定された．改正法の重要点を以下に示す．

- 医薬品の製造管理，品質管理の基準，GMP：Good Manufacturing Practice の確立
- 臨床試験におけるインフォームドコンセントの義務化
- 医薬品製造業者に対し，副作用の迅速な報告の義務化
- 医薬品製造業者に対し，医薬品の有効性の証明の義務化
- 医薬品製造業者に対し，臨床試験開始にあたって，その報告と認可（IND）を取ること

　これ以降，世界各国で科学的な有効性と安全性の証明が新薬承認の必要条件となった．日本では，薬事法ではなく，厚生省薬務局長通知「医薬品の製造承認等に関する基本方針について」が1967 年に出された．この時採用された考え方が，医薬品の承認許可条件の基本となった．以後，内容の具体化，科学技術の発達に伴う改良が行われて今日に至っている．

　もちろん，サリドマイド事件が薬害のすべてではない．引き続き薬害をなくす努力が払われてきたが，必ずしも成功しているわけではない．非常に低い確率で副作用/薬害が起こるため，その予見が科学的に難しいのである．したがって，安全性の強化や薬害をなくす努力とともに，国による副作用被害者の救済策も重要である．その他の主要な事件を表 1.2 にまとめた．

1.3　医薬品開発のコンセプト

　医薬品の開発の大部分は，製薬企業によって行われている．したがって，この節では，製薬企業が実施している一般的な医薬品開発のコンセプトについて述べる．もちろん，企業又はプロジェクトごとに個別の事例が存在することをあらかじめ断っておく．

　多くの企業では，最初に重点領域を決める．どんなに大きな組織であっても，すべての疾患領域で研究活動を行うことは不可能なためである．重点領域を決める上で，考慮すべき点がいくつか存在する．これらの項目から見ると，実際に進行している医薬品開発のコンセプトが理解できる．以下にその項目と関連する重要点について解説する．

　第一に「Medical Needs」を考える．すでに医薬品が存在し，高い効果を上げている疾患領域には，新しい医薬品の必要性は低い．また，医薬品以外で，手術等有効な治療法が存在する分野にも，新規医薬品は必要ではない．すなわち，Medical Needs とは，新しい医薬品の必要性の度合いを考えることである．一般に，企業は，それが高い分野に狙いを定める．

　次に考えることは，「疾患の原因もしくはメカニズムが科学的にわかっているか」である．重要な疾患ではあるけれど，科学的に標的とすべき酵素や受容体が存在するかどうかが不明では，研究を開始することはできない．すなわち，具体的な標的がなくては創薬研究を行うことはできない．ロッシュ社研究部門の責任者であった Juergen Drews によると，20 世紀に開発された医薬品 483 種のターゲットは，45％が受容体，28％が酵素，11％がホルモンなどの生体内情報伝

第1章　医薬品開発のプロセス　　7

表 1.2　サリドマイド以外の主な薬害・副作用事件[4]

事件名/薬品名	時　期	左の内容	被害の概要	事件後の対策と対応
ストレプトマイシンによる難聴	1967	被害者が函館で提訴	抗結核薬ストレプトマイシンによる聴力などの障害（約3万人）	被害者は1973年に勝訴.記載事項の大幅改訂
キノホルム中毒（スモン）	1970.9	キノホルム販売中止	1955～1970年に多発.1万人を超すスモン患者発生.スモンとは,subacute myelo-optico-neuropathy（亜急性脊髄視神経症）の略	販売停止,原因と治療法の研究.被害者は会結成,1971年より32地裁に提訴.多くが和解成立
クロロキン中毒	1971.10	被害者が厚生大臣に直訴	全国に100～1000人,最低でも1000人以上（被害者推定）の視聴覚障害者発生	1967年に日本薬局方から削除.被害者は会結成,73年より提訴.88年製薬会社と和解
薬害エイズ	1983.7	血友病患者が似た症状で死亡と新聞報道	1996年11月までに血友病患者1872人がHIVに感染,うち641人が発症,456人死亡	加熱製剤は米国より2年遅れて認可.1989年被害者らが国・企業を提訴.96年和解成立
ソリブジン	1993.10	抗がん剤と併用し死亡者続出	皮膚病薬ソリブジンとFU系抗がん剤との併用で1993年9～10月に15人が死亡	出荷の一時停止.添付文書の改訂.遺族が投与の医師を提訴
抗体医薬品TGN1412	2006.3	第I相試験,TGN1412の静脈注射で激しい副作用	第I相試験で,TGN1412の静脈注射を受けた被験者6人全員が,頭痛や吐き気,血圧低下などの副作用に襲われ,多臓器不全に陥った.うち2名は危篤状態.全員の命は取り留めた.	英国医薬品医療製品規制庁は最終報告で,「最も有力な原因は"予期しなかった被験者の厳しい生体反応"」で,「製造,処方設計,希釈,被験者の管理のいずれにおいても過失は認められなかった」と述べている.

達物質,5%がイオンチャネルであった[6].21世紀に入り,生物学の進歩により多くの新しい標的が見つかることになるだろう.20世紀の標的の範疇から大きく外れるものが出てくれば,技術革新 innovation を生み出す,と期待している.

　さらに,「同一領域の医薬品の存在を注視する」必要がある.すでに満足のいく医薬品がある場合 Medical Needs は低い.しかし,改良の余地があれば,新しい医薬品を開発する意義が十分存在する.例えば,効果が弱い,1日何回も服薬が必要である,注射剤しか存在しない,副作用が強いなどの弱点を多くもち,使いづらい医薬品しか存在しない場合,その疾患は創薬の標的として十分考慮に値する.

　「同一領域における他社の先行開発品があるかどうか」も考慮すべき点である.他の企業がすでに,開発後期の候補品をもっている場合,同じ研究を始めたとしても,候補品を見つけるまでに数年,また,開発に数年と合計10年以上かかる.もし他社の候補品が承認され,成功をおさめれば,10年後その疾患領域には Medical Needs がなくなっている.したがって,創薬研究のみならず創薬事業全体を考えるとき,10年から15年先の状況を予測して,重点分野を考えることになる.しかし,実際の変化を完全に予測することは不可能である.どこから innovation が起こるかわからないのだから.表 1.3 に,2005 年と 2015 年の売上高上位の医薬品リストを示す.こ

の10年でいかに医薬品及び医薬品業界が変化したかがわかる．例えば，2005年には8つの低分子医薬品がリストにあったのに対し，10年後には3つに減った．反面，タンパク質製剤や抗体医薬の躍進が著しい．わずか10年後であっても大きな変化が起こり，正確な予測が難しいことが具体例である2つの表から理解できる．

　その他，多くの考慮すべき点が存在する．「経済性」もその1つである．製薬企業の活動は，公共性と社会性の高いものである．しかし，企業である限り，経済性も大切な要素である．重点領域を決める際にも，経済性を考慮する．例えば，疾患における患者数を経済性の指標として用いる．患者数の多い疾患領域では，医薬品の重要性は高く，社会性があるばかりか，企業活動における経済性の観点からも魅力的である．

　しかし，一方で患者数の少ない希少疾病が存在する．患者数が少なく経済性が成り立たないか

表1.3　2005年と2015年の売上高上位医薬品

2005年の医薬品売上（by Dendrite Japan）

順位	一般名	商品名	薬効分類	売上（百万ドル）
1	アトルバスタチン	リピトール	抗高脂血症薬	12,963
2	クロピドグレル	プラビックス	抗血小板薬	6,223
3	エポエチンα	エポジェン他	腎性貧血治療薬	6,145
4	アムロジピン	ノルバスク	降圧薬（Ca拮抗薬）	5,245
5	サルメテロール＋フルチカゾン	アドエア	抗喘息薬	5,168
6	エソメプラゾール	ネキシウム	抗潰瘍薬（PPI）	4,633
7	ランソプラゾール	タケプロン	抗潰瘍薬（PPI）	4,390
8	シンバスタチン	リポバス	抗高脂血症薬	4,382
9	オランザピン	ジプレキサ	統合失調症治療薬	4,202
10	リツキシマブ	リツキサン	抗悪性腫瘍薬	3,867

2015年の医薬品売上（by First World Lists）

順位	一般名	商品名	薬効分類	売上（百万ドル）
1	アダリムマブ	ヒュミラ	抗リウマチ薬	14,012
2	ソホスブビル＋レジバスビル	ハーボニー	C型肝炎治療薬	13,864
3	リツキシマブ	リツキサン	抗悪性腫瘍薬	7,327
4	インスリングラルギン	ランタス	インスリン製剤	7,088
5	ベバシズマブ	アバスチン	抗悪性腫瘍薬	6,951
6	トラスツズマブ	ハーセプチン	抗悪性腫瘍薬	6,799
7	インフリキシマブ	レミケード	抗リウマチ薬	6,561
8	肺炎球菌結合型ワクチン	プレベナー13	小児肺炎球菌ワクチン	6,245
9	シタグリプチン	ジャヌビア	糖尿病治療薬	6,014
10	レナリミド	レプラミド	多発性骨髄腫治療薬	5,801

らといって，新薬の研究開発を怠っていいのだろうか？　かつて，難病やエイズ等を対象とする医薬品や医療機器は，医療上の必要性が高いにもかかわらず経済的に成り立たないため，十分にその研究開発が進んでいなかった．この問題を解決するために制定されたのが，「希少疾病用医薬品・希少疾病用医療機器の指定制度」である．その具体的な支援措置の内容は，次の5つである．(1) 助成金の交付，(2) 指導・助言，(3) 税制措置，(4) 優先審査，(5) 再審査期間の延長．

一般に，この制度を使用して開発された医薬品を「オーファン・ドラッグ orphan drug」又は，希少疾病用医薬品という．また，オーファン・ドラッグは難病といわれるような，患者数が少なく治療法も確立されていない病気のための医薬品という意味もある．

1.4　医薬品研究開発の流れ

医薬品の研究と開発をひとくくりにして，研究開発といわれる．一般に，創薬研究を行う部署を研究部門 Research，また非臨床，臨床開発と医薬品供給を行う部署を開発部門 Development と明確に分けている．ここでは研究から開発への流れについて簡単に述べる（図1.1）．

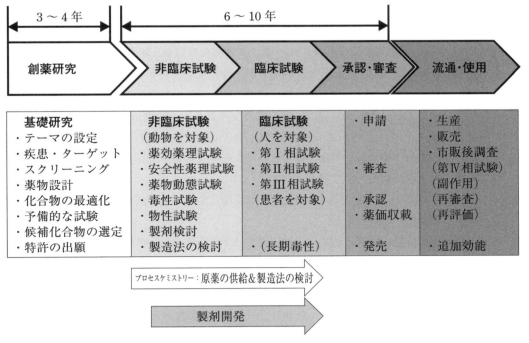

図 1.1　医薬品研究開発の流れ：創薬研究，開発，承認申請

創薬研究の目的は，研究活動をとおして標的とする病気に作用する生物活性物質を発見することにある．ただ単に生理活性の強い物質を見つけるだけではなく，医薬品として開発できる可能性をもっているもの，つまり開発候補化合物の発見が求められる．したがって，研究部門の成果

は，開発候補化合物とそれを守る知的財産（特許）である．

　一方，開発部門は，大まかに非臨床開発，臨床開発と技術開発の3つから成り立つ．目的は，おもに開発候補化合物の安全性を証明し，ヒト（患者）において有効性を示し，開発化合物の製造技術を確立することにある．開発過程は技術的な色彩が強い．開発部門の成果は，開発過程において集めたデータをまとめた製造販売承認申請書類と新規承認医薬品である．簡単にいえば，開発候補化合物を研究部門が発見し，その化合物を医薬品として育て上げる部署が開発部門である．

　創薬研究から，非臨床試験と臨床試験を経て創製される先発医薬品（新薬）に対して，新薬の独占的販売期間（特許期間及び有効性・安全性を検証する再審査期間）が終了した後に発売される後発医薬品（ジェネリック医薬品）がある（資料1.4-1 参照）．後発医薬品は，有効性及び安全性において先発医薬品と同等であることを示すことによって承認される．この試験では研究開発費を抑えることができるため，先発医薬品と比較して薬価を低くすることができる．

1.4.1　創薬研究

　創薬研究は，病気に関係する特定のタンパク質等の標的を決め，その標的を制御する物質を探し出し，最終的には薬として許容できる物理化学的特性をもつ化合物を見つけ出すことである．したがって，創薬研究は，物理，化学，生物の分野が共同して行うプロジェクトである．

　一般的な流れを簡単に示す．

(1) 病気に関係する特定の酵素/受容体について，文献調査を行い，創薬プロジェクトになりうるかを精査する．調査分析の結果と評価系を組み合わせたプロジェクトのフローチャートを企画書にまとめ，マネージメントの決断を仰ぐ．

(2) 初期プロジェクト①：標的であるタンパク質等を準備して，評価系を立ち上げる．

(3) 初期プロジェクト②：社内にある化合物群を用いてランダムスクリーニングを行い，望む生物活性を示す化合物（ヒット化合物あるいはシード化合物）を見つける．初期から中期プロジェクトへと移行する．

(4) ヒット化合物の中から，満足すべき活性をもち，構造変換により活性の改善が見こめる化合物（リード化合物）を選択する．

(5) リード化合物を出発の構造として，生物活性だけでなく物理的化学的特性を最適化する．

(6) 候補化合物に近いものを開発の観点から評価し，すべてクリアなら候補化合物として提案する．

(7) 候補化合物となる前後に，特許出願を行い知的財産とする．

　以上が，プロジェクトの流れであるが，いくつか補足する．(1) のプロジェクトの企画について，製薬企業は新しい発見に絶えず目を光らせ，可能性を探っている．(2) について，取り出したタンパク質を用いる in vitro の評価系が一般的だが，細胞系を用いる評価系も重要となっている．(3) で，社内に過去のプロジェクトで合成した化合物等を図書館のように整理しているため，化合物群を「化合物ライブラリー」という．構造の多様性だけでなく，ライブラリーに薬として望ましい性質をもつ drug-like な化合物が多く含まれていると成功確率が上がる．現在の創薬研

究（(4)〜(6)）では，非臨床開発に入るまでに薬物動態や毒性試験等を行い，化合物が開発候補品としてふさわしいかを見極めている企業がほとんどである．

1.4.2　非臨床試験及び臨床試験

　非臨床試験から開発 development に入る．比較的自由な形式で進めることができる創薬研究に対し，「開発」には，重要な事項や約束事が存在する．(1) ここから一定の形式で実験を行うことはもちろん記録することが必要となる．(2) 開発段階が進むにつれて費用が大きくなる．最終段階では，試験に参加する患者数，実際に臨床試験に関わる病院の数，候補化合物の量，長期毒性試験などを考えれば，膨大な費用がかかることは理解できるはずである．(3) 開発に入ると，創薬研究時よりもさらに多くの分野が共同していくことになる．そのため，プロジェクト・マネージメントの考え方が重要になる．(4) 多くの部署が関わるので，開発の要所要所にチェックポイントを設定するのが一般的である．問題をそのままにしてプロジェクトを走らせたあげくにうまくいかない，ということは避けなければならない．そのため，決断する時点をあらかじめ設けている．

　非臨床試験/非臨床開発とは，創薬研究で発見され選ばれた開発候補化合物を，色々な角度から精査する段階のことをいう．その目的は，開発候補化合物をヒトに投与して効果があるか，安全か，などの問に対する情報と予測を動物実験により得ることである．この非臨床試験のデータ解析により，ヒトにおける有効性や安全性が担保できれば，開発候補化合物をヒトに投与する臨床試験へと進めることができる．

　非臨床試験には，品質に関する試験（物理化学的性質），薬効薬理試験，薬物動態試験，安全性薬理試験，一般毒性試験，及び特殊毒性試験がある．現在では，ICH（医薬品規制調和国際会議：The International Conference on Harmonization）で協議して，米国，欧州，そして日本と，世界的なレベルで規制の調和を図っている．そのため，非臨床試験から，ICH で合意した実施要領 protocol に従って実験を実施する．また，非臨床試験を理解する上で，GLP：Good Laboratory Practice という重要な法規制が存在する．

　製薬企業は，臨床試験に進むため，医薬品医療機器等法に定められた治験計画を規制当局（医薬品医療機器総合機構，PMDA：The Pharmaceuticals and Medical Devices Agency）に届け出る．PMDA は，通常 30 日以内に臨床試験への移行の是非を回答する．日本では，臨床試験ごとに治験計画を届け出るが，米国では，非臨床試験から臨床試験へ移行するときに IND：Investigational New Drug Application を監督官庁である FDA に提出する．

　臨床試験は，その段階によって，第 I 相試験，第 II 相試験，第 III 相試験及び第 IV 相試験に分類できる．第 I 〜 III 相試験は治験とも呼ばれ，新薬の承認取得を目的とする臨床試験と定義できる．治験は，倫理性，科学性及び信頼性を確保するため，GCP：Good Clinical Practice という規範に基づき実施する．一方，第 IV 相試験は，承認された医薬品が市販後，主に適正使用に必要とされるデータを補充することを目的とするものである．この市販後調査は，GPSP：Good Post-Marketing Study Practice という規範に基づき実施する．

　第 I 相試験の目的は，ヒトにおける開発化合物の安全性と忍容性（投与量と有害反応の程度）

の情報を得るとともに薬物動態を検討することにある．細胞毒性をもつ抗がん剤などを除き，少数の健常人を対象に試験を実施する．第Ⅱ相試験の目的は，被験薬を投与して，治療のための至適投与量を決めることにある．通常，少数の患者で試験を実施する．一般にこの試験結果を総合的に検討し，開発を継続するか，つまり第Ⅲ相試験へ移行するか決定する．第Ⅲ相試験は，被験薬の有効性と安全性を検証する試験である．通常プラセボ（偽薬）か既存薬を対象とした二重盲検比較試験を行う．一般に第Ⅲ相試験では，第Ⅱ相試験までと比べ，観察項目は少なくなるが，被験者数や施設数は多く，そのため費用は膨大になる．

　臨床試験において，開発化合物の有効性と安全性を明らかにできた場合，非臨床試験と臨床試験の結果をまとめて厚生労働大臣に製造販売承認の申請を行い，審査を受ける．審査の結果，製造販売承認を受けた医薬品は，薬価基準収載の手続きと審議を経て，薬価基準に収載されて販売となる．

1.4.3　医薬品製造の品質管理

　試験化合物や医薬品は，一定の品質を保持し，異物混入などに関する安全性を担保する必要性がある．そこで本章の締めくくりとして，医薬品合成とその問題点，及び品質管理について述べる．

　創薬研究の初期では，迅速に化合物を作り，生物学的評価を実施することが重要である．メディシナルケミストは，有機化学を駆使して少量の新規化合物を合成する．しかし，プロジェクトが進むにつれ，大量の化合物が必要とされるようになる．このため，初期の合成ルートでは対応できなくなる場合が多く，スケールアップに適した合成法に改良しなければならない．

　開発段階の試験化合物の合成と工業化を担当するのは，プロセスケミスト（有機化学者）である．時間的な制約の中で，以下の点に留意し合成法を確立する役割を担っている．

(1) GMP（Good Manufacturing Practice）という品質基準を満たした一定品質の化合物を製造する．

(2) 製品の価格に見合う経済的な方法で合成する．

(3) 安全で環境に配慮した合成法で製造する．

参考図書・参考文献

1) 山川浩司（2000）国際薬学史　東と西の医薬文明史，南江堂
2) A. S. Kesselheim, J. Avorn (2013) *Nat. Rev. Drug Discov.* **12** (6), 426-431
3) 仁木一郎（2010）薬の散歩道　薬理学入門，メディカル・サイエンス・インターナショナル
4) 片平洌彦（1997）ノーモア薬害，桐書房
5) 沼田稔（2006）医薬ジャーナル，42（7），1829-1831
6) J. Drews (2000) *Science*, **287** (5460), 1960-1964
7) 山崎恒義，堀江透編集（2008）創薬－20の事例にみるその科学と研究開発戦略，丸善株式会社

第2部 生体分子・医薬品を化学で理解する

分子の化学構造と性質

　医薬品は，標的となる生体分子と相互作用し，生体分子-医薬品複合体を形成することで薬理作用を発揮する．このため医薬品を理解するためには，医薬品や生体分子を構成するパーツや官能基に分解し，これらの化学的性質について理解することが重要である．本章では，分子間相互作用の種類，また，相互作用をなす官能基や複素環の構造と化学的性質について学ぶ．さらに，それら個々のパーツより組み立てられた医薬品の構造と性質について学ぶ．

2.1 分子間相互作用の種類

　医薬品や生体分子では，種々の分子間相互作用がはたらいている．医薬品と生体分子との複合体には，鍵と鍵穴のような関係が必要であり，主として以下の【1】～【7】のような相互作用がはたらく：【1】静電的相互作用（イオン結合），【2】イオン-双極子相互作用，【3】ファンデルワールス相互作用，【4】水素結合，【5】疎水性相互作用，【6】電荷移動相互作用，【7】共有結合．タンパク質や核酸の構造は，これらの相互作用によって規定されている．また薬理作用の発現は，分子レベルでは有機化合物同士の相互作用の結果であるといえる．

【1】静電的相互作用（イオン結合）

　正と負の電荷間にはたらくクーロン力による相互作用を静電的相互作用という．クーロン力は非共有結合性の相互作用の中では非常に強く，また，その値はイオンを取り囲む媒質の誘電率に反比例する．化学で見られる静電的相互作用の典型例にイオン結合がある．イオン結合の生成は1価の陽イオンと陰イオンが結びついた塩化ナトリウム NaCl など無機イオン間でよく見られるが，これに限られたものではない．正電荷をもつアルギニンやリシンと，負電荷をもつアスパラ

ギン酸やグルタミン酸は，生体の pH でその側鎖はイオン化し，互いにイオン結合を形成することがあり，静電的相互作用はタンパク質の立体構造形成に貢献する．

医薬品と生体分子の間に生じる静電的相互作用の具体的な例としては，モルヒネとオピオイド受容体や，ザナミビルとシアリダーゼとの相互作用をあげることができる．生体内でプロトン化されたモルヒネの3置換アミンは正電荷を帯びており，これがオピオイド受容体上に存在する脱プロトン化されたカルボキシ基とイオン結合を形成している（7.7.2 参照）．また，ザナミビルのカルボキシ基は，シアリダーゼの2つのアルギニン残基の側鎖のグアニジノ基と静電的相互作用により結合している．

【2】イオン-双極子相互作用*

電荷をもたない分子であっても，分子を形成する原子の電気陰性度の違いなどにより分子内部に部分的に電荷の偏り（分極）が生じる．この分極による電気双極子を永久双極子といい，その偏りの程度は双極子モーメントで表される．この双極子とイオンとの相互作用をイオン-双極子相互作用といい，生体高分子においては，分極しているカルボニル基とアンモニウムイオンとの相互作用をあげることができる（図2.1）．

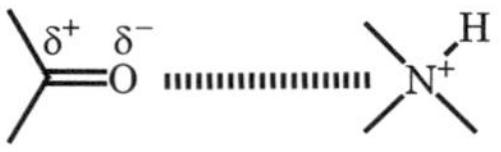

図2.1 イオン-双極子相互作用

【3】ファンデルワールス相互作用（Van der Waals 相互作用）

電荷をもたない分子であっても，種々の双極子により弱い相互作用がはたらいている．これらの双極子間にはたらく引力はファンデルワールス相互作用と呼ばれ，以下の3種類に分類される．

(1) 永久双極子-永久双極子相互作用（双極子-双極子相互作用）

電気陰性度の違いなどで生じる永久双極子をもつ分子どうしの間にはたらく相互作用を永久双極子-永久双極子相互作用（双極子-双極子相互作用）という（図2.2.(A)）．

(2) 双極子-誘起双極子相互作用

永久双極子を無極性分子に近づけると，無極性分子に双極子が誘起される．この誘起双極子と

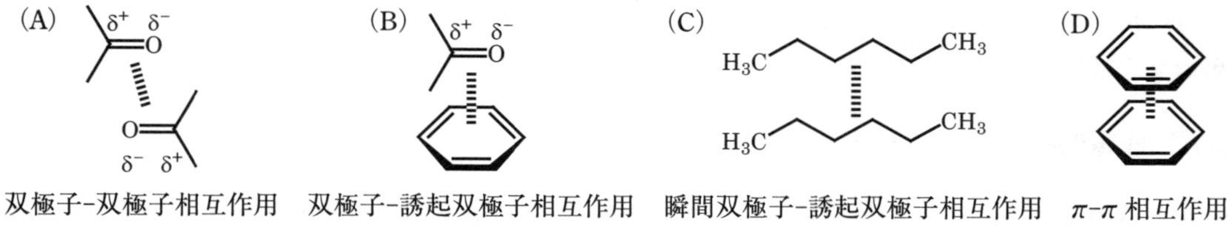

(A)	(B)	(C)	(D)
双極子-双極子相互作用	双極子-誘起双極子相互作用	瞬間双極子-誘起双極子相互作用	π-π 相互作用

図2.2 ファンデルワールス相互作用

---

* イオン-双極子相互作用は，静電的相互作用に分類されるものや，ファンデルワールス相互作用に分類されるものなど，書籍によって異なる．

永久双極子との間の相互作用を双極子-誘起双極子相互作用という（図2.2.(B)）.

(3) 瞬間双極子-誘起双極子相互作用

　無極性分子においても常に微小な電子のゆらぎが生じており，電子のある瞬間をとらえたとき，電荷分布に偏りが生じ，分子内部に瞬間双極子が誘起される．この瞬間双極子がほかの無極性分子に接近すると，無極性分子側にも双極子が誘起される．こうしてできる2つの瞬間的な双極子間の相互作用を瞬間双極子-誘起双極子相互作用，又は分散力という（図2.2.(C)）．また，分散力は，最初に提唱したF. Londonにちなんでロンドン力又はロンドンの分散力ともいう．π-π相互作用（図2.2.(D)）も，この瞬間双極子-誘起双極子相互に分類される．π-π相互作用の具体的な例としては，核酸塩基どうしの塩基スタッキングや，ドネペジルの芳香環とアセチルコリンエステラーゼの2つのトリプトファン残基との相互作用をあげることができる．

【4】水素結合

　電気陰性度の大きい窒素又は酸素と結合した水素が，他の窒素や酸素と相互作用して生じる結合を水素結合という．これはきわめて重要な結合であり，多くの医薬品と生体分子との間で確認される．その他，タンパク質の二次構造（αヘリックス，βシート）の形成に重要な結合である．

【5】疎水性相互作用

　水中での疎水性基は，水を避けて集まろうとする傾向がある．この疎水性基間にはたらく"見かけの引力"を疎水性相互作用という．水中で疎水性基が集合すると，疎水性基周辺に水分子が拘束されていた状態と比較して，水分子のエントロピー増大により系全体の自由エネルギーが低下する．このことが疎水性相互作用の原動力である．溶媒である水の存在を前提とする疎水性相互作用は，水分子に囲まれた生体分子を考える上で重要な相互作用である．タンパク質のフォールディング時における疎水性コアの形成などが例としてあげられる．

【6】電荷移動相互作用

　電荷移動とは分子内の電子の一部が分子間で移動あるいは局在化することをさす．電荷移動が電子供与体（D）と電子受容体（A）との間で起こるとき，両者の相互作用を電荷移動相互作用といい，その結果生成する複合体を電荷移動錯体という．アミン類（D）やアルコール類（D）と金属イオン（A）からなる金属錯体も電荷移動錯体であり，特に金属錯体でのD-A結合を配位結合という．抗腫瘍白金錯体化合物シスプラチンなどが例としてあげられる（14.3参照）.

【7】共有結合

　電子を共有することによって結合を形成する共有結合は，結合エネルギーが大きく容易には開裂できない．このため，医薬品が共有結合により生体分子に作用すると不可逆的な薬理作用を示す．共有結合によって薬理作用を発現する代表的な医薬品としては，H^+, K^+-ATPase阻害剤のオメプラゾール（8.2.4参照）や，抗腫瘍アルキル化剤のナイトロジェンマスタード（14.1.1参照），β-ラクタム系抗生物質のペニシリン（13.3.1参照）などがあげられる．また，シクロオキシゲナーゼ阻害剤のアスピリンは，酵素タンパク質のセリン残基の水酸基をアセチル化することで薬理

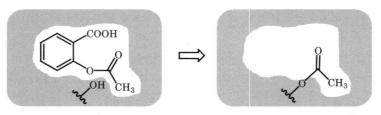

図2.3 アスピリンによるシクロオキシゲナーゼのアセチル化

作用を発現する（図2.3参照）．

【8】その他の相互作用

以上で述べた【1】〜【7】の古典的な相互作用に加えて，その他の分子間相互作用としてCH-π相互作用やカチオン-π相互作用がある（図2.4）．CH-π相互作用はわずかに陽性を帯びたC-H結合の水素原子と，芳香環などのπ電子系との間にはたらく引力で，π電子雲の上方からC-H結合が接近することから，その形よりT-スタッキングともいう．CH-π相互作用のエネルギーは，水素結合のエネルギーに比べて小さいという特徴をもつ．化合物の立体配座や，タンパク質の高次構造や基質特異性などを決定する因子の1つである．CH-π相互作用同様，芳香環などの電子豊富なπ電子系が関与する相互作用にカチオン-π相互作用がある．これはアンモニウムなどの陽イオンと芳香環などのπ電子系との相互作用であり，その相互作用エネルギーは非常に大きいことが特徴としてあげられる．生体分子の高次構造の形成や，医薬品と生体分子との相互作用において重要な相互作用である．

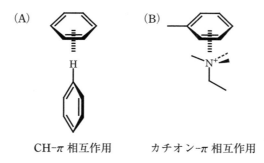

図2.4 CH-π相互作用とカチオン-π相互作用

2.2 官能基の化学

医薬品分子は，その標的である生体内タンパク質の受容体や酵素などとの間で先に述べた分子間相互作用を介して薬理作用を発現する．この相互作用を理解するには，分子レベルにおける医薬品と生体でのお互いの官能基の関わり合いを把握する必要がある．すでに学んだ炭化水素，水

酸基，アミノ基，さらにカルボニル基などを物理化学的性質で分類すると，疎水性の炭化水素と親水性の極性官能基に分けることができる．静電的な性質により極性官能基は，酸性・塩基性の性質を示すものに分けられる．

2.2.1 官能基の分類

【1】酸性官能基

　医薬品分子にはカルボン酸，スルホン酸，リン酸などの酸性官能基をもつものがあげられる．これらブレンステッド酸は他分子にプロトンを与える力をもち，遊離状態ではプロトン供与体としてはたらく．酸性を示す指標は，酸解離定数 K_a の常用対数に負の符号をつけた pK_a で表され，この値が小さいほど酸性が強い．例えば，カルボン酸の解離平衡では分子形とイオン形で存在しうる（図 2.5）．分子形であれば標的タンパク質中の電荷をもたない極性アミノ酸であるセリンやアスパラギンなどとの間で水素結合が可能となる．また，非イオン形であれば，生体膜の通過も容易となる．生体内のpHは約7.4であることから，カルボン酸（$pK_a = 4 \sim 5$）はイオン化してアニオンとして存在することが多く，正電荷をもつ塩基性アミノ酸であるアルギニンやリシン，ヒスチジンとの間でイオン結合が形成される．

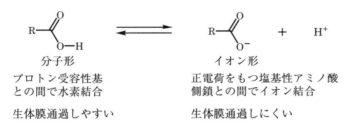

図 2.5　カルボン酸の解離平衡

　上記のブレンステッド酸のほかにフェノール性水酸基，カルボキシ基の生物学的等価体（バイオアイソスター）であるテトラゾリル基（テトラゾール）なども酸性官能基として機能する（2.4.4 参照）．

【2】塩基性官能基

　塩基性官能基をもつ医薬品分子としては，脂肪族及び芳香族アミンや含窒素複素環などがあげられる．アミンも解離平衡において分子形とイオン形で存在できる（図 2.6）．分子形の場合には，標的タンパク質中のセリンやトレオニンなどのプロトン供与性の中性アミノ酸との間でプロトン受容体として水素結合を形成できる．イオン形では標的分子中の正電荷をもつグルタミン酸やアスパラギン酸などの酸性アミノ酸との間でイオン結合が形成される．脂肪族アミンの多くは生体内でイオン化してカチオンとして存在する．分子形は生体膜での透過性において有利である．塩基性官能基は極性官能基であり，水溶性を有しているが，イオン形となることで水溶性はさらに高まる．

芳香族アミンやピリジンなどは脂肪族アミンに比べて塩基性が弱く，生体内では分子形として存在し，プロトン受容体として水素結合に関わる．

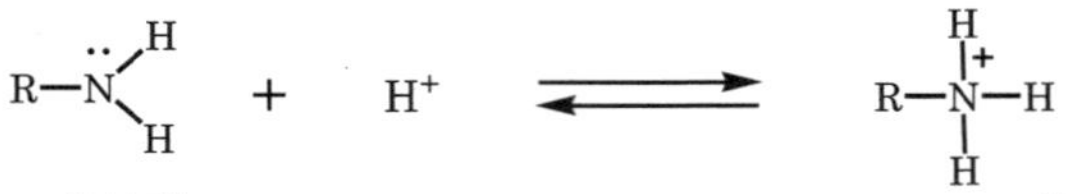

$$R-\overset{\overset{\displaystyle H}{|}}{\underset{\underset{\displaystyle H}{|}}{N}}\colon \quad + \quad H^+ \quad \rightleftarrows \quad R-\overset{\overset{\displaystyle H}{|}}{\underset{\underset{\displaystyle H}{|}}{\overset{+}{N}}}-H$$

分子形	イオン形
プロトン供与性基 との間で水素結合	負電荷をもつ酸性アミノ酸 側鎖との間でイオン結合
生体膜通過しやすい	水溶性が高い

図 2.6　アミンの解離平衡

なお，窒素原子を含む官能基であるアミド基やニトロ基，また，含窒素芳香族複素環であるピロールやインドールはいずれも塩基性を示さないので，水素結合のプロトン受容体としては機能しない．

2.2.2　官能基の疎水性と親水性

医薬分子中の疎水性部分は，受容体や酵素の疎水性部分との間で疎水性相互作用やファンデルワールス相互作用を形成することで，標的分子と安定な複合体を形成することができる．

医薬品の疎水性と親水性は薬物動態に大きな影響を与える．標的分子が細胞膜内にある場合，脂溶性の高い細胞膜を通過しなければならないので，医薬分子には疎水性が必要となる．とりわけ経口医薬品の場合には，消化管での吸収，血流による運搬，標的部位への到達など，水中及び生体膜などでの移動が必要となる．すなわち，医薬品には標的分子に適した疎水性と親水性のバランスが要求されることになる．

疎水基としては，ハロゲン，アルキル基やフェニル基などがあげられる．ハロゲンは原子量に従い，アルキル基は炭素数の増加に伴って，疎水性を増大させる．親水基としては，スルホン酸基，硫酸エステル基，カルボキシ基，アンモニウム基などのイオン性の基は親水性が高く，水酸基やアミノ基などの電荷のない極性基は親水性が弱い．

医薬品の疎水性・親水性を表す指標として $\log P$ が最も利用されている．化合物を水とオクタノールとの混合液に溶かして，平衡に達した際の両相での濃度比が分配係数 $P=$（オクタノール相の濃度）/（水相の濃度）であり，これを常用対数で定量化したものを $\log P$ という．脂溶性の高い化合物ほど疎水性も高くなり $\log P$ 値は大きな値となる．一方，水溶性の高い化合物ほど親水性が高く小さな $\log P$ 値となる．経験的に $\log P$ が 5 を超えるような化合物は経口医薬品には適していないとされている．

第2章　分子の化学構造と性質　　　19

2.3 複素環の化学

2.3.1　複素環化合物の種類

　環状化合物は炭素からのみ構成されている炭素環化合物と，環を構成する元素として炭素以外のヘテロ原子を含む複素環化合物（ヘテロ環化合物）に分類される．複素環化合物は，化学的な性質により脂肪族複素環化合物と芳香族複素環化合物に分けられる．

　脂肪族複素環化合物の反応性は，対応する非環状の脂肪族鎖状化合物とほぼ同じである．例えば，ピロリジンやテトラヒドロフランはそれぞれジエチルアミンやジエチルエーテルとほぼ同様の化学的な性質をもつ．ただし，アジリジンなどの小員環の複素環化合物は角度ひずみやねじれひずみのために求核的な開環反応が起こりやすい．

　複素環化合物の特徴は，とりわけ芳香族複素環化合物で顕著に見られることから，芳香族複素環化合物の反応性や有用性について以下に概説する．

2.3.2　芳香族複素環化合物の分類

　芳香族複素環化合物の分類としては，そのπ電子状態による分類が一般的である．この分類方法は，環に含まれるヘテロ原子の種類や数に関係なく分類でき，芳香族複素環化合物の化学的性質，すなわち反応性を理解するうえで合理的である．とりわけ天然界に広く存在し，かつ医薬品の重要な構成単位である五員環と六員環芳香族複素環化合物をベンゼンと比較すると，それらの化学的性質を理解しやすい．また，ベンゼン環と縮合したインドールやキノリンなどの多環式芳香族複素環化合物においては，ベンゼン環と単環での複素環部分のそれぞれの化学的な性質を総合的に考慮すると理解しやすい．

【1】π電子過剰系複素環化合物

　ピロール，フラン及びチオフェンなどの五員環芳香族複素環化合物では，環を構成するヘテロ原子（窒素，酸素及びイオウ原子など）の非共有電子対を環内の炭素原子上の4つのπ電子と非局在化することで6π電子系を形成し芳香族性を獲得している．この電子状態は，芳香族イオンであるシクロペンタジエニルアニオンと同じである．これら五員環化合物は，環を構成する5つの原子上に6個のπ電子を有することから，1個の原子あたりのπ電子密度（$6/5 = 1.20$）はベンゼンに比べて大きくなる．環内の炭素原子上のπ電子密度は均等に分散されているわけではないが，各炭素原子の電子密度は1.00以上であり，このような電子状態にある化合物はπ電子過剰系複素環化合物と分類される．ピロールの共鳴構造からも各炭素原子上が負電荷を帯びていることがわかる．

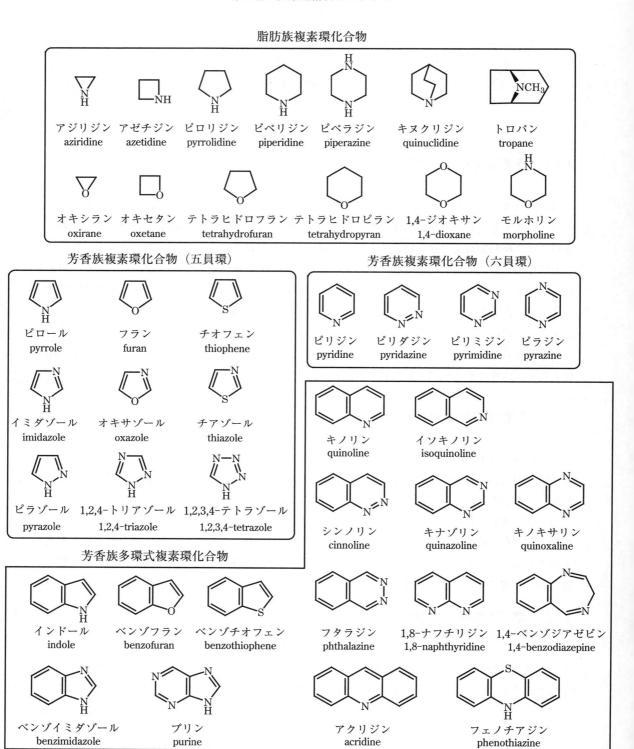

図 2.7　脂肪族及び芳香族複素環化合物

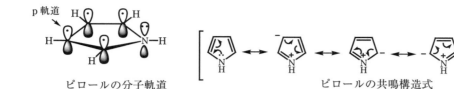

図 2.8　ピロールの分子軌道と共鳴構造

　このπ過剰系に分類される複素環化合物には，ピロール，フラン及びチオフェンのほかに，ベンゼンが縮合したインドール，ベンゾフランなどが含まれる．なお，環内に2個以上のヘテロ原子を含むイミダゾールなどのアゾール（azole：窒素を1つ以上含む五員環複素環化合物の総称）類は形式的にはπ過剰系に属するが，環内の炭素–窒素二重結合（–CH＝N–）の電子求引性の影響で，実際にはπ過剰系複素環とπ欠如系複素環の中間的な化学的性質を示す．

【2】π電子欠如系複素環化合物

　ベンゼンの1つの炭素原子（–CH＝）を窒素原子（–N＝）に置き換えた化合物はピリジンである．ピリジンは環内に3つの二重結合をもっているため，環状の6π電子系を形成し芳香族性を示す．なお，窒素原子の非共有電子対は芳香族性には関与していないため，塩基性は保持されている．ピリジンは，ベンゼンと同様に1原子あたり1個のπ電子（6/6＝1.00）を有しているが，環内の炭素–窒素二重結合（–CH＝N–）はカルボニル基と類似の電子求引性の効果をもつため，窒素原子は相対的にπ電子過剰となる．一方，環内の炭素原子上のπ電子密度はその位置によって多少異なるが1.00以下となる．ピリジンの共鳴構造からも窒素原子上に負電荷が偏るのに対して，炭素原子上が正電荷を帯びるように分極していることがわかる．このような電子状態の化合物はπ電子欠如系複素環化合物と分類される．

　このπ電子欠如系に分類される複素環化合物には，六員環内に2つの窒素原子をもつピリミジンなどのアジン（azine：窒素を1つ以上含む六員環複素環化合物の総称）類のほかに，ベンゼンが縮合したキノリン，イソキノリン，キノキサリンなどが含まれる．

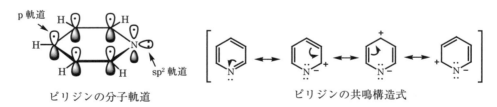

図 2.9　ピリジンの分子軌道と共鳴構造

2.3.3 π電子過剰系複素環化合物の性質

【1】共鳴エネルギー

ピロール，フラン及びチオフェンの共鳴エネルギーをベンゼンと比較すると，以下のようになる．ただし，（ ）内に示す共鳴エネルギーの単位は kcal/mol であり，省略してある．

ベンゼン（36）＞チオフェン（29）＞ピロール（21）＞フラン（21）

イオウ原子の電気陰性度は，あまり大きくないのでチオフェンの共鳴エネルギーはベンゼンに近い．医薬品開発において，ベンゼン環の生物学的等価体としてチオフェン環に置き換えることはこの物理化学的な性質の類似性による．フランは芳香族複素環化合物の中で最も共鳴エネルギーが小さい．このために酸性条件下で開環したり，Diels-Alder 反応における 1,3-ジエンとして反応に関与することができる．ピロールはベンゼンのおよそ半分である．

【2】塩基性

ピロールは形式的にはアミンであるが，窒素の非共有電子対が芳香族性に関わる 6π 系に寄与しているので，塩基性を示さない．プロトンと反応した場合には，芳香族性による安定性を失うことになる．インドールも同様に塩基性を示さない．一方，イミダゾールなどのアゾール類は環内にピリジン型の炭素-窒素二重結合（-CH＝N-）をもつので塩基性を示す．とりわけ，イミダゾールはプロトン化された 2 つの共鳴構造が等価であり大きな共鳴安定化を受けるため，最も塩基性が強い．ヒスチジン残基中のイミダゾールは，この性質を利用して生体内で塩基として，また酸として作用することができる．

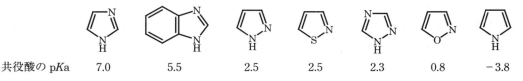

図 2.10 アゾール類の塩基性度

【3】酸性

ピロールに代表されるアゾール類の窒素原子上の水素原子（N-H）は酸性を示す．ピロールとインドールの pKa は，メタノールの 16.0 とほぼ同程度の弱酸である．アゾール類であるテトラゾールの pKa は酢酸 4.76 のようなカルボン酸とほぼ同じであり酸性を示す．このため，テトラゾールは医薬品開発においてカルボキシ基の等価体としても利用される．

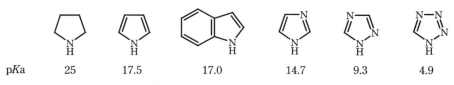

図 2.11 アゾール類の酸性度

【4】 水溶性

ピロール，フラン及びチオフェンの水溶性は，いずれもベンゼンと同程度であり，ほとんど水に溶けない．これら化合物が水との水素結合をできるほどの塩基性をもたないためである．これに対して，イミダゾールなどのアゾール類は塩基性を有することから水に溶けるものが多い．

2.3.4　π電子過剰系複素環化合物の反応性と配向性

【1】 芳香族求電子置換反応

π電子過剰系の芳香族複素環化合物であるピロール，フラン及びチオフェンは，ベンゼンと比較して求電子試薬に対する反応性は著しく高い．緩和な反応剤の使用や反応温度を制御することで，ハロゲン化，ニトロ化，スルホン化，Friedel-Crafts アシル化などを行うことができる．

求電子置換反応は，ピロール，フラン，及びチオフェンの2位で起こりやすい．π過剰系複素環化合物での求電子攻撃の位置は，ピロールの共鳴構造（図2.8）から予測されるように電子密度の大きい2位と3位が考えられる．両位置での求電子攻撃における反応中間体を比較すると，より多くの共鳴構造式が関与する2位でのカチオン中間体の方が3位の中間体よりも非局在化による安定化を受けていることよりこの選択性の説明ができる（図2.12）．

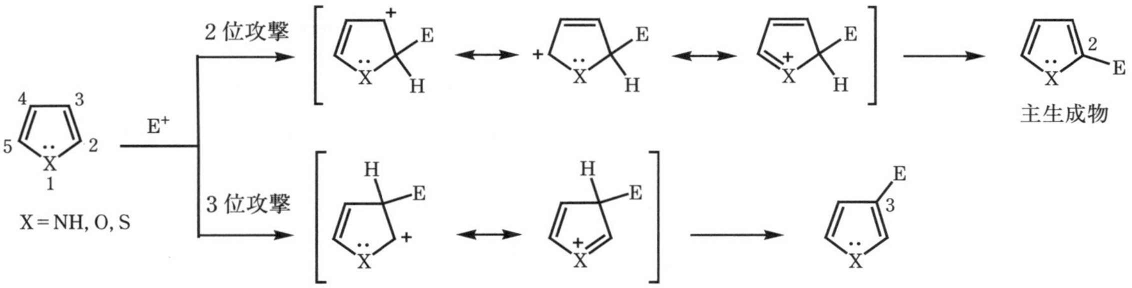

図 2.12　π電子過剰系複素環化合物での求電子置換反応における反応中間体

ピロール，フラン及びチオフェンのハロゲン化は，きわめて容易に反応する．ピロールと臭素との反応は激しく進行し，4つの炭素上すべてで置換反応が起こり，テトラブロモピロールとなる．フランやチオフェンでは注意深く臭素化を行うことでモノブロモ体を得ることができる．

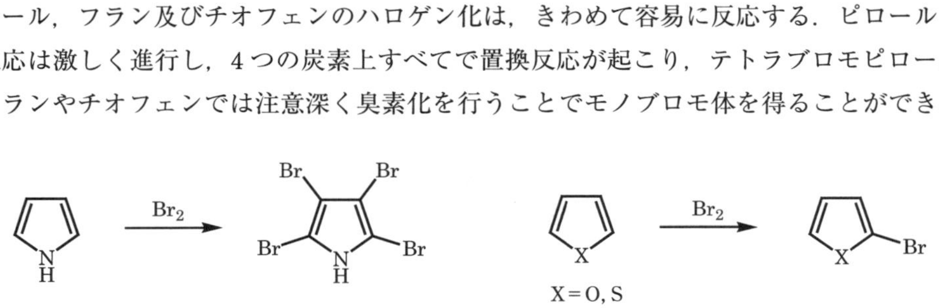

図2.13　ピロール，フラン及びチオフェンの臭素化

ピロールやフランは，通常の芳香族求電子置換反応で用いられる強酸性条件下では重合や樹脂化してしまうため，ニトロ化などの混酸条件は利用できない．ニトロ化する場合には，低温で硝

酸アセチルを用いると 2-ニトロ体が主生成物として得られる.

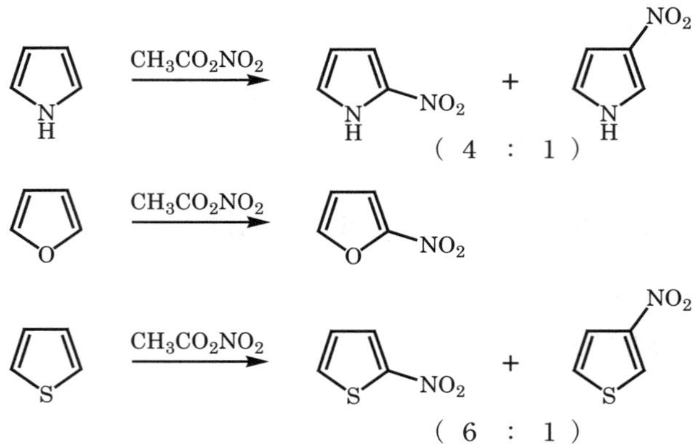

図 2.14　ピロール，フラン及びチオフェンのニトロ化

　ピロール，フラン及びチオフェンの Friedel-Crafts アシル化反応は酸塩化物の代わりに反応性の低い酸無水物を用い，必要に応じて塩化亜鉛などのルイス酸を加えることで対応するアシル体が主生成物として得られる．また，芳香族化合物のホルミル化反応として有用なビルスマイヤー反応 Vilsmeier reaction も良好に進行する．

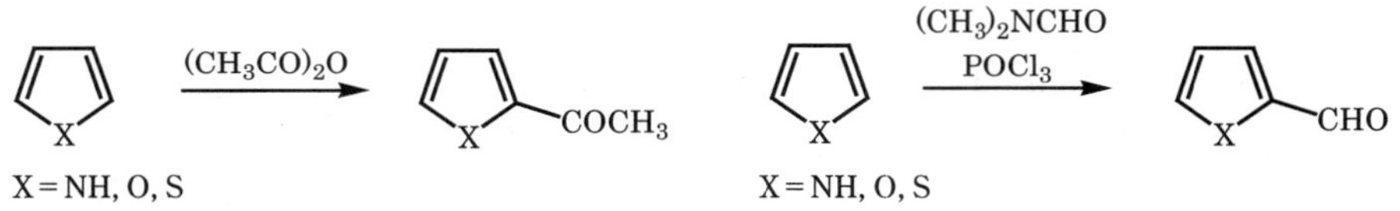

図 2.15　ピロール，フラン及びチオフェンの Friedel-Crafts アシル化及びホルミル化

　ベンゼンとピロールが縮合したインドールでは，ベンゼンよりも電子密度が高い π 電子過剰系の五員環部分で反応が進行する．インドールでの求電子置換反応は，ピロールでの 2 位での攻撃と異なり，3 位で起こりやすい点に注意を要する．この選択性は，求電子試薬の攻撃によって生ずるカルボカチオン中間体の安定性を比較することで理解できる．3 位での攻撃で生じた中間体では窒素原子の非共有電子対による共鳴安定化が得られるのに対して，2 位での中間体では同

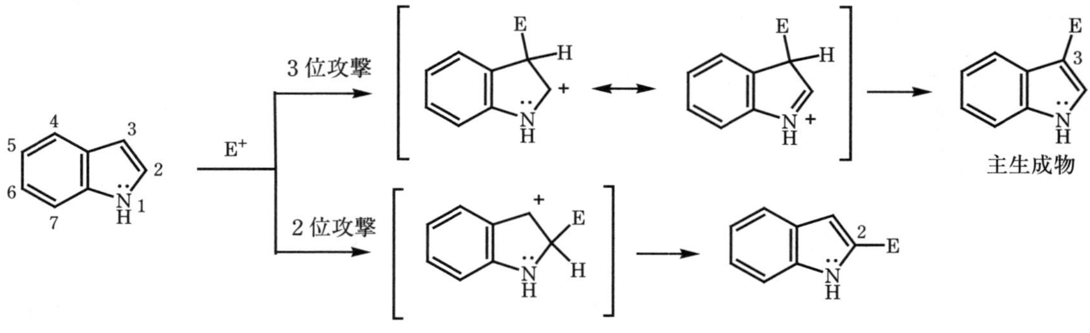

図 2.16　インドールでの求電子置換反応における反応中間体

様の安定化は得られず，正電荷を安定化するにはベンゼン環の環状共役系を壊さなければ得られず不利となる．ハロゲン化，ニトロ化，スルホン化，Friedel-Crafts アシル化などはすべて選択的に 3 位で起こる（図 2.16）．

【2】その他の反応

求核試薬に対して π 電子過剰系芳香族複素環は不活性である．これに対して酸化剤に対しては，π 電子過剰系の複素芳香環は酸化を受けやすく分解反応などが進行する．還元反応ではこの系の化合物は還元されにくい．

2.3.5 π 電子欠如系複素環化合物の性質

【1】共鳴エネルギー

ピリジンに代表されるアジン類は，環内の窒素の数が増加するに従って芳香族性が減少する．これは環内の炭素-窒素二重結合（-CH=N-）の増加に伴い，分極が進み，共鳴エネルギーが小さくなるためである．アジン類の加水分解に対する安定性を比べると，この芳香族性の減少が環の安定性に及ぼす影響が理解できる．ピリジンは 300℃ でアルカリに安定であるが，ピリミジンは水酸化ナトリウム水溶液で加熱すると分解する．さらに，1,3,5-トリアジンは冷水中で速やかに加水分解を受けて開環し，ギ酸アミドを与える．

【2】塩基性

ピリジンの窒素原子は，sp^2 混成軌道に非共有電子対をもつことから塩基性を示す．ピリジンの塩基性はアニリンと同程度であり，ピペリジンのような脂肪族アミンよりもはるかに弱い．ピリジンにベンゼンが縮合したキノリンやイソキノリンもピリジンと同程度の塩基性を示す．ピリミジンなどのジアジン類はピリジンに比べて塩基性はかなり小さい．これは環内の窒素がお互いに電子を求引しあうためである．

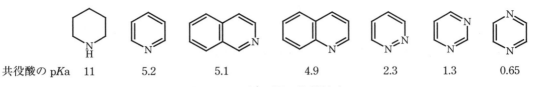

共役酸の pKa　　11　　　5.2　　　5.1　　　4.9　　　2.3　　　1.3　　　0.65

図 2.17　アジン類の塩基性度

【3】水溶性

ピリジンやピリミジンなどのアジン類は，塩基性をもつことから水との水素結合を形成でき，水によく溶ける．ベンゼン環をもつキノリンやイソキノリンも水に易溶ではないが，インドールよりは水溶性が大きい．

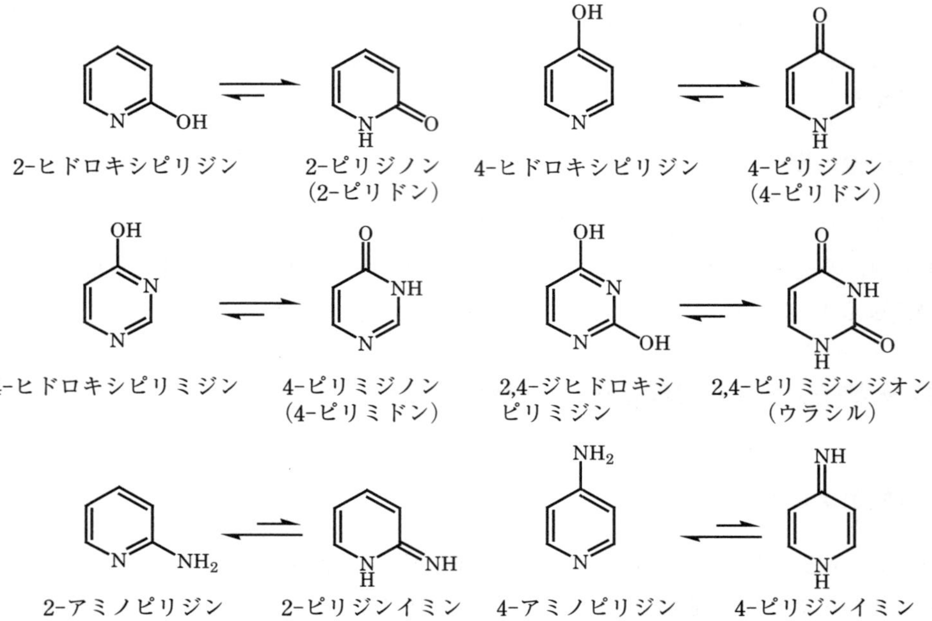

図2.18　ヒドロキシ及びアミノピリジンでの互変異性

（構造式ラベル）
2-ヒドロキシピリジン　2-ピリジノン（2-ピリドン）
4-ヒドロキシピリジン　4-ピリジノン（4-ピリドン）
4-ヒドロキシピリミジン　4-ピリミジノン（4-ピリミドン）
2,4-ジヒドロキシピリミジン　2,4-ピリミジンジオン（ウラシル）
2-アミノピリジン　2-ピリジンイミン　4-アミノピリジン　4-ピリジンイミン

【4】ヒドロキシ体及びアミノ体の互変異性

　2位又は4位にヒドロキシ基をもつピリジンやピリミジン誘導体には，互変異性体が存在することもこの系統の化合物の特徴である．2-ヒドロキシピリジンには，環状アミドにおけるラクタム－ラクチム互変異性が存在し，常温常圧での平衡が大きくラクタム形の2-ピリジノン（2-ピリドン）に偏っている．4-ヒドロキシ体も同様に4-ピリジノン（4-ピリドン）側に偏っている．2- あるいは4-ヒドロキシピリミジンにおいてもピリミジノンに偏っている．キノリンにおいても2- 又は4-ヒドロキシ体は対応するキノロン形で存在する．

　一方，2位又は4位にアミノ基をもつピリジンでは，類似の互変異性が考えられるが，先のヒドロキシ体と異なり，平衡はアミノ形に偏っている．

2.3.6　π電子欠如系複素環化合物の反応性と配向性

　ピリジンは窒素原子に負電荷が偏るのに対して，炭素原子が正電荷を帯びるように分極している．このようなπ電子が不足している状態であることから，求電子試薬とは反応しにくいが，求核試薬とは反応しやすい．

【1】芳香族求電子置換反応

　ピリジンの芳香族求電子置換反応はきわめて起こりにくい．ハロゲン化，スルホン化，ニトロ化などの求電子試薬との反応は強い条件のみで起こり，収率も低く，3位置換体を与える．ピリジンへの求電子試薬での攻撃により生ずるカチオン中間体を比べると，2位及び4位への攻撃で

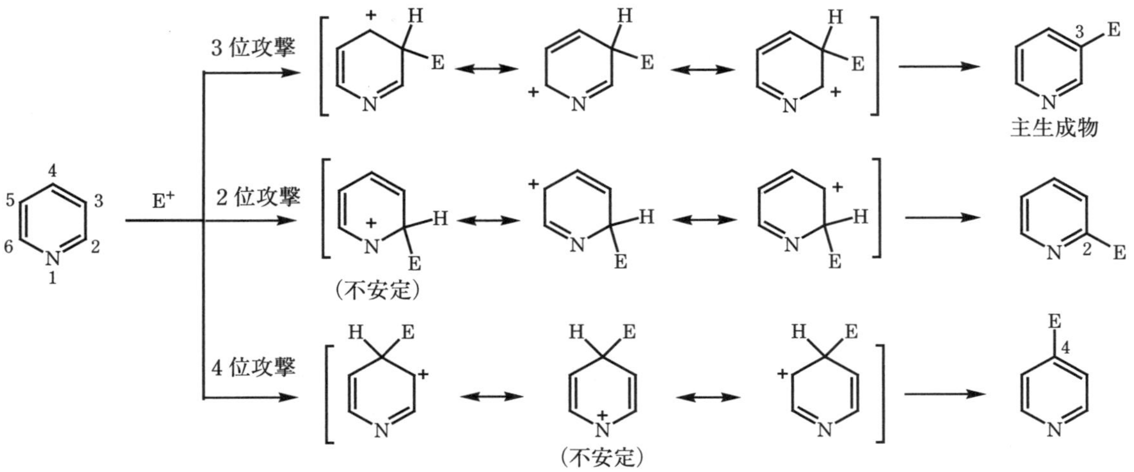

図 2.19　ピリジンでの求核置換反応における反応中間体

生ずる中間体はそれぞれ電気陰性度の大きい窒素原子上に正電荷をもち不安定となる．3 位での攻撃ではこのような不利な中間体を経由しないため 3 位への置換が優先して起こる（図 2.19）．

ピリジンの臭素化及びニトロ化はともに高温を要するものの，低収率にとどまる．

ベンゼンが縮合したキノリン及びイソキノリンでの芳香族求電子置換反応は，π 欠如系のピリジン環部分ではなくベンゼン環上で反応が起こる．反応位置は，ナフタレンの求電子置換反応と同様に 5 位と 8 位となる．

【2】 芳香族求核置換反応

ピリジンは電子密度が低くなっているので，求核試薬による攻撃を受けやすい．2 位あるいは 4 位にハロゲンをもつピリジン誘導体は，アルコキシド，チオラート，アミンなどの求核試薬と

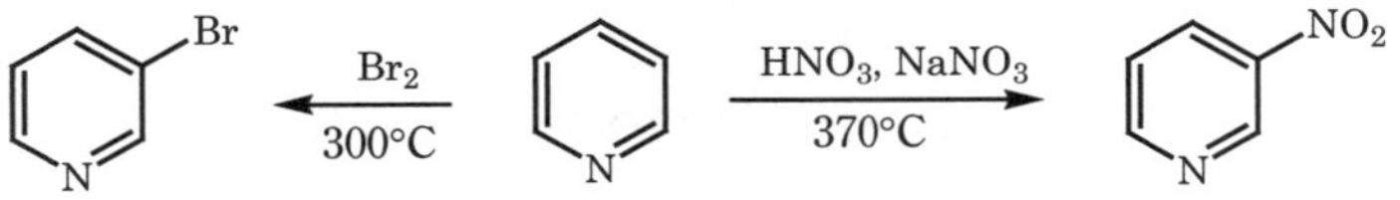

図 2.20　ピリジンの臭素化及びニトロ化

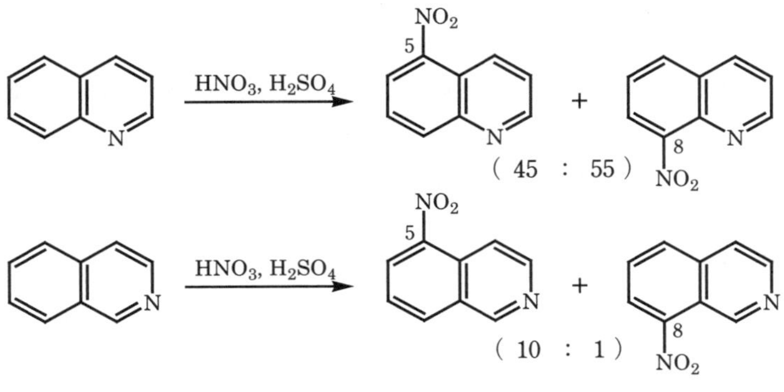

図 2.21　キノリン及びイソキノリンのニトロ化

容易に置換反応を起こす．ハロゲンのついた炭素原子への求核付加によりアニオン中間体を経由し，ハロゲンイオンを脱離する付加-脱離機構で置換反応は進行し，対応する置換ピリジン誘導体を与える．3位にハロゲンをもつピリジンでは求核試薬による攻撃で生ずるアニオン中間体で窒素原子に負電荷をもつ共鳴構造を経由できないため，この位置での求核置換反応は進行しない．なお，同様の求核置換反応は，2位あるいは4位にハロゲンをもつキノリン及びイソキノリンでも進行する．

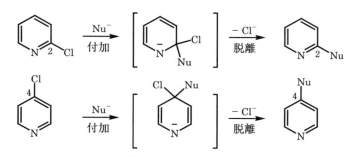

図2.22　ピリジンでの求核置換反応

ピリジンの窒素に隣接する2位の水素は，求核試薬による付加の後，水素化物イオン（H^-）として脱離する．ピリジンをナトリウムアミドと過熱すると2-アミノピリジンが生成する．この反応をチチバビン反応 Chichibabin reaction という．また，求核性の強い有機リチウム試薬によっても類似の反応が進行する．キノリン及びイソキノリンにおいても水素を脱離基とする求核置換反応が進行する．

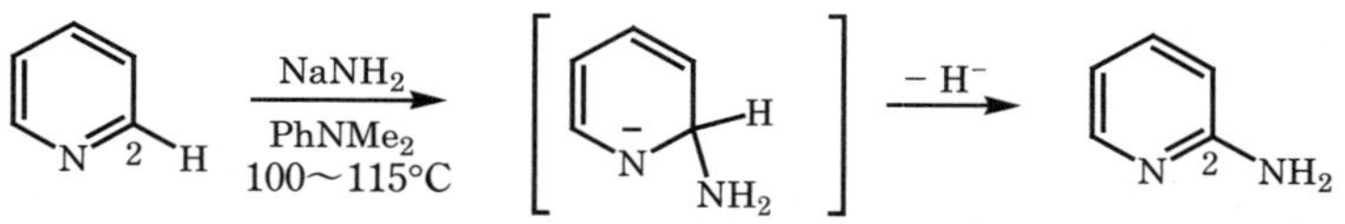

図2.23　ピリジンのチチバビン反応

【3】N-アルキル化及び N-アシル化反応

ピリジンの窒素は塩基性をもつので，プロトン，アルキル化剤及びアシル化剤などの求電子試薬と反応する．塩化水素と反応すると，塩化ピリジニウムを与える．ハロゲン化アルキルとの反応では N-アルキルピリジニウム塩を生成する．また，酸塩化物あるいは酸無水物と反応して N-アシルピリジニウム塩を生成する．N-アシルピリジニウム塩は容易に加水分解を受けるので，反応系内で調製し，アルコールと反応させれば，有用なアシル化反応剤となる．

【4】その他の反応

ピリジンやピリミジンなどの π 欠如系の六員環化合物は，酸化反応には強く抵抗性を示すが，還元反応にはあまり抵抗性は示さない．

2.3.7 複素環化合物の有用性

　複素環化合物は，すべての生命体の代謝過程においてきわめて重要な役割を果たしており，生命維持に必須な化合物群である．また，生体機能を調節する医薬品においても，複素環化合物はきわめて重要である．複素環は，ヘテロ原子が炭素と比較して大きな電気陰性度をもつこと，及びヘテロ原子上の非共有電子対により，生体分子と様々な分子間相互作用を形成できるという利点を有する．

　遺伝情報の本体は DNA であり，これはピリミジン骨格やプリン骨格をもつ 4 種類の核酸塩基（アデニン，グアニン，シトシン，チミン）（図 2.24），デオキシリボースとリン酸から構成されている（3.1.4 参照）．遺伝情報の継承と発現を確実に行うために二重鎖 DNA（二重らせん構造）を利用しており，2 本のポリヌクレオチド鎖は相補的な塩基対の水素結合を介して結合している．これら核酸塩基間で有効な水素結合が形成される際，先に学んだヒドロキシ及びアミノピリジン誘導体での互変異性を利用して A/T 間で 2 個，G/C 間で 3 個の水素結合でヌクレオチド鎖をつなげている．

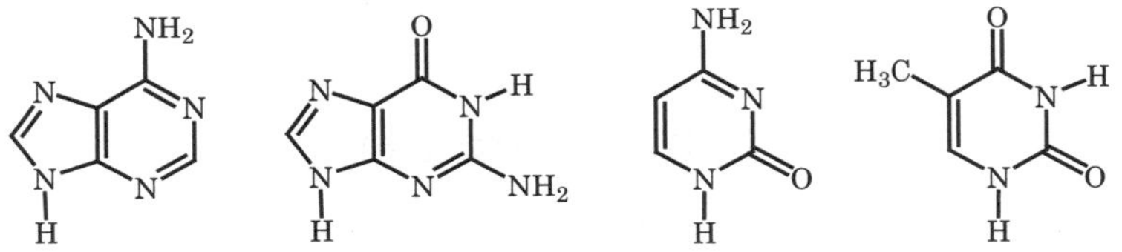

アデニン（A）　　　グアニン（G）　　　シトシン（C）　　　チミン（T）
adenine　　　　　　guanine　　　　　　cytosine　　　　　　thymine

図 2.24　核酸塩基の構造

　生体の酵素（タンパク質）は，補酵素（非タンパク質性有機化合物）と結合し，その触媒機能を発揮する．水溶性のビタミン（複素環）の多くは補酵素の一部を形成し，生体内の酸化・還元，電子伝達，アシル基やアミノ基の転移など，生命維持に必要な生体反応に関与している（4.2.1 参照）．

　また，生体内にはカテコールアミン（5.2.1, 5.2.3 参照），アセチルコリン（5.5, 5.6 参照）やセロトニン（8.3 参照）などの神経伝達物質やヒスタミン（8.1 参照）やメラトニンなどのさまざまな生理反応に関与する生体内アミンが存在する．これら生体内アミンでは，ヒスタミンがイミダゾール骨格，セロトニンとメラトニンはインドール骨格を有している．ヒスタミンとその受容体をもとに J. Black により創製された抗潰瘍薬のシメチジン（8.1.4 参照）は，合理的創薬の先駆けとなった．生体内アミンなどの内因性リガンドをもとに開発された多くの医薬品には複素環化合物が利用されている．

　イミダゾールやトリアゾールといったアゾール系化合物は，P450 ファミリーのヘム鉄に配位結合することができる．この性質を利用した酵素阻害剤として，非ステロイド系アロマターゼ阻害剤（11.4.3 参照）やアゾール系抗真菌薬（13.9 参照）がある．さらに，テトラゾールは，高血

圧治療のアンギオテンシン II 受容体拮抗薬の構造中に，カルボキシ基の生物学的等価体（バイオアイソスター，2.4.4 参照）として活用されている（10.2.2 参照）.

一方，天然界には五員環と六員環複素環化合物がもっとも多く存在するが，小員環（三員環，四員環），中員環（八員環〜十一員環）さらに大員環（十二員環以上）化合物も産生され利用されている．小員環や中〜大員環化合物は特異な物性をもつことから，生体での顕著な生理作用が期待される．抗生物質として見出されたアジリジン骨格をもつ抗悪性腫瘍薬マイトマイシン C（14.2.2 参照），アゼチジン骨格を有するペニシリンやセファロスポリンに代表される β-ラクタム系抗生物質（13.3 参照），さらに十四員環ラクトン骨格を有するエリスロマイシンに代表されるマクロライド系抗生物質（13.6 参照）などでも複素環化合物の有用性が示されている．ここに示した複素環のみならず，他の複素環化合物についても，この後の章で学ぶことになる．

近年，DNA ヌクレオシドの 1 つであるチミジンを修飾することで後天性免疫不全症候群（AIDS）の治療薬であるジドブジンが創製された．核酸塩基あるいはヌクレオシドをもとに抗悪性腫瘍薬，抗ウイルス薬，免疫抑制薬，痛風治療薬などが開発されている．

現在臨床で使用されている医薬品においても，複素環含有医薬品が大部分を占めている．無限ともいえる多彩な複素環化合物には広範な生理作用が期待できることから，今後も複素環化合物は医薬品の源泉となりえる．

2.4　医薬品の化学構造

医薬品は，作用部位へ到達し，標的となる生体分子（おもにタンパク質）と結合することで薬理作用を発現する．そのため，医薬品の化学構造は，標的分子と特異的に結合するための構造要素と，薬物動態に有利な構造を備えている．本節では，医薬品の化学構造の特徴を理解するために，ファーマコフォア，生物学的等価性，プロドラッグなど医薬品化学の基本的事項の意義や目的について学ぶ．

2.4.1　ファーマコフォアと構造活性相関

医薬品は，標的となる生体分子と複合体を形成することで，薬理作用を発現する．複合体の形成には，医薬分子が標的分子と特異的に相互作用することが必要であり，標的分子との相互作用に関与する医薬分子側の複数の構造要素（官能基や原子団），及びその相対的な空間配置のことをファーマコフォア pharmacophore という．ファーマコフォアを構成する構造要素は，標的分子との間にイオン結合，水素結合，疎水性相互作用，双極子相互作用などを形成するが，特異的な相互作用の実現にはファーマコフォアが生体分子の結合部位と形状的及び静電的な相補性を有していることが重要となる．

モルヒネとオピオイドペプチドは化学構造がまったく異なるが，同じオピオイド受容体に作用して鎮痛作用を示す（7.7.3 参照）．エンケファリンをはじめとするオピオイドペプチドはいずれ

もN末端アミノ酸がチロシンであり，その構造をモルヒネと比較すると，四級化可能な窒素原子，ベンゼン環，フェノール性ヒドロキシ基が共通の構造要素として存在し，これらがオピオイド受容体に作用する医薬品のファーマコフォアと推定される（図2.25）．このように，骨格が異なっていても同じ生体分子に結合することがわかっている複数の化合物の化学構造を比較することでファーマコフォアを推定できる．また，ファーマコフォアを特定（推定）することは，同一の標的分子に作用する新しい医薬品の分子設計や，医薬品の作用機序の理解に必要である．

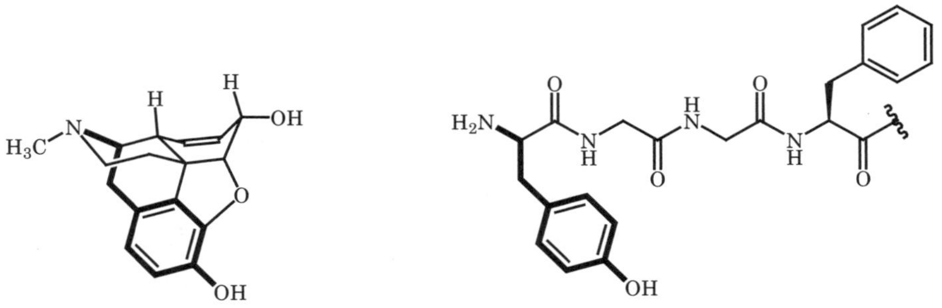

図2.25　モルヒネとエンケファリンの構造の類似性
共通に存在する炭素骨格を太線で示す

　創薬研究において，ある生物活性を指標としたスクリーニングで得られる化合物は，開発化合物としての十分な活性をもっていないことが多い．そのため，通常はこの化合物（リード化合物）を出発点として，化学構造の一部を改変しながら，目的とする生物活性並びにほかの作用との選択性を向上させ，開発化合物としてより優れた化合物を創り出すこと（リード化合物の最適化，リード最適化）が行われる．その過程で，合成された一群の化合物について化学構造上の特徴と生物活性の強さの間に相関が見られる．これを構造活性相関 structure-activity relationship（SAR）という．そこでは，置換基の位置，親水性/疎水性，電子求引性/供与性，かさ高さなどが，構造的特徴を表す指標として定性的に用いられる．有意な構造活性相関が得られると，活性発現に必要な構造要素（ファーマコフォア）の推定が可能となり，さらなる生物活性の増強だけでなく，物理化学的性質や薬物動態学的性質を改善するための有用な手掛かりとなる．

2.4.2　立体異性体と生物活性

　医薬分子と生体分子はいずれも立体構造をもっており，特に生体分子は光学活性なアミノ酸や糖などで構成されている光学活性体である．したがって，医薬品の立体異性体（立体配置異性体）間で，標的分子との相互作用の強度（結合親和性）に違いが生じる．光学活性な医薬分子とそのエナンチオマーは，骨格と置換基（官能基や原子団）並びにそれらの相対的空間配置が同じであっても，不斉中心の存在により相互作用の場（標的分子の結合部位）では別の化合物として認識される．結果として，一組のエナンチオマーは一般に異なる薬理活性を示すが，一方のエナンチオマーで活性が消失する場合もあれば，薬理活性にほとんど差がない場合もある．例えば，

アドレナリン β 受容体拮抗薬で，ラセミ体として市販されているプロプラノロール（図2.26）は1個の不斉中心をもち，S-体はR-体の約130倍強い活性をもつ．

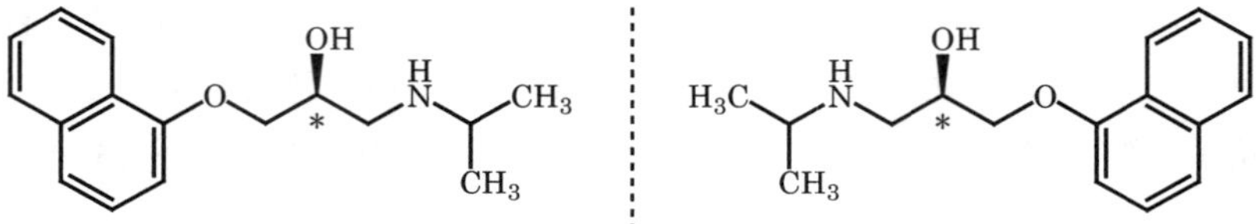

S-体　活性体　　　　　　　　　　　R-体　不活性体

図2.26　プロプラノロール

　エナンチオマーによる生物活性の相違は，目的の薬理作用だけではなく，生体分子との相互作用を介して発現される薬物動態や毒性などにおいてもみられる．エナンチオマーが生体にとっては別の化合物と認識されるため，不斉中心をもつ医薬品をラセミ体の形で開発する場合においても，それぞれのエナンチオマーに関して，薬理活性，薬物動態並びに毒性を調べることが求められている．最初から一方のエナンチオマーを用いた光学活性体の形で開発することも行われているが，従来，ラセミ体で販売されていた医薬品を，有効性や安全性がより高い一方のエナンチオマーによる光学活性体の形に変換して開発するケースも多い．このような開発形態をキラルスイッチ chiral switch（あるいはラセミックスイッチ racemic switch）と呼び，プロトンポンプ阻害薬のオメプラゾール（ラセミ体）からエソメプラゾール マグネシウム水和物（S-異性体）への変換は，その代表例である（8.2.4参照）．キラルスイッチにより，元の薬の有効性を高め，副作用を減らすことが可能となる．

2.4.3　定量的構造活性相関のパラメータ

　化合物の物理化学的性質や構造的特徴を数値化（パラメータ化）して，生物活性値との関係を定量的に解析する手法を，定量的構造活性相関 quantitative structure–activity relationship（QSAR）という．1960年代に構築された Hansch–Fujita 法は，その代表的な解析手法（モデル）であり，おもに化合物の電子効果，疎水性効果，立体効果に関する3種のパラメータを用いて生物活性との関連づけを行う．

　電子効果に関するパラメータ（Hammett の置換基定数 σ）は，元々反応速度論の研究において用いられ，芳香環上の官能基の電子求引性，電子供与性の置換基効果を定量的に数値で表現したもので，安息香酸の解離定数（K_H）と置換安息香酸の解離定数（K_X）から式（1）により定義される（図2.27）．置換基 X が NO_2 基のような電子求引性基の場合，解離型の安定性が増加して平衡は無置換体に比べて右にシフトし，σ は正の値となる．一方，X が OCH_3 基のような電子供与性基の場合，解離型の安定性が減少して平衡は無置換体に比べて左にシフトし，σ は負の値となる．

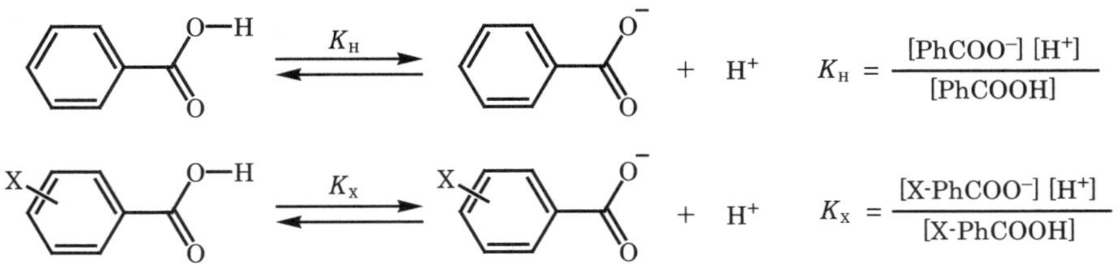

第2章　分子の化学構造と性質　　33

図 2.27　置換安息香酸の解離定数

$$\sigma = \log(K_X / K_H) = \log K_X - \log K_H \tag{1}$$

　疎水性効果のパラメータは，Hansch-Fujita モデルが，薬物の作用発現を，作用部位へ到達するまでの段階（吸収・輸送過程）と，標的分子と特異的に相互作用する段階（活性発現過程）の2つからなると仮定し，前段の吸収・輸送過程では細胞膜（脂質二重層）を幾度も通過するため，薬物の疎水性が活性に大きな影響を及ぼすとの考えから考案された．Hansch は，膜脂質を模した物質として n-オクタノールを選択し，化合物を n-オクタノールと水とで振り混ぜた時の分配比率（n-オクタノール/水分配係数）P を薬物の疎水性の指標とした．通常は，常用対数 $\log P$ 値で表し，疎水性の化合物は正の値を，親水性の化合物は負の値をもつ．Hansch は，Hammett の置換基定数の場合と同様に，置換基をもつ化合物と無置換の化合物との分配係数の比の対数（$\log P$ 値の差）を取って，置換基自体の疎水性パラメータ（Hansch の疎水性置換基定数）とした（式(2)）．

$$\pi = \log(P_X / P_H) = \log P_X - \log P_H \tag{2}$$

　薬物の体積や形状が及ぼす効果（立体効果）は，標的分子との相互作用だけでなく，膜輸送においても重要であるが，定量的に評価（パラメータ化）することが電子効果，疎水性効果よりも困難である．分子全体の立体効果に関するパラメータとして分子屈折（MR）がある．これは屈折率の測定値と分子量，密度を使って計算される化合物に固有の数値で，分子全体のおおよそのかさ高さを表すが，分子の形を表す情報を含んでいない．置換基自体の立体効果に関するパラメータとして，Taft の立体因子（E_s）がしばしば用いられる．このパラメータは，α-置換酢酸メチルエステル（XCH_2COOCH_3）の酸触媒による加水分解の反応速度比の対数（X＝CH_3 の場合，E_s＝0）と定義される（式(3)）．

$$E_s = \log(k_X / k_{CH_3}) = \log k_X - \log k_{CH_3} \tag{3}$$

　Hansch-Fujita 法では，一般に σ，π，E_s の3種のパラメータの線形結合により，物理化学的性質と生物活性（薬物が活性を示す濃度 C の逆数の対数）の間の相関を表現する（式(4)）．パラメータ S は，E_s 以外に分子の大きさや形などを定義したダミー変数である．また，k_1〜k_6 は，最小二乗法による回帰分析で求められる係数である．

$$\log(1 / C) = k_1 \pi^2 + k_2 \pi + k_3 \sigma + k_4 E_s + k_5 S + k_6 \tag{4}$$

　一連の化合物群の化学構造と生物活性値の QSAR 解析により，各パラメータの係数が決定さ

れて定量的モデル（QSAR モデル）が得られると，そのモデルを利用することで，まだ合成されていない類似構造の化合物の活性予測が可能となる．

本項で紹介したパラメータのうち，分配係数 P（又は，常用対数 $\log P$）値は化合物の疎水性・親水性の指標として有用性は高く，医薬品の添付文書には有効成分の $\log P$ 値が記載されている．

2.4.4　生物学的等価性

同一の生体分子に同じ結合様式で相互作用して薬理作用を発現する医薬品が，多様な化学構造を有する事例は多い．これは，私たちが化学構造式（元素記号で表記された原子の種類や原子間の結合次数など）によって化合物を認識するのに対して，生体分子は電子的な性状と立体的な形状を認識しており，化学構造が異なる医薬分子でも，相互作用に必要な電子的・立体的な特徴を有していれば，同じ薬理作用が発現されるからである．このように，化学的には等価ではない化学構造が，生体分子との相互作用においては等価と見なされることを生物学的等価性 bioisosterism という．

周期表の同じ族に属する原子は，最外殻電子（価電子）の数とその配置が同じであるため，化学的に類似した性質を示すことが多い．例えば，ハロゲン原子は電気陰性度が大きく，その置換基（-F，-Cl，-Br，-I）は電子求引性を示す点で互いに似ている．このように電子配置の同一性により化学的性質が類似していることを化学的等価性といい，その関係にある原子や置換基などは化学的等価体と見なされる．同様に，酸素原子とイオウ原子に関しては，-OH と -SH，-O- と -S- がそれぞれ化学的等価体となる．同族原子からなる官能基は電子的性状と立体的形状が類似しており，生体分子との相互作用においても同等の機能をもち，生物学的等価体（バイオアイソスター）bioisostere となる．

一方，周期表の同じ周期に属する原子は価電子の数と配置は異なるが，水素を付加することで互いに等価となる．例えば，第 2 周期に属する原子（C，N，O，F）からなる 1 価の置換基として -CH$_3$，-NH$_2$，-OH，-F は，また，2 価の置換基として -CH$_2$-，-NH-，-O- は，それぞれ電子配置が同じになるため等価と見なされる．これらは，立体的形状に大きな差異はないが，官能基としての化学的特性（孤立電子対の数や塩基性など）が異なるため，生物学的等価体として用いると，構造活性相関に関して有益な情報を得ることができる．生物学的等価性の概念は，電子配置は同一ではないが，機能が等価である（類似している）化学構造に拡張され，医薬化学の分野に適用された．芳香族性の保持や電子効果の同等性に基づく等価体のほか，さまざまな官能基の等価体が，創薬のリード最適化研究の過程で構造修飾に利用され，生物学的な同等性に関する知見が数多く蓄積されている（図 2.28）．

生物学的等価性の概念は，標的分子に対する結合親和性や選択性の向上のみならず，薬物動態特性の改善や副作用の軽減にも活用され，優れた医薬品が創製されている．例えば，酸性プロトンをもつテトラゾール基は，脂溶性の高いカルボン酸等価体として機能し，アンギオテンシン II 受容体拮抗薬（10.2.2 参照）において経口吸収性改善の目的で利用されている．アミド等価体には水素結合の受容体又は供与体として機能するものが多いが，その機能をもたない二重結合（アルケン）も含まれる．アミド基は，C-N 結合が電子の非局在化により二重結合性を帯びるため，

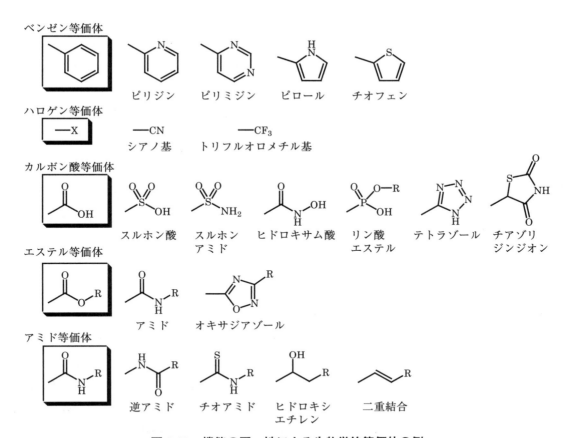

図 2.28 機能の同一性による生物学的等価体の例

一般に平面構造をとっており，アルケンはアミド基のそのような構造的特徴に基づいた等価体である．したがって，元のアミド基が標的分子との水素結合に関与していない場合のみ，アルケンがアミド等価体として機能する．具体例としては，非ステロイド性抗炎症薬であるインドメタシンのアミド基をアルケンで置換した骨格をもつスリンダクがあげられる（9.1.3 参照）．

2.4.5　経口吸収性を示す構造的特徴（Rule of 5）

創薬研究において標的分子に高い親和性と選択性で結合する優れた化合物が見出されても，薬物動態が悪く作用部位に到達できなければ，医薬品にはならない．経口投与された薬が作用部位に到達するには消化管から吸収されなければならず，経口薬には適度の水溶性と，細胞膜（脂質二重層）を透過できる適度の脂溶性が必要である．

経口投与される医薬品の多くが適度の脂溶性と比較的小さな分子量をもつ化合物であることは知られていたが，1997 年，C. A. Lipinski は市販医薬品や一般名をもつ開発化合物の物理化学的性質と化学構造の特徴を解析し，経口薬になるかどうかを判断する指標を提唱した．それは，① 分子量が 500 以下であること，② $\log P$（P は n-オクタノール/水分配係数）が 5 以下であること，③ 水素結合供与体（OH 又は NH）が 5 個以下であること，④ 水素結合受容体（N と O）が 10

個以下であること，の4条件のうち3つ以上を満たす化合物は消化管吸収性がよく，経口薬になりやすいという経験則で，5及び5の倍数が基準となっていることから "Rule of 5" と呼ばれている．なお，トランスポーターの基質となるような化合物（天然物）は本ルールの例外とされている．

"Rule of 5" は，化合物の "医薬品らしさ" drug-likeness を評価する際の，また，薬理活性を有する化合物が経口薬となる可能性を判別する際の指標として利用される．例えば，リード化合物の探索に用いられる化合物ライブラリーは，化学構造の多様性に加えて化合物の性質が重要である．リード化合物になり得ないような化合物は予め化合物ライブラリーから除外されるが，本ルールは化合物選別の基準の1つとなっている．また，近年，創薬の早い段階から化合物の物性を考慮することの重要性が認識され，リード化合物の構造最適化の段階においても活用されている．"Rule of 5" はあくまでも経験則であり，例外となる経口薬も知られているが，このルールから大きく逸脱する化合物，例えば，分子量が500を大きく超える化合物では，経口吸収性を示す可能性が低くなると理解しておく必要がある．

2.4.6　プロドラッグの薬物動態

体内で代謝あるいは化学的な構造変換・分解を受け，活性型薬物（親薬物）に変化して薬理作用を発現する医薬品をプロドラッグ prodrug という．医薬品が目的の薬理作用を発現するには，標的分子に対する高い親和性や選択性に加えて，経口薬であれば良好な消化管吸収性を実現するための物理化学的性質が必要になる．また，吸収後の薬物動態，代謝安定性，安全性など，医薬品として満たすべき要件は多い．標的分子に対する活性以外のこれら要件を，活性型薬物の形で満足するのが困難な場合は，プロドラッグとして医薬品開発が行われることが多い．プロドラッグは，体内で酵素的な又は非酵素的な構造変換により親薬物を与えるような化学的修飾を親薬物に施し，親薬物の薬物動態などを改善するとともに，目的の薬理活性は弱くあるいは不活性にした薬物である．

【1】加水分解により活性化されるプロドラッグ

エステル化によって親薬物を化学修飾し，体内でおもにエステラーゼによる加水分解を受けて親薬物に変換されるタイプのプロドラッグは多数存在し，その目的は多岐にわたる．親水性が高いために小腸などから吸収されにくい親薬物の場合は，分子全体の脂溶性を高める目的で，親薬物のヒドロキシ基やカルボキシ基をエステル化して疎水性基を導入することが一般的に行われる．難溶性の親薬物の水溶性増大を目的とする場合は，親薬物のヒドロキシ基のエステル化を利用してカルボキシ基やアミノ基などのイオン化可能な官能基が導入される．また，副作用の軽減や作用の持続化を図ったプロドラッグもある．代表的な例を表2.1に示す．

第 2 章　分子の化学構造と性質　　　　　　　　37

表 2.1　加水分解により活性化されるプロドラッグの例

目　的	プロドラッグ	親薬物（活性体）	薬　効
経口吸収性改善	バカンピシリン塩酸塩	アンピシリン	ペニシリン系抗生物質
	カンデサルタン シレキセチル	カンデサルタン	降圧薬
	バラシクロビル塩酸塩	アシクロビル	抗ウイルス薬
経皮吸収性改善	ベタメタゾン吉草酸エステル	ベタメタゾン	ステロイド性抗炎症薬
水溶性改善	プレドニゾロンコハク酸エステルナトリウム	プレドニゾロン	ステロイド性抗炎症薬
	イリノテカン	SN-38	抗悪性腫瘍薬
胃腸障害軽減	アセメタシン	インドメタシン	非ステロイド性抗炎症薬
	アンピロキシカム	ピロキシカム	非ステロイド性抗炎症薬
作用時間延長	エストラジオール安息香酸エステル	エストラジオール	卵胞ホルモン

【2】代謝酵素により活性化されるプロドラッグ

　現在利用されている医薬品の中には，薬物代謝反応により活性化されて薬理作用を発現しているものも多く，このようなプロドラッグをバイオプレカーサー bioprecursor（生物学的前駆体）と呼ぶ．薬物代謝の主要な酸化酵素であるシトクロム P450（CYP）の代謝反応を利用して活性本体へ変換されるプロドラッグが多く知られている．シクロホスファミド（14.1.1 参照）は，酸化的な脱アルキル化によりホスホラミドマスタードに活性化されて，DNA のアルキル化剤として作用する．一方，還元酵素によって活性化されるプロドラッグもあり，抗がん性抗生物質マイトマイシン C は，ベンゾキノン構造がヒドロキノン構造に還元された後，反応性の高いマイトセンに変換されて作用する（14.2.2 参照）．

　酸化還元酵素以外にも，多くの代謝酵素がバイオプレカーサーの活性化に関与する．核酸型代謝拮抗薬（14.1.2 参照）は，抗がん剤や抗ウイルス薬のプロドラッグである．複数の酵素により多段階の代謝反応を受け，ヌクレオシドの一リン酸化体又は三リン酸化体に変換（活性化）されて，チミジル酸合成酵素や DNA ポリメラーゼを阻害して DNA 合成を抑制する．

　C 型肝炎ウイルス（HCV）感染症治療薬ソホスブビルの薬物設計の特徴は，作用部位に存在する加水分解酵素とリン酸化酵素による二段階の活性化プロセスを組込みプロドラッグ化した点にある．図 2.29 でその過程を説明する．

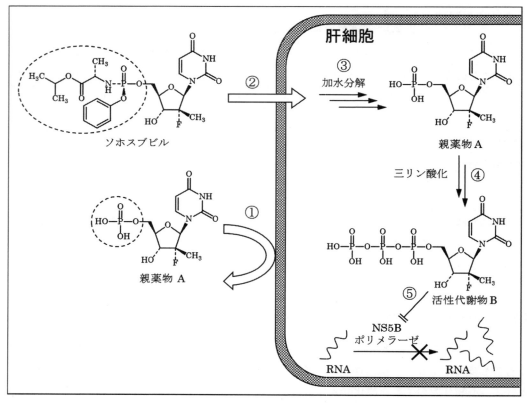

図 2.29 ソホスブビルの代謝活性化

① 親薬物 A は，一リン酸化体で極性が高いため，肝細胞膜を透過できない．
② ソホスブビルは，リン酸部分が親油性の官能基になっているため，膜を透過して肝細胞の中に入ることができる．
③ ソホスブビルのリン酸部分の官能基は，肝細胞内で加水分解を受け，親薬物 A へ変換される．
④ 親薬物 A は，ヌクレオチドリン酸化酵素により三リン酸化体 B へと代謝活性化される．
⑤ 三リン酸化体 B は，HCV 複製に必須の NS5B RNA 依存性 RNA ポリメラーゼを阻害する．

参考図書・参考文献

1) 國枝武久，永松朝史，日比野俐，前波勇，村上泰興著（2002）ヘテロ環の化学，化学同人
2) 中川昌子著（2014）ヘテロ環化合物の化学，東京化学同人
3) 日本薬学会編（2005）医薬品の開発と生産（スタンダード薬学シリーズ 8），東京化学同人
4) C. A. Lipinski *et al.* (1997) *Advanced Drug Delivery Reviews* **23**, 3

3 生体分子のコアとパーツ

医薬品のはたらきを，医薬品（有機化合物）とその標的となる種々の生体分子（酵素，受容体，あるいは核酸分子など）との相互作用として捉えることは重要である．本章では生命の諸活動の中で中心的な役割を担う生体分子の機能を理解するため，それらの基本構造と化学的性質について学ぶ．

3.1　生体分子の化学構造

本節では，我々のからだを構成するタンパク質，糖類，核酸，及び脂質といった生体分子の化学構造と官能基の性質について基本的な知識を修得する．また，タンパク質や核酸に関しては，それらが機能を発揮するための精緻な立体構造とともに，そうした構造を構築するために官能基間ではたらく相互作用について学ぶ．

3.1.1　アミノ酸とタンパク質

【1】アミノ酸

タンパク質は酵素や受容体として機能するものが多く，生命現象のあらゆるプロセスにおいて重要な物質である．タンパク質の基本単位は，表 3.1 に示した遺伝暗号（コドン）で規定される 20 種類の α-アミノ酸 α-amino acids である．このうちグリシン以外の 19 種のアミノ酸は不斉炭素をもつ光学活性化合物であるが，我々のからだを構成するタンパク質は，基本的に L 型の立体構造をもつアミノ酸でつくられる．なお，アミノ酸や糖類の立体表記で使用する D/L 立体表示は，グリセルアルデヒドを基準にしたものである（図 3.1；3.1.2 参照）．後述するタンパク質の高次構造の構築及び機能発現には，R で示されるアミノ酸の側鎖が深く関与しており，個々のアミノ酸の構造を理解することは，タンパク質の構造と機能を理解することにつながる．

また，生体内で化学伝達物質として多彩な生理作用を示すヒスタミン histamine，セロトニン serotonin，及び γ-アミノ酪酸 γ-aminobutyric acid（GABA）などの生体アミンやカテコールアミ

40　　　　　　　　第1編　医薬品創製をめざして

表3.1　タンパク質中に見られるアミノ酸

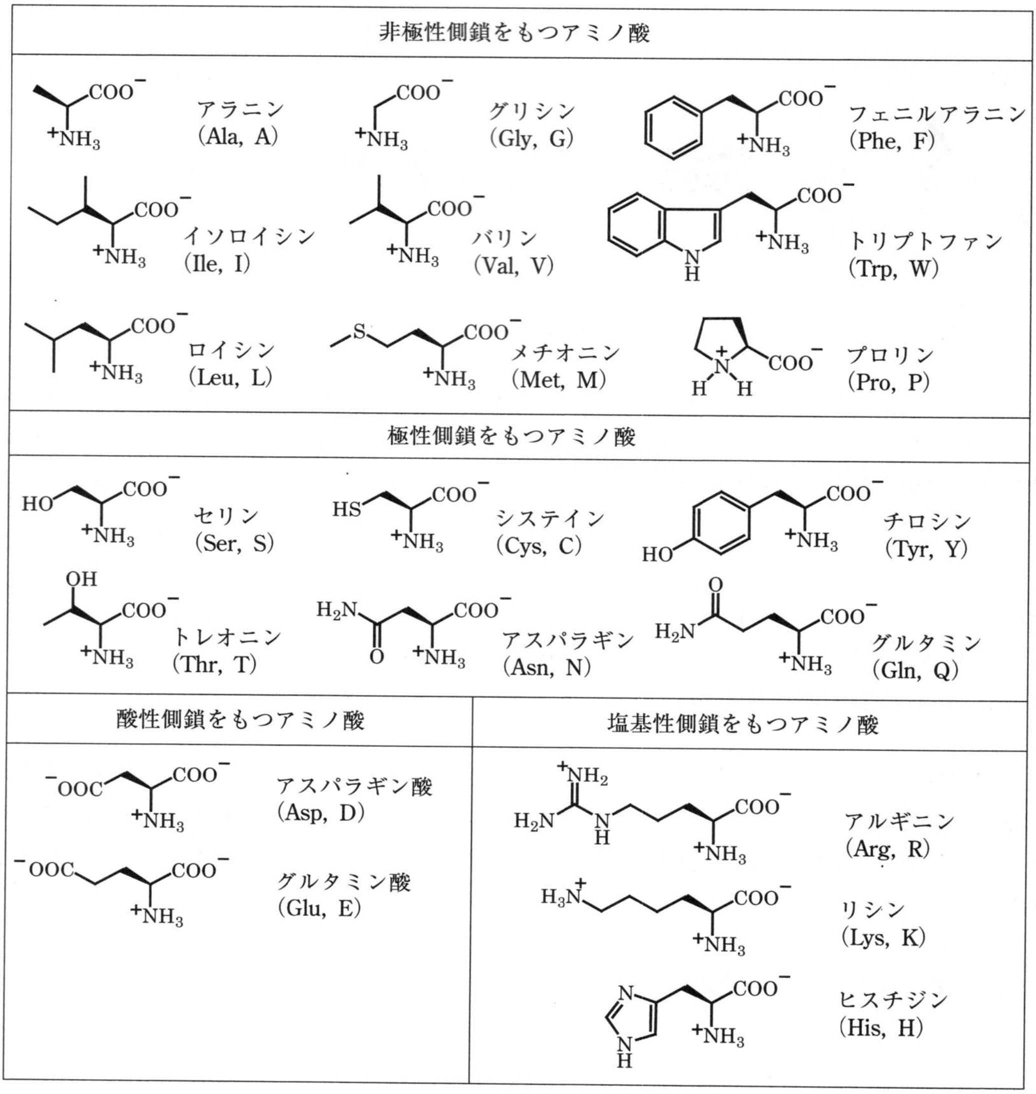

非極性側鎖をもつアミノ酸		
アラニン (Ala, A)	グリシン (Gly, G)	フェニルアラニン (Phe, F)
イソロイシン (Ile, I)	バリン (Val, V)	トリプトファン (Trp, W)
ロイシン (Leu, L)	メチオニン (Met, M)	プロリン (Pro, P)

極性側鎖をもつアミノ酸		
セリン (Ser, S)	システイン (Cys, C)	チロシン (Tyr, Y)
トレオニン (Thr, T)	アスパラギン (Asn, N)	グルタミン (Gln, Q)

酸性側鎖をもつアミノ酸	塩基性側鎖をもつアミノ酸
アスパラギン酸 (Asp, D)	アルギニン (Arg, R)
グルタミン酸 (Glu, E)	リシン (Lys, K)
	ヒスチジン (His, H)

（アミノ酸の略号を，三文字表示と一文字表示で括弧内に併記した）

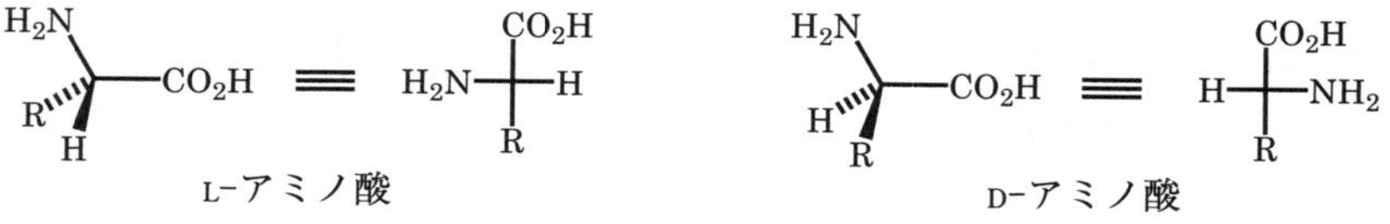

L-アミノ酸　　　　　　　　　　D-アミノ酸

図3.1　アミノ酸の立体構造と Fischer 表示

ン類 catecholamines は，α-アミノ酸からそれぞれ酵素反応によって生合成される（図3.2）.

【2】ペプチド結合

タンパク質は，2つの α-アミノ酸のカルボキシ基とアミノ基から水分子が放出されて生じる

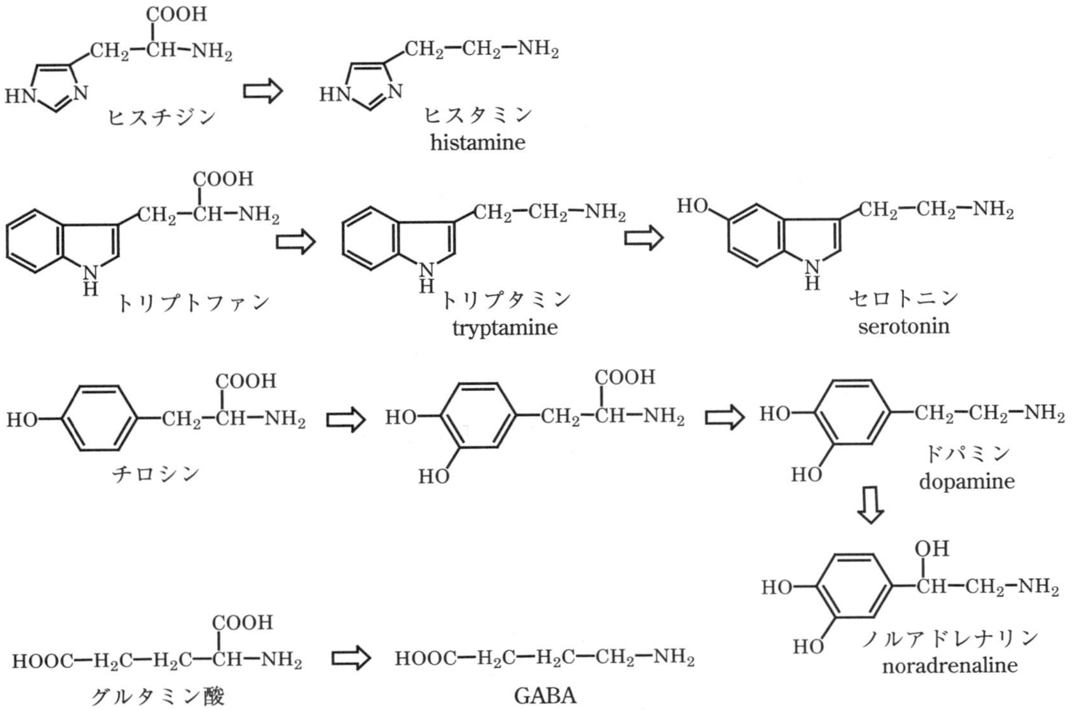

図3.2 アミノ酸から誘導される生体アミン及びカテコールアミン

ペプチド結合 peptide bond により連結したポリマーである．ペプチド結合中ではアミノ基とカルボニル基との間に共鳴が生じるため，C-N 結合は部分的な二重結合性をもち，通常の C-N 単結合より短い（図3.3（A））．このため，ペプチド結合中のカルボニル炭素と窒素間の結合の自由回転は束縛されており，ペプチド結合に関与する6個の原子は同一平面上に存在することになる（図3.3（B））．一方，隣り合ったペプチド結合は，C-C$_\alpha$ 結合と N-C$_\alpha$ 結合の周りの回転のために同一平面にはなく，また，2個のα炭素どうしはペプチド結合をはさんで安定なトランス配置をとる．なお，N-C$_\alpha$ 結合の周りの回転角を ϕ，C-C$_\alpha$ 結合の回りの回転角を ψ と定義するが，いずれもいくらかの回転制限がある．

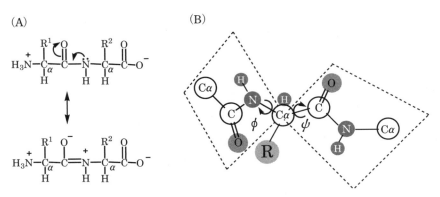

図3.3 （A）ペプチド結合の共鳴構造と（B）α炭素原子を中心とした回転

【3】タンパク質の構造を構築する結合

それぞれのタンパク質が示す性質は，構成するアミノ酸の種類，数，結合順序（一次構造）に基づく．タンパク質の三次元的な構造を含めた全体構造は，共有結合であるジスルフィド結合のほか，イオン結合や水素結合などのアミノ酸側鎖やペプチド結合が関与する非共有結合性の相互作用によって構築される（2.1参照）．

1）共有結合

タンパク質を構成するアミノ酸は，共有結合であるペプチド結合によって連結されている．タンパク質の構造を形成するもう1つの共有結合としてジスルフィド結合 disulfide bond があるが，これはタンパク質中のシステイン cysteine 2残基間で形成される結合である．ジスルフィド結合をもつシスチン cystine は，緩和な条件でシステインに還元される（図3.4）．

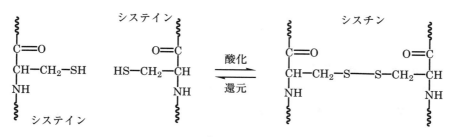

図3.4 ジスルフィド結合

2）非共有結合

① イオン結合：タンパク質中では塩基性アミノ酸と酸性アミノ酸間で形成される．
② 水素結合：アミノ酸に含まれる種々の官能基は，水素原子の供与体 hydrogen donor あるいは受容体 hydrogen acceptor になりうるので，ペプチドの側鎖官能基間，あるいは側鎖官能基とペプチド結合間で水素結合が形成される．特にペプチド結合間で形成される水素結合は，αヘリックス及びβシートといったタンパク質の特徴的な二次構造（図3.5）の構築に関与する．
③ 疎水性相互作用：非極性の側鎖をもつ疎水性アミノ酸残基は，水との接触をできるだけ小さくするようにタンパク質の内側に寄り集まり疎水性コアを形成する．
④ ファンデルワールス相互作用：アミノ酸側鎖中に存在する芳香環どうしやアルキル基間で起こる．

【4】タンパク質の高次構造

タンパク質の立体構造は，基本的に一次構造であるアミノ酸の配列順序によって決まるが，【3】で述べたような種々の非共有結合性相互作用が，タンパク質の立体構造の構築と安定化に寄与する．こうした高次構造は，二次～四次構造として階層化される．

1) 二次構造

ペプチド結合が関与する水素結合で安定化された規則的な繰り返しパターンを二次構造といい，繊維状タンパク質でよく見られる（図3.5）．

① αヘリックス（αらせん）構造：1本のタンパク質鎖が，右回りのらせん状にねじれた構造をαヘリックス α-helix 構造という．このらせん構造では，タンパク質の骨格構造であるペプチド結合中のC=O基のO原子と，4残基離れたアミノ酸残基のNH基のH原子が水素結合を形成することで安定化する．その結果，アミノ酸3.6残基でらせんが1回転することになる．また，アミノ酸の側鎖は常にらせん軸に対して外向きに突き出ており，水素結合はらせん軸にほぼ平行に形成される．

② βシート構造：ペプチド鎖が引き伸ばされて形成した構造をβシート β-sheet 構造という．この構造ではジグザグに伸びるペプチド鎖の方向に対して，C=O基とNH基が交互に直角に突き出た形になる．また，アミノ酸側鎖は1残基ごとに反対方向に突き出る．ペプチド鎖が数本並ぶと，C=O基とNH基の間で水素結合が形成され，ひだ状に折り重なる構造となる．βシート構造には逆平行型と平行型があるが，逆平行型の方がほぼ直線的に並ぶ水素結合を形成できるために安定なβシート構造となる．

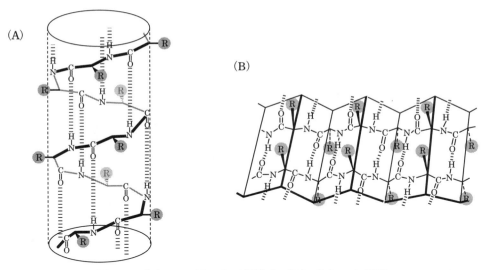

図3.5　（A）αヘリックス構造と（B）βシート構造

2) 三次構造

αヘリックスやβシートなどの二次構造を含むタンパク質は，複雑に折りたたまれ，全体として球状の立体構造をとることがある．これは三次構造と呼ばれる．タンパク質を安定な三次構造に保つために，共有結合であるジスルフィド架橋は大きな役割を果たしている．また，水素結合やイオン結合などの非共有結合も三次構造の安定化に寄与するが，このうち最も重要なのが，疎水性相互作用である（【3】-2)-③参照）．こうした非極性側鎖をもつアミノ酸残基は，水中で水分子を避けてタンパク質分子の内部に集合する性質があり，逆に極性の側鎖をもつアミノ酸残基は，水と接触するタンパク質分子の表面に集合する傾向がある．

3) 四次構造

タンパク質の中には，複数のタンパク質分子が非共有結合性相互作用によって会合して，はじめて機能を示すものがある．各構成タンパク質をサブユニットといい，サブユニットどうしが会合した構造が四次構造である．ヘモグロビン hemoglobin の場合，α 鎖 2 個と β 鎖 2 個の 4 個のサブユニットが会合して四次構造を形成し，1 つのタンパク質として機能する．

3.1.2　糖　類

【1】単糖類の分類と構造

単糖は，その構造中にアルデヒド基をもつアルドース aldose とケトン基をもつケトース ketose に分類できる（図 3.6 (A)）．さらに糖を構成する炭素数により，トリオース（三炭糖），テトロース（四炭糖），ペントース（五炭糖），ヘキソース（六炭糖）のように分類できる．例えば六炭糖のグルコースとフルクトースは，それぞれアルドヘキソース，ケトヘキソースである．

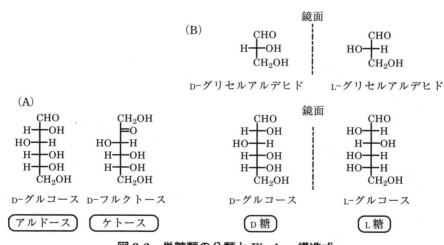

図 3.6　単糖類の分類と Fischer 構造式
(A) アルドースとケトース，(B) D 糖と L 糖

糖には不斉炭素原子が含まれるために多くの異性体が存在するが，Fischer 投影式において，カルボニル基から最も遠い位置の不斉炭素につく OH 基を基準として，右側に OH 基をもつ糖を D 糖，左側に OH 基をもつ糖を L 糖と呼ぶ（図 3.6 (B)）．これは，最も簡単なアルドトリオースであるグリセルアルデヒドを基準物質とした立体配置の表記法に基づいている．天然に広く存在しているのは，D 系列の糖である．なお D と L の表示は実際の旋光度とは関係しないので，旋光性を示す必要があるときには，（+）あるいは（−）を挿入して D-(+)-グルコースのように表す．

【2】単糖類の環状構造

単糖類は，分子中にアルコール性 OH 基とアルデヒド基をもっており，容易に分子内ヘミアセタール hemiacetal 構造をとる．例えばグルコースの場合，C_1 のアルデヒド基と C_5 の OH 基が反

第3章　生体分子のコアとパーツ　　**45**

応して六員環のヘミアセタールを形成する．このとき，新しい不斉中心となる C_1 炭素をアノマー炭素 anomeric carbon と呼び，それぞれ旋光度が異なる α-D-グルコースと β-D-グルコースの2つのジアステレオマーを生成する．アノマー炭素に付く置換基の立体化学のみが異なるジアステレオマーをアノマー anomer と呼ぶ（図 3.7）．

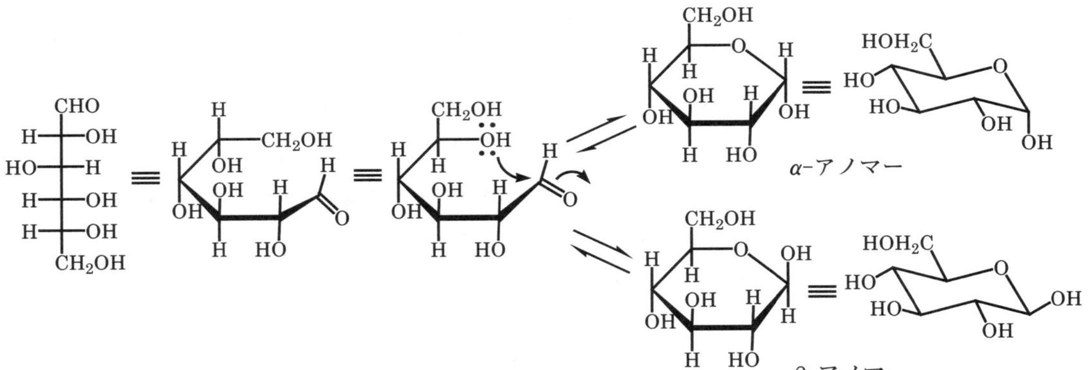

図 3.7　D-グルコースのヘミアセタール化と 2 つのアノマー構造

α-D-グルコースあるいは β-D-グルコースを水溶液とした際，時間とともにその旋光度が変化して平衡に達する現象を変旋光 mutarotation と呼ぶが，これはヘミアセタール構造が開裂して鎖状構造となり，再び閉環するときに OH 基の立体配置が α 結合と β 結合になるからである．直鎖状の構造式は Fischer 投影式を反映したものであるが，一方，環状構造式は Haworth 式と呼ばれる．また，シクロヘキサン環と同様ないす形配座で書かれることもある．六員環及び五員環の環状構造を，それぞれピラノース pyranose 及びフラノース furanose と呼ぶ．D-グルコースや D-マンノースではほとんどがピラノース型で存在し，D-グルコースの場合，直鎖構造の存在は平衡状態で 0.5 ％以下である．

　単糖類は，水溶液中で，鎖状構造と環状ヘミアセタール構造の平衡混合物として存在する．この環状ヘミアセタールがさらに 1 分子のアルコールと反応すると，配糖体あるいはグリコシド glycoside と呼ばれる環状アセタール acetal が生成する．たとえば，D-グルコースに酸触媒の存在下に無水メタノールを反応させるとメチルグリコシドが生成するが，α-アノマーと β-アノマーの混合物となる（図 3.8）．なお，グリコシド結合は塩基性下では安定であるものの，酸性条件下では不安定であり，加水分解されて元の糖とアルコール（アグリコン aglycon ともいう）を生成する．

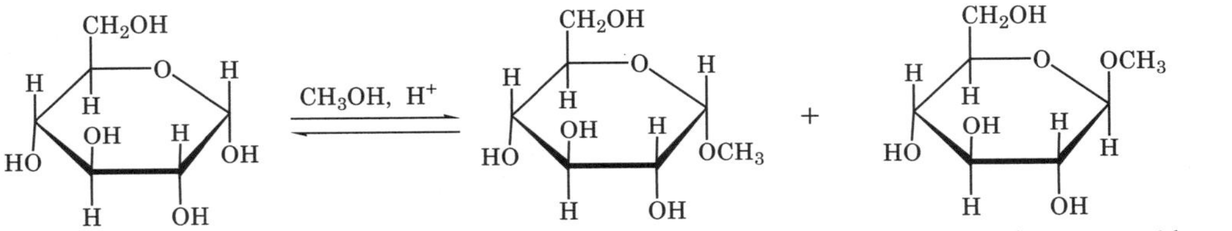

methyl-α-D-glucopyranoside　　methyl-β-D-glucopyranoside

図 3.8　D-グルコースのメチルグリコシド化

【3】二糖類

2分子の単糖が脱水してグリコシド結合で縮合したものが二糖である．二糖のグリコシド結合にはα-及びβ-結合があり，結合の位置とともにα(1→4)，β(1→4)のように示す．

図3.9に代表的な二糖を示すが，マルトース（麦芽糖）maltoseは2分子のグルコースがα(1→4)結合で縮合したものであり，ラクトース（乳糖）lactoseは1分子のガラクトースとグルコースがβ(1→4)結合したものである（図3.9）．いずれも片方の糖はヘミアセタール構造をとることから，変旋光や還元性を示す還元糖 reducing sugar である．スクロース（ショ糖）sucrose は1分子のグルコースとフルクトースが2つのヘミアセタール性OH基間で脱水縮合したものであり，非還元性二糖である（図3.9）．したがって，スクロース自体は変旋光を起こさないが，加水分解すると，生成するフルクトースが大きな左旋性をもつことから旋光度が右旋性から左旋性に変化する．この現象を転化 inversion といい，スクロースは転化糖とも呼ばれる．

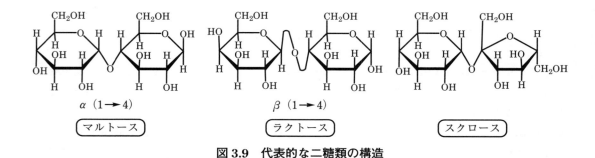

図3.9　代表的な二糖類の構造

【4】多糖類

1) 貯蔵多糖：デンプンとグリコーゲン

デンプン starch はグルコースだけで構成される多糖で，植物の種子や根茎に多く含まれ，エネルギー源となる．数千個のグルコースがα(1→4)結合により直鎖状に重合したアミロース amylose と，直鎖状構造に加えてα(1→6)結合による枝分かれ構造をもつアミロペクチン amylopectin の混合物で構成される（図3.10）．また，グリコーゲン glycogen は動物性の貯蔵多糖であり，アミロペクチンとよく似た構造をもつが，枝分かれの数が多く，デンプンより複雑な構造をもつ．

2) 構造多糖：セルロースとキチン

セルロース cellulose は植物体の構造を維持するのに必要な繊維状の多糖であり，グルコースだけで構成される．アミロースと異なり，グルコースがβ(1→4)結合で直鎖状に重合しており，部分加水分解で得られる二糖のユニットはセロビオース cellobiose と呼ばれる．キチン chitin は，N-アセチル-D-グルコサミンがβ(1→4)結合で重合した直鎖構造をもつ単純多糖で，エビやカニの殻に含まれる（図3.11）

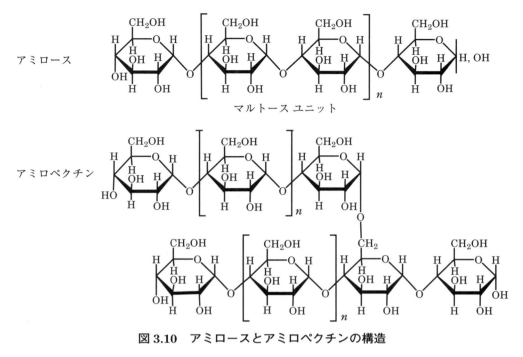

図 3.10 アミロースとアミロペクチンの構造

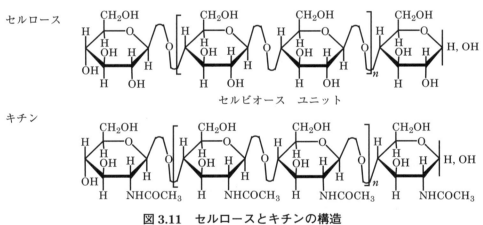

図 3.11 セルロースとキチンの構造

3.1.3 糖タンパク質

　タンパク質中のアスパラギン（Asn），セリン（Ser）あるいはトレオニン（Thr）残基に共有結合で糖鎖が結合したタンパク質を糖タンパク質 glycoprotein という．タンパク質への糖鎖の付加は，リン酸基の付加（タンパク質リン酸化）やアシル基の付加などと同様に，タンパク質の翻訳後修飾 post-translational modification*の1つであり，細胞外に存在する多くのタンパク質，あ

---

* **翻訳後修飾**　体内でのタンパク質合成の過程において，アミノ酸によってはタンパク質中に取り込まれた後に酵素によって修飾を受ける場合がある．本項で解説した Ser, Thr, Asn の側鎖への糖の付加や，Ser, Thr, Tyr の側鎖へのリン酸基の付加など（4.1.2 参照）多様な修飾があり，タンパク質の機能にも密接に関与する．

るいは膜タンパク質の細胞外領域に頻繁に見出される．

【1】タンパク質と糖鎖の結合様式

糖タンパク質における糖鎖とタンパク質との結合には，2つのタイプが知られている（図3.12）．

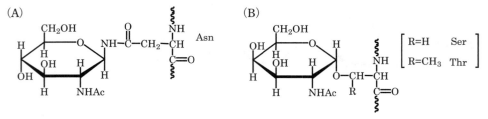

図3.12　糖とタンパク質の結合様式
(A) N-グリコシド結合，(B) O-グリコシド結合

1) N-グリコシド結合

タンパク質中のAsn残基の側鎖アミド結合に，糖鎖の還元末端のN-アセチルグルコサミン（GlcNAc）がN-β-グリコシド結合したものである．N-結合型，あるいは血清の糖タンパク質によく見られることから血清型ともいう．この型で糖鎖が結合するAsnは，タンパク質中のAsn-X-SerあるいはAsn-X-Thrというトリペプチド配列（コンセンサス配列）中に含まれることが多い．ただし，Xがプロリンの時にはAsnへの糖の付加はなく，また，コンセンサス配列中のSer/ThrへO-結合型糖鎖が付加することもない．したがって，タンパク質の一次構造からN-結合型の糖鎖付加を予測することが可能である．

2) O-グリコシド結合

タンパク質中のSer，Thr残基のOH基に，糖の還元末端のN-アセチルガラクトサミン（GalNAc）がO-α-グリコシド結合したものである．O-結合型，あるいは粘液性糖タンパク質であるムチンによく見られることからムチン型ともいう．N-結合型に見られるような糖鎖付加のコンセンサス配列はない．

【2】糖鎖構造の多様性と機能

糖タンパク質中の糖鎖の構造は，① 単糖の種類，② 糖の結合位置，及び③ 側鎖から出るアンテナ（分枝）の数により非常に複雑な多様性を示す．例えばN-グリコシド型糖鎖は，タンパク質と結合する近傍に共通の五糖からなるコア部分（図3.13）をもつが，その外側の糖鎖構造により，①N-アセチルラクトサミン（Gal-GlcNAc）の側鎖をもつ複合型，② マンノースが1～6個結合している高マンノース型，③ ① と ② の混成型の3つのタイプに分類される．① のタイプでは非還元末端のガラクトース（Gal）にシアル酸が見出されることが多い．シアル酸以外にもリン酸基や硫酸基などの酸性基が結合した糖が見出されることもある．一方，O-グリコシド型糖鎖のコア部分も数種類の基本構造に分類され，それぞれコア構造の外側に複雑で多様な糖鎖を

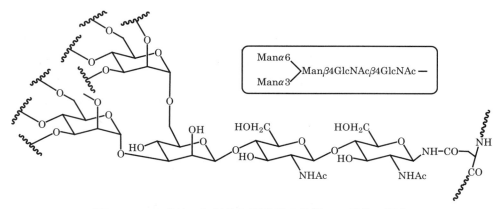

図 3.13 *N*-グリコシド結合型糖鎖の共通コア部分の構造

形成している．

こうした糖鎖の役割は，タンパク質の安定化や水溶性の向上に寄与するだけでなく，細胞間の認識や情報伝達にはたらくことが示唆されている．

3.1.4 核　酸

【1】核酸の構造

核酸にはデオキシリボ核酸 deoxyribonucleic acid（DNA）とリボ核酸 ribonucleic acid（RNA）の 2 種類がある．DNA は細胞核に存在して遺伝情報を担うが，一方，RNA は細胞質中に存在し，DNA に含まれる遺伝情報に基づいてタンパク質を合成するはたらきをもつ．こうした核酸は五炭糖，複素環をもつ塩基，及びリン酸から構成されるが，糖－塩基のユニットをヌクレオシド nucleoside と呼び，ヌクレオシドのリン酸エステルをヌクレオチド nucleotide と呼ぶ（図 3.14 (A)）．DNA と RNA の基本構造上の違いは，DNA が 2-デオキシ-D-リボースを構成糖とするの

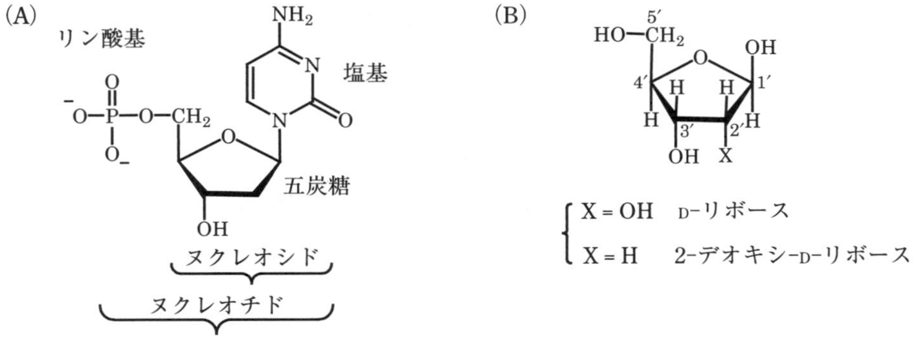

図 3.14 (A) 核酸の基本構造と (B) 構成糖の構造

に対し，RNA では D-リボースを構成糖とする点である（図 3.14（B））．

　核酸塩基として，ピリミジン塩基 pyrimidine base であるシトシン cytosine（C），チミン thymine（T），及びウラシル uracil（U），プリン塩基 purine base であるアデニン adenine（A）とグアニン guanine（G）がある（図 3.15）．DNA では A，T，G，C が使われるのに対して，RNA では T の代わりに U が使われる．こうした塩基は構成糖の 1′ 位と β-グリコシド結合により結合するが，ピリミジン塩基では 1 位の窒素が，また，プリン塩基では 9 位の窒素がこの結合に使われる．

　これらの含窒素塩基は，ケト⇌エノールの互変異性に類似したラクタム lactam ⇌ ラクチム lactim の互変異性体 tautomer として存在する（図 3.16（A））．溶液の pH，濃度，温度などの影響により，この平衡はどちらかに傾くが，中性付近ではラクタム型が主となる．このようにラクチム，ラクタムのどちらの型の構造もとり得ることは，A-T，G-C の相補的塩基対における水素結合の形成に大きく関与する（2.3.7 参照）．

　なお，ヌクレオシド塩基の立体配座について，プリン塩基ではシン syn 型とアンチ anti 型の配座をとることができるが，一般にアンチ型が安定配座となる．ピリミジン塩基の場合は，糖部分と塩基の 2 位カルボニル基との間の立体障害によりアンチ型をとる（図 3.16（B））．

　リン酸ジエステル結合　phosphodiester bond は，1 つのヌクレオチドの 5′-リン酸基ともう 1

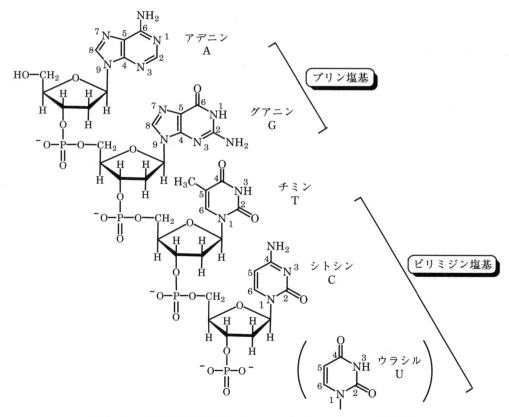

図 3.15　核酸塩基の構造と DNA のオリゴヌクレオチド構造
（注意：ウラシルは RNA には含まれる塩基）

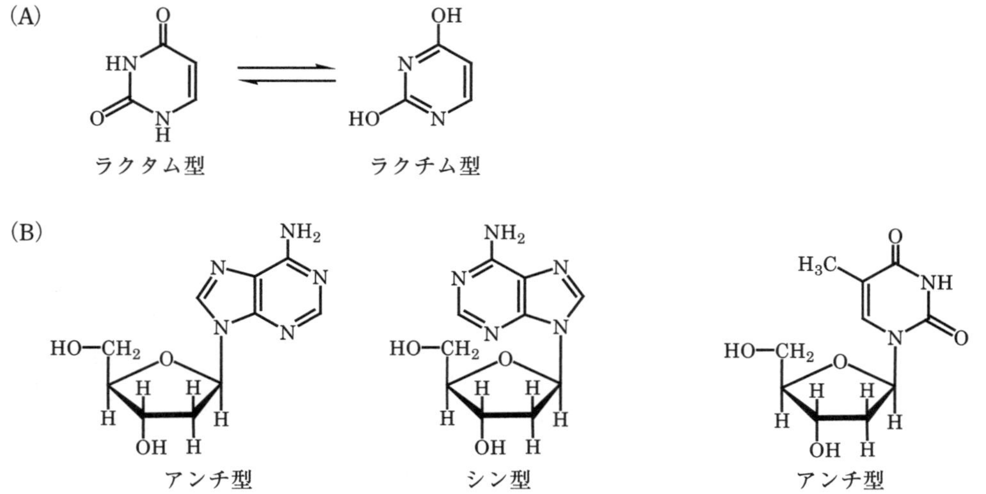

図 3.16　(A) ラクタム ⇌ ラクチム型の互変異性と (B) 核酸塩基の立体配座

つのヌクレオチドの 3′-OH 基間の縮合により形成され，この縮合を繰り返してポリヌクレオチド鎖が構築される（図 3.15）．ポリヌクレオチド鎖の 5′-OH あるいは 5′-リン酸で始まる末端を5′ 末端，一方 3′-OH 基で終わる末端を 3′ 末端と呼ぶ．またリン酸ジエステル結合により連結した各ヌクレオチド中の塩基の配列を核酸の一次構造といい，DNA の場合，連続した塩基 3 残基が 1 残基のアミノ酸に対応する遺伝暗号（コドン）codon となる．

【2】DNA の二重らせん構造

　DNA では，互いに逆方向の 2 本のポリヌクレオチド鎖が，糖-リン酸部分を外側に，塩基部分を内側に向けて，一定の距離でより合わさった右巻きの二重らせん double helix 構造をとるが，これを DNA の二次構造という．核酸中のリン酸ジエステル結合では，リン酸 OH 基がイオン化して負電荷を帯びており，ヌクレオチドの糖−リン酸部分は非常に親水性である．一方，核酸中の塩基部分は，平面構造の疎水性に富んだ複素環である．この相反した 2 つのパーツが，核酸の特徴ある二次構造の構築に深く関与している．

　2 本のポリヌクレオチド鎖は，ヌクレオチド塩基対間で形成される水素結合により結びつく．この塩基どうしの結合は A-T，G-C の相補的な塩基対 complementary base pairing で一義的に決まる（図 3.17（A））．すなわち，必ずピリミジン塩基にはプリン塩基が対となることで，2 本のポリヌクレオチド鎖間を一定の距離に保つことができる．また，平面構造をもつ疎水性の塩基対は，上下の塩基対と一定の間隙を介して規則的に重なり合おうとすることから（塩基のスタッキング），らせん軸と直交する階段状の構造が形成される．DNA はヌクレオチドが多数連結したポリマーであるが，A-T 間には 2 本の水素結合が，G-C 間には 3 本の水素結合が形成されることから，水素結合を多く形成できる G-C 塩基対が多いほど DNA の熱安定性は増す．

　一般的な DNA の右巻き二重らせんの 2 本のヌクレオチド鎖は，大きい溝（主溝）major groove と小さな溝（副溝）minor groove の 2 種類の溝ができるようにコイルを巻く（図 3.17（B））．二重らせん構造をさらに右巻きに巻き上げたり，あるいは逆向きに巻き戻させると，弛緩した状態

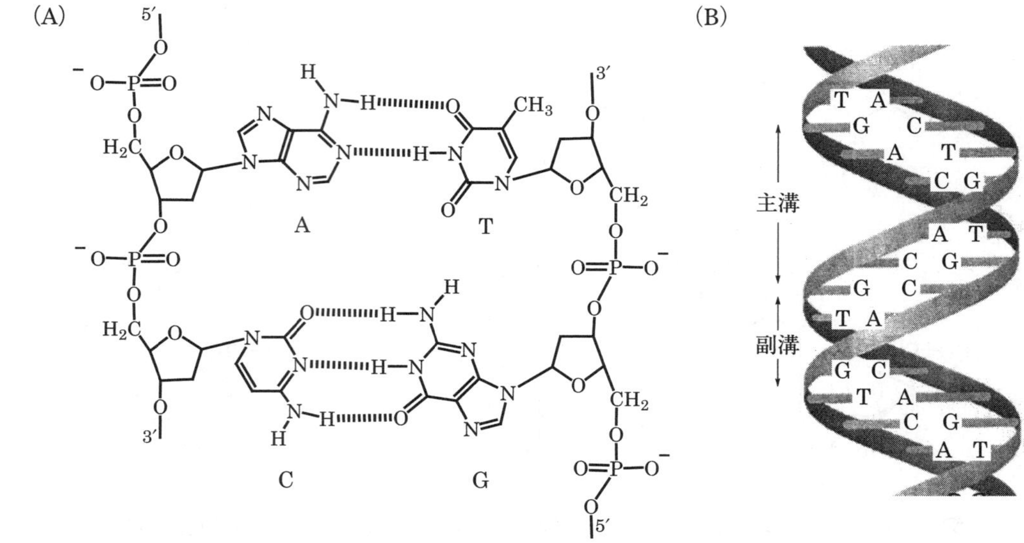

図 3.17 （A）水素結合による相補的塩基対形成と（B）一般的な DNA の右巻き二重らせん構造

の DNA に負荷がかかり，よじれたコイル状の超らせん構造（スーパーコイル）super coil になる．

【3】RNA の構造

　一般に，RNA は DNA のように二重らせん構造をとらず，一本鎖で存在する．このため分子内で，ところどころ A-U 及び G-C 間の分子内水素結合を利用して，タンパク質と同じような多様な立体構造を形成することができる．RNA の多彩な機能は，この立体構造の多様性による．RNA は DNA に比べて含まれるヌクレオチドの数は少なく，DNA よりはるかに分子量は小さい．

　RNA は，DNA の塩基配列中に含まれる遺伝情報に基づき，タンパク質の生合成にはたらく．そのはたらきから，メッセンジャーRNA（mRNA），トランスファーRNA（tRNA），リボソームRNA（rRNA）の 3 つの種類がある．tRNA は，図 3.18 に示したようにヌクレオチドが約 80 個連結した小さな RNA であり，クローバーの葉のような構造で示される．部分的に分子内で二重らせん構造を形成し，また 3 つのループ部分をもつ．真ん中のループ部分の先端が mRNA のコドンを認識する部位（アンチコドン anticodon）であり，タンパク合成に必要なアミノ酸は，ループ構造をもたない 3′ 末端 OH 基の部分（アミノ酸ステム）でエステル結合している．

3.1.5　膜脂質

【1】脂質と脂質を構成する脂肪酸

　脂質と総称される動物性脂肪や植物油は，すべてグリセリンと 3 つの脂肪酸とのトリエステルであり，トリアシルグリセロール triacylglycerol あるいはトリグリセリド triglyceride と呼ばれる．トリアシルグリセロールを構成する脂肪酸は必ずしも同一のものである必要はなく，表 3.2 に示すような飽和脂肪酸と不飽和脂肪酸をともに含む場合が多い．このうち，パルミチン酸とステア

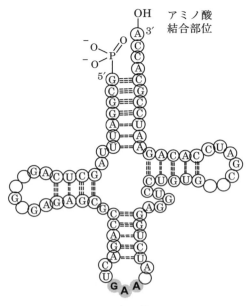

図 3.18　tRNA の模式的な構造

リン酸はもっともよくみられる飽和脂肪酸であり，オレイン酸とリノール酸はもっともよく見られる不飽和脂肪酸である．また，不飽和脂肪酸の二重結合はすべてシス型である．トリグリセリドは貯蔵脂肪として体内の脂肪組織に蓄えられるが，生体膜の構成成分とはならない．

表 3.2　脂質を構成するおもな脂肪酸

脂肪酸の名称	炭素数	構造式
飽和脂肪酸		
ラウリン酸 lauric acid	12	$CH_3(CH_2)_{10}COOH$
ミリスチン酸 myristic acid	14	$CH_3(CH_2)_{12}COOH$
パルミチン酸 palmitic acid	16	$CH_3(CH_2)_{14}COOH$
ステアリン酸 stearic acid	18	$CH_3(CH_2)_{16}COOH$
不飽和脂肪酸		
パルミトレイン酸 palmitoleic acid	16 (1)	
オレイン酸 oleic acid	18 (1)	
リノール酸 linoleic acid	18 (2)	
リノレン酸 linolenic acid	18 (3)	
アラキドン酸 arachidonic acid	20 (4)	

（不飽和脂肪酸の炭素数のカッコ内の数字は二重結合の数を示す）

【2】生体膜と生体膜を構成する脂質

　細胞膜の基本構造は，脂質二重層 lipid bilayer である（図 3.19）．膜を構成する膜脂質にはリン酸基を含むリン脂質 phospholipid と小さな糖残基を含む糖脂質 glycolipid がある（図 3.20）．こうした膜脂質はアルコール（グリセロールあるいはスフィンゴシン sphingosine）及びリン酸エステルからなる極性基の部分と，非極性の長鎖脂肪酸の部分で構成される両親媒性の物質である．したがって水に取り囲まれた環境下では，疎水性相互作用により疎水性の尾部が寄り集まって二重層の内側を向き，親水性の頭部を水と接する両側に向けて自己集積する（図 3.19（B））．グリセロリン脂質 glycerophospholipid（ホスホグリセリド phosphoglyceride）は，アルコール成分としてグリセロールを含む．グリセロールの C_1 位は飽和脂肪酸のエステル，C_2 位は通常不飽和脂

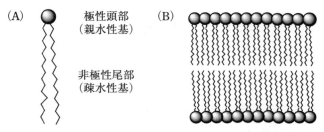

図 3.19　(A) 膜リン脂質と (B) 細胞膜脂質二重層の模式図

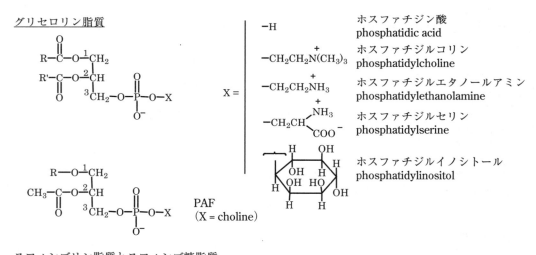

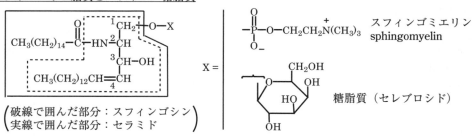

図 3.20　膜脂質とその他の複合脂質

肪酸のエステルである．コリンやセリン，イノシトールなどの極性基は C_3 位でリン酸エステルを介して結合する．このうちホスファチジルコリンは最も多く存在する膜リン脂質である．

なお，血小板活性化因子 platelet-activating factor（PAF）は，ホスファチジルコリンと構造が類似しているが，グリセロールの C_1 位がエーテル結合で飽和脂肪酸と結合しており，C_2 位が酢酸エステルとなっている．強力な血小板凝集作用を示すグリセロリン脂質の1つである．

【3】 その他の複合脂質

1）スフィンゴリン脂質

スフィンゴシン sphingosine は，疎水性の炭化水素鎖を含むアミノアルコールの一種である．スフィンゴシンのアミノ基が高級脂肪酸によってアシル化された化合物をセラミド ceramide と呼ぶ．セラミドの一級アルコールにホスホコリンがリン酸ジエステル結合したスフィンゴミエリンが代表的なものであり，脳組織に大量に存在する．スフィンゴリン脂質は，赤血球や臓器の膜成分としても広く分布する．

2）スフィンゴ糖脂質

スフィンゴ糖脂質はリン酸基を含まず，セラミドに糖がグリコシド結合で結合したものである．生体中には，シアル酸を含むオリゴ糖が結合したガングリオシド ganglioside と呼ばれる一群のスフィンゴ糖脂質が存在する．

【4】 コレステロール

動物の細胞膜中に存在する脂質として，四環性のステロイド骨格をもつコレステロール cholesterol がある．コレステロールはコレスタン骨格からなり，3β-OH 基，5,6 位に二重結合をもつ．コレステロールは，基本的かつ代表的なステロイド化合物であり，絶対配置を含めた平面構造式と立体配座式を図3.21（A）及び（B）に示した．

コレステロール自身は，疎水性の化合物であるので脂質二分子膜をつくることはできないが，膜に溶け込んで膜脂質の脂肪酸部分にある炭素鎖の自由運動を妨げる．コレステロールには，脂質二分子膜を適切な流動性に保つ役割がある．

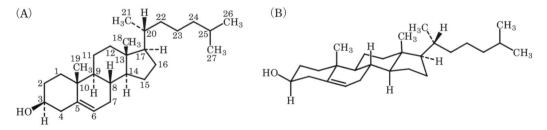

図3.21　コレステロールの構造
（A）平面構造式，（B）立体配座式

3.1.6 ステロイド

脂質の一種であるステロイドには，性ホルモン，副腎皮質ホルモンなどのようなホルモン作用をもつ化合物群とともに，食料中の油脂の消化に必要な胆汁酸として機能するもの，さらには強心配糖体やサポニンなどの植物成分がある．

【1】ステロイドの基本構造と立体化学

ステロイドの必須構造は炭素数17個の cyclopenta[a]phenanthrene 系であり，A～Cの3つの六員環と五員環であるD環の4つの環で構成されている．ステロイド構造をもつ分子として，① ステロイドホルモン，② 胆汁酸類，及び ③ 植物成分である強心ステロイド類があるが，それぞれ A/B 環及び C/D 環の結合様式が異なる（図 3.22）．ステロイドのA～C環は通常イス型配座をとるが，A環とB環が *trans* 型のものを 5α-系，A環とB環が *cis* 型のものを 5β-系と呼ぶ．

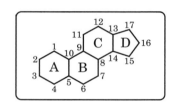

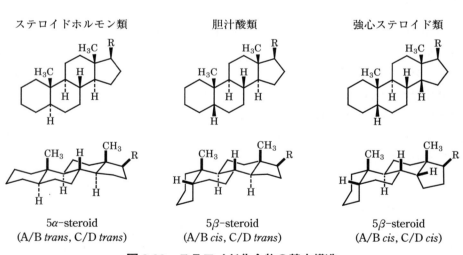

図 3.22　ステロイド化合物の基本構造

【2】ステロイドホルモンの分類と生合成

生理作用を基にしたステロイドホルモンの分類を表 3.3 に示す．

すべてのステロイドホルモン生合成の出発となるのはコレステロールである．コレステロールの生合成については第4章（4.2.3 参照）で詳述するが，アセチル CoA を出発物質としてメバロン酸，スクアレン，ラノステロールを経て生合成される．またコレステロールから種々のステロ

第3章　生体分子のコアとパーツ　　57

表3.3　ステロイドホルモンの分類

産生臓器	ホルモン	天然由来のステロイドホルモン		
卵巣	女性ホルモン 卵胞ホルモン estrogen	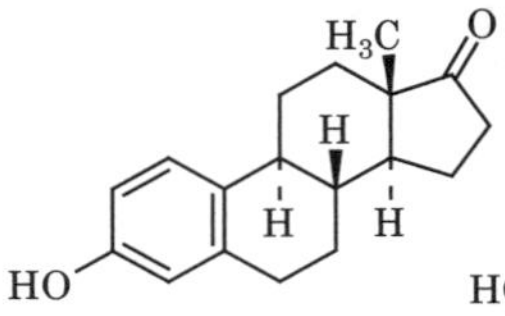 エストロン 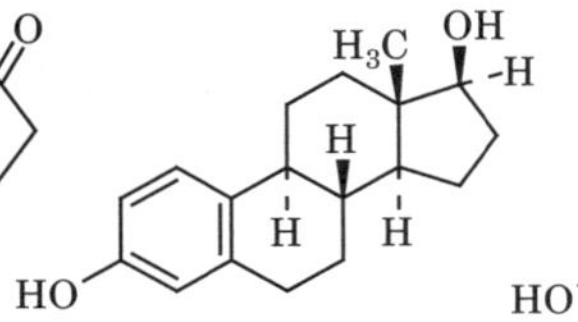	エストラジオール 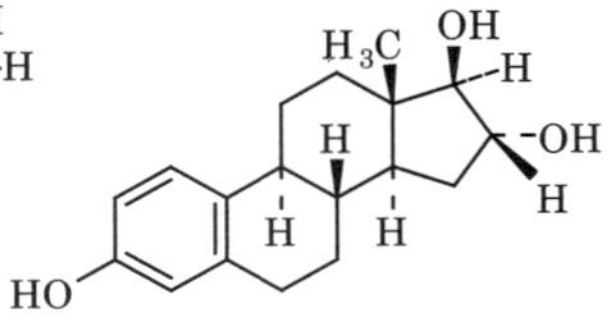	エストリオール
	黄体ホルモン gestagen	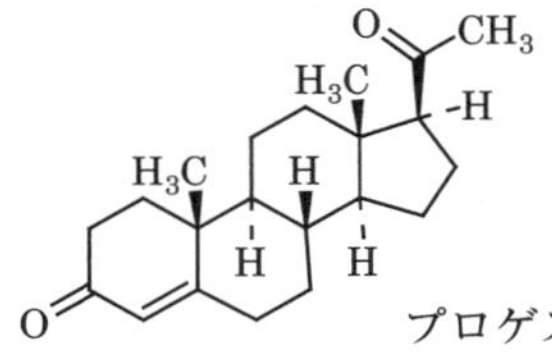 プロゲステロン		
精巣	男性ホルモン androgen	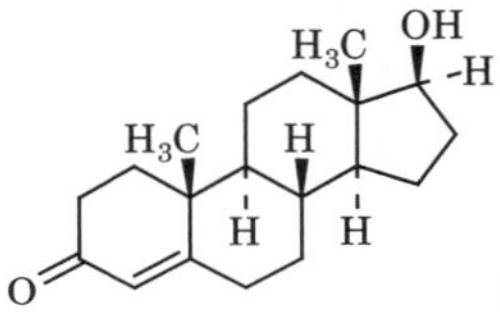 テストステロン 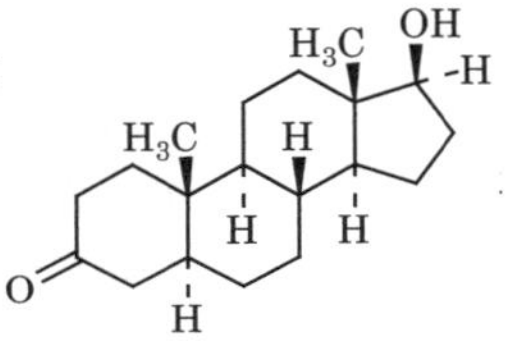	ジヒドロテストステロン 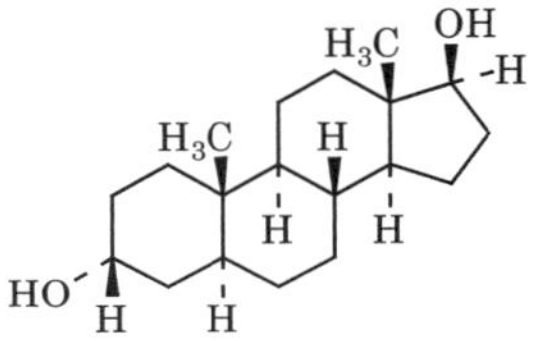	アンドロステロン
副腎皮質	鉱質コルチコイド mineralcorticoid	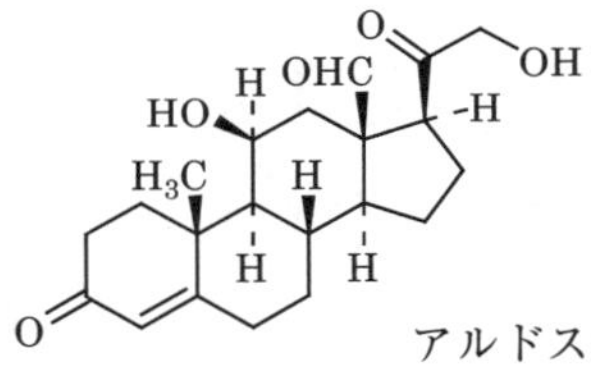 アルドステロン		
	糖質コルチコイド glucocorticoid	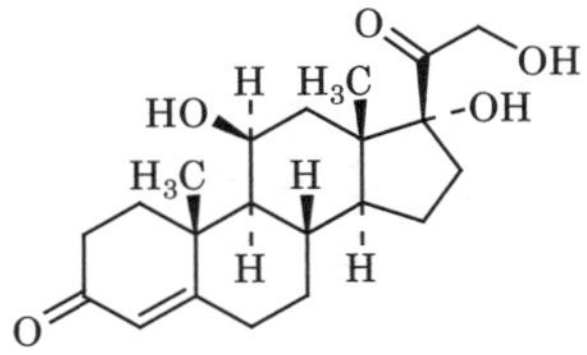 ヒドロコルチゾン 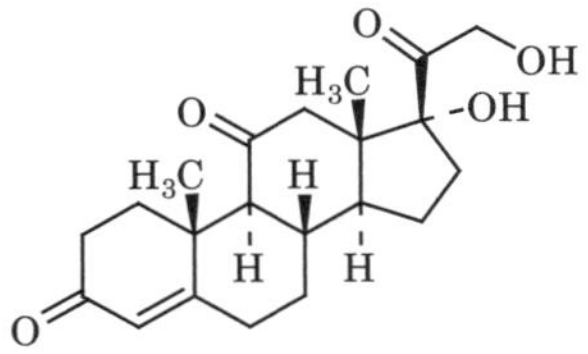	コルチゾン	

イドホルモンが合成されるが，その主要な生合成経路を図3.23に示した．炭素数27個のコレステロールのC17位側鎖が酸化的に切断を受けて，炭素数21個のプレグネノロンが生成し，このプレグネノロンが分岐点となって，炭素数を減らしながら臓器特異的なステロイド変換酵素によりさまざまな生理活性をもつステロイドホルモンが誘導される．

【3】ステロイドホルモンとその構造的特徴

この項では生体に含まれるステロイドホルモンの構造的な特徴を解説するが，関連する合成医薬品については第11章（11.4）を参照してほしい．

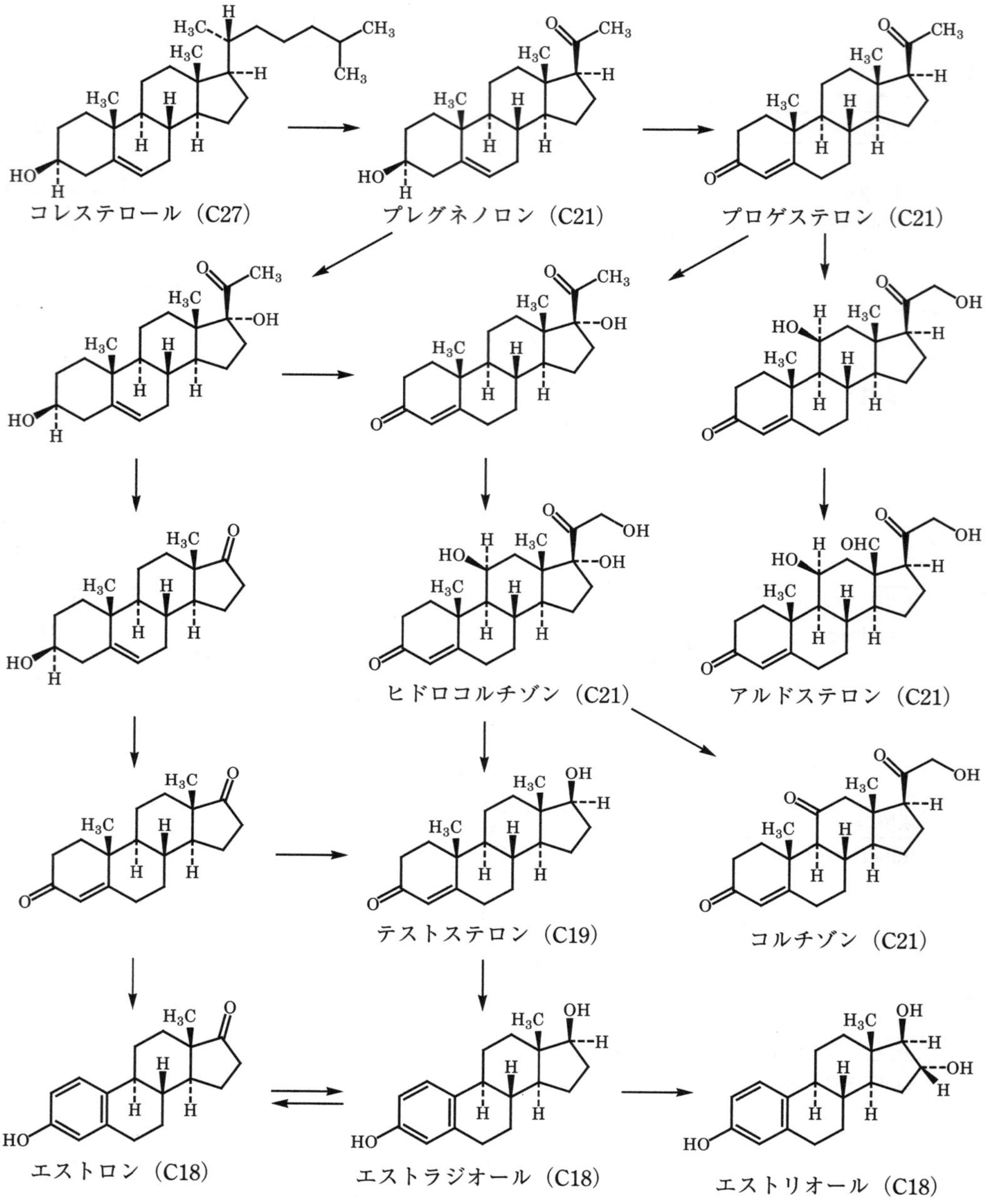

図 3.23　コレステロールからステロイドホルモンの生合成経路

1）卵胞ホルモン（エストロゲン）

　天然の卵胞ホルモンには，エストラジオール，エストロン，エストリオールの三種類がある（表 3.3）．それらの化学構造上の特徴として，A 環がアロマターゼの作用により芳香環化しており，C19 位の核間メチル基が消失している．また A 環 3 位にフェノール性の水酸基，D 環 17 位に酸素官能基（ケトンあるいは 2 級アルコール）をもち，この 2 つの酸素官能基間の距離がホルモン作用の発現に大きく関与している．卵胞ホルモンは，卵巣間細胞（卵胞）から産生される女

性ホルモンであり，第二次性徴の発育増殖保持作用，子宮内膜増殖作用を示す．非経口的に投与された場合，三種のホルモンのうちでは，エストラジオールが最も強い活性を示す．

2）黄体ホルモン（プロゲステロン）

もう1つの女性ホルモンである黄体ホルモンとして，天然にはプロゲステロンが存在する．A環に共役した不飽和カルボニル（Δ^4-3-ケトン），D環側鎖の20位にケトンをもつことが化学構造上の特徴である．黄体形成ホルモン（LH）の作用により生じた黄体から分泌され，主に子宮に作用して受精卵の着床，妊娠の維持，乳腺の発育，排卵の抑制などの作用を示す．

3）男性ホルモン（アンドロゲン）

男性ホルモンは，下垂体前葉から分泌される間質細胞刺激ホルモンのはたらきにより，精巣間質細胞（ライディッヒ細胞）から分泌される．炭素数19のアンドロスタン骨格をもち，3及び17位に酸素官能基を有する．雄性生殖器官の発達と維持，雄性二次性徴の形成，精子形成促進作用を示すとともに，骨格，筋肉，骨などの器官タンパクの合成を促進するタンパク同化作用をもつ．

4）鉱質コルチコイド

次に述べる糖質コルチコイドとともに，副腎皮質刺激ホルモン（ACTH）のはたらきにより，副腎皮質から分泌される．天然の鉱質コルチコイドとしてアルドステロンがあり，黄体ホルモンと同様に炭素数21のプレグナン骨格をもつ．A環にΔ^4-3-ケトン，D環17β位にα-ケトール型の側鎖，及び13β位にアルデヒド基をもつことが特徴である．鉱質コルチコイドは腎遠位尿細管に作用し，Na^+の再吸収を促進，K^+，H^+の尿中への排泄を増加させる．また，水分の体内貯蔵を促進するので，過剰の分泌は高血圧，浮腫，低カリウム血症を引き起こす．

5）糖質コルチコイド

副腎皮質から分泌され，肝臓での糖新生の促進，血糖を上昇させるなど糖質代謝に関与する．さらに，タンパク質異化作用，脂肪分解作用を促進させるはたらきとともに，抗炎症作用，免疫抑制作用などをもつ．A環にΔ^4-3-ケトン，D環17位にα配置の水酸基とβ配置のケトール型側鎖，及び11位に酸素官能基をもつことが特徴である．なお，C環11位の酸素官能基は，受容体との結合に関与して抗炎症作用を発現するのに必須である．

3.2 　生体内で機能する錯体・無機化合物

本節では，生体内に存在する代表的な金属イオンとその錯体について，その構造と機能を学ぶ．また，種々の疾患に関与する活性酸素や一酸化窒素などのラジカル化学種について，電子配置や化学的性質を理解する．

3.2.1 金属イオンと錯体の機能

細胞の内外には水とともに多くの金属イオンが存在する．細胞内では K^+ が高濃度に維持され，Na^+ と Ca^{2+} は低濃度に維持されている．逆に細胞外では，Na^+ が高濃度に維持され，K^+ は低濃度である．こうしたイオンの細胞内外の濃度は，細胞膜上に存在するイオンチャネル ion channel やイオンの排出ポンプによって保たれているが，K^+ と Na^+ は細胞の膜電位と浸透圧の維持に関与し，Ca^{2+} の場合は細胞内でセカンドメッセンジャーとして情報伝達系に深く関与している．一方，鉄や亜鉛，銅など，タンパク質と結合して重要な生体反応に関与する金属がある．

【1】 Ca^{2+} と情報伝達系

ホルモンなどの一次メッセンジャーの外的刺激により細胞膜上の Ca^{2+} チャネル calcium ion channel が開口すると，細胞内に Ca^{2+} が流入する．また細胞内シグナルにより，高濃度の Ca^{2+} が貯蔵された小胞体から Ca^{2+} が細胞質内に放出される．これらの反応により，非常に短い時間に細胞内の Ca^{2+} 濃度の上昇が起こることになる．さらに Ca^{2+} は，標的分子であるタンパク質を活性化することでセカンドメッセンジャーとしての機能を果たす．カルモジュリン calmodulin というタンパク質は Ca^{2+} と結合し，細胞膜や小胞体膜上に存在する排出ポンプである Ca^{2+}–ATP アーゼを活性化して，Ca^{2+} の細胞外への排出と小胞体への再取り込みを行い，元の細胞内 Ca^{2+} 濃度へ戻す．

【2】 鉄とヘモグロビン

17 世紀以降，鉄は血液の構成成分であり，さらに血色素ヘモグロビン hemoglobin 中に含まれていることが明らかにされ，必須元素として確認された．ヘモグロビンの他にも多数の鉄を含むタンパク質や酵素類が存在するが，これらはポルフィリン porphyrin の鉄錯体であるヘム heme をもつヘムタンパク質 heme protein と，ヘムをもたない非ヘム鉄タンパク質 nonheme iron protein に分類される．ヘムタンパク質には，ヘモグロビンのほか，電子伝達系で機能するシトクロム c 類や過酸化水素を分解するカタラーゼなどの酵素があり，一方，非ヘム鉄タンパク質には，鉄の輸送や貯蔵に関わるトランスフェリン，フェリチンなどがある．

生物は，食物から得た有機分子を酸素によって分解することでエネルギーを獲得するが，この化学反応を行うために酸素を体内に取り入れ，体中の細胞に酸素を行き渡らせる必要がある．脊椎動物の血液中でこうした酸素を運搬するはたらきをするのがヘモグロビンである．ヘモグロビンは，α と β 2 種類のサブユニット 2 個ずつ計 4 個が会合して四次構造を形成するが，それぞれのサブユニットには鉄イオンを含む 1 個のヘム（図 3.24（A））が含まれている．鉄イオンは，平面構造であるポルフィリンの中心に存在して 4 個の窒素原子と結合し，さらに第五配位子としてタンパク質中の His 残基のイミダゾール窒素，及び第六配位子として酸素が配位する（図 3.24（B））．このようにして，酸素はヘムの鉄イオンに結合して輸送されるが，中心にある鉄イオンは 2 価である必要がある．1 電子を失って 3 価となった Fe^{3+} は，もはや酸素と結合できない．一般に鉄イオンは，水によって 3 価になりやすい性質をもつため，ヘムの周りに水分子が存在しな

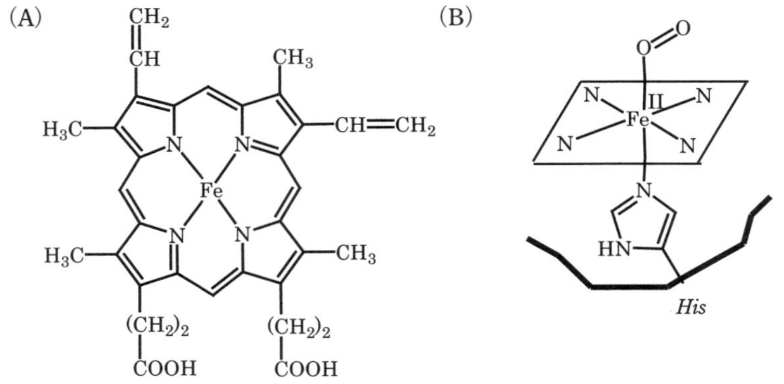

図 3.24　(A) ヘムの構造と (B) ヘモグロビン中の Fe(II)-ポルフィリン錯体

い疎水空間をつくる必要がある．ヘモグロビンを構成するタンパク質は，この疎水空間をつくって水分子がヘムに近づくのを妨げる役割をしている．

　ヘムタンパク質のもう1つの機能として，電子移動による酸化還元反応がある．電子伝達系で機能するシトクロム類 cytochrome は，ヘムが $Fe^{2+} \rightleftarrows Fe^{3+} + e$ の酸化還元を繰り返すことを利用して電子伝達を行う．シトクロム c の場合，ポルフィリンの中心にある鉄イオンに，第五及び第六配位子として His のイミダゾール窒素原子と Met のイオウ原子がそれぞれ配位する．

　ポルフィリンに鉄以外の金属イオンが結合した錯体として，光合成において光を吸収するクロロフィル chlorophyll（葉緑素）が知られている．クロロフィルは植物，藻類，細菌に含まれる緑色の色素であり，ポルフィリンの4つの窒素に Mg(II) が結合する．

【3】コバルトとビタミン B_{12}

　通常コバルトは，溶液中で2価と3価の2つの酸化状態をもつ．ビタミン B_{12} 中で，Co(II) はポルフィリン構造に似た複合コリン corrin 環の中心に位置して4つの窒素原子と結合し，さらにベンゾイミダゾール環とシアン化物イオンがそれぞれ第五，第六配位子として結合している（図 3.25）．ビタミン B_{12} 自体は補酵素として機能しないが，シアン化物イオンがメチル基や 5′-デオキシアデノシル基のような他の配位子によって置換されると，活性な補酵素（メチルコバラミン及びアデノシルコバラミン）として機能する．

【4】亜鉛フィンガータンパク質

　生体中に含まれる遷移金属として，亜鉛は鉄に次いで多く存在する．200種以上の亜鉛を含むタンパク質が知られているが，代表的なものにアルコール脱水素酵素，炭酸脱水素酵素，アルカリホスファターゼなどの酵素がある．近年，転写因子 transcriptional factors など DNA と結合するタンパク質中に Zn(II) が配位した特徴的なアミノ酸配列（モチーフ）が見出され，その機能が注目されている．このモチーフは亜鉛フィンガー zinc finger と呼ばれ，Zn(II) が2残基の Cys と2残基の His に四面体的に結合してループを形成し（図 3.26），この部分が DNA の主溝にはまり込んで DNA と相互作用する．

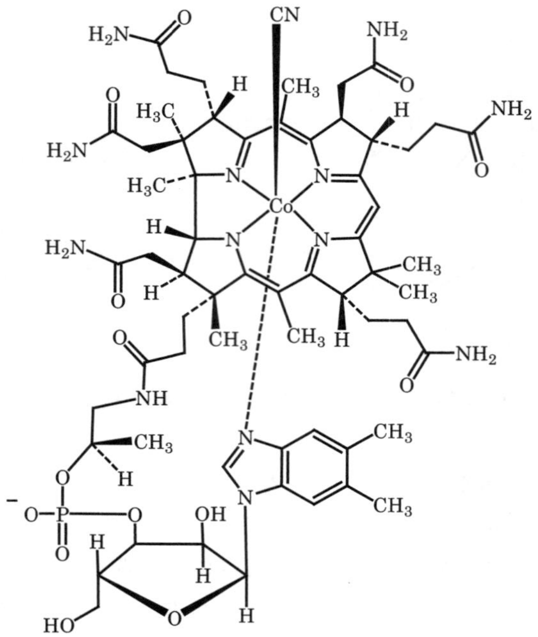

図3.25 ビタミン B_{12}

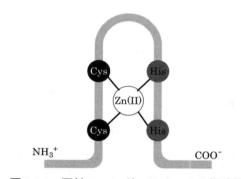

図3.26 亜鉛フィンガーモチーフの概略図

3.2.2 活性酸素の電子構造と性質

　酸素は，多くの生物でエネルギー生産のために利用されている．酸素呼吸はいわば生体内での燃焼反応であり，体内に取り込まれた酸素はクエン酸回路，酸化的リン酸化などを利用してエネルギー産生に使われ，ここで得られるエネルギーはATP（4.1.2参照）に貯蔵される．このとき酸素自身は最終的に水に還元されるが，生体内の還元過程でできてくる"活性化された酸素分子"は活性酸素 reactive oxygen species（ROS）と総称され，高い反応性をもっている．ROSには，スーパーオキシド，過酸化水素，ヒドロキシラジカル，一重項酸素が含まれるが，広義にはオゾン，一酸化窒素（NO），ヒドロペルオキシラジカル，アルキルペルオキシラジカルなども含

【1】酸素分子の電子配置

酸素原子は,周期表では第2周期16族に属する原子番号8番の元素であり,その電子配置は$1s^22s^22p^4$で示される.原子価結合法によると,酸素分子は4組の非共有電子対と二重結合を有する二原子分子として表記される.しかし一方では,酸素分子は常磁性を示すことが知られており,このことは分子中に不対電子が存在することを示している.したがって,原子価結合法による酸素分子の表記は酸素分子の性質を十分に説明していないことになる.より正確な記述をするには,分子軌道法で導かれる酸素分子のすべての分子軌道を考慮する必要がある.分子軌道法では,相互作用する軌道どうしが重なることで,もとの軌道よりも低いエネルギー準位の結合性軌道 bonding molecular orbital と,もとの軌道よりも高いエネルギー準位の反結合性軌道 antibonding molecular orbital の新たな2種類の軌道ができる.酸素分子では,2つの酸素原子の2s,2p軌道が相互作用により8個の新しい分子軌道をつくり,電子はエネルギー準位の低い軌道から収容されていく.2p軌道どうしの相互作用によりできた反結合性軌道:π^*は,2つの軌道が縮退しており,ここに同じ向きのスピンをもつ2個の電子が1電子ずつ収容される.このような状態を三重項といい,酸素分子では三重項状態が基底状態になる(図3.27).三重項酸素 triplet oxygen 分子を$^3O_2$と表記し,後述する一重項酸素 singlet oxygen($^1O_2$)と区別する.

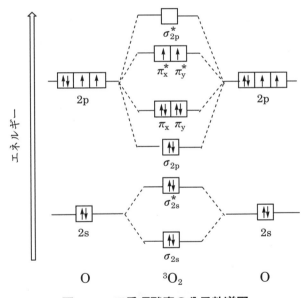

図3.27 三重項酸素の分子軌道図

【2】酸素から生じる活性酸素種

酸素が最終的に水分子に還元されるまでの過程で,種々の活性酸素種(ROS)が生成する(図3.28).

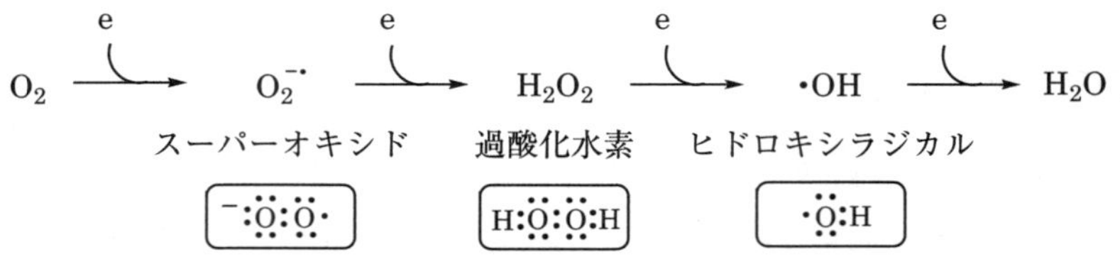

$$O_2 \xrightarrow{e} O_2^{-\bullet} \xrightarrow{e} H_2O_2 \xrightarrow{e} {}^\bullet OH \xrightarrow{e} H_2O$$

スーパーオキシド　　　過酸化水素　　　ヒドロキシラジカル

図 3.28　酸素から生成する活性酸素種（ROS）とそのルイス構造式

1）スーパーオキシド

スーパーオキシド superoxide は，酸素分子が 1 電子還元を受けたものであり，実際にはスーパーオキシドアニオンラジカルである．スーパーオキシドは，高い反応性をもつほかの ROS の前駆体になることから重要である．水溶液中で不均化して，過酸化水素と酸素分子に分解されるが（式（1）），生体内ではスーパーオキシドジスムターゼ superoxide dismutase（SOD）がこの反応を触媒する．スーパーオキシドは生体内のさまざまな物質と反応して，ヒドロペルオキシラジカルや脂質ペルオキシラジカルなどを生成する．

$$2\,O_2^{-\bullet} + 2H^+ \rightleftharpoons O_2 + H_2O_2 \tag{1}$$

2）過酸化水素

過酸化水素 hydrogen peroxide は ROS の 1 つであるが，ラジカルではない．酸化剤として漂白作用や殺菌作用を示すほか，強い酸化剤に対しては還元剤としてもはたらく．

3）ヒドロキシラジカル

ヒドロキシラジカル hydroxyl radical は，もっとも高い反応性を示す ROS である．生体内では，Fenton 反応 Fenton reaction により過酸化水素から生成する（式（2））．また，ヒドロキシラジカルは，鉄や銅などの遷移金属イオンの存在下に，スーパーオキシドと過酸化水素からも生成する（式（3））．

$$H_2O_2 + Fe^{2+} \rightleftharpoons Fe^{3+} + {}^\bullet OH + {}^- OH \tag{2}$$

$$O_2^{-\bullet} + H_2O_2 \longrightarrow {}^\bullet OH + {}^- OH + O_2 \tag{3}$$

ヒドロキシラジカルは，X 線や γ 線を水に照射することによっても生成するが，放射線による DNA の損傷はこのヒドロキシラジカルが原因といわれる．ヒドロキシルラジカルは強力な 1 電子酸化剤であり，生体中で発生すると近傍の核酸，タンパク質，脂質などと無差別に反応する．

4）一重項酸素（${}^1O_2$）

【1】で述べたように基底状態の酸素は三重項（図 3.27）であるが，光などによって反結合性軌道：π^* にある不対電子が励起されると，もう 1 つの不対電子の軌道に昇位して一重項酸素 singlet oxygen（${}^1O_2$）となる．したがって，一重項酸素は電子対を形成しており，ラジカル種ではない．生体内で一重項酸素は，過酸化水素と次亜塩素酸塩との反応や，脂質ペルオキシラジカ

ルの反応から生成すると考えられている.

【3】活性酸素と抗酸化剤

活性酸素は感染微生物を殺菌するのに役立つ場合があるが,一般的に生体にとっては危険な毒性をもつ化学種である.すなわち,スーパーオキシドやヒドロキシラジカルといったラジカルは,可能な限り不対電子を解消しようとして,発生した場所の近傍に存在する他の生体分子から電子を奪って自身は安定化しようとする.このとき電子を奪われた生体分子は,不対電子をもつラジカルとなり,引き続いて結合の切断などの損傷を受けることになる.

有毒な ROS は生体中で常に発生しているが,生体は SOD やカタラーゼ catalase などの ROS を不均化する酵素により防御されている.SOD には活性中心に銅と亜鉛を含む Cu/Zn-SOD 及びマンガンを含む Mn-SOD が知られており,またカタラーゼは鉄を含むヘムタンパク質である.また,食物由来のビタミン C,ビタミン A の前駆物質である β-カロテン,ビタミン E,及び必須元素であるセレンは抗酸化剤 antioxydant として作用し,生体分子が ROS によって損傷されるのを防止する.たとえば脂溶性ビタミンであるビタミン E（α-トコフェロール α-tocopherol）は,電子と水素原子を供与することで,細胞膜脂質から ROS によって生成する脂質ラジカル（ROO⋅）を過酸化物（ROOH）に変換する.この過酸化脂質 lipid peroxide は,酵素的にさらに ROH へと変換される.

3.2.3 一酸化窒素の電子構造と性質

窒素酸化物である一酸化窒素 nitrogen monooxide（NO）は,常温で無色無臭の気体であり,NOx と呼ばれる大気汚染物質の 1 つと考えられていた.一方,1980 年ごろから血管内皮細胞に強力な血管拡張作用を示す物質（血管内皮細胞由来血管弛緩物質：endothelium-derived relaxing factor）が存在することが示唆され,のちに NO がその本体であることが確認された.NO の主要な生理作用は血管拡張作用であるが,近年,神経伝達や免疫防御系に関係する多くの生理作用をもつことが明らかにされている.NO は,2 つの原子から構成される極めて簡単な化学構造をもつ生理活性物質である.

【1】NO の電子配置と性質

窒素原子は 7 個,酸素原子は 8 個の電子をもっているので,NO には 15 個の電子が含まれる.図 3.29 に NO の分子軌道図を示すが,反結合性軌道：π^* に不対電子が入っており,このため NO は常磁性を示す.また,NO の結合次数は 2.5 である.NO は,生体内で発生するラジカルの中では比較的反応性が低く,寿命の長いラジカルである.

【2】生体内での NO の産生と生理作用

NO は,NO 合成酵素 NO synthase（NOS）の作用により,L-アルギニン（Arg）を基質として,2 分子の酸素を消費しながら NADPH を還元剤として生成する.この反応では,Arg のグアニジノ基の窒素が酸化されて NO となり,酸素は還元されて水になる.窒素の酸化数は Arg では −3

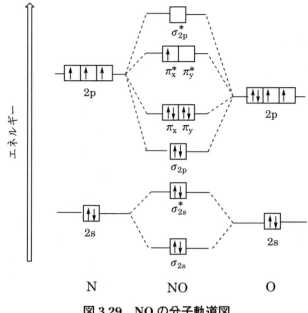

図 3.29 NO の分子軌道図

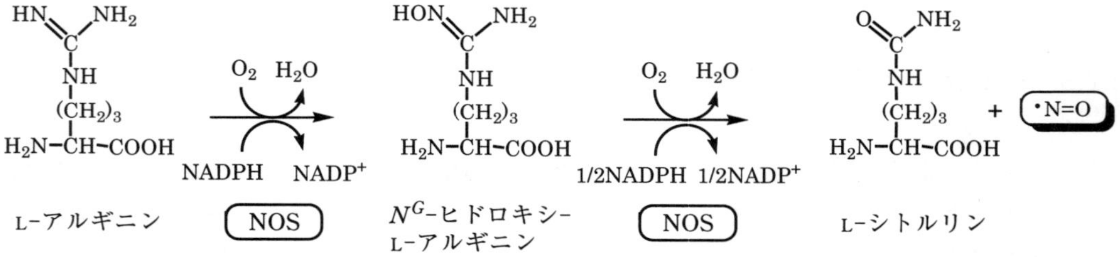

図 3.30 NO の産生経路

であり，NO では +2 であるので 5 電子酸化されることになる（図 3.30）．

　生体内には，大きく分けて 3 種類の NOS がアイソザイム isozyme として存在する．血管内皮細胞（endothelial）由来の eNOS と神経細胞（neuronal）由来の nNOS は，細胞内に常に一定した量で存在し，必要に応じて NO をつくる構成型 NOS constitutive NOS（cNOS）である．一方，誘導型 NOS inducible NOS（iNOS）は細胞内に存在せず，エンドトキシンやサイトカインなどの刺激に応答して産生される．NO の血管系における作用は，NO が血管平滑筋のグアニル酸シクラーゼを活性化することにより cyclic GMP の産生が亢進され，血管平滑筋が弛緩することで説明される．

参考図書

1) P. Y. Bruice 著，大船泰史，香月 勗，西郷和彦，富岡 清監訳（2004）ブルース有機化学 第 4 版，化学同人
2) J. McMurry, T. Begley 著，長野哲雄 監訳（2007）マクマリー生化学反応機構 – ケミカルバイオロジー

理解のために－，東京化学同人

3) J. McMurry, M. Castellion 著，菅原二三男 監訳（2002）マクマリー生物有機化学 II 生化学編，丸善
4) 相本三郎，赤路健一著 （2002） 生体分子の化学，化学同人
5) 赤路健一，福田常彦著 （2008） 生命系の基礎有機化学，化学同人
6) 赤路健一著 （2015） 薬と生体の相互作用，京都廣川書店
7) 橋本祐一，村田道雄編著 （2012） 生体有機化学，東京化学同人
8) 樹林千尋，秋葉光雄共著 （2004） 新版ライフサイエンスの有機化学，三共出版

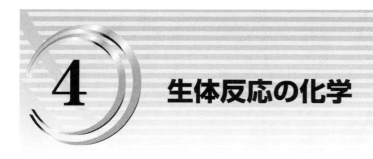

4 生体反応の化学

タンパク質である酵素にはそれほど多くの官能基が存在しないが，補酵素と呼ばれる小分子化合物を利用しながら，多彩な生体反応を行っている．生体内で酵素により行われる反応は，一見複雑な反応に見えるが，有機化学の言葉で記述できる化学反応にほかならない．長鎖脂肪酸の生合成及び分解，さらにコレステロールの生合成を通じて，生体内の反応が有機化学そのものであることを実感できるであろう．また，医薬品の代謝も酵素により行われる有機化学反応である．

4.1 リン，イオウ化合物

生体反応で重要な機能を発揮する ATP や補酵素 A（CoA）は，ともにリンやイオウを含む生体分子である．反応性に富んだリン酸無水物結合やチオエステル結合が様々な生体反応に関与する．

4.1.1 リン，イオウ化合物の化学的性質

【1】リン化合物

リンは，周期表では窒素の下に位置する第3周期15族に属する原子番号15番の元素である．その電子配置は $1s^2 2s^2 2p^6 3s^2 3p^3$ で示され，リン原子上に非共有電子対をもつ．3価3配位化合物が基本であり，最も簡単な化合物である PH_3 はホスフィン phosphine と呼ばれる．アミンの第4級アンモニウム塩に対応して4価4配位のホスホニウム塩を生成する．リン化合物は酸化されやすいものが多く，ホスフィンが酸化を受けると5価4配位のホスフィンオキシド phosphine oxide を生成する．リン酸は5価の酸であるが，生体内ではリン酸エステルとして存在することが多く，エステル化の数により一リン酸，二リン酸，三リン酸がある（図4.1（A））．

リン化合物は，生体内でリン酸エステル構造を含むヌクレオチドとして存在することが多い．リン酸ジエステル結合は，ポリヌクレオチドである核酸分子の各ヌクレオチド間の連結に使われている．細胞内の情報伝達系でセカンドメッセンジャーとして機能する 3′,5′-cyclic AMP（cAMP）

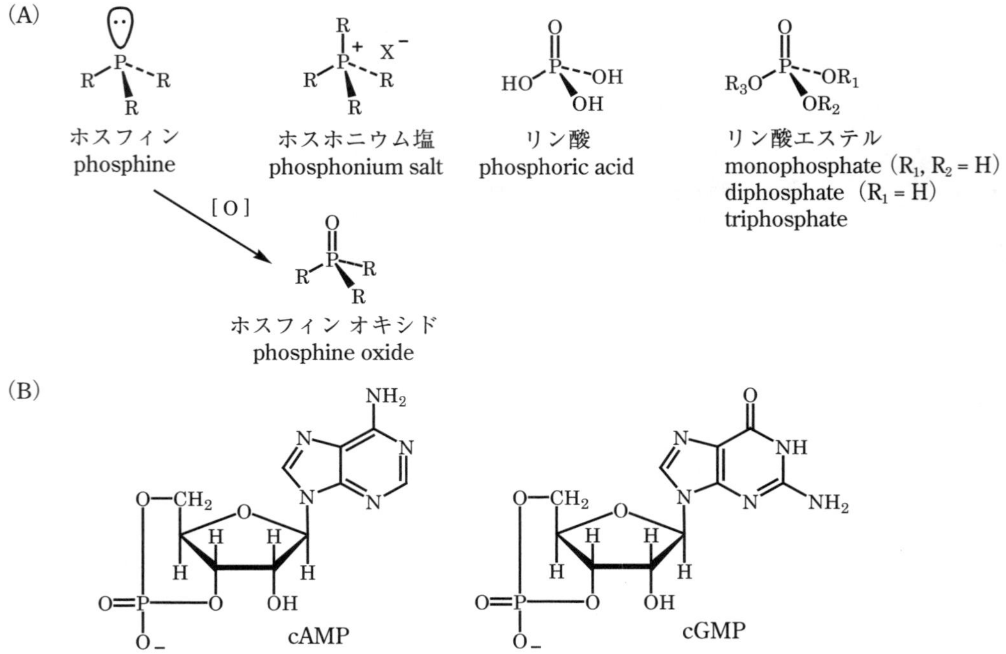

(A)

ホスフィン
phosphine

ホスホニウム塩
phosphonium salt

リン酸
phosphoric acid

リン酸エステル
monophosphate（R_1, R_2 = H）
diphosphate（R_1 = H）
triphosphate

[O]

ホスフィン オキシド
phosphine oxide

(B)

cAMP

cGMP

図 4.1　（A）リン化合物と（B）環状ヌクレオチドの構造

及び 3′,5′-cyclic GMP（cGMP）は，それぞれ糖部分の 3′-水酸基と 5′-水酸基の間でリン酸ジエステル結合を形成した環状ヌクレオチドである（図 4.1（B））．また，エネルギー伝達系や補酵素として機能するヌクレオチド誘導体として，ATP や補酵素 A coenzyme A（CoA）がある（4.1.2 で詳述）.

【2】イオウ化合物

イオウは，周期表では酸素の下に位置する第 3 周期 16 族に属する原子番号 15 番の元素である．次のような酸素を含む有機化合物に対応したイオウ化合物の同族列がある.

R-OH（アルコール）············· R-SH（チオール）

R-O-R′（エーテル）············ R-S-R′（スルフィド）

C_6H_5-OH（フェノール）······ C_6H_5-SH（チオフェノール）

イオウ原子と酸素原子で異なる点として，次のような点があげられる.

1）イオウ原子の価電子は，酸素原子の価電子と比べて，原子核より一回り遠くの殻にあることから，イオウ原子の非共有電子対は原子核にあまり束縛されない．したがって，イオウ原子は酸素原子よりも求核性が強い.

2）イオウ原子の電子配置は $1s^2 2s^2 2p^6 3s^2 3p^4$ で示される．価電子は 3s，3p 軌道に由来するが，3d 軌道が空軌道として存在するため，酸素原子のように sp^3 混成軌道を利用して 2 価，4 価としてふるまうだけでなく，d 軌道も混成した $d^2 sp^3$ 混成軌道の 6 価となることができる（図 4.2）.

チオール及びスルフィドは，イオウの 2 配位化合物であり安定である．イオウ原子は酸化還元電位が低いために酸化を受けやすく，図 4.3 に示したように対応する 4 価のスルホキシド

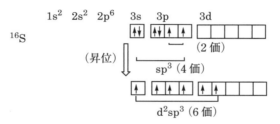

図 4.2　イオウ原子の電子配置

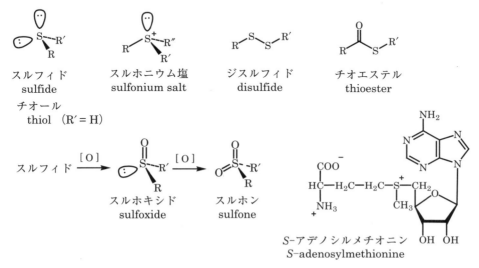

図 4.3　イオウ化合物

sulfoxide，さらには 6 価のスルホン sulfone となる．スルホキシドでは，S 原子が不斉中心となるため，光学異性体が存在する．

　イオウを含むアミノ酸として，チオールであるシステインがあり，また，スルフィドであるメチオニンがある．システインは容易に酸化されてジスルフィド結合により二量体化し，タンパク質の三次構造の構築に関与する（第 3 章，図 3.4）．また，メチオニンの酸化体として，メチオニンスルホキシドやメチオニンスルホンが知られている．このうちメチオニンスルホキシドは上述したようにキラルな化合物である．また，スルホニウム塩である S-アデノシルメチオニン S-adenosyl methionine は，メチル基供与体としてノルアドレナリンからアドレナリンへの変換反応などに関与する．リンとイオウをともに含む生体分子としては補酵素 A（CoA）があり，次項で解説する．

4.1.2　リン，イオウ化合物の生体内での機能

　リンあるいはイオウを含む生体分子として，この項ではアデノシン三リン酸 adenosine 5′-triphosphate（ATP）と補酵素 A coenzyme A（CoA）について解説する．ATP におけるリン酸無水物結合や，CoA の末端 SH 基に種々のアシル基が結合したアシル CoA におけるチオエステ

ル結合は，加水分解のときにエネルギーを放出できる化学結合であることから，ATP やアシル CoA は高エネルギー化合物 high-energy compound と呼ばれる．

【1】ATP の構造と機能

ATP は，アデノシン（アデニンと D-リボースが結合したヌクレオシド）と三リン酸がリン酸エステル結合で結合したものである（図 4.4）．3 個のリン原子（$\alpha \sim \gamma$）のうち，α-β 間と β-γ 間は無水物結合によって連結している．中性の pH 下ではリン酸基は解離して負電荷を帯びており，これらが近傍にあるために互いに反発しあった状態にある．この静電的な反発に対して結合を維持するために，ATP 分子は余分に内部エネルギーをもつことになる．また，ATP の加水分解によって生成するリン酸は共鳴安定化することから，加水分解生成物は ATP よりも安定である．

ATP は，酵素の存在下でアデノシン二リン酸（ADP）と無機リン酸（Pi），あるいはアデノシン一リン酸（AMP）と二リン酸（PPi）に加水分解されるが，その際に約 31 kJ/mol の標準自由エネルギー変化が起こる．また，PPi がさらに酵素反応により 2 分子の Pi に加水分解される際にも，19 kJ/mol の標準自由エネルギー変化が起こる．したがって，ATP の 2 つのリン酸無水物結合は，いわばエネルギーの貯蔵庫であり，高エネルギーリン酸結合 high-energy phosphate bond と呼ばれる．なお，ATP の加水分解は酵素（ATPase）が存在するときに起こる反応である．

我々の行う機械的な仕事や化学物質の生体内への輸送，生体分子の生合成など生命活動の維持に必要なエネルギーは，糖質，脂質，タンパク質などの有機化合物の分解によってつくり出される．この過程で産生されたエネルギーは，一旦 ATP に貯蔵されるが，生体内で種々の化合物を合成したり分解したりするときには，その反応に必要なエネルギーを ATP から取り出す．こうしたことから，ATP は生体内でのエネルギー通貨ともいうべき物質である．

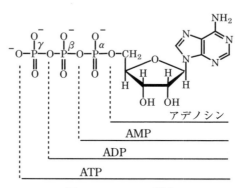

図 4.4　ATP の構造

【2】タンパク質リン酸化

タンパク質リン酸化 protein phosphorylation は，タンパク質中のセリン，トレオニン，チロシン残基の OH 基にリン酸基が付加した翻訳後修飾（3.1.3 脚注参照）の 1 つである．この反応はプロテインキナーゼ protein kinase によって触媒されるが，リン酸基は ATP から供給される．すなわち ATP の加水分解と共役した反応である．一方，タンパク質中のリン酸基は，ホスファターゼ phosphatase により加水分解されて脱リン酸化される．リン酸化と脱リン酸化は，それぞれ

全く独立した酵素系で行われる反応であり，この2つの反応は不可逆的な反応である（図4.5）．
　リン酸化はタンパク質中に新しく負電荷を付加することになるが，このことが引き金となってタンパク質の高次構造や機能にダイナミックな変化を生じさせる．タンパク質リン酸化は，多くの酵素や膜タンパク質の活性を調節するメカニズムとして重要であり，全タンパク質の3分の1以上がリン酸化による活性調節を受けているといわれる．また，この仕組みは生体内での情報伝達システムにも広く用いられている．

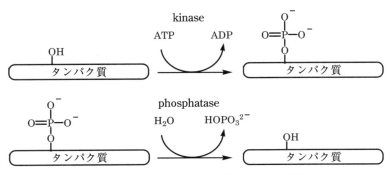

図4.5　タンパク質のリン酸化と脱リン酸化

【3】補酵素 CoA とアセチル CoA

　補酵素 A（CoA）は，パントテン酸が β-アミノエタンチオールと縮合してパンテテインとなり，これがさらに ADP と縮合したものである（図4.6）．CoA のパンテテイン末端の SH 基にアセチル基が結合したアセチル CoA は，CoA のアシルアデニル酸への求核置換反応によって生成する．アセチル CoA はアセチル基の供与体としてはたらき，代謝系のさまざまな反応過程でアセチル基を他の化合物に移す反応に関与する．こうしたアセチル CoA の機能に関して重要な役割を担うのは，パンテテイン末端の SH 基とアセチル基で形成されたチオエステル結合 thioester bond である．

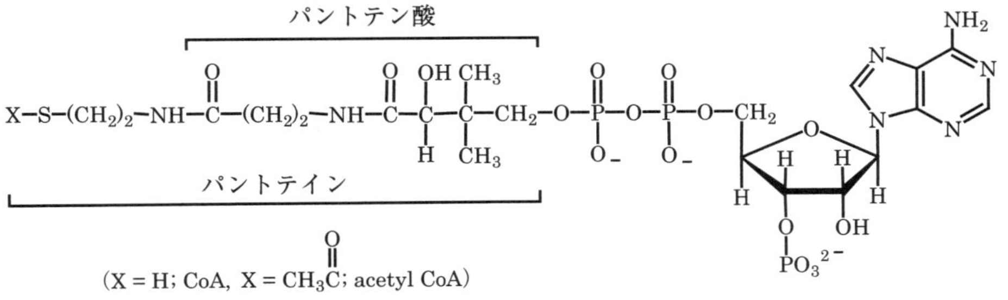

図4.6　CoA とアセチル CoA の構造

　生体中でのアシル化の反応過程では，アセチル CoA のようにチオエステル（R-CO-S-R'）をもつ化合物が反応剤や反応基質になる場合が圧倒的に多い．通常のエステル（R-CO-O-R'）では，エーテル酸素の非共有電子対がカルボニル基と共鳴構造をとるが，チオエステルのイオウ原子ではそのような共鳴による電子の非局在化は小さい．これは，O-C-O 結合の各原子の軌道（2p 軌

道）の重なりが良好なのに対し，O-C-S 結合の場合はイオウ原子の軌道（3p 軌道）が大きいために，軌道の重なりが悪いことに起因する．このことからチオエステルではエステルよりもカルボニル炭素が電子不足となっており，エノラートの生成及び求核剤との反応はチオエステルの方が速い．さらにチオラートイオン（R′-S⁻）は弱塩基であり，アルコキシドイオン（R′-O⁻）よりも優れた脱離基となる（図 4.7）．

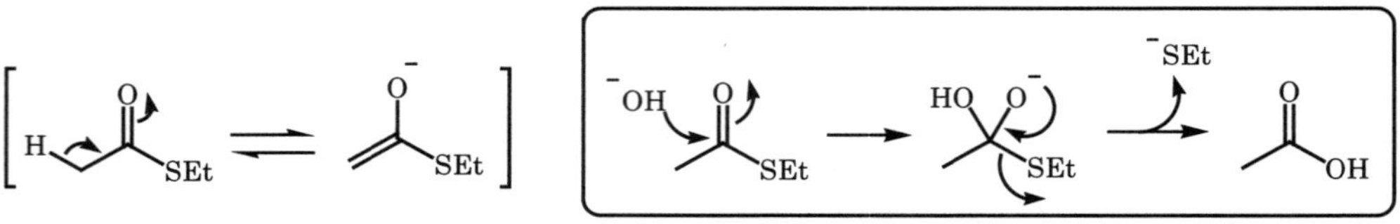

図 4.7　チオエステルの反応性

　チオエステルが加水分解を受けるときには，ATP の加水分解と同様に大きな自由エネルギーが放出されることから，チオエステルを含む化合物も高エネルギー化合物である．アセチル CoA のようなアシル CoA が関与する生体反応の例として，後述する長鎖脂肪酸の生合成や分解反応（4.2.2），コレステロール生合成における HMG-CoA の生成反応（4.2.3）などがある．

4.2　生体分子の反応

　タンパク質である酵素は，その触媒機能を発揮するのにほかの低分子化合物の補助を必要とする場合が少なくない．この補助因子としてはたらく非タンパク質性の有機化合物が補酵素 coenzyme である．補酵素は共有結合で酵素と結合するか，非共有結合で酵素に強く引き寄せられるかする．酵素は補酵素と結合することで，タンパク質（酵素）の側鎖にはない官能基を新しく獲得することになる．水溶性ビタミンの多くは補酵素の一部を形成し，生体内の酸化還元，電子伝達，アシル基及びアミノ基の転移など，生命を維持するのに必要な生体反応に関与する．

4.2.1　補酵素の関与する反応

【1】NAD⁺ 及び NADH の構造と機能

　ニコチン酸 nicotinic acid やニコチンアミド nicotinamide は，それぞれナイアシン niacin 及びナイアシンアミド niacinamide と呼ばれるビタミンである．これらは生体内で，ニコチンアミドモノヌクレオチドが AMP と縮合したニコチンアミドアデニンジヌクレオチド nicotineamide adenine dinucleotide（NAD⁺），あるいは NAD⁺ のアデニル酸の 2′-OH 基がさらにリン酸エステル化したニコチンアミドアデニンジヌクレオチドリン酸 nicotinamide adenine dinucleotide phosphate（NADP⁺）に変換され，それぞれ補酵素として機能する（図 4.8（A））．これらの分子中で，ニコ

第 4 章　生体反応の化学　　　　　　　　　　　　　75

チンアミドのピリジン環はピリジニウムイオン化している.

　NAD$^+$が補酵素としてはたらく酵素反応の例として，乳酸デヒドロゲナーゼによる L-乳酸の脱水素反応がある．この反応では，NAD$^+$が酸化剤としてはたらき，基質である乳酸を酸化してピルビン酸が生成する（図 4.8（B））．まず酵素の塩基性部位が基質の OH 基から H$^+$を引き抜くことから反応が始まり，ヒドリドイオン（H$^-$）が基質から NAD$^+$のピリジン環に移動して，1,4-ジヒドロピリジン環をもつ NADH（NAD$^+$の還元型）が生成する．実際に酸化還元反応に関与するのはピリジン環の部分であり，2 電子をもつ H$^-$の付加と脱離により，酸化型（NAD$^+$/NADP$^+$）$\rightleftarrows$ 還元型（NADH/ NADPH）の相互変換が行われる．酵素が逆反応を触媒するときには，NADH が補酵素として酵素に結合して還元剤としてはたらく．したがって，NADH/NADPH は電子を蓄えている状態であるのに対し，NAD$^+$/NADP$^+$は電子を放出した状態といえる．NADH は電子伝達系　electron transport system に電子を運び込む担体としてはたらき，ATP を産生するために利用される．一方，NADPH は，種々の生体分子の生合成過程で電子の供給源（還元剤）として利用される.

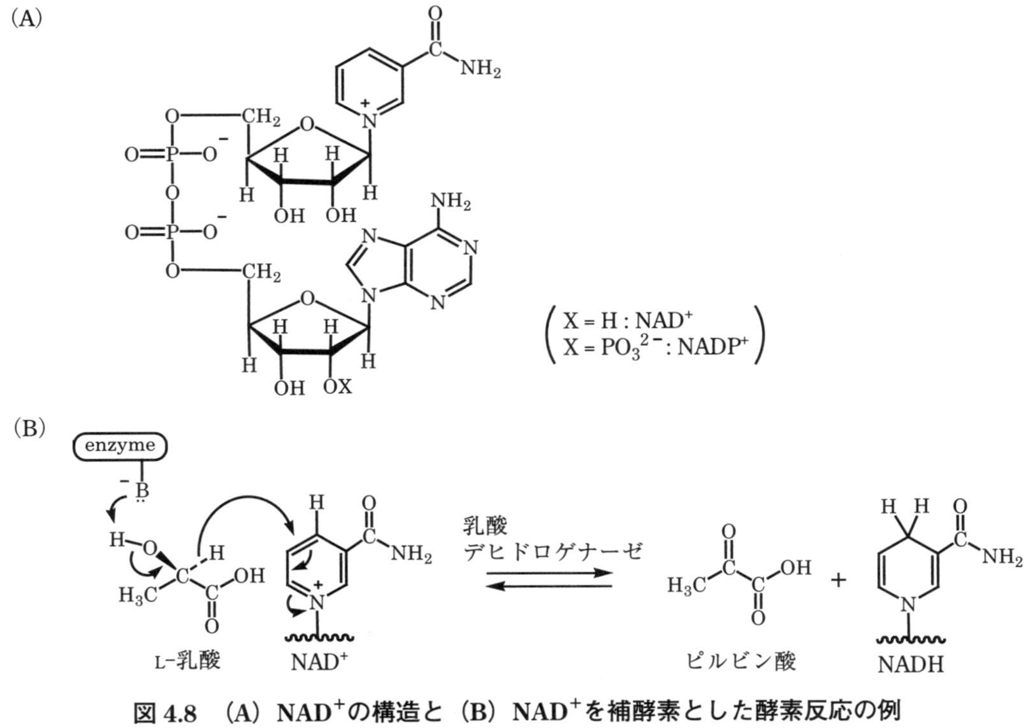

(A)

$$\left(\begin{array}{l} X = H : NAD^+ \\ X = PO_3{}^{2-} : NADP^+ \end{array} \right)$$

(B)

図 4.8　(A) NAD$^+$の構造と（B）NAD$^+$を補酵素とした酵素反応の例

【2】FAD の構造と機能

　ビタミン B$_2$であるリボフラビン riboflavin は，三環性のイソアロキサジン isoalloxazine の 9 位窒素原子に D-リビトールが結合したものである．さらに，フラビンキナーゼによってリン酸エステル化され，フラビンモノヌクレオチド flavin mononucleotide（FMN）となる.

　フラビンアデニンジヌクレオチド flavin adenine dinucleotide（FAD）は，FMN にさらに AMP が結合したものである（図 4.9（A））．これらのフラビン補酵素は，いずれも酸化還元反応におけ

(A)

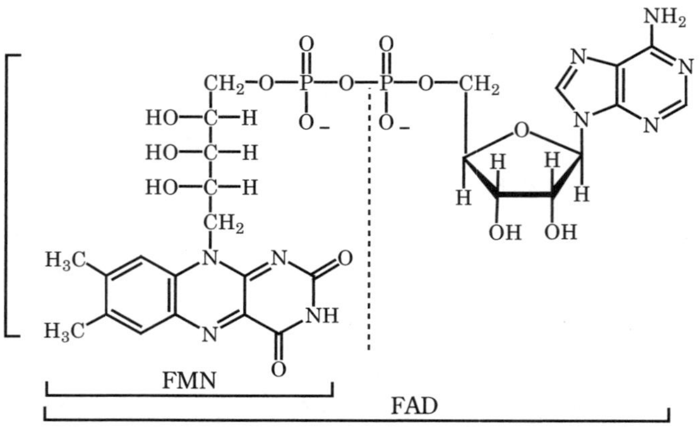

リボフラビン

FMN

FAD

(B)

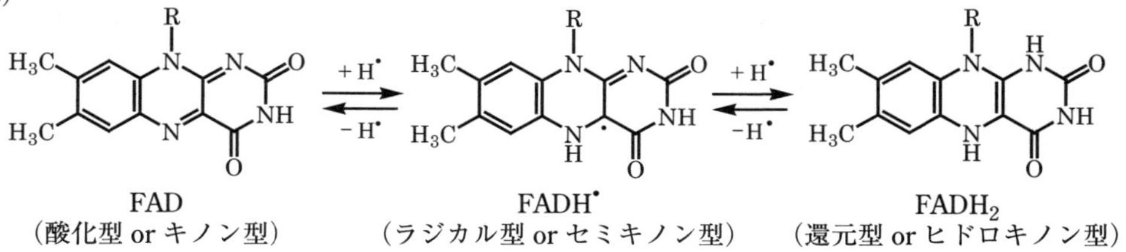

FAD
（酸化型 or キノン型）

$+H^\cdot$ / $-H^\cdot$

FADH$^\cdot$
（ラジカル型 or セミキノン型）

$+H^\cdot$ / $-H^\cdot$

FADH$_2$
（還元型 or ヒドロキノン型）

図 4.9　（A）FAD の構造と（B）FAD/FADH$_2$ の酸化と還元

る水素（電子）の伝達機能をもつ．フラビン補酵素の電子移動は，イソアロキサジン環部分でキノン quinone $\rightleftharpoons$ セミキノン semi-quinone $\rightleftharpoons$ ヒドロキノン hydroquinone という酸化還元状態の相互変換ができることに基づいている．FAD の場合，水素 1 原子が付加したセミキノン型を経由して，さらに水素 1 原子が付加したヒドロキノン型の FADH$_2$（FAD の還元型）に還元される（図 4.9（B））．

【3】チアミン二リン酸の関与する脱炭酸反応

ビタミン B$_1$ であるチアミン thiamine は，生体内で大部分がチアミン二リン酸（チアミンピロリン酸）thiamine pyrophosphate（TPP）として存在する（図 4.10（A））．エネルギー転換系や物質代謝系に関与する酵素の補酵素として機能するが，反応例としてピルビン酸の脱炭酸反応を示す（図 4.10（B））．

TPP は 2 つの複素環を含むが，反応に関与するのはこのうちプロトン化した四級窒素原子をもつチアゾール thiazole 環である．チアゾール環の 2 位の水素がプロトンとして抜かれた炭素陰イオンが基質のカルボニル炭素を攻撃して，引き続き脱炭酸が起こる．さらに再プロトン化を経てアルデヒドが生成する．

【4】ピリドキサール 5′-リン酸が関与するアミノ基転移反応

有機化学で重要なイミン imine（Schiff 塩基）が関与する生体反応として，アミノ酸の生合成と分解に関わるアミノ基転移反応がある．この反応はピリドキサール 5′-リン酸 pyridoxal 5′-phosphate（PLP）（図 4.11（A））を補酵素として利用するアミノ基転移酵素 aminotransferase

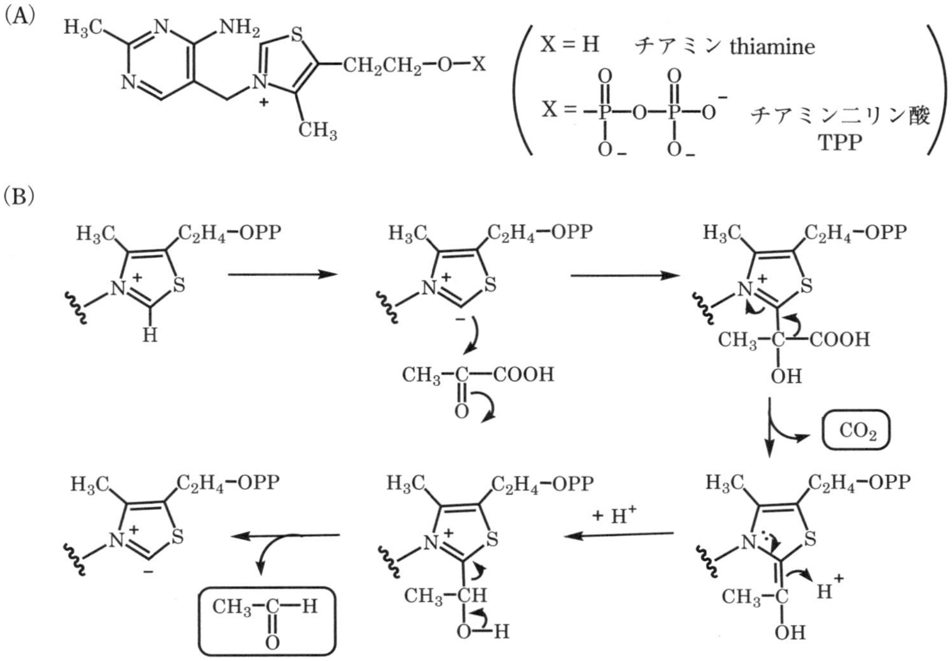

第4章　生体反応の化学　　77

(A)

$X = H$　チアミン thiamine

$X = -\overset{\underset{\displaystyle O^-}{|}}{\underset{}{P}}-O-\overset{\underset{\displaystyle O^-}{|}}{\underset{}{P}}-O^-$　チアミン二リン酸 TPP

(B)

図4.10　(A) チアミンと TPP　(B) TPP によるピルビン酸の脱炭酸反応

によって触媒される．図4.11 (B) にアミノ基転移反応によるアミノ酸の分解反応を示した．

PLP 中のアルデヒド基は，アミノ基転移酵素中のリシン残基の側鎖アミノ基とイミンを形成する．アミノ基転移反応では，このイミンに α-アミノ酸のアミノ基が求核付加し，ジアミン中間体を経てアミノ酸と PLP とで形成されるイミンに変換される．次いで，遊離した酵素のアミノ基が塩基としてアミノ酸部分の α-炭素からプロトンを引き抜き，炭素アニオンが生じる．このアニオンの負電荷は，PLP のプロトン化したピリジン環と共鳴して安定化し，α-ケト酸イミン中間体となる．さらに酵素が酸触媒として作用して PLP 炭素上でプロトン化が起こり，その結果，PLP-アミノ酸イミンの互変異性体である α-ケト酸イミンが生成する．最後に，イミンの加水分解が起こり，α-アミノ酸由来のアミノ基が PLP に転移した PMP と 2-オキシ酸（α-ケト酸）が生成する．

生体内での酵素を用いた触媒サイクルが回るためには，アミノ基転移反応で生成した PMP が PLP に戻る必要がある．この変換はアミノ基転移反応の逆反応であり，PMP のアミノ基を α-ケトグルタル酸やオキサロ酢酸などの α-ケト酸に転移させればよいことになる．すなわち，まず PMP と α-ケト酸がイミンを形成し，この C=N 二重結合が異性化した PLP-α-ケト酸イミンとなる．そのイミンがアミノ基転移酵素のリシン残基とイミン交換を行うことにより，PLP が再生された PLP-酵素イミンと α-アミノ酸が生成する．α-ケト酸として α-ケトグルタル酸が使われた場合はグルタミン酸が，オキサロ酢酸が使われた場合はアスパラギン酸が生成する（図4.11 (C)）．

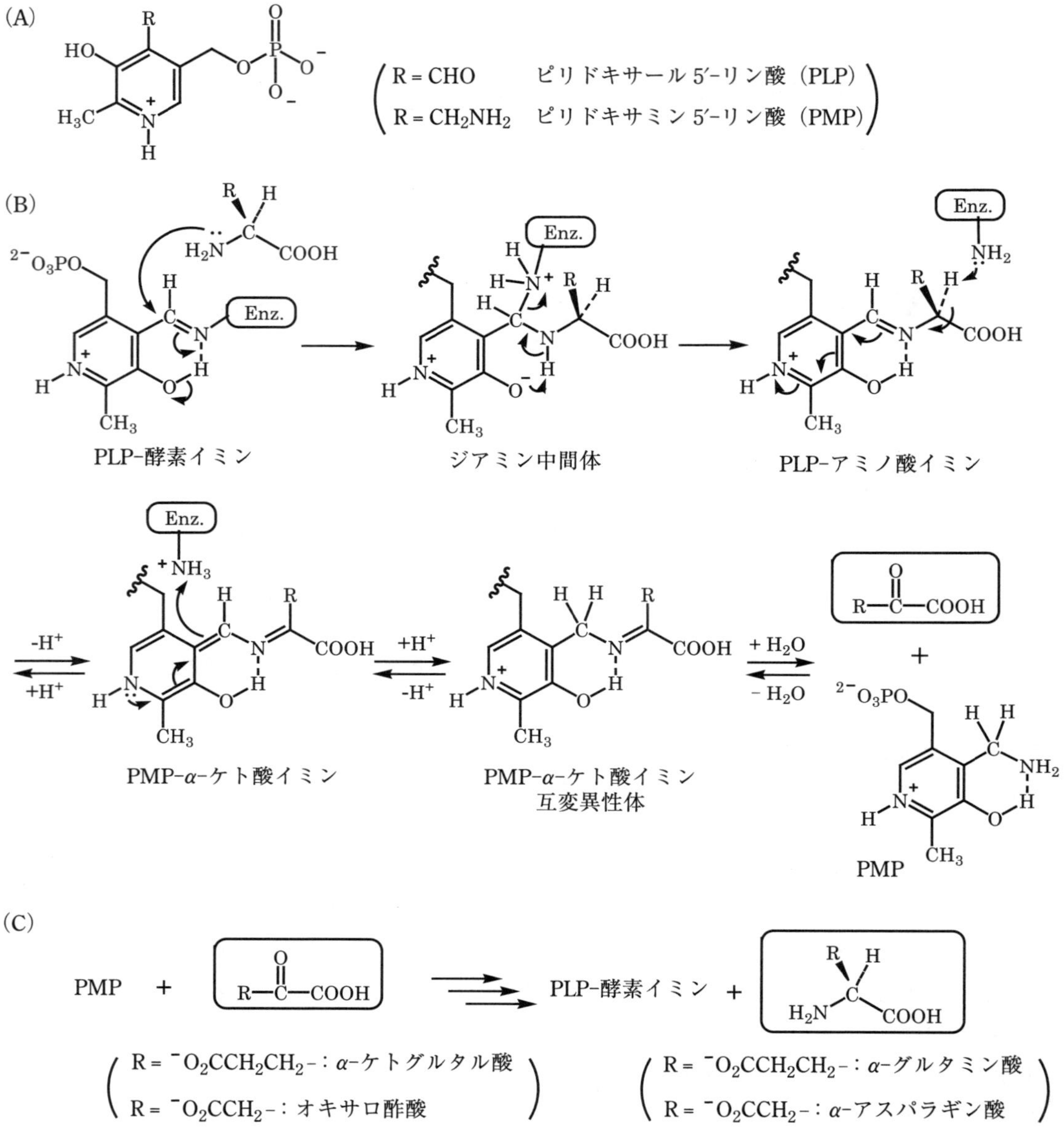

図 4.11 　(A) PLP 及び PMP，(B) アミノ基転移反応によるアミノ酸から α-ケト酸の生成，(C) (B) の逆反応による α-ケト酸からアミノ酸の生成

【5】 テトラヒドロ葉酸（THF）と C1 ユニットの代謝反応

　生体内では，ビオチン biotin が関与するピルビン酸からオキサロ酢酸が生成する糖新生の最初の反応や，S-アデノシルメチオニン（SAM, 図 4.3）が関与するメチル基転移反応など，前駆体化合物に炭素 1 個分（C1 ユニット）が付加する反応が多く見られる．この項では，酵素による種々の酸化状態の C1 ユニットの転移反応で，補酵素として機能するテトラヒドロ葉酸 tetrahydrofolic acid（THF）について解説する．

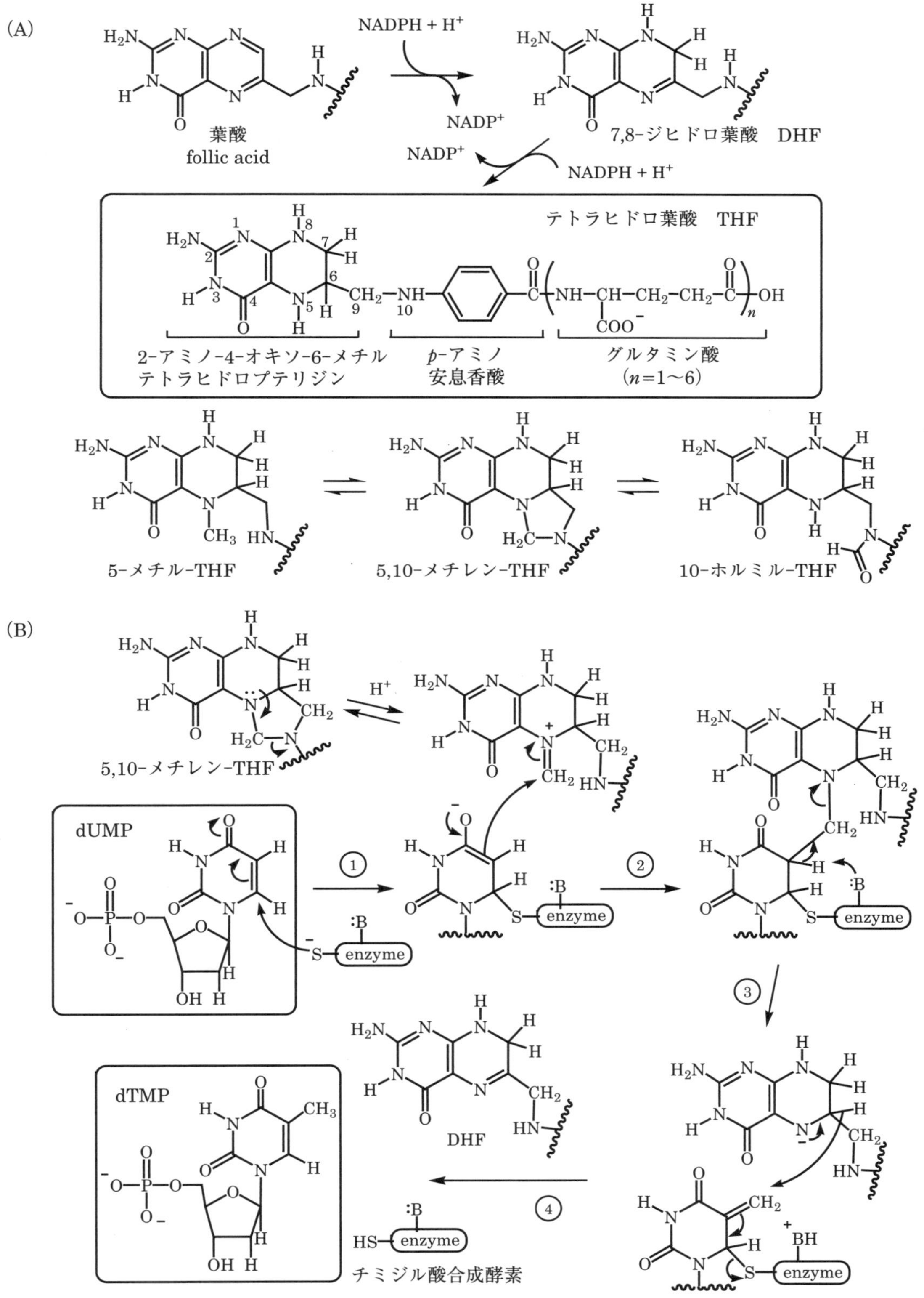

第 4 章　生体反応の化学

図 4.12　(A) THF と C1 ユニットを結合した THF 誘導体，(B) 5,10-メチレン-THF を利用したデオキシウリジル酸（dUMP）からチミジル酸（dTMP）への変換反応

THF は，葉酸 folic acid からジヒドロ葉酸還元酵素 dihydrofolate reductase（DHFR）により，全2段階の還元反応を受けて生成する（図4.12（A））．THF は，プテリジン環構造の6-メチルテトラヒドロプテリジン，p-アミノ安息香酸 p-aminobenzoic acid（PABA），及びグルタミン酸（Glu）で構成されるが，末端の Glu 部分は側鎖カルボキシ基を介したアミド結合で数個（1～6個）の Glu が連結する．また，テトラヒドロプテリジンと PABA のユニットはテトラヒドロプテロイン酸と呼ばれる．哺乳類は葉酸自体を生合成できないので，食事により摂取するか腸内微生物から供給を受ける．

C1 ユニットの供給源として機能する THF 誘導体には，5-メチル-THF，5,10-メチレン-THF，10-ホルミル-THF などがあるが，それぞれ C1 ユニットとしてはメタノール，ホルムアルデヒド，ギ酸の酸化レベルに相当する．こうした誘導体は，酵素的な酸化還元反応により相互に変換が可能である．

C1 ユニットを結合した THF 誘導体は，セリン-グリシンの相互変換やメチオニンの生合成などのアミノ酸代謝，及び核酸塩基の生合成など種々の生化学反応に使用される．このうち 5,10-メチレン-THF が関与するデオキシウリジル酸（dUMP）からチミジル酸（dTMP）への変換反応を図4.12（B）に示す．この反応は，抗悪性腫瘍薬である 5-フルオロウラシル（5-FU）の作用機序を理解する上でも重要である（14.1.2 参照）．

① まず基質である dUMP の α，β-不飽和カルボニル部分に，チミジル酸合成酵素のシステイン残基が求核剤として Michael 型の共役付加反応をする．

② 生成したエノラートアニオンが 5,10-メチレン-THF と反応して，共有結合で連結された基質-酵素-THF 誘導体の複合体を形成する．

③ 酵素が基質のカルボニル基の隣接位から H^+ を引き抜き，5,10-メチレン-THF から C1 ユニットが基質に移ったエキソメチレン型の α，β-不飽和カルボニル構造ができる．

④ THF から脱離したヒドリドイオンが，求核剤としてエキソメチレンの末端炭素を攻撃し，さらに基質-酵素間の結合が切断されて酵素が脱離し，dTMP が生成する．

この変換反応の最後に生成する DHF は，DHFR によって還元されて THF となり再使用される．DHFR は抗悪性腫瘍薬の標的酵素として重要であり，DHF の構造類似体であるメトトレキサートやアミノプテリンは，DHFR とほぼ不可逆的に結合して葉酸代謝拮抗作用を示す（14.1.2 参照）．

4.2.2　脂肪酸の代謝反応

生体内で長鎖脂肪酸を生合成する反応と，逆に長鎖脂肪酸の鎖長を短縮していく分解反応は，いずれもチオエステル化されたアシル CoA が関与する反応である．生体では，通常のエステルよりも反応性に優れたチオエステルが機能性官能基として活用されていること（4.1.2 を参照），及び炭素陰イオンが求核種となる有機化学反応が生体での反応にも使われていることに着目して欲しい．

【1】長鎖脂肪酸の生合成

脂肪酸は，アシルキャリヤータンパク質 acyl carrier protein（ACP）を含む巨大な多機能酵

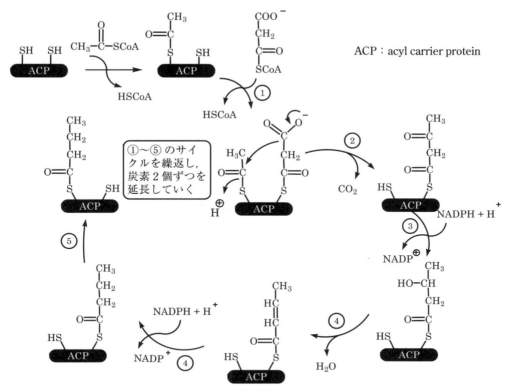

図 4.13 長鎖脂肪酸の生合成

素複合体である脂肪酸合成酵素上で，炭素 2 個のユニットが順次縮合されて生合成される（図 4.13）．

ACP の Ser 残基の側鎖 OH 基には，補酵素 A と同様にホスホパンテイン酸が結合しており，このホスホパンテイン酸の末端 SH 基とカルボキシ化合物であるマロン酸や脂肪酸がチオエステル結合で結合し，Claisen 型縮合反応とチオエステル交換反応を繰り返しながら，長鎖の脂肪酸に延長される．脂肪酸合成における炭素 2 個分のユニットとしては，マロニル CoA が用いられる．マロニル CoA は CO_2 で活性化されたアセチル CoA であり，脱炭酸することでエノラートアニオンが発生し，これが求核剤として Claisen 型縮合を行う．以下に生合成過程の各ステップを解説する．

① マロニル CoA から，マロン酸ユニットが ACP にチオエステル結合で結合する．
② マロン酸部分から脱炭酸して生じるエノラートアニオンが，求核剤としてアセチル CoA 部分と Claisen 型縮合を行い，アセトアセチル化が起こる．
③ 補酵素 NADPH によって，アセトアセチル部分の末端アセチル基のケトンをヒドロキシ基に還元する．
④ 脱水して生じる二重結合を経由して，さらに二重結合が NADPH により還元され，炭素 2 個のユニットが延長した脂肪酸となる．
⑤ チオエステル交換 ⑤ のあと，①〜⑤ のサイクルを繰り返すことで，炭素 2 個ずつ延長した長鎖脂肪酸が生合成される．

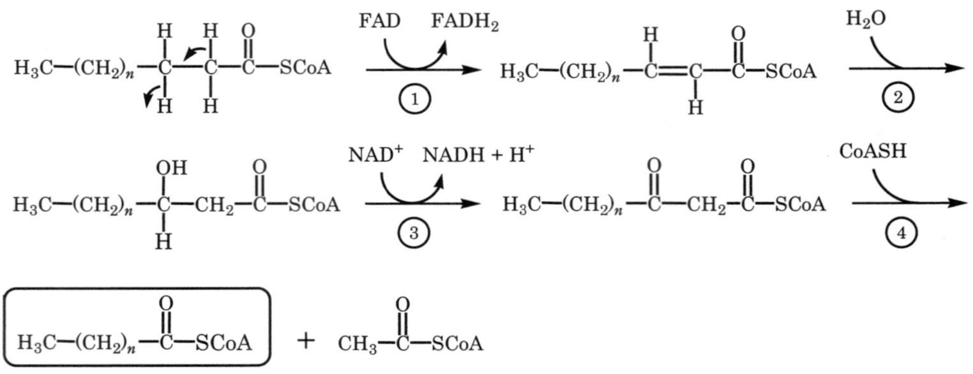

$$H_3C-(CH_2)_n-\overset{H}{\underset{H}{C}}-\overset{H}{\underset{H}{C}}-\overset{O}{C}-SCoA \quad \xrightarrow[\textcircled{1}]{FAD \quad FADH_2} \quad H_3C-(CH_2)_n-\overset{H}{C}=\overset{H}{C}-\overset{O}{C}-SCoA \quad \xrightarrow[\textcircled{2}]{H_2O}$$

$$H_3C-(CH_2)_n-\overset{OH}{\underset{H}{C}}-CH_2-\overset{O}{C}-SCoA \quad \xrightarrow[\textcircled{3}]{NAD^+ \quad NADH+H^+} \quad H_3C-(CH_2)_n-\overset{O}{C}-CH_2-\overset{O}{C}-SCoA \quad \xrightarrow[\textcircled{4}]{CoASH}$$

$$\boxed{H_3C-(CH_2)_n-\overset{O}{C}-SCoA} \quad + \quad CH_3-\overset{O}{C}-SCoA$$

図 4.14　β 酸化による長鎖脂肪酸の代謝分解

【2】長鎖脂肪酸の β 酸化（脂肪酸の代謝分解）

　長鎖脂肪酸の代謝分解では，【1】で述べた生合成過程の逆反応が進行する．この反応は脂肪酸の β 酸化経路と呼ばれる．まず，β 酸化に先立って脂肪酸はチオエステル結合を介して CoA と結合したアシル CoA に変換される．アシル CoA からの β 酸化は，炭素 2 個のユニットが延長していく生合成過程の逆反応として捉えられ，逆 Claisen（retro-Claisen）反応によって炭素 2 個ずつのユニット（アセチル CoA）が取り除かれていくことになる（図 4.14）．

①～③　①の酸化過程では FAD が，③の酸化過程では NAD$^+$ が補酵素として用いられ，それぞれ FADH$_2$，NADH に還元される．

④　脂肪酸の炭素 2 個分の分解反応（retro-Claisen 反応）が起こり，炭素 2 個分が短縮したアシル CoA とともに，取り出された炭素 2 個のユニットはアセチル CoA に変換される．

⑤　①～④のプロセスを繰り返すことで，炭素 2 個ずつ短縮された脂肪酸に分解されていく．

4.2.3　コレステロールの代謝反応

【1】コレステロールの生合成

　コレステロールの生合成の初期段階では，3 分子のアセチル CoA が Claisen 型及び aldol 型の縮合反応を経て，3-ヒドロキシ-3-メチル-グルタリル CoA（HMG-CoA）を生成する．生成した HMG-CoA は，HMG-CoA 還元酵素 HMG-CoA reductase によってコレステロール生合成の重要な中間体であるメバロン酸 mevaloic acid となるが，この過程がコレステロール生合成の律速段階である．近年 HMG-CoA 還元酵素の阻害剤であるスタチン系の薬物が，抗高脂血症薬として用いられる（12.2.1 参照）．また，途中に生成する炭素 5n 個からなるユニット（IPP，GPP，FPP）は，各種テルペン類の生合成中間体として重要である．生体内でのコレステロールの生合成経路を図 4.18（p.84）に示す．

①　②　2 分子のアセチル CoA がアセチル転移酵素により Claisen 型の縮合を行い，アセトアセチル CoA が生成する．さらに，もう 1 分子のアセチル CoA から生じるエノラートアニオンと

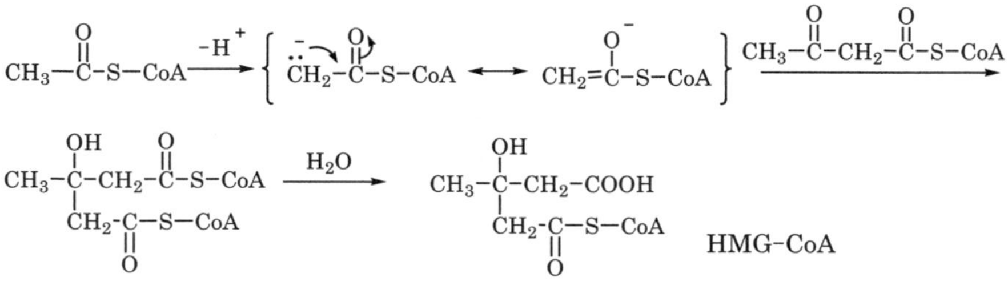

図 4.15　HMG-CoA の生成反応

アセトアセチル CoA が HMG-CoA 合成酵素により aldol 型の縮合体を生成し，これが立体選択的に加水分解されて HMG-CoA が生成する（図 4.15）．

③　HMG-CoA は，HMG-CoA 還元酵素と NADPH により 4 電子還元され，メバロン酸が生成する．

④　メバロン酸キナーゼの作用により ATP から二リン酸がメバロン酸に転移し，脱炭酸の後，イソペンテニル二リン酸（IPP）が生成する．

⑤　IPP は，イソメラーゼによりジメチルアリル二リン酸（DMAPP）に異性化される．ついで IPP と DMAPP の 2 つのイソプレンユニットが，求核置換反応により縮合した炭素 10 個からなるゲラニル二リン酸（GPP）を生成する（図 4.16）．

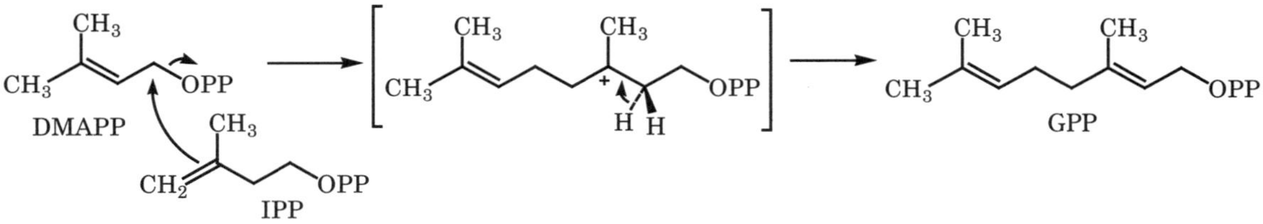

図 4.16　GPP の生成反応

⑥　⑤のプロセスと同様に IPP と GPP が反応して，炭素数 15 のファルネシル二リン酸（FPP）が生成する．

⑦　さらに，FPP は NADPH の存在下で合成酵素により還元的に二量体化され，炭素数 30 のスクアレン squalene となる．

⑧　スクアレンの末端二重結合が，スクアレンエポキシダーゼによってエポキシ化されたオキシドスクアレン oxidosqualene が生成する．ついでエポキシド環がより安定なカチオンを生じる方向で開環すると，もっとも近くにある二重結合が求核攻撃して，最初の環が形成される．こ

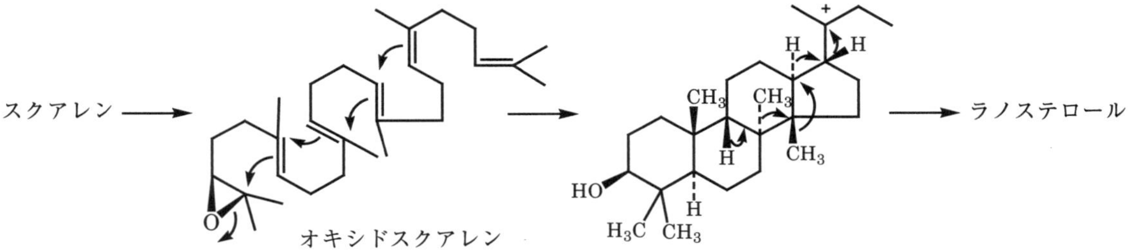

図 4.17　スクアレンからラノステロールの生成反応

の時攻撃した二重結合のところに再びカチオンが生じるが，次の二重結合がこのカチオンを攻撃して2つめの環が形成される．このラノステロール合成酵素により触媒される協奏的な環化反応により，一気にステロイドの4つの環構造が形成されることになる．さらに最後に生成したカルボカチオンの電荷を解消するように，連続的な1,2-転位（ヒドリド転位とメチル基転位）が起こり，最後にC9位からプロトンが抜かれて8，9位間に二重結合を生じてラノステロール lanosterol が生成する（図4.17）．なおテルビナフィンなどのアリルアミン系抗真菌薬は，スクアレンエポキシダーゼを阻害することでその効果を発揮する（13.9参照）．

⑨　ラノステロールから10数工程を経てコレステロールに変換されるが，ポイントとなるのは4位の2つのメチル基と14位のメチル基の除去である．ラノステロールの3つのメチル基は，O_2 と NADPH の存在下に酸素添加酵素 P450 によって酸化され，14位メチル基からギ酸が，4

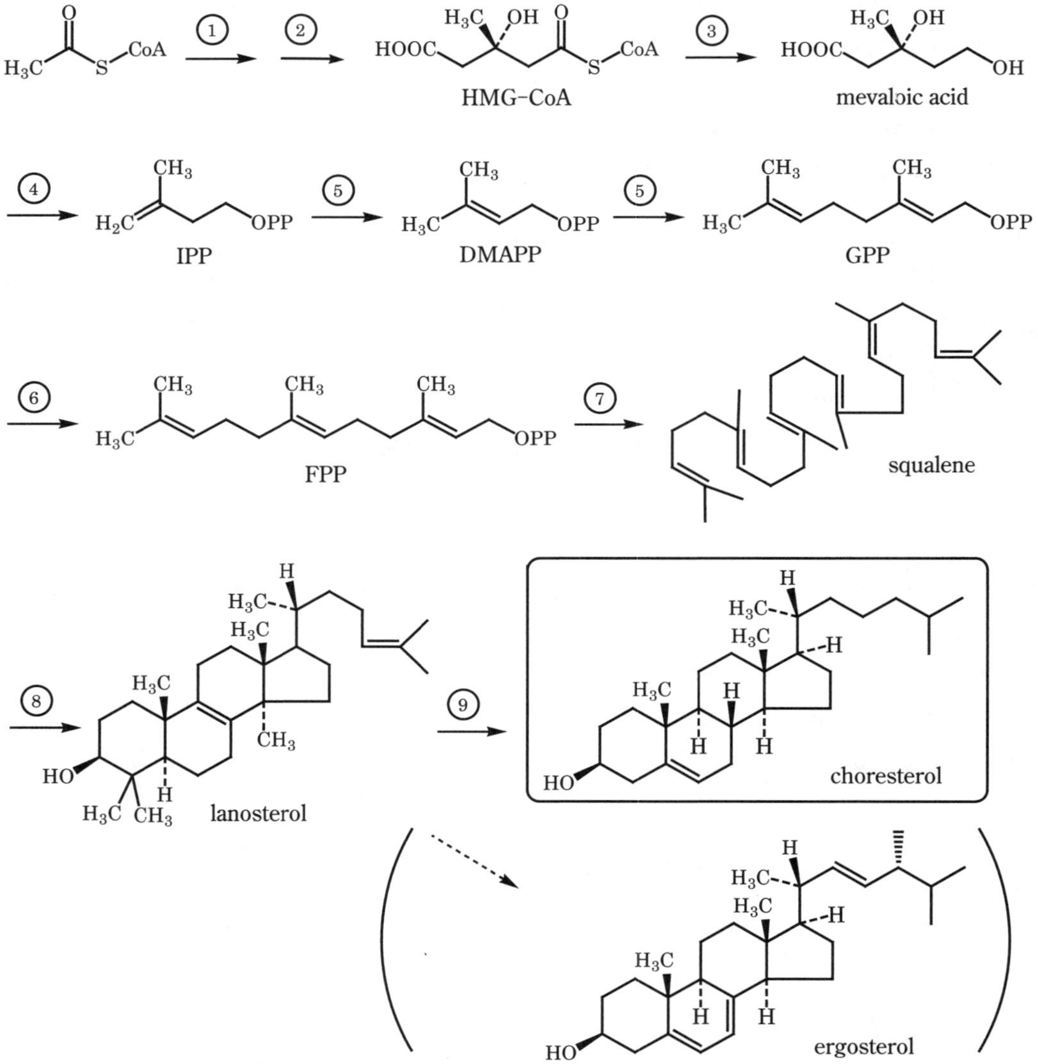

図 4.18　コレステロールの生合成経路

位の2個のメチル基は CO_2 として脱離する．また5-6位の結合は二重結合に酸化され，一方，8-9位の二重結合は単結合に還元されてコレステロールとなる．

なお，カビなどの菌類においては，ラノステロールから多段階の過程を経てエルゴステロール ergosterol が生合成される．ラノステロールの14-メチル基の除去に関与する P450 の阻害剤であるアゾール azole 系化合物は，エルゴステロールの生合成を阻害する抗真菌薬として臨床使用される（13.9 参照）．アゾール環の窒素原子が P450 のヘム鉄と結合することで，脱メチル化反応が阻害される．

4.2.4 異物の代謝反応

生体にとって体外から投与された医薬品は異物であり，医薬品が体内に蓄積することは好ましいことではない．医薬品は未変化のままで糞，尿，呼気を通して体外へ排泄されることも多いが，一方，生体には酵素系を利用して異物である医薬品を体外へ排泄する機構が備わっている．

一般に医薬品は脂溶性が高いため細胞膜への透過性がよくなり，水溶性の分子に変換されなければ，ほとんど排泄されずに体内に蓄積することになる．脂溶性の医薬品が水溶性の化合物に変換され，尿や胆汁を経て排泄される過程を代謝という．

医薬品の代謝は，酸化，還元，加水分解などの化学反応による第 I 相反応と，水溶性の生体分子との抱合による第 II 相反応に分けられるが，いずれの場合も水溶性化合物への変換反応である．第 I 相反応では，活性が消失する場合だけでなく，活性代謝物として活性の増強や毒性の新たな発現に至る場合もある．一方，第 II 相反応では医薬品を不活性化する．

【1】 第 I 相反応

1) 薬物代謝酵素：シトクロム P450 （CYP）

生体に存在する酵素の約 10% が薬物代謝に関与するといわれており，中でも肝臓の小胞体（ミクロソーム）に多く存在するシトクロム P450 （CYP あるいは P450 と略す）は，薬物代謝反応の 80% 近くに関与している．P450 は，分子量約 50,000 のヘムタンパク質（第 3 章：3.2.1 参照）であり，ヘム鉄（Fe^{3+}）にシステイン由来のチオラートアニオン（S^-）が第 5 配位子として配位している．Fe^{3+} が 1 電子を供給されて Fe^{2+} に還元されると，第 6 配位子として分子状酸素が配位する．この酸素分子がさらに 1 電子により還元的に活性化され，薬物の酸化反応に使用される．この過程でヘム鉄は Fe^{3+} に戻る．この酵素は，一酸素原子添加酵素あるいはモノオキシゲナーゼ monooxigenase とも呼ばれ，主として脂溶性化合物の酸化に関与するが，その基質特異性は低く，1 つの分子種で複数の医薬品を代謝する．そのため，同じ分子種で代謝される薬物が共存すると，競合阻害が起こることがある．P450 には 100 種以上のアイソザイム isozymes が存在し，CYP1A1，CYP2B1 などファミリー番号・サブファミリー記号・分子種番号を表記して分類する．

2) 薬物の酸化

P450 の関与する医薬品中の官能基の酸化反応を表 4.1 にまとめた．前述したように P450 の基

86　　　　　　　　　第1編　医薬品創製をめざして

表 4.1　第 I 相反応における薬物の酸化反応

アルケンのエポキシ化	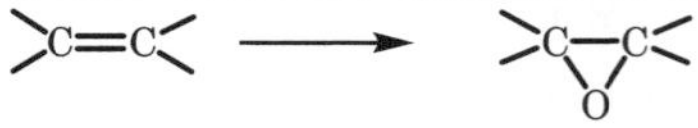 $\text{C=C} \longrightarrow \text{C-C}$ (エポキシド)
芳香環のフェノール化	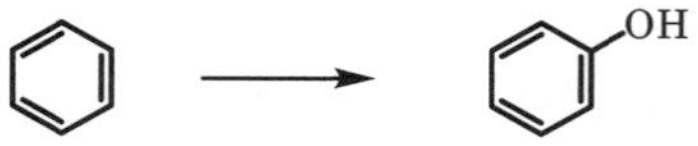 ベンゼン $\longrightarrow$ フェノール(OH)
ヘテロ原子の酸化	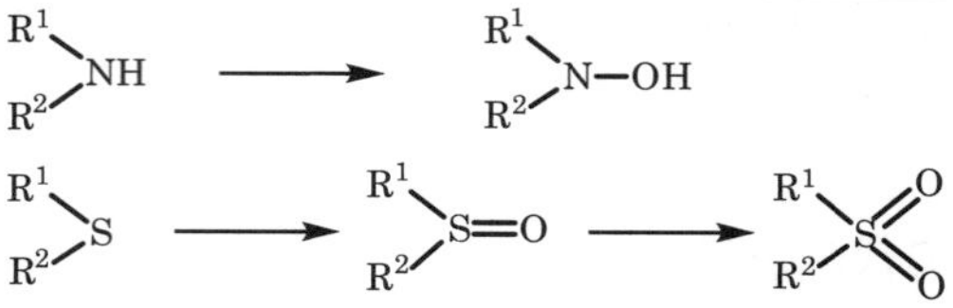 $R^1R^2\text{NH} \longrightarrow R^1R^2\text{N-OH}$ $R^1R^2\text{S} \longrightarrow R^1R^2\text{S=O} \longrightarrow R^1R^2\text{SO}_2$
脱アルキル化	$R^1R^2\text{N-CH}_2\text{-R}^3 \longrightarrow R^1R^2\text{NH}$　　*N*-脱アルキル化 $\text{R-O-CH}_2\text{-R}^1 \longrightarrow \text{R-OH}$　　*O*-脱アルキル化
アルキル基のヒドロキシ化	$\text{R-CH}_2\text{CH}_2\text{CH}_3 \longrightarrow \text{R-CH}_2\text{CH}_2\text{CH}_2\text{-OH}$　　ω 酸化 $\longrightarrow \text{R-CH}_2\text{CHCH}_3$ (OH)　　$\omega\text{-}1$ 酸化
ベンジル位のヒドロキシ化	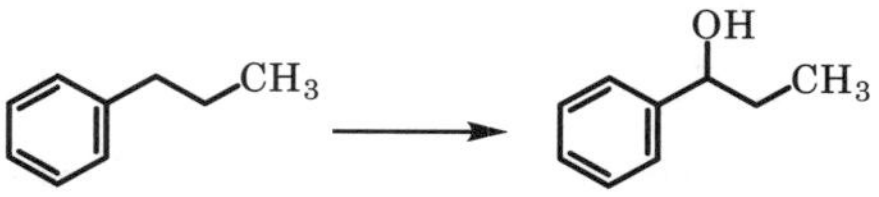 $\text{C}_6\text{H}_5\text{-CH}_2\text{CH}_2\text{CH}_3 \longrightarrow \text{C}_6\text{H}_5\text{-CH(OH)CH}_2\text{CH}_3$　　α 酸化
アルコールの酸化	$\text{R-CH}_2\text{-OH} \longrightarrow \text{R-CHO} \longrightarrow \text{R-COOH}$

質特異性は低く，多くの薬物が肝臓で酸化を受ける．反応は電子密度の高い二重結合や芳香環窒素やイオウの孤立電子対で起こりやすい．またこうした官能基に隣接するベンジル位やアリル位でも容易に酸化が起こる．

① アルケンのエポキシ化と芳香環のフェノール化

P450 によって，二重結合やベンゼン誘導体はエポキシ化を受ける．生成したエポキシ体は加水分解酵素によってエポキシド環が開裂し，*trans*-ジオール体を生成する．またエポキシ体は，DNA との結合や後述するグルタチオン抱合の基質にもなる．

P450 によってベンゼン誘導体からフェノールが生成する反応では，重水素を用いた実験で

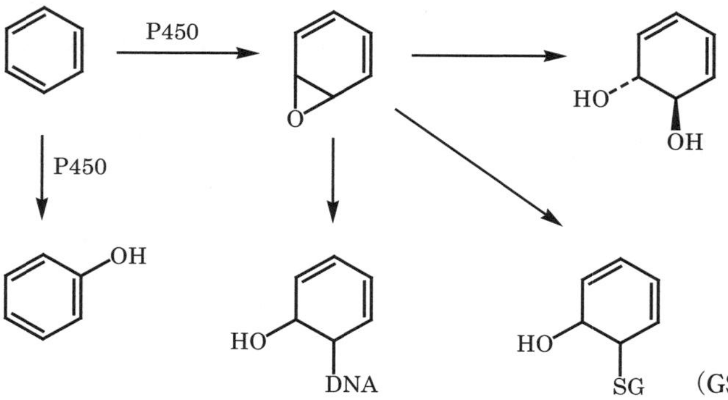

（GS: glutathionyl）

図 4.19　P450 による芳香環のエポキシ化とフェノール化

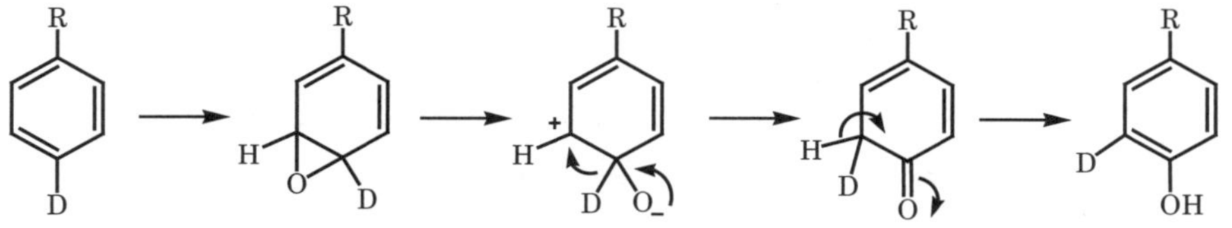
R
D
H
O
+
O
OH

図 4.20　P450 によるベンゼン環のフェノール化の反応機構（NIH シフト）

para 位の重水素が *meta* 位に転移した（1,2-シフト）化合物が得られたことから，図 4.20 に示した反応機構（NIH シフト*）が提出されている．

P450 によるエポキシ化を経由して DNA と付加体を与える例として，発がんイニシエーターであるベンゾ-[*a*]-ピレン，及びかび毒である発がん物質アフラトキシン B_1 の反応を図 4.21 に示した．いずれも毒性の発現を伴う代謝活性化の例である．

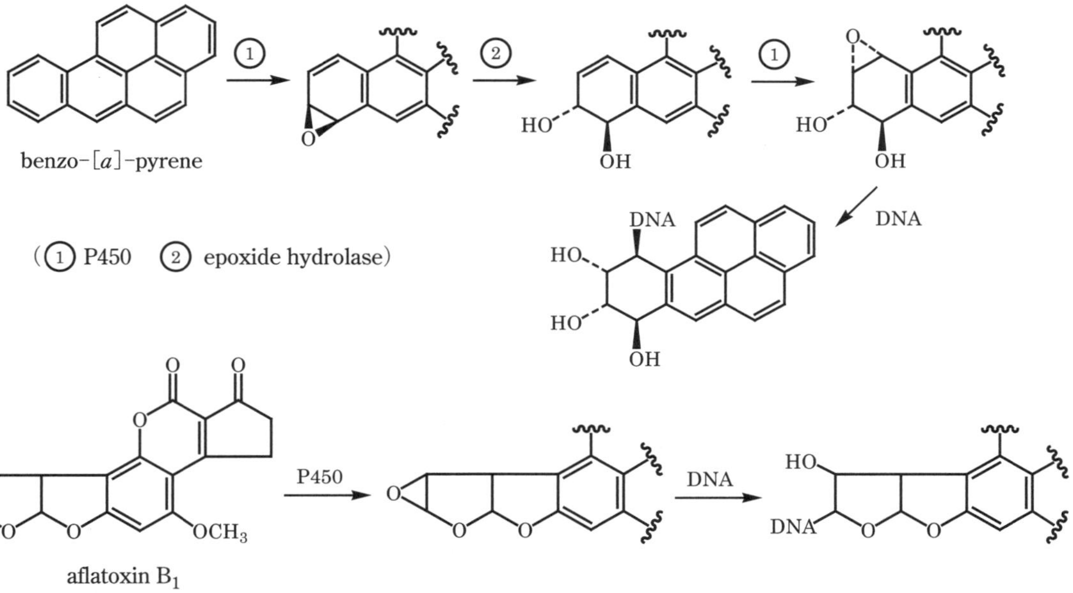
benzo-[a]-pyrene
①
②
HO
OH
DNA
(① P450　② epoxide hydrolase)
aflatoxin B1
OCH3
P450
DNA

図 4.21　P450 によるエポキシ化を経由する DNA との付加体の生成

② 　ヘテロ原子の酸化

クロルプロマジンの代謝の例（図 4.22）に示したように，窒素やイオウ原子は，酸化を受けて *N*-オキシド体やスルホキシドを生成する．また，フェノチアジン骨格へのヒドロキシ化や N 原子上での脱メチル化（③ で解説）も同時に起きる．

③ 　ヘテロ原子の α 位炭素の酸化と脱アルキル化

N，O，S 原子に隣接する α 位炭素は酸化を受けて，ヒドロキシ化される．生成するヘミアセタール型の化合物は，非酵素的に分解して脱アルキル体とアルデヒドを与える（図 4.23）．

コデインの代謝の例（図 4.24）では，N 原子上のメチル基がヒドロキシ化を経て脱離したノル

* この反応機構の研究がなされた米国国立衛生研究所（National Institute of Health）に因んで命名された．

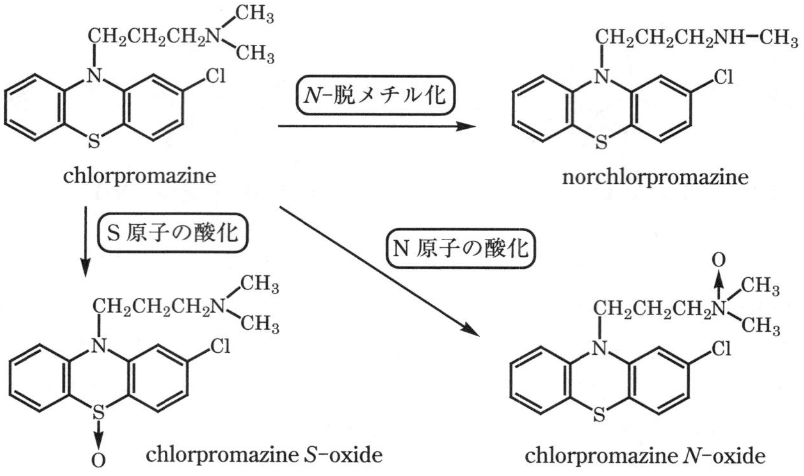

88　　第1編　医薬品創製をめざして

図4.22　クロルプルマジンの代謝

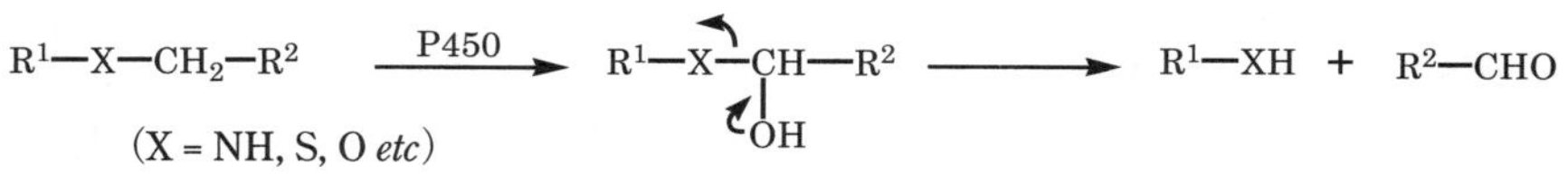

図4.23　ヘテロ原子の α 位炭素の酸化と脱アルキル化反応

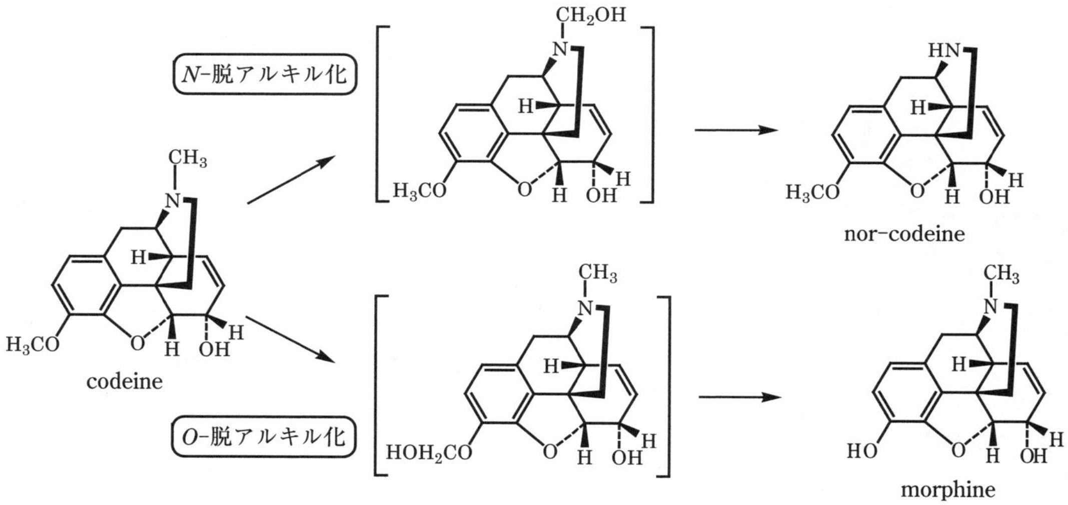

図4.24　コデインの代謝に見られるヘテロ原子からの脱アルキル化反応

コデインとともに，O原子上のメチル基がヒドロキシ化を経て脱離したモルヒネが代謝物として
生成する．

④　アルキル基のヒドロキシ化と芳香環ベンジル位のヒドロキシ化

　芳香環や二重結合に結合しているアルキル基は，その α 位（ベンジル位あるいはアリル位）
で酸化を受けやすく，この位置でヒドロキシ化が起こる．長鎖のアルキル基では，有機化学的に
は不活性と見られるにもかかわらず，アルキル基の末端（ω 位）や手前の炭素（ω − 1 位）でヒ

第 4 章　生体反応の化学　　　　　　　　　　　　　　　*89*

ドロキシ化を受ける．例として，シクロバルビタール及びアモバルビタールの代謝反応を図 4.25
に示した．

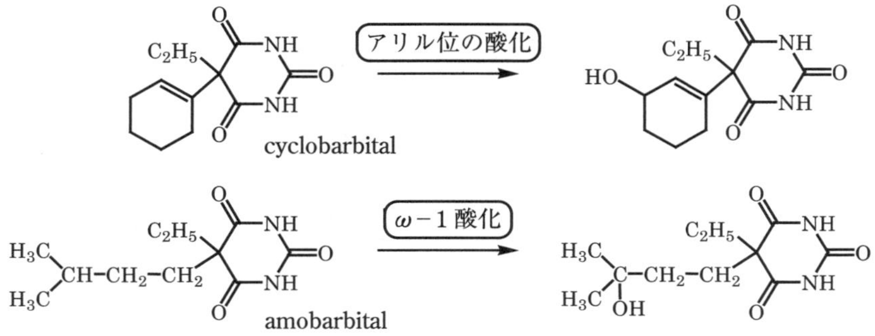

図 4.25　バルビツール類の代謝に見られるアルキル基のヒドロキシ化

3）薬物の還元

　酸化反応に比べて還元による代謝は例も少なく，一般的ではない．ニトロ基やアゾ基は肝ミク
ロソームに存在する還元酵素 reductase の作用によりアミンに還元されるが，後述するアセチル
抱合などの抱合を受けて代謝される．ケトンはアルコール脱水素酵素により還元され，アルコー
ルとなる．また，腸内細菌による還元的な代謝も知られている．

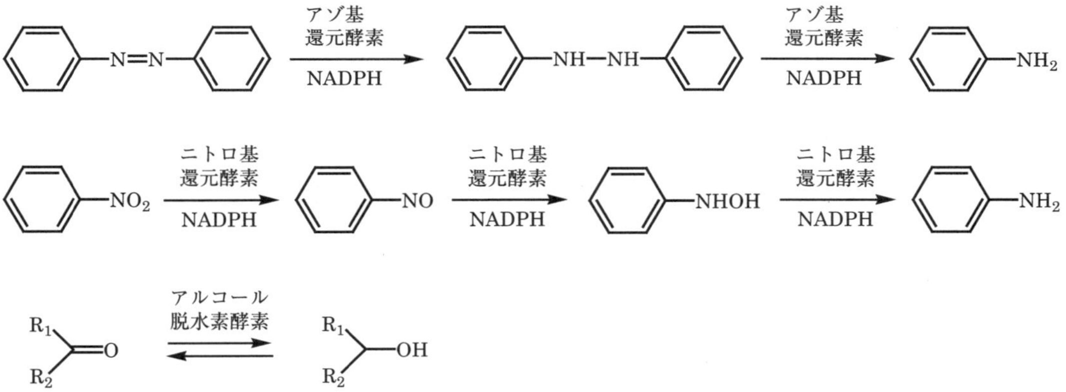

図 4.26　薬物の還元的代謝の例

　合成アゾ色素であるプロントジルは，生体内でアゾ基還元酵素による代謝を受けて強力な抗
菌活性をもつスルファニルアミドに変換される．この代謝過程が化学療法剤の先駆けとなるサル
ファ剤開発のきっかけとなった（図 4.27）．

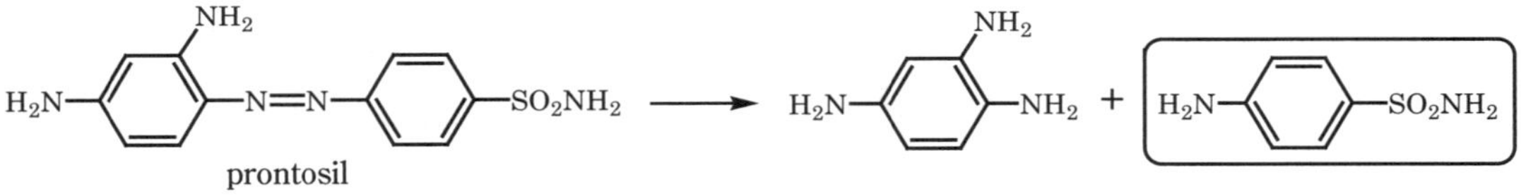

図 4.27　アゾ基還元酵素によるスルファニルアミドの生成

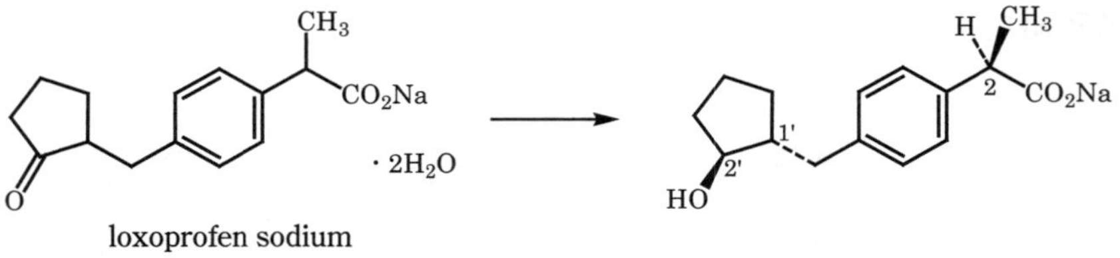

図 4.28　ロキソプロフェンの還元的代謝による活性体の生成

　還元による代謝活性化の例としてロキソプロフェンナトリウムの例を図 4.28 に示す．本医薬品はラセミ体であるが，還元されて *trans*-OH 体である（2S, 1′R, 2′S）配置の光学活性体となり，このものは強い消炎鎮痛作用を示す．

4)　加水分解

　エステルは，エステラーゼ esterase の作用により加水分解を受け，カルボン酸とアルコールに分解する．同様にアミド化合物は，アミダーゼ amidase によりカルボン酸とアミンに加水分解される．加水分解されて生成する化合物は，さらに抱合を受けて水溶性を獲得し，体外へ排泄される．

　アミドの加水分解はエステルの加水分解よりも時間がかかることから，プロカインからプロカインアミドへの変換に見られるように，エステル型の医薬品をアミド型構造に変換することで，作用時間の持続化を図ることができる．また，エステル型のプロドラッグ prodrugs では，カルボニル炭素に隣接する置換基の電子的効果と，アルキル基の長さやかさ高さなどの立体的効果により加水分解速度を調節して，作用時間の持続化につなげることができる．

【2】第 II 相反応（抱合 conjugation）

　医薬品はそのままの分子形で体外へ排泄されることもあるが，一般に水溶性の分子形に変換された後に排泄される．この場合，もとの医薬品中に存在する極性基や第 I 相反応で獲得した極性基に，生体成分であるグルクロン酸，硫酸，グルタチオン，アミノ酸などの水溶性分子が結合して，より水溶性が増した抱合体 conjugate を形成して排泄される．

1)　グルクロン酸抱合

　カルボキシ基，水酸基，チオール基，アミノ基などの極性基をもつ化合物は，グルクロン酸の供与体である補酵素：UDPGA[*] と S_N2 型の置換反応を起こして β グルクロン酸抱合

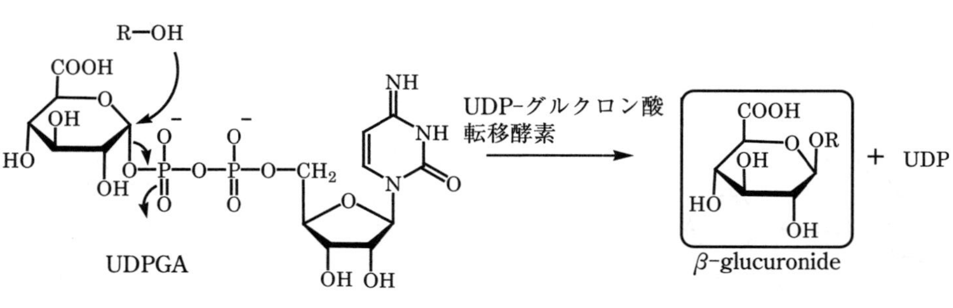

図 4.29　グルクロン酸抱合の反応式

---

[*]　UDPGA：uridine-5′-diphosphate-α-D-glucuronic acid

体 β-glucuronide を生じる（図 4.29）．この反応は，UDP-グルクロノシル転移酵素 UDP-glucuronosyltransferase により触媒される．

2) 硫酸抱合

水酸基，チオール基，アミノ基などは硫酸基転移酵素 sulfotransferase により，硫酸基供与体である PAPS*（活性硫酸）から硫酸基を受取り，硫酸抱合体 sulfate を生成する（図 4.30）．

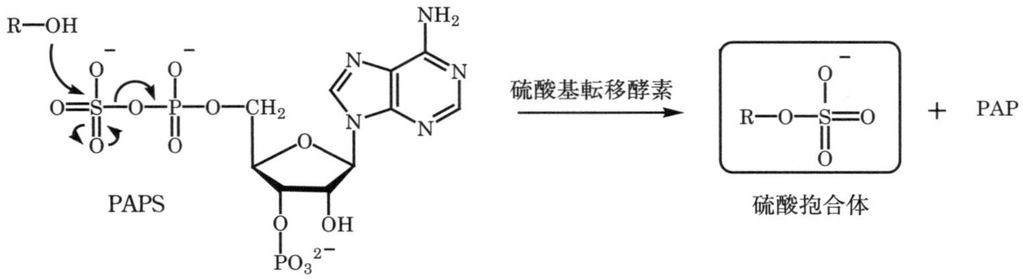

図 4.30　硫酸抱合の反応式

エテンザミドの代謝では，酸化酵素によって O-脱アルキル化された後，硫酸抱合体とグルクロン酸抱合体に変換されて排泄される．

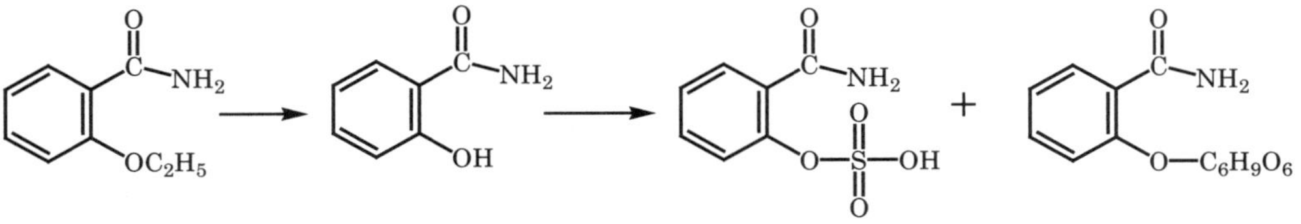

図 4.31　エテンザミドの代謝による抱合体の生成

3) グルタチオン抱合とメルカプツール酸抱合

トリペプチドであるグルタチオン glutathione（GSH）は，ジスルフィド結合で二量体化した酸化型と単量体である還元型として存在する．還元型グルタチオン（GSH）は，グルタチオン-S-転移酵素　glutathione S-transferase によってハロゲン化合物やエポキシドと S_N2 型の反応を行い，S-グルタチオン抱合体を生成する．さらに，グルタチオン抱合体からは，グルタミン酸，グリシンが順次酵素による分解を受けて欠落したのち，N-アセチル化を受けたメルカプツール酸抱合体を生じる（図 4.32）．

ブロムベンゼンの代謝の例では，まず酸化酵素によってエポキシドを生成し，エポキシド基に GSH が反応して生じるグルタチオン抱合体を経て，最終的にメルカプツール酸抱合体となる（図 4.33）．

---

* PAPS：3′-phosphoadenosine 5′-phosphosulfate

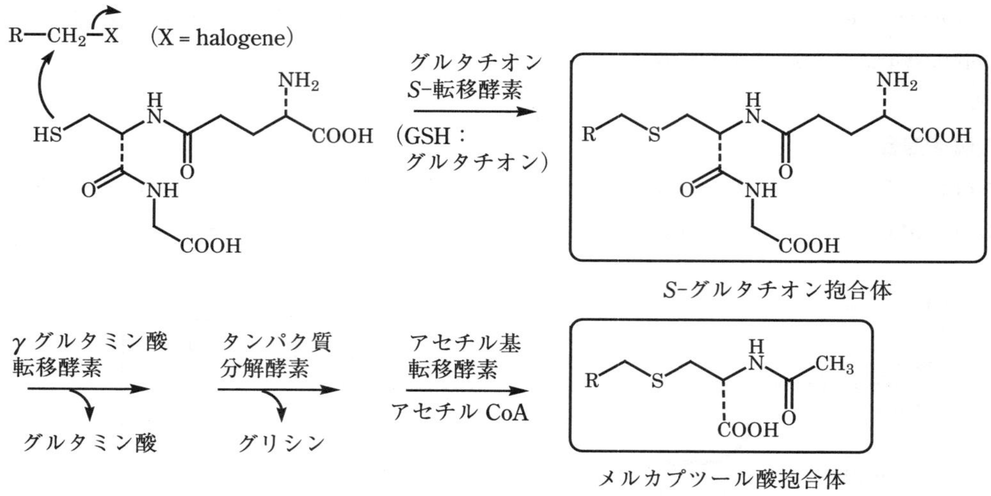

92   第1編　医薬品創製をめざして

図 4.32　グルタチオン抱合及びメルカプツール酸抱合の反応様式

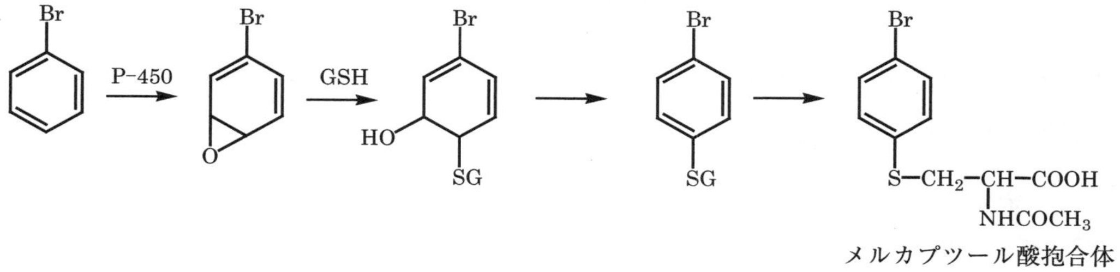

図 4.33　ブロムベンゼンの代謝による抱合体の生成

4）その他の抱合

　その他の抱合反応として，グリシン抱合，グルタミン抱合，アセチル抱合，メチル抱合が知られている（資料4.2.4-1参照）．カルボキシ基をもつ化合物は S-アシル CoA の形で活性化を受け，アシル基転移酵素 acyl transferase によりアミノ酸とアミド結合を形成し，アミノ酸抱合体として排泄される．例として，安息香酸はグリシンと抱合して馬尿酸を生成する（図 4.34）．この反応では，薬物自身がチオエステル化の活性化を受けて代謝される点でほかの抱合反応と異なる．また医薬品中のアミノ基やヒドラジノ基，スルホンアミドなどは，N-アセチル転移酵素 N-acetyl- transferase により，アセチル化体として排泄される（アセチル抱合）．また，カテコールアミン類に見られるメチルトランスフェラーゼによるメチル化では，S-アデノシルメチオニンがメチル供与体として用いられる（メチル抱合）．なお，アセチル抱合及びメチル抱合は，例外的に水溶性が低下する抱合反応である．

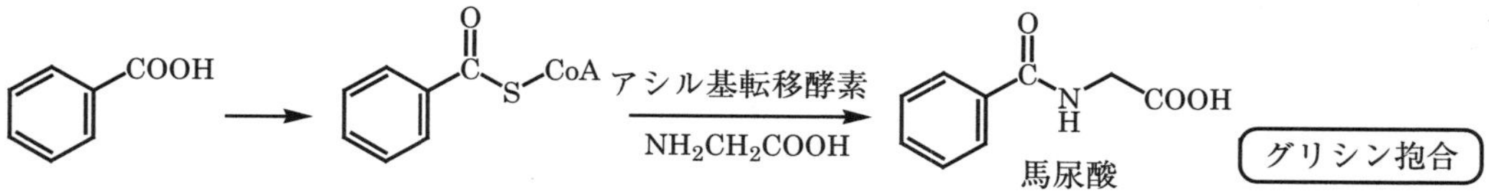

図 4.34　その他の抱合反応の例

4.3 薬物と生体分子の相互作用

医薬品が活性を示すためには，標的となる生体分子と相互作用して複合体を形成しなければならない．本節では，薬物と生体分子の相互作用に関して，どのような過程を経て複合体が安定化されるのか，どのような結合様式で作用するのか，複合体を形成するには医薬分子にどのような構造的特徴が必要なのかを学ぶ．また，最近の創薬研究では，生体分子やそのリガンド複合体の構造を基にした薬物設計が行われており，その手法についても学ぶ．

4.3.1 相互作用によるギブズエネルギーの変化

医薬品は，標的分子と相互作用し，複合体を形成することで薬理作用を発現する．医薬分子と標的分子が十分に離れているときには，いずれもその周りを近くの水分子が取り囲み，整列した殻を形成している．医薬分子と標的分子が互いに近づき，両分子間に非共有結合性の相互作用が働き始めると，両分子はさらに接近し，周りを取り囲んでいる水分子の一部を解放（排除）して，密に会合し，複合体を形成する．結果として，系全体のエントロピーが増大し（$\Delta S > 0$），熱力学的に複合体の形成を後押しする（疎水性相互作用）．このとき，複合体における医薬分子と標的分子の接触面では，水分子が排除されたことにより，誘電率が低下して水素結合，イオン結合が強くはたらき，また，両分子が接近してファンデルワールス力が強くなって複合体は安定化し，系全体のエンタルピーは減少する（$\Delta H < 0$）．ここで標的分子の結合部位と医薬分子の形状的相補性が高いと，水分子の排除と両分子の接近がさらに進み，複合体はより安定化する（図4.35）．

医薬分子と標的分子が離れている状態（状態1）から，相互作用により安定な複合体を形成している状態（状態2）への変化（状態 $1 \to 2$）に対するギブズエネルギー変化は式（1）で表され，ΔH が負の値を，ΔS が正の値をとることから，ΔG は負の値をとり，複合体形成の過程が自発的に起こることが熱力学的にも示される．

$$\Delta G = G_2 - G_1 = \Delta H - T\Delta S \tag{1}$$

複合体形成に伴う系全体のギブズエネルギー変化量 ΔG が大きいほど，医薬分子と標的分子の間の結合親和性は大きい．医薬分子と標的分子の結合親和性は，実験的に求められる解離定数 K_d で表され，解離定数の値が小さいほど結合親和性は大きい．ギブズエネルギー変化量 ΔG と解離定数 K_d の間には，式（2）に示した関係が成り立つ．

$$\Delta G = -RT\ln \frac{1}{K_d} = RT\ln K_d \tag{2}$$

R：気体定数，T：絶対温度

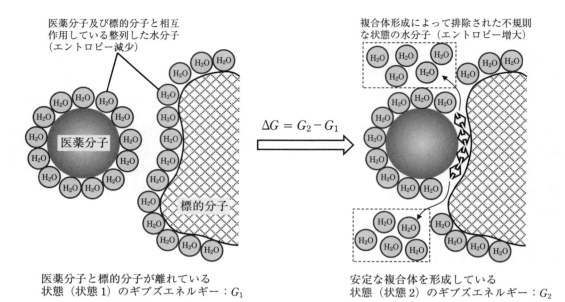

図 4.35　複合体形成による系全体のギブズエネルギー変化

4.3.2　酵素阻害剤の阻害様式

　酵素はほぼすべての生化学反応を触媒する機能性タンパク質で，生体の恒常性維持に不可欠であり，その機能に異常が生じて恒常性が維持できなくなると，疾患が引き起こされる．酵素の機能異常に起因する疾患は，酵素阻害剤によって治療が可能であり，これまでに多くの優れた酵素阻害剤が開発され，医薬品として使用されている．酵素阻害剤の阻害様式には，酵素と共有結合を形成することによって標的酵素を不活性化する不可逆的阻害 irreversible inhibition と，非共有結合的に相互作用することによって標的酵素の機能を可逆的に制御する可逆的阻害 reversible inhibition に大別される．

【1】不可逆的阻害

　β-ラクタム系抗生物質は，細菌の細胞壁の主要成分であるペプチドグリカンを合成する酵素（トランスペプチダーゼ）の働きを不可逆的に阻害することで，細菌の細胞壁合成を阻害して抗菌作用を発現する（13.3.1 参照）．トランスペプチダーゼは，基質であるペプチドグリカン鎖末端の D-Ala-D-Ala 部分を認識して結合し，活性部位のセリン残基のヒドロキシ基が D-Ala-D-Ala 間のペプチド結合のカルボニル炭素を求核攻撃する．β-ラクタム系抗生物質は，その二環性骨格が D-Ala-D-Ala 部分と立体構造が類似しているため（図 4.36），トランスペプチダーゼに認識されて基質の代わりに活性部位に結合する．次いで，β-ラクタム環は活性部位のセリン残基により求核攻撃を受けて開環し，セリン残基のヒドロキシ基をアシル化して安定な複合体を形成し，酵素は不活性化される（図 4.37）．

　不可逆的酵素阻害剤は，標的酵素の活性部位に存在するアミノ酸残基の側鎖から求核攻撃を受

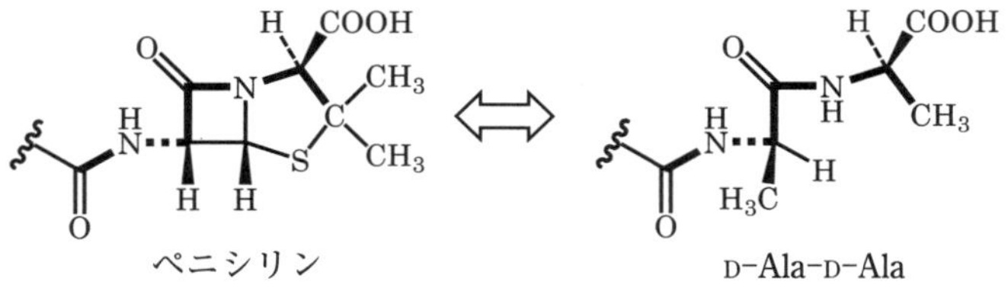

第 4 章　生体反応の化学

図 4.36　立体構造の類似性

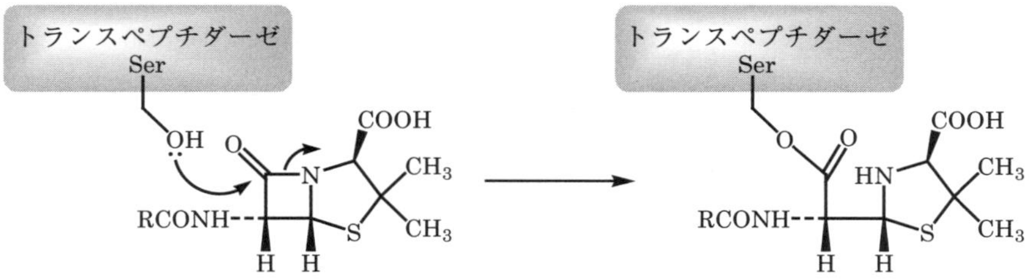

図 4.37　β-ラクタム系抗生物質による阻害機構

けて共有結合を形成するが，生体中には求核性のアミノ酸残基を有する酵素が多く存在するため，副作用回避の点から標的酵素とのみ高選択的に結合できることが不可欠である．β-ラクタム系抗生物質の場合，基質に類似した二環性骨格が細菌のトランスペプチダーゼの基質結合部位に選択的に取り込まれて反応することで，ヒトに対する副作用が少ない酵素阻害剤となっている．一方で，ヒトの恒常性維持に不可欠な酵素が不可逆的に阻害された場合は毒性が発現する可能性がある．殺虫剤のパラチオンや神経性毒ガスのサリンなどの有機リン化合物は，アセチルコリンエステラーゼの活性部位に存在するセリン残基のヒドロキシ基と反応して安定なリン酸エステル型複合体を形成するため，酵素を完全に不活性化して致死的な毒性を示す（5.6.3 参照）．

【2】 可逆的阻害

　可逆的酵素阻害剤の阻害様式は，阻害剤が基質結合部位に結合することで基質の結合を妨げる競合阻害 competitive inhibition と，阻害剤が基質結合部位とは異なる部位に結合して酵素の構造変化を誘起することで基質結合部位への基質の結合を妨げる非競合阻害 noncompetitive inhibition に分類される．医薬品として現在利用されている可逆的阻害剤のほとんどは競合阻害によるものであるが，これは基質の構造修飾や酵素（基質結合部位）の三次元構造を利用した薬物設計により，標的酵素への結合親和性が高い化合物の創出が比較的容易であることがそのおもな理由である．競合阻害剤は，さらに基質アナログ substrate analog と遷移状態アナログ transition state analog の 2 つに分類される．ここではアンギオテンシン変換酵素 angiotensin converting enzyme（ACE）阻害剤を例に基質アナログの阻害様式について記す．

　ACE は，アミノ酸 10 残基からなるアンギオテンシン I の C 末端から 2 番目と 3 番目のアミノ酸残基の間のペプチド結合を加水分解して，アミノ酸 8 残基のアンギオテンシン II に変換する酵素である．ACE とアンギオテンシン I の結合モデルを図 4.38（A）に示す．ACE は，基質結合部位においてイオン結合，水素結合，疎水性相互作用によってアンギオテンシン I の C 末端を

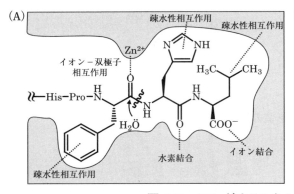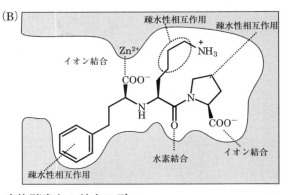

図 4.38　アンギオテンシン変換酵素との結合モデル
(A) アンギオテンシン I と (B) リシノプリル

特異的に認識し，また触媒部位に存在する亜鉛イオンが切断されるペプチド結合のカルボニル酸素原子とイオン-双極子相互作用してカルボニル基を活性化する．活性化されたカルボニル基が水分子の求核攻撃を受けてペプチド結合が加水分解され，生成したアンギオテンシン II と C 末端ジペプチド（His-Leu）が基質結合部位から離れて，ACE による加水分解反応は完結する．一方，ACE の競合阻害剤であるリシノプリルは，アンギオテンシン I の C 末端 2 残基と構造は異なるが，ACE との間で基質と同様な相互作用を行う複数の官能基をもち，ACE の基質結合部位に結合する（図 4.38 (B)）．しかしながら，亜鉛イオンによる活性化を受けて切断されるペプチド結合が存在しないため，加水分解を受けずに基質結合部位に留まり，基質アナログとして ACE を競合的に阻害する．

　酵素は，その基質結合部位に基質と相補的な構造をもち，基質と安定な複合体（ES 複合体）を形成する．また，酵素によっては基質の結合によりコンホメーション変化が誘導されて基質に対する相補性をさらに高める（誘導適合）．酵素の基質特異性は，この高い相補性によって酵素と基質の間に形成される多数の相互作用によって発現されている．ES 複合体において酵素と基質の間に見られる特異的な相互作用を再現する複数の官能基や原子団を備えた基質アナログは，基質の構造的特徴を模倣し，酵素に対して高い親和性と選択性をもった優れた競合阻害剤となりうる．

4.3.3　遷移状態アナログによる酵素阻害

　酵素は基質と結合すると系全体のギブズエネルギーが低下して，安定な複合体（ES 複合体）を形成する（4.3.1 参照）．また，酵素反応が進行し，ES 複合体から遷移状態に到達すると基質自体は高エネルギーで不安定になるが，触媒部位に存在するアミノ酸残基との結合により遷移状態は安定化される．ES 複合体の形成と遷移状態の安定化に伴い放出される結合エネルギーが，酵素反応の活性化エネルギー低下に利用される．酵素は基質の基底状態よりも遷移状態の方により適合するような構造をもち，酵素は基底状態（ES 複合体）の基質よりも遷移状態の基質の方により強く結合する．したがって，基質の遷移状態に類似した構造をもつ化合物は，基質よりも

強力に酵素に結合する競合阻害剤となりうる.

　HIV プロテアーゼは，HIV ゲノムから翻訳された前駆体タンパク質を HIV 複製に必要な機能性タンパク質に切断する酵素である．同酵素は，ホモ二量体として機能するアスパラギン酸プロテアーゼで，基質の Tyr-Pro あるいは Phe-Pro のペプチド結合を特異的に認識し，両サブユニットの Asp25 と Asp25′ が一般酸塩基触媒としてはたらき，水分子を活性化して加水分解が進行する（図 4.39）．このとき，水分子の求核攻撃を受けたペプチド結合のカルボニル炭素は平面（sp^2）構造の基底状態から正四面体（sp^3）構造の遷移状態に変化し，遷移状態は触媒残基 Asp25 との相互作用により安定化される．HIV プロテアーゼ阻害剤は，分子の中央に遷移状態における反応中心の sp^3 構造を模倣するヒドロキシエチルアミノ（−CH(OH)−CH$_2$−N−）構造をもち（図 4.40），そのヒドロキシ基が基質の遷移状態と同様に Asp25 と相互作用することで酵素と強力に結合する.

　競合阻害剤である遷移状態アナログは，基質アナログと同様，基質を模倣した構造的特徴をもち，標的酵素の活性部位に高選択的に結合する．加えて，遷移状態の反応中心の立体構造を模倣した官能基を組み込み，触媒部位のアミノ酸残基と効率的に結合することで，標的酵素に対する高い親和性と選択性を示し，優れた酵素阻害剤となっている．HIV プロテアーゼ阻害剤のほかに HMG-CoA レダクターゼ阻害剤（12.2.1 参照），ノイラミニダーゼ阻害剤（13.12.2 参照）などが遷移状態アナログの競合阻害剤として知られており，医薬品として非常に有用である.

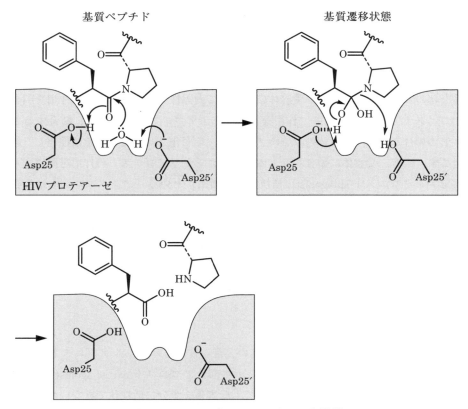

図 4.39　HIV プロテアーゼの反応機構

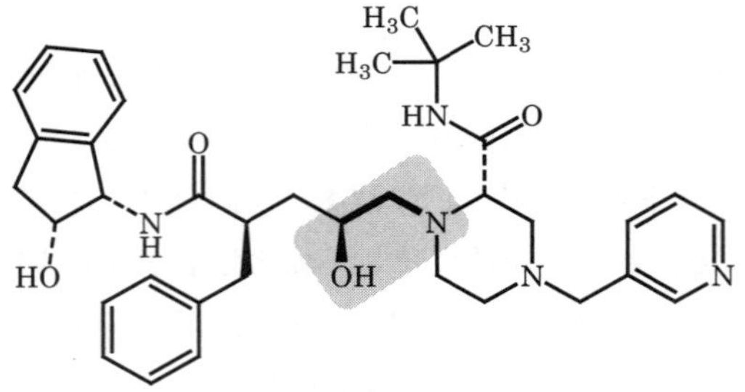

インジナビル 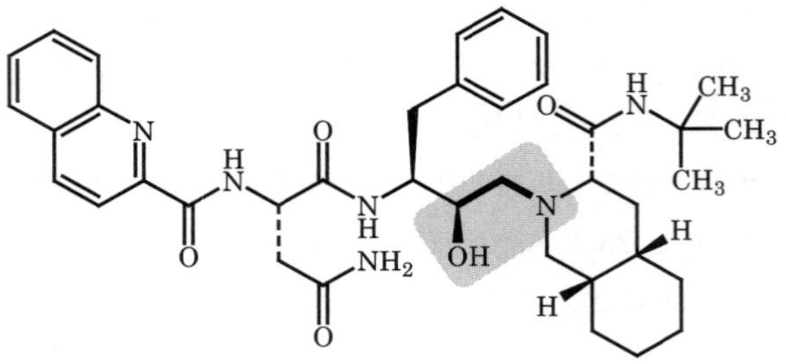　　　　　　　　　　サキナビル

図 4.40　HIV プロテアーゼ阻害剤の例
網掛け部分が遷移状態を模倣したヒドロキシエチルアミノ構造

4.3.4　受容体アゴニストとアンタゴニストの作用様式

　生体ではさまざまなシグナル分子が情報伝達を担っている．受容体は，細胞膜上あるいは細胞内に存在し，細胞外からの特定のシグナル分子と選択的に結合し，複雑なシグナル伝達の過程を経て細胞機能を発現したり，転写因子として遺伝子発現を制御したりしている．受容体に結合するシグナル分子のうち，生合成されて生体内にもともと存在するものを内因性リガンドという．内因性リガンドの結合によって，受容体は不活性型から活性型へ構造変化を起こして細胞応答を引き起こす．受容体を標的分子とする医薬品の中には，内因性リガンドの構造を基に薬物設計されたものが多い．

【1】アゴニストとアンタゴニスト

　医薬品などの外因性リガンドで，受容体に結合して内因性リガンドと同様の作用を引き起こすものをアゴニスト agonist（作動薬，作用薬）と呼ぶ．アゴニストは受容体に結合すると，内因性リガンドの場合と同様，受容体のコンホメーションを変化させて受容体を活性化し，細胞応答を引き起こす．一方，受容体に結合して，内因性リガンドやアゴニストの作用を阻害する外因性リガンドをアンタゴニスト antagonist（拮抗薬，遮断薬）という．アンタゴニストは受容体に結合しても，受容体のコンホメーション変化を起こさないか，あるいは起こしても受容体の活性化に至るようなコンホメーション変化にならないため，細胞応答を引き起こさない．しかし，内因性リガンドによる受容体の活性化とそれ以降の細胞応答を阻害することで，内因性リガンドの生理作用を打ち消す．これら外因性リガンドは，内因性リガンドよりも受容体に対する結合親和性が高い場合もある．

【2】フルアゴニストと部分アゴニスト

　アゴニストには，内因性リガンドと同程度の完全な作用を示すフルアゴニスト full agonist と，フルアゴニストよりは弱いアゴニスト作用を示す部分アゴニスト partial agonist（部分作動薬）がある．部分アゴニストは，受容体と結合しても受容体を十分に活性化できないため，フルアゴニストが存在する場合にはその作用を減弱させることができる．

【3】 アロステリックアンタゴニストと非可逆的アンタゴニスト

アンタゴニストの中には，内因性リガンドが結合する部位とは異なる部位で受容体に結合することでコンホメーション変化を起こし，内因性リガンドの結合を非競合的に阻害してアンタゴニスト活性を示す化合物が知られており，このような化合物をアロステリックアンタゴニストallosteric antagonist と呼ぶ．またアンタゴニストは，一般に受容体と可逆的に結合して作用を発現するが，受容体との間に共有結合を形成して非可逆的に結合するものもあり，このようなアンタゴニストを非可逆的アンタゴニスト irreversible antagonist という．

【4】 ニュートラルアンタゴニストとインバースアゴニスト

受容体は一般に，アゴニストと結合することで活性を発揮する．しかし受容体によっては，アゴニスト非存在下でも活性を示すものがある．このような受容体に対するアンタゴニストは，ニュートラルアンタゴニストとインバースアゴニストの2種類に区別される．受容体のアゴニスト非依存的な活性を抑制しない分子がニュートラルアンタゴニストであり，その活性を抑制する分子がインバースアゴニストである．

4.3.5 タンパク質構造に基づいた効果的な薬物設計

近年，タンパク質の結晶化技術と構造解析技術の進歩によって，医薬品の標的となる生体分子（受容体や酵素など）の三次元構造が以前に比して容易に決定されるようになり，生体分子側の構造情報を基にコンピュータを用いて薬物設計することが創薬の現場では一般的になっている．このような設計手法は，コンピュータ支援薬物設計 computer-aided drug design（CADD），又はタンパク質構造に基づく薬物設計 structure-based drug design（SBDD）などと呼ばれ，有用な創薬技術の1つになっている．SBDD 技術は，リード化合物の探索と構造最適化の両方に利用されるが，ここでは構造最適化における利用について記す．

医薬分子（リード化合物）が標的分子に結合した複合体の結晶構造が解かれている場合，その三次元構造をコンピュータ上で可視化し，標的分子の結合部位にあるアミノ酸残基と医薬分子の相互作用点を原子レベルで解析することで，相互作用に関与している医薬分子側の原子団（ファーマコフォア）の特定が可能となる．結合親和性向上（相互作用強化）を目的とした構造最適化においては，相互作用に直接関与している原子団の生物学的等価体への置換や，近傍のアミノ酸残基との新たな相互作用形成を狙った置換基導入などが試みられる．また，薬物動態や物性の改善を目的とした構造最適化においては，標的分子との結合親和性に影響を与えないよう，相互作用に直接関与する原子団から離れた位置の構造修飾が試みられる．いずれも，コンピュータ上で分子モデリングツールを用いて，薬物分子の構造改変を行って標的分子との相互作用を確認（検証）し，また，結合親和性を計算化学的に予測しながらデザインするため，リード化合物の構造最適化を効率的に進めることができる．デザインされた新たな化合物（誘導体）は，実際に化学合成されて結合親和性や生物活性が評価され，その結果（構造活性相関）が次の化合物デザインにフィードバックされて，構造最適化が進められる．タンパク質構造に基づいた効果的な薬物設

計の具体例を次に示す．

　アロマターゼは，アンドロゲンからエストロゲンを生合成するシトクロムP450酵素（CYP19A1）で，その阻害剤は閉経後乳がんの標準治療薬として用いられており，非ステロイド性のレトロゾール，アナストロゾールと，ステロイド性のエキセメスタンなどがある（11.4.3参照）．アロマターゼと天然基質との複合体のX線結晶構造が2009年に解かれ，アンドロゲンに高い基質特異性を示す活性部位の構造が明らかにされた（図4.41（A））．アロマターゼの活性部位では，基質ステロイドは多数の疎水性アミノ酸残基によって取り囲まれ，また3位と17位のカルボニル基が水素結合して酵素に強く結合している．一方，基質ステロイドの4位と6位の先には空間が広がり，基質が活性部位へアクセスするためのチャネルとなっている．複合体結晶構

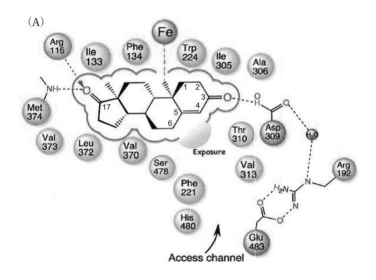

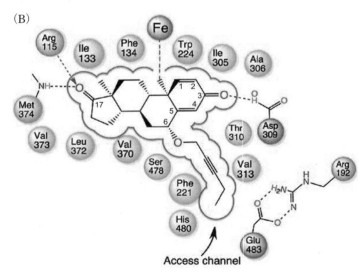

図4.41　複合体結晶構造に基づいたアロマターゼとリガンドの相互作用
（A）アンドロステンジオンとの複合体，（B）新規阻害剤との複合体
(*J. Med. Chem.*, Vol. 55, p. 8464 (2012))

造を基にして，アンドロスタ-1,4-ジエン-3,17-ジオンの6位に2-アルキニルオキシ基が置換した複数の誘導体がデザインされ，そのいくつかにエキセメスタンよりも強い結合親和性と乳がん細胞増殖抑制作用が認められた．活性が強い新規阻害薬との複合体の結晶構造も解かれ（図4.41(B)），6位から延びた置換基がチャネル部分の空間を占有して，酵素と有効に相互作用していることが示された．アロマターゼの結晶構造が報告されて以降，複数の研究グループにより次世代のアロマターゼ阻害薬の創薬研究が精力的に行われている．医薬品の標的となる生体分子やその複合体の三次元構造が明らかにされると，リガンド分子との相互作用だけでなく，反応機構や作用機序に関する詳細な知見が得られ，その生体分子を標的とする創薬研究が活性化される．

参考文献

1) J. McMurry, T. Begley 著，長野哲雄 監訳 （2007） マクマリー生化学反応機構−ケミカルバイオロジー理解のために−，東京化学同人

2) J. McMurry, M. Castellion 著，菅原二三男 監訳 （2002） マクマリー生物有機化学 II 生化学編，丸善

3) J. McMurry 著，柴崎正勝，岩澤伸治，大和田智彦，増野匡彦監訳 （2009） マクマリー有機化学−生体反応へのアプローチ−，東京化学同人

4) 相本三郎，赤路健一著 （2002） 生体分子の化学，化学同人

5) 赤路健一，福田常彦著 （2008） 生命系の基礎有機化学，化学同人

6) 赤路健一著 （2015） 薬と生体の相互作用，京都廣川書店

7) 橋本祐一，村田道雄編著 （2012） 生体有機化学，東京化学同人

8) 長澤寛道著 （2008） 生物有機化学，東京化学同人

9) 樹林千尋，秋葉光雄共著 （2004） 新版ライフサイエンスの有機化学，三共出版

10) 山川浩司編 （1994） 有機薬品製造化学，廣川書店

11) 樹林千尋，田口武夫，長坂達夫編 （2001） 有機医薬品合成化学，廣川書店

12) D. Ghosh *et al.* （2012） *Journal of Medicinal Chemistry* **55**, 8464

第2編
医薬品各論

　本編では，各種医薬品が開発された歴史的経緯，医薬品が作用する生体分子，及び医薬品の構造的特徴などを学ぶ．第1編の医薬化学の知識を礎として創られた医薬品を，化学的な因子（パーツ）に分解し，それらの生体分子への作用について具体的に学ぶ．各種医薬品は，薬理学及び薬物治療学との関連性を理解しやすいよう分類した．

5 自律神経系に作用する医薬品

　自律神経系 autonomic nervous system に作用する医薬品は，神経伝達物質であるノルアドレナリン，アセチルコリンの作用を直接あるいは間接的に，促進又は抑制（遮断）するものである．神経伝達物質及びその受容体の作用や機能の確立を契機として自律神経の薬理学は長足の進歩をとげている．その結果，多くの自律神経作用薬が臨床の現場において用いられるようになった．

5.1　自律神経

　自律神経は自分の意思ではコントロールできない不随意神経であり，内臓や血管などの器官において，呼吸，消化，吸収，循環，代謝，排泄，体温維持などの生命維持に関わる機能を意識外で調整することにより身体のホメオスタシスを保つはたらきをしている．

　自律神経は交感神経系 sympathetic nervous system と副交感神経系 parasympathetic nervous system とから成り，支配器官に対して興奮と抑制という二重拮抗によってコントロールされている．

　交感神経は，運動や興奮時に優位にはたらき，心機能亢進（心拍数増加，心収縮力増大），気管支拡張，瞳孔散大，血圧の上昇など緊張した状態になる．また，消化管運動や排尿運動は抑制される．それに対して副交感神経は，安静時，睡眠時，摂食時に優位にはたらき，身体をゆったりと休息させる方向にコントロールされている．結果として心機能低下，気管支収縮，瞳孔縮小，血圧の降下が起きるが，消化管運動，消化液分泌，排尿機能では促進が見られる（図5.1）．

　自律神経は中枢神経（脳，脊髄）を出たあと直接，その支配器官にいたるのではなくて，2回のシナプス synapse（図5.2）といわれる間隙を経て支配器官にいたる．最初のシナプスまでの神経線維を節前線維といい，最初のシナプスから次のシナプスまでの神経線維を節後線維という（図5.1）．自律神経ではシナプス前部のシナプス小胞から放出される神経伝達物質によりシナプス後部へと伝達されていく．交感神経では，最初のシナプスでの化学伝達物質はアセチルコリン acetylcholine であるが，節後線維と臓器間のシナプスの神経伝達物質はノルアドレナリン noradrenaline である．ただし，汗腺を支配器官とする交感神経の節後線維と汗腺間のシナプスにおける神経伝達物質はアセチルコリンである．また，副腎髄質からは主としてアドレナリン

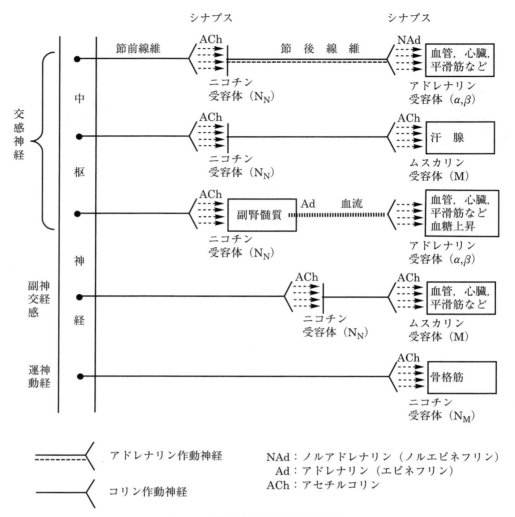

図 5.1 自律神経と神経伝達物質

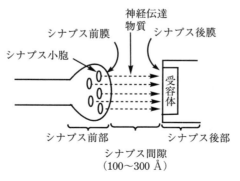

図 5.2 シナプス

aderenaline が分泌され血流によって支配下器官へと運ばれる．一方，副交感神経では節前及び節後線維いずれのシナプスにおいても神経伝達物質はアセチルコリンである．

5.2 交感神経作用薬

5.2.1 カテコールアミンの生合成と代謝

　ノルアドレナリンは，L-チロシン L-tyrosine を出発原料として，図5.3 に示すような経路により生合成されている．L-チロシンは水酸化酵素により3位に水酸基が導入されカテコール環をもった L-ドパ L-dopa に変換される．その後，脱炭酸してドパミン dopamine となり，キラリティーをうしなう．アミノ基の β 位が立体選択的に水酸化されてノルアドレナリンとなり，ベンジル位炭素が不斉炭素となる．その後，副腎髄質などでアミノ基がメチル化されアドレナリンが生合成される．ノルアドレナリンは交感神経の主要な神経伝達物質であり，シナプス前部のシナプス小胞に貯蔵される．ドパからの一連の化合物は，2つの炭素原子を介してカテコール環とアミノ基が結合したカテコールアミン catecholamine を基本骨格としている．

　シナプス小胞から放出したカテコールアミン系神経伝達物質は，その大部分がシナプス小胞に再び取り込まれて再利用される．しかしその一部は，カテコール-O-メチル転移酵素（catechol-O-methyltransferase：COMT）により3位の水酸基が選択的に O-メチル化されるが，またモノアミン酸化酵素（monoamine oxidase：MAO）によりアミノ基の酸化的脱離反応によるアルデヒドに変換されることで不活性化される（図5.4）．

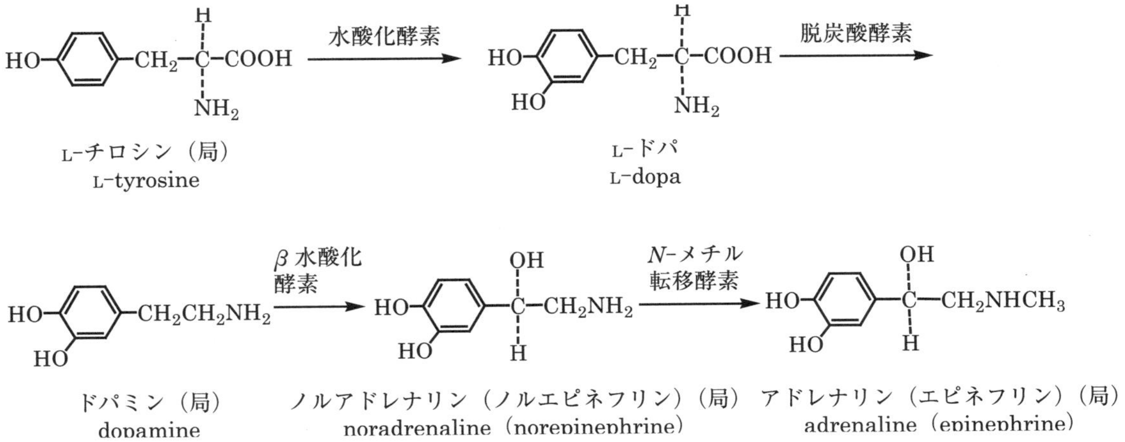

図5.3　アドレナリンの生合成経路

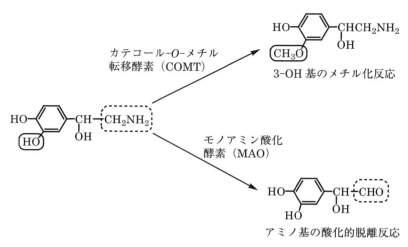

図 5.4 ノルドレナリンの代謝

5.2.2 アドレナリン受容体の作用

シナプス小胞から放出されたノルアドレナリンは，シナプスや効果器に存在するアドレナリン受容体と結合する．この受容体には α 受容体 α-adorenoceptor と β 受容体 β-adorenoceptor がある．α 受容体は，さらに $α_1$ と $α_2$ 受容体のサブタイプに，また β 受容体は $β_1$，$β_2$，$β_3$ 受容体のサブタイプに分類される．

$α_1$ 受容体は，血圧の上昇，瞳孔散大などの作用を引き起こす．$α_2$ 受容体は，シナプス小胞からのノルアドレナリンやアドレナリンの遊離を抑制するとともに，遊離したノルアドレナリンやアドレナリンのシナプス小胞への再取り込みを促進する．$β_1$ 受容体は，主として心機能亢進を，$β_2$ 受容体は気管支平滑筋拡張を示す．また，$β_3$ 受容体は脂質代謝を制御する．それぞれの受容体の代表的な分布組織と発現する作用を表 5.1 に示す．

表 5.1 アドレナリン α 及び β 受容体の分布する代表的組織と機能

受容体サブタイプ	おもに分布する組織	おもな機能
$α_1$	血管，膀胱	血管平滑筋収縮，瞳孔散大，前立腺収縮，膀胱括約筋収縮，腸管平滑筋弛緩
$α_2$	交感神経シナプス前部	神経伝達物質の遊離量抑制，血小板凝集
$β_1$	心臓	心機能亢進（心拍数増加，心収縮力増大），子宮平滑筋弛緩，脂肪分解活性化
$β_2$	気管支，血管	気管支平滑筋拡張，血管平滑筋の拡張
$β_3$	脂肪細胞	脂肪代謝及び糖代謝の亢進

5.2.3 カテコールアミン類に関する医薬品の構造的特徴

　アドレナリンなどのカテコールアミン類の構造は（1）アミノ基，（2）エチレン部，（3）カテコール環という3つの部分（図5.5）に分けて考えることができる．

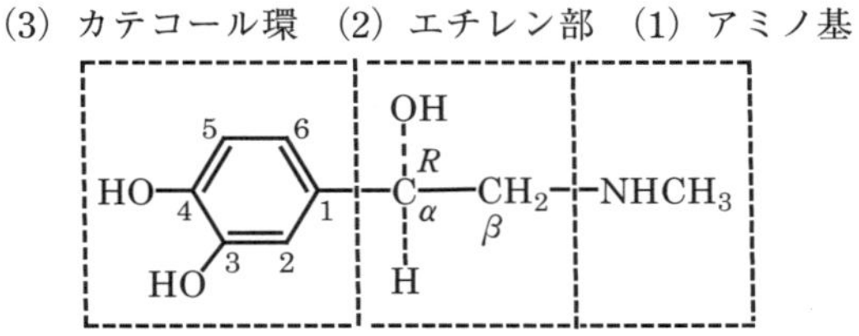

（3）カテコール環　（2）エチレン部　（1）アミノ基

図5.5　アドレナリンの3つの部分構造

（1）アミノ基の置換基がかさ高くなるとβ作用が強くなり，α作用が弱くなる．

　アミノ基に置換基をもたないノルアドレナリンはα受容体に対する親和性が強く，血管平滑筋を収縮し血圧を上昇させるが，β_2受容体への親和性が弱いために気管支平滑筋の拡張はほとんど示さない．それに対してアミノ基にメチル基が結合したアドレナリンはα受容体とβ受容体の両方に対して強い親和性をもつため，それらに由来する多様な作用が発現する．また，アミノ基の窒素原子にかさ高いイソプロピル基が結合したl-イソプレナリン（l-イソプロテレノール）は，α受容体への親和性が弱くなり，β受容体への親和性が強くなることから心機能亢進，気管支平滑筋の拡張が強く発現する（図5.6）．

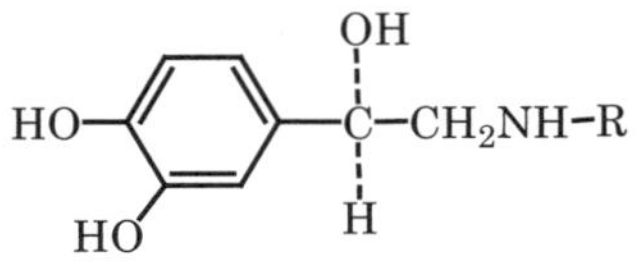

R＝H：ノルアドレナリン（ノルエピネフリン）
R＝CH$_3$：アドレナリン（エピネフリン）
R＝CH(CH$_3$)$_2$：l-イソプレナリン（l-イソプロテレノール）

図5.6　カテコールアミン類の窒素原子の置換基

（2）エチレン部の水酸基を除去するとほとんど活性は示さなくなる．また，水酸基の結合した炭素原子はS配置よりもR配置の方が活性が強い．

　気管支拡張作用に関してはS配置よりもR配置の活性がアドレナリンで45倍，イソプロテレノールで800倍強い活性を示す．

（3）カテコール環の3，4位の水酸基を除去すると交感神経由来の作用は弱くなる．また，4位の水酸基を除去したものはα_1受容体に高い親和性を示すものが多い．

　カテコール環の4位水酸基のないフェニレフリンはα_1受容体に対する親和性が高く，心臓，気管支あるいは末梢血管のβ受容体にほとんど作用しない．アミノ基の窒素原子の置換基がメチル基よりもかさ高いエチル基が結合したエチレフリンはβ受容体に対する親和性も示す（図5.7）．

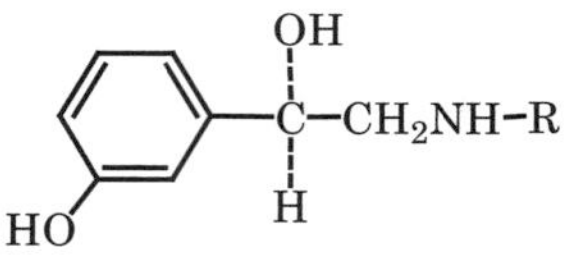

$R = CH_3$：フェニレフリン

$R = CH_2CH_3$：エチレフリン

図 5.7　4 位水酸基をもたない医薬品

5.3　交感神経興奮薬（アドレナリン作用薬)

　交感神経を刺激したときと類似の効果を示す薬物を交感神経興奮薬（アドレナリン作用薬）sympathomimetic agents（adrenergic agents）と呼ぶ．交感神経興奮薬は，アドレナリン受容体に直接作用するアドレナリン α 作動薬 adrenergic α agents 及びアドレナリン β 作動薬 adrenergic β agents と，交感神経終末に作用してノルエピネフリンの遊離を促す間接作用型アドレナリン α 作動薬 indirect action type of adrenergic α agents がある．

5.3.1　アドレナリン α 受容体作動薬

　フェニレフリン塩酸塩及びミドドリン塩酸塩は，血管平滑筋を収縮し血圧上昇作用を示すアドレナリン α_1 作動薬である（図 5.8）．これらはカテコール環をもたず COMT による不活性化を受けない．また，カテコール環に起因する酸化を受けないので作用の持続性があり内服投与が可能である．ミドドリンはプロドラッグであり生体内で活性体となり，選択的 α_1 受容体刺激作用により心臓及び脳血管系に作用することなく末梢血管を緊張，収縮させ血圧上昇作用を示す．ドロキシドパは，生体内でノルアドレナリンに変換されることにより血圧上昇を示す経口投与可能な昇圧薬である．また，脳内に移行し，脳内ノルアドレナリンを回復させることからパーキンソン病の治療薬としても用いられる（7.8.2 参照）．ナフタレン環とイミダゾリン環をもつナファゾリン塩酸塩は，α_1 受容体選択的作用薬であり，鼻の充血，鼻炎，結膜炎などに局所血管収縮薬として点鼻，点眼又は噴霧として使用されている．グアニジンを部分構造にもつクロニジン塩酸塩，グアナベンツ酢酸塩は中枢の α_2 受容体選択的作用薬であり，ノルアドレナリンの遊離を抑制する．そのため血圧の降下をもたらすので高血圧治療薬として用いられている（10.4.3 参照）．また，メチルドパ水和物はドパ脱炭酸酵素により α-メチルドパミンを経由して α_2 受容体の選択的アゴニストである α-メチルノルアドレナリンになることで降圧作用を示す．

5.3.2　アドレナリン β 受容体作動薬

　イソプレナリン塩酸塩は β 受容体に選択的に高い親和性を示すことから，気管支平滑筋に多く存在する β_2 受容体を活性化し，気管支を拡張する作用があり気管支喘息の治療として用いられている．しかし，イソプレナリン塩酸塩には β_2 作用としての気管支平滑筋拡張のほか，β_1 作

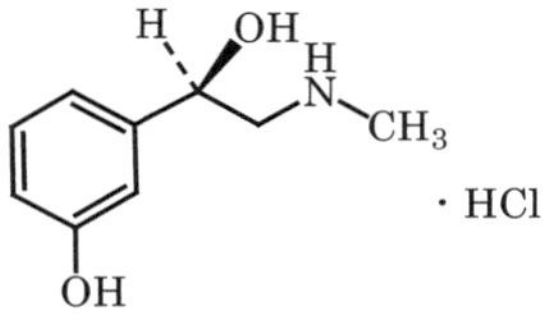

第 5 章　自律神経系に作用する医薬品　　　*111*

フェニレフリン塩酸塩（局）
phenylephrine hydrochloride

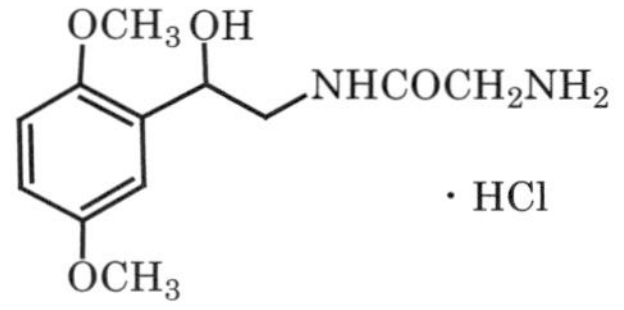

ミドドリン塩酸塩
midodrine hydrochloride

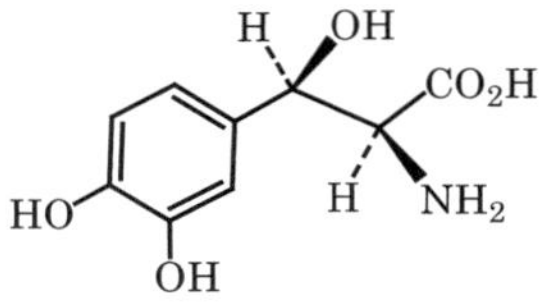

ドロキシドパ（局）
droxidopa

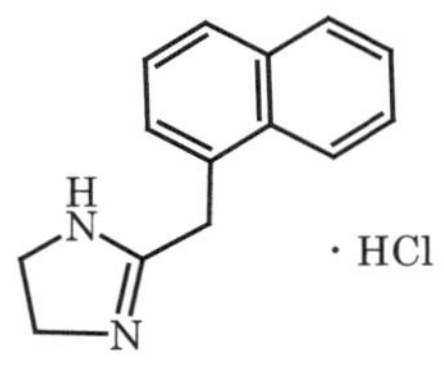

ナファゾリン塩酸塩（局）
naphazoline hydrochloride

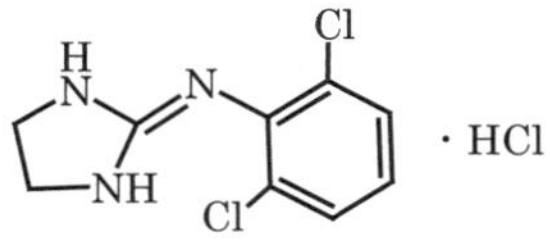

クロニジン塩酸塩（局）
clonidine hydrochloride

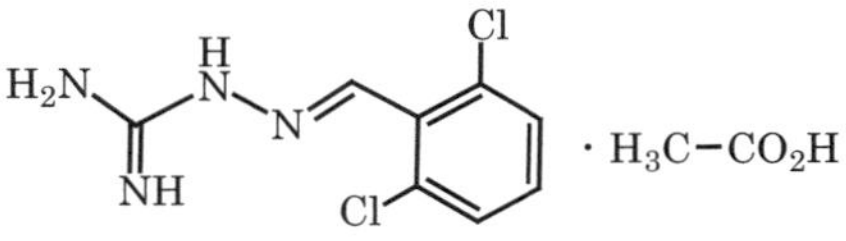

グアナベンツ酢酸塩（局）
guanabenz acetate

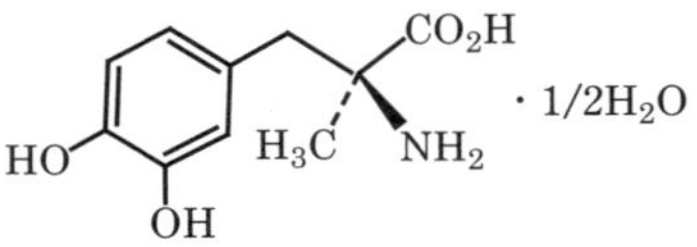

メチルドパ水和物（局）
methyldopa hydrate

図 5.8　アドレナリン α 作動薬

用による心機能亢進作用もある．また，その基本骨格がカテコールアミンであるため COMT に
よりすみやかに不活性化されるため吸入でしか投与できず，その持続時間が短いという欠点も
もっている．そこで，カテコール環部分の 3 位の水酸基に代えて，水素結合能力をもつ $-CH_2OH$,
$-NHCHO$ という置換基を導入したサルブタモール硫酸塩，ホルモテロールフマル酸塩水和物な
どの長時間作用型の気管支喘息の治療薬が開発されている（図 5.9）．さらに，テルブタリン硫
酸塩はベンゼン環 3 位と 5 位に 2 個の水酸基をもつが，カテコール環ではないので COMT の作
用は受けない．また，プロカテロール塩酸塩水和物もカテコール環ではなく，ベンゼン環を複素
環のキノリン環で置き換えた構造である．これらはいずれも β_2 作用のほうが β_1 作用よりも強く，
持続性もよいので経口投与可能な気管支平滑筋拡張薬である．その後，フェノール性水酸基をも
たないクレンブテロール塩酸塩，ツロブテロールが高い β_2 選択性をもち，持続性のある薬物と
して登場した．トリメトキノール塩酸塩水和物は側鎖を環化したという特徴をもつ気管支拡張薬
である．サルメテロールキシナホ酸塩も β_2 選択性をもち，長い側鎖をもたせることにより作用
時間を長くしている．また，リトドリン塩酸塩は子宮に存在する β_2 受容体を刺激し，子宮の筋
肉（平滑筋）を弛緩させることができ，子宮の収縮による切迫流産・切迫早産の予防薬として使
われている．一方，カテコールアミンのアミノ基にかさ高い置換基を導入したドブタミン塩酸塩
は β_1 を特異的に刺激する薬物であり，強い心機能亢進作用があり急性循環不全における収縮力
増強に適用されている（図 5.9）．同様に，デノパミンは経口可能な強心薬である．

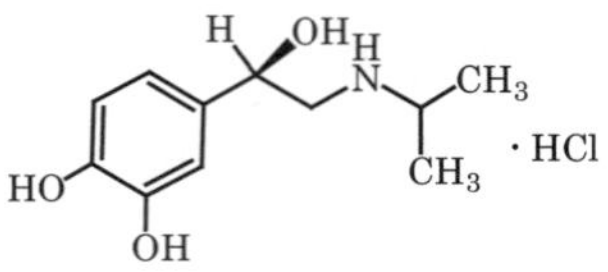

l-イソプレナリン塩酸塩（局）
l-isoprenaline hydrochloride

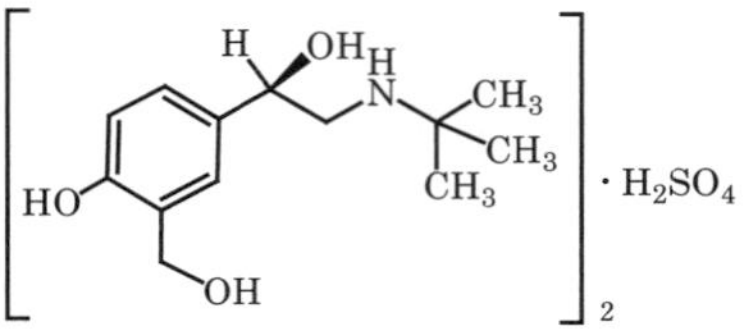

サルブタモール硫酸塩（局）
salbutamol sulfate

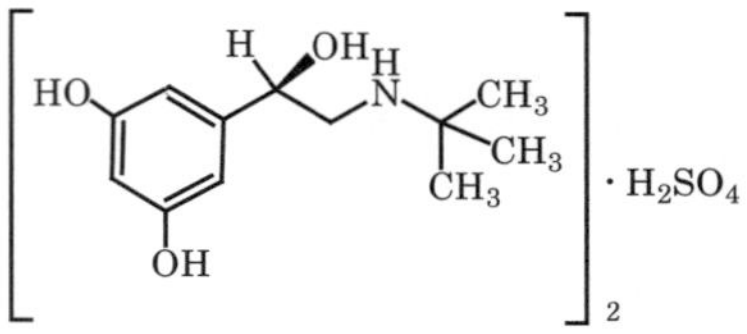

及び鏡像異性体
テルブタリン硫酸塩（局）
terbutaline sulfate

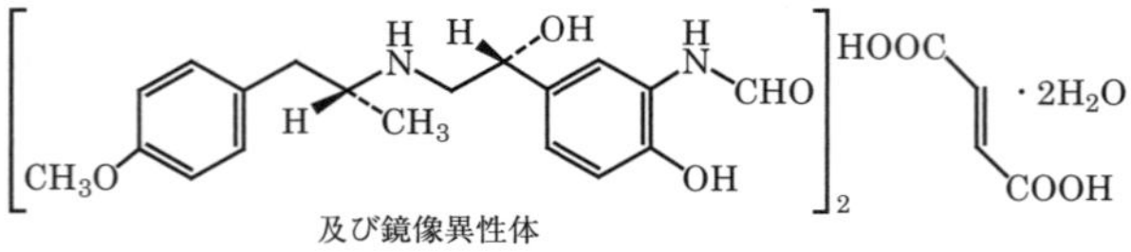

及び鏡像異性体
ホルモテロールフマル酸塩水和物（局）
formoterol fumarate hydrate

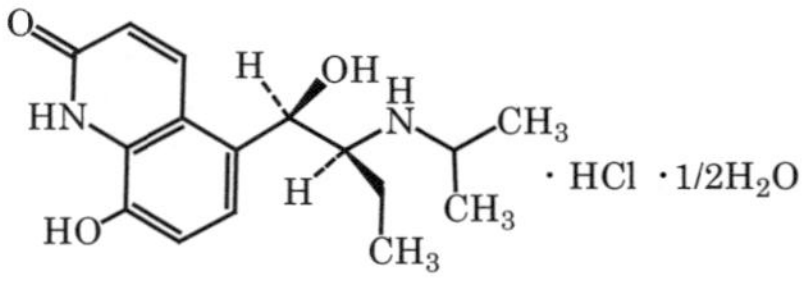

及び鏡像異性体
プロカテロール塩酸塩水和物（局）
procaterol hydrochloride hydrate

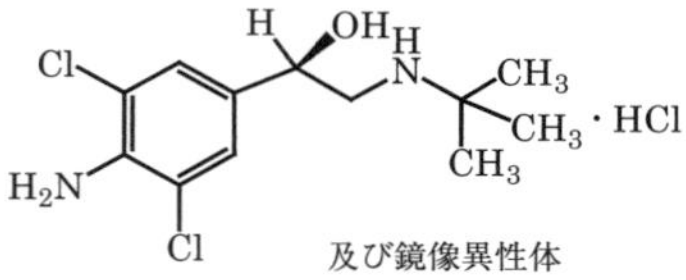

及び鏡像異性体
クレンブテロール塩酸塩（局）
clenbuterol hydrochloride

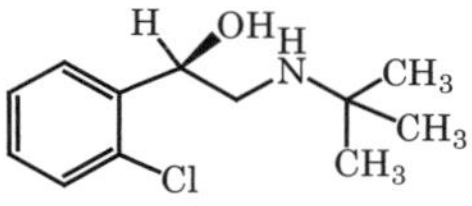

及び鏡像異性体
ツロブテロール（局）
tulobuterol

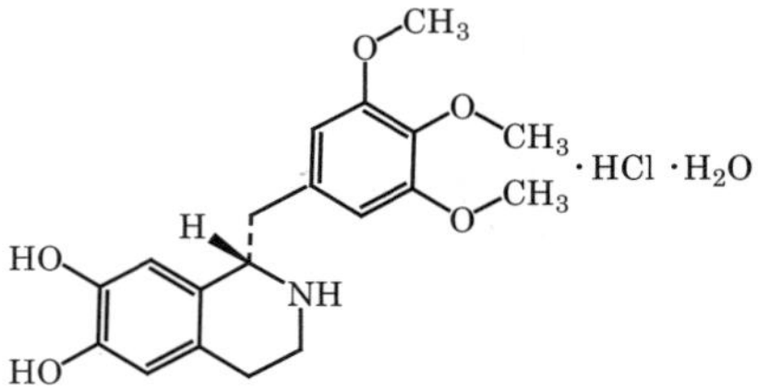

トリメトキノール塩酸塩水和物（局）
trimetoquinol hydrochloride hudrate

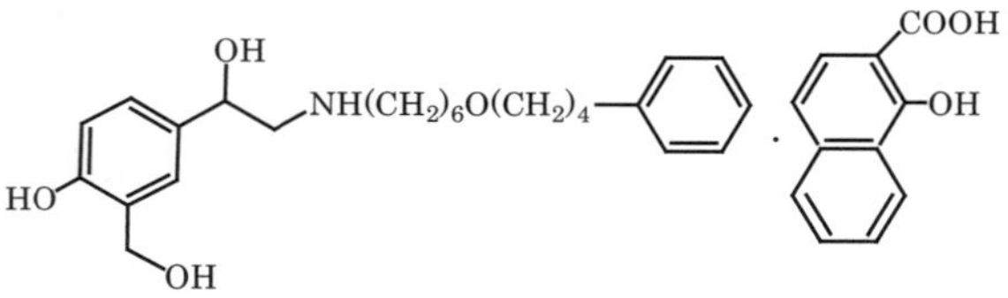

サルメテロールキシナホ酸塩
salmeterol xinafoate

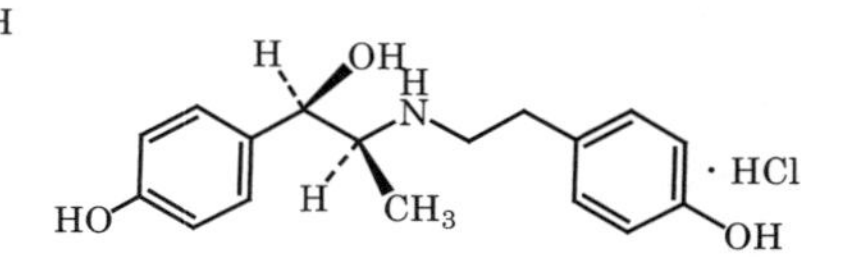

及び鏡像異性体
リトドリン塩酸塩
ritodrine hydrochloride

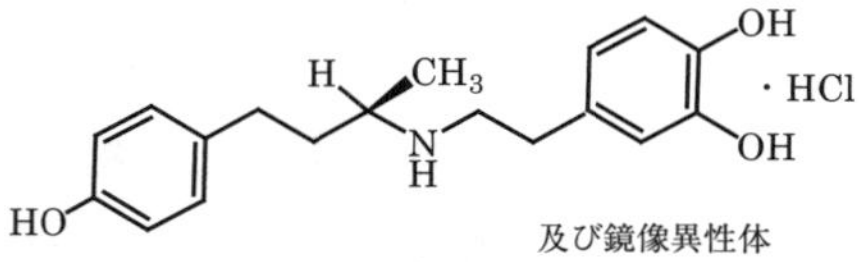

及び鏡像異性体
ドブタミン塩酸塩（局）
dobutamine hydrochloride

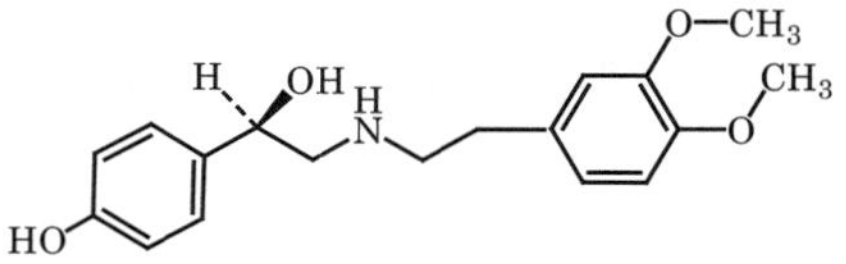

デノパミン
denopamine

図 5.9　アドレナリン β 作動薬

5.3.3 間接作用型アドレナリン α 作動薬

　1885 年，長井長義によってマオウ *Ephedra sinica* から単離されたアルカロイドのエフェドリンは，アドレナリン受容体に直接はたらくだけでなく交感神経節後線維のシナプス前部に存在するシナプス小胞からノルアドレナリンを遊離させることにより間接的に交感神経を刺激する作用もあることから間接作用型アドレナリン α 作用薬と呼ばれている．また，エフェドリンはベンゼン環上に水酸基をもたないフェニルエチルアミン型であるので COMT などの酵素によって分解されず，カテコール環を有しないため酸化されにくく安定な化合物であり，経口投与が可能であるが，血液脳関門を通過し中枢興奮作用を示す．さらに，アミノ基に隣接する炭素上のメチル基の立体障害により MAO で代謝されにくい点も特徴である．

　エフェドリンは分子内に 2 個の不斉炭素原子を有することから 4 種の立体異性体が存在する．その中では薬局方収載の *l*-エフェドリン（エリトロ体）が，もっとも気管支平滑筋 β 受容体刺激による強い気管支拡張作用を示し，気管支喘息や急性及び慢性気管支炎などに用いられる（図5.10）．メチルエフェドリン塩酸塩はエフェドリンと類似の気管支拡張作用を示すが，エフェドリンに見られるような心悸亢進，不眠，頭痛などの副作用が少ないため，気管支拡張薬として現在でもよく用いられている．アンフェタミンやメタンフェタミンは，間接作用型アドレナリン α 作用薬であり，覚せい剤として指定されている（図5.10，7.10.1 参照）．

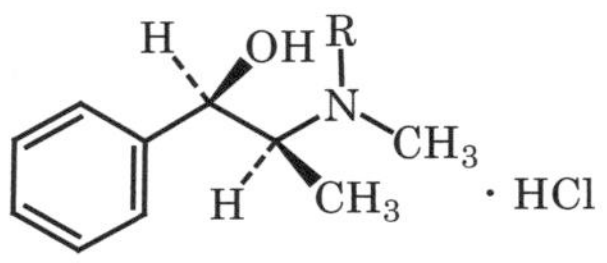

R = H：エフェドリン塩酸塩（局）
ephedrine hydrochloride

R = CH₃：メチルエフェドリン塩酸塩（局）
methylephedrine hydrochloride

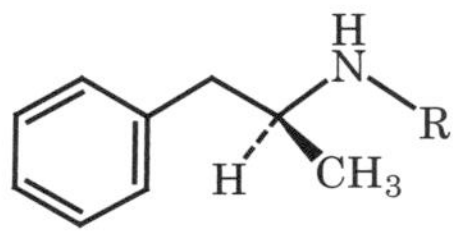

R = H：アンフェタミン
amphetamine

R = CH₃：メタンフェタミン
methamphetamine

図 5.10　間接型アドレナリン α 作動薬

5.4　交感神経遮断薬（抗アドレナリン作用薬）

　交換神経節後線維終末のシナプスのアドレナリン受容体において，神経伝達物質ノルアドレナリンと競合的に拮抗してアドレナリン受容体と相互作用することにより遮断効果を現す薬物を交感神経遮断薬（抗アドレナリン作用薬）sympatholytic agents（antiadrenergic agents）という．交感神経遮断薬は，アドレナリン α 受容体拮抗薬（α 遮断薬）α-adrenoceptor blockers（α-blockers）とアドレナリン β 受容体拮抗薬（β 遮断薬）β-adrenoceptor blockers（β-blockers）がある．

5.4.1 アドレナリン α 受容体拮抗薬（α 遮断薬）

キナゾリン誘導体のプラゾシン塩酸塩は血管平滑筋におけるシナプス後膜の α_1 受容体を選択的に遮断し，末梢血管を拡張させるため降圧作用を示す．この医薬品は，シナプス前膜の α_2 受容体にはほとんど作用しないので，過剰のノルアドレナリンの放出を起こさない．さらに，α_2 遮断作用がないので α 遮断薬を降圧の目的で用いたときに見られる頻脈など心臓への副作用や気管支への影響がないすぐれた高血圧治療薬である（10.2.7 参照）．その後，キナゾリン誘導体ではテラゾシン塩酸塩水和物，ドキサゾシンメシル酸塩などが，フェニルピペラジン誘導体ではウラピジルが開発された．これらはいずれも高血圧治療薬として使用されている（図 5.11）．

また，タムスロシン塩酸塩，ナフトピジル，シロドシンは前立腺や膀胱に多く存在する α_1 受容体を遮断して，尿道の締め付けを解除し排尿を改善する前立腺肥大症の治療薬としても使用されている．

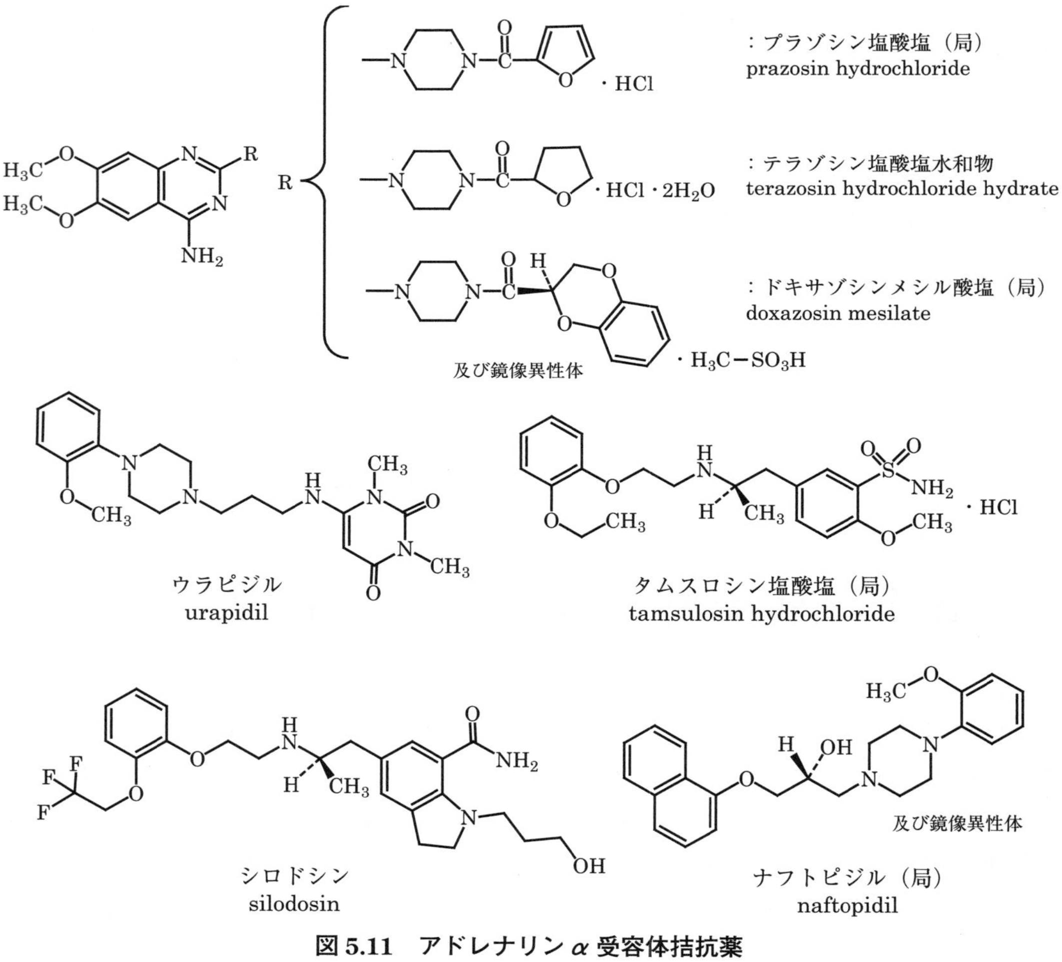

図 5.11 アドレナリン α 受容体拮抗薬

5.4.2 アドレナリン β 受容体拮抗薬（β 遮断薬）

強力な β 作用をもつイソプレナリンのカテコール部の 2 つの水酸基をクロロ基に代えて脂溶性を高くしたジクロロイソプレナリンは，気管支平滑筋に対する作用（β_2 作用）を示さず，β_1 作用に基づく心拍数増加に対する抑制的作用を示した．しかし，β 受容体に対する作動薬としての作用も一部併せもっていたことから医薬品としては開発されなかった．その後，このジクロロフェニル基を β-ナフチル基に代えたプロネタロールに β 遮断作用が見出され，初のアドレナリンβ 受容体拮抗薬として市販された．しかし，プロネタロールには中枢神経系への副作用が頻発し，胸腺腫瘍も認められたため使用が停止された．

α-ナフチル基とエタノールアミンとの間に –OCH$_2$– 基を挿入することにより，プロネタロールより 10〜20 倍強力な β 遮断作用を有するプロプラノロールが発見された（図 5.12）．この成功に刺激され，アリルオキシプロパノールアミン骨格 ［Ar-OCH$_2$CH(OH)CH$_2$NH-R］ を有するピンドロールやカルテオロールなどのアドレナリン β 遮断薬が相次いで開発された（資料 5.4.2-1参照）．β 遮断薬は心収縮力や心拍出量を抑制することから，不整脈，狭心症（β_1 遮断による心臓の酸素消費量減少）及び高血圧の治療薬として利用される（10.2.6, 10.4.3, 10.5.2 参照）．一般式中の Ar は芳香環であり，窒素原子上の置換基 R としてはイソプロピル基や t- ブチル基を有するものが多い．また，側鎖にアルコール性水酸基が必要である点はカテコールアミン系 β 作用薬と構造的に共通している．これらの β 遮断薬には 1 個の不斉炭素が含まれる．S 体が強い β 遮断作用を示す．プロプラノロールの場合，S 体は R 体の約 100 倍活性が高い（図 5.12）．しかし，市販されている β 遮断薬は，そのほとんどがラセミ体である．アリルオキシプロパノールアミン骨格を有するものの中で，プロプラノロール塩酸塩やピンドロールは β_1 及び β_2 両受容体を非選択的に遮断するため喘息患者への投与は禁忌である．一方，ベンゼン環パラ位に置換基を導入したアテノロールとメトプロロール酒石酸塩は β_1 受容体の選択的遮断薬として開発されており安全性が改善されている（図 5.13）．チモロールマレイン酸塩は毛様体上皮の β_2 受容体を遮断して房水の産生を減少させ，眼圧を下げることにより，緑内障や高眼圧症の症状改善に用いられる．

フェネチルアミンタイプのアミノエタノール構造 ［Ar-CH(OH)-CH$_2$-NHR］ を有するラベタロール塩酸塩，アロチノロール塩酸塩，アモスラロール塩酸塩，カルベジロールは，β 受容体遮断作用だけでなく α_1 受容体遮断作用も併せもつ薬物である．β_1 遮断作用に基づく心機能抑

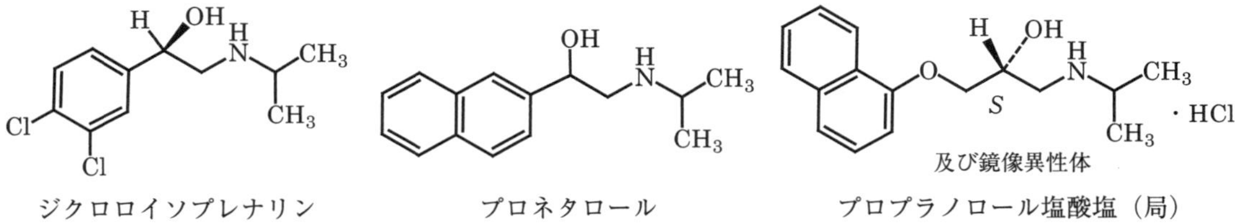

ジクロロイソプレナリン
dichloroisoprenaline

プロネタロール
pronethalol

プロプラノロール塩酸塩（局）
propranolol hydrochloride

図 5.12　プロプラノロール

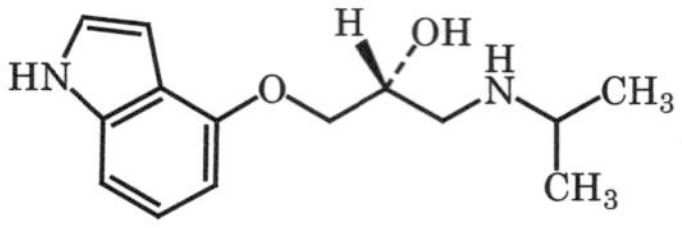

116　　第2編　医薬品各論

ピンドロール（局）
pindolol

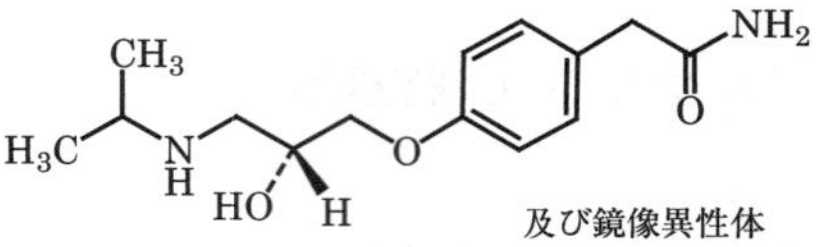

及び鏡像異性体

アテノロール（局）
atenolol

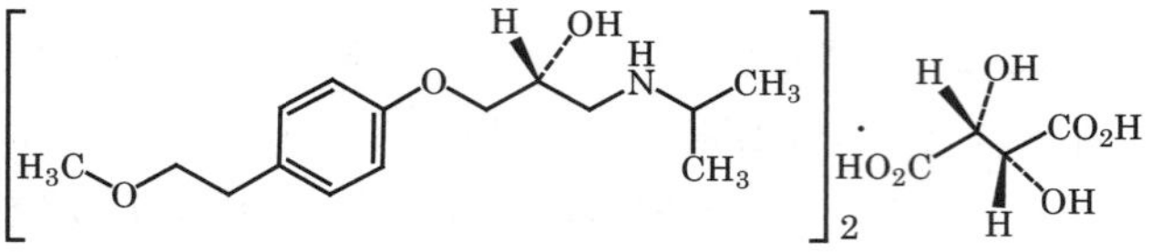

及び鏡像異性体

メトプロロール酒石酸塩（局）
metoprolol tartrate

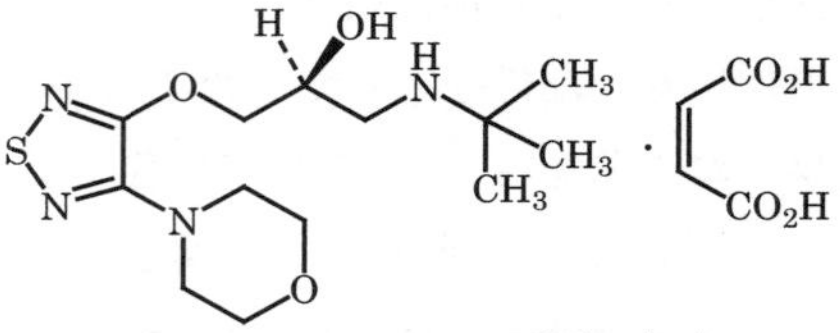

チモロールマレイン酸塩（局）
timolol maleate

図5.13　アドレナリン β 受容体拮抗薬

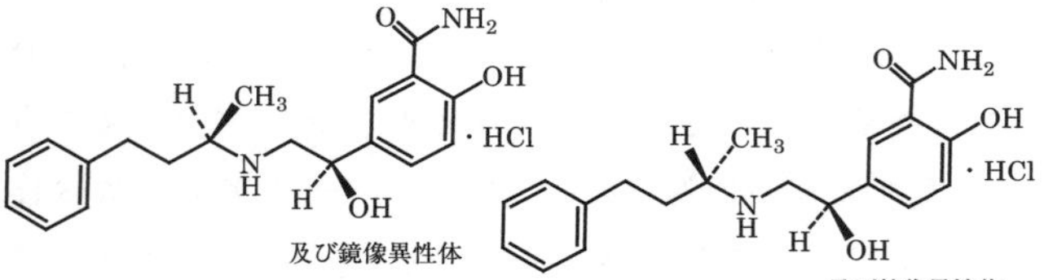

ラベタロール塩酸塩（局）
labetalol hydrochloride

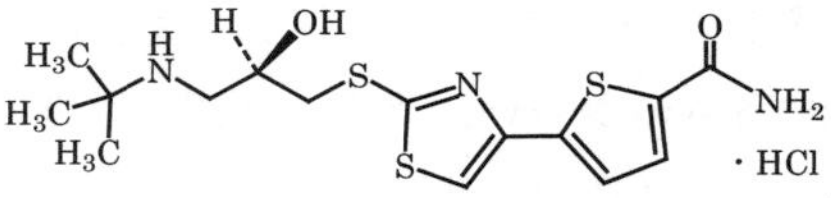

及び鏡像異性体

アロチノロール塩酸塩（局）
arotinolol hydrochloride

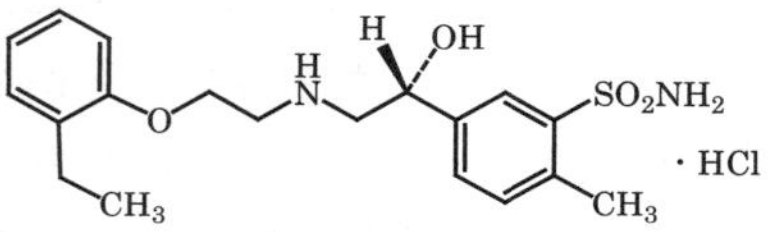

及び鏡像異性体

アモスラロール塩酸塩（局）
amosulalol hydrochloride

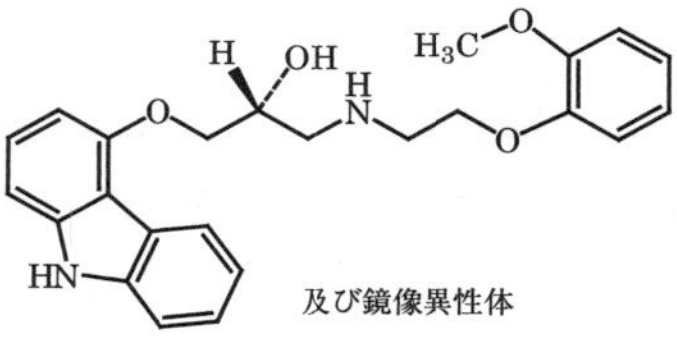

及び鏡像異性体

カルベジロール（局）
carvedilol

及び鏡像異性体

図5.14　アドレナリン α, β 受容体拮抗薬

制効果に加えて，α_1遮断による末梢血管拡張作用を有する高血圧の治療薬でありアドレナリン α, β-受容体遮断薬と呼ばれている．ラベタロールは2つの不斉炭素をもつため4つの立体異性体が存在し，それぞれ活性が異なるが臨床的にはそれらの立体異性体の混合物が使用されている（図5.14）.

5.5　副交感神経作用薬

5.5.1　アセチルコリンの生合成と代謝

アセチルコリン（ACh）はコリン作動神経末端で，コリンアセチルトランスフェラーゼ（ChAT：choline acetyltransferase）の作用によってコリンとアセチルCoAより生合成される（図5.15）．シナプス小胞に貯蔵され，必要に応じて神経末端からシナプス間隙に遊離される．シナプス間隙に存在するAChはコリンエステラーゼ（ChE：cholinesterase）によってコリンと酢酸に分解されて不活性化される．コリンは神経末端に再び取り込まれ，アセチルコリンの生合成に利用される．

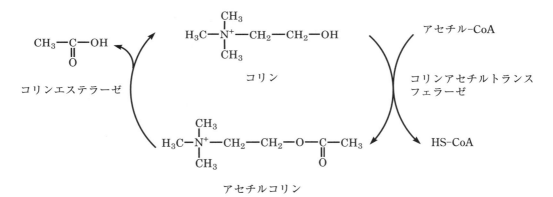

図5.15　アセチルコリンの生合成と代謝

5.5.2　アセチルコリンの受容体の作用

副交感神経の節後線維や自律神経節などにおける神経伝達物質はアセチルコリン（ACh）である．遊離されたアセチルコリンは，タバコアルカロイドであるニコチンによく似た作用を引き起こすニコチン受容体とベニテングダケのアルカロイドであるムスカリンと類似の作用を誘発するムスカリン受容体の2種類の受容体を活性化する．

Gタンパク質共役型受容体であるムスカリン性受容体にはサブタイプM_1〜M_5があり，イオンチャネル型受容体であるニコチン性受容体には筋肉型ニコチン受容体muscle-type nicotinic receptor（N_M）と神経型ニコチン受容体neuronal-type nicotinic receptor（N_N）がある．これらの受容体がおもに分布する代表的組織とおもな機能を表5.2に記した．ここではムスカリン性受容体については代表的サブタイプM_1〜M_3のみを示す．

表 5.2　アセチルコリン受容体の分布と機能

受容体の種類	受容体サブタイプ	おもに分布する組織	おもな機能
ムスカリン性	M_1	中枢神経系（大脳皮質，海馬）自律神経節，分泌細胞	記憶や学習，胃酸分泌促進
	M_2	心臓，副交感神経終末，平滑筋	心臓機能抑制，Ach 遊離自己抑制
	M_3	平滑筋，外分泌腺，血管内皮細胞	平滑筋収縮，腺分泌促進，血管平滑筋弛緩
ニコチン性	筋肉型（N_M）	神経筋接合部	筋肉収縮
	神経型（N_N）	自律神経節（交感神経と副交感神経），副腎皮質	心拍数低下，血圧上昇，副腎皮質からのアドレナリン分泌

5.5.3　アセチルコリンの構造的特徴

　アセチルコリンは溶液中において，比較的自由度が高く，多くのコンホメーションをとれるが，その中で安定なコンホメーションとして *anti* 型と *syn* 型とがある（図 5.16）．アセチルコリン受容体との相互作用においては，アセチルコリンの非共有電子対を有する酸素や窒素原子と窒素陽イオンとの空間配置が重要になってくる．*anti* 型コンホメーションではムスカリンと，*syn* 型コンホメーションではニコチンとその空間配置がほぼ一致していることから，この 2 つのコンホメーションでそれぞれムスカリン性受容体，ニコチン性受容体と相互作用していると考えられている．

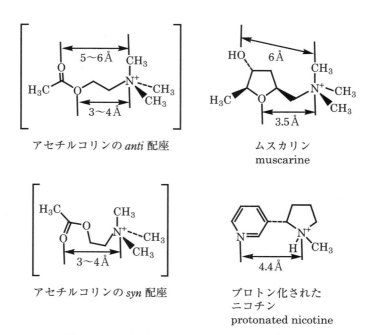

図 5.16　アセチルコリンのコンホメーション

第 5 章　自律神経系に作用する医薬品　　**119**

5.6　副交感神経興奮薬（コリン作用薬）

　副交感神経を刺激（興奮）したときに見られる効果と同様の薬理作用を引き起こす薬物を副交感神経作用薬 parasympathomimetic agents（cholinergic agents）といい，直接アセチルコリン受容体と結合して作用するコリンエステル類 choline esters，コリン作動性アルカロイド類 alkaloids of choline action，及びコリンエステラーゼ阻害薬 cholinesterase inhibitors に分類することができる．

5.6.1　コリンエステル類

　コリンエステラーゼによる加水分解を受けにくくするようにアセチルコリンの化学構造を修飾したものをコリンエステル類という．メタコリン塩化物はアセチルコリンの窒素原子の β 位にメチル基を導入することで，立体障害によりコリンエステラーゼによる加水分解を受けにくくしたものである．メタコリンの鏡像体のうち高活性を示す異性体の絶対配置は S 体であり，R 体に比べ約 240 倍も活性が高い．カルバコール塩化物はエステルではなくカルバメート（$-OCONH_2$）である．アミノ基からの電子供与によってカルボニル炭素の求電子性が低下して，コリンエステラーゼによる加水分解を受けにくくしたものであり，作用持続性が認められている．図 5.17 に示すようにメタコリンとカルバコールの両方の構造を組み合わせたのがベタネコール塩化物であり，さらに加水分解されにくくなっていて，ムスカリン様作用のみを示す．消化管及び膀胱平滑筋に作用し，手術後など麻痺した胃，腸管を刺激しその運動を亢進し，排尿困難の改善のために用いられている．

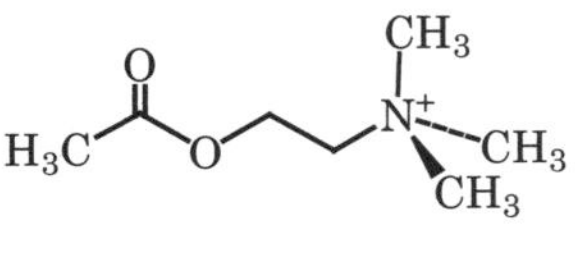

アセチルコリン（ACh）
acetylcholine

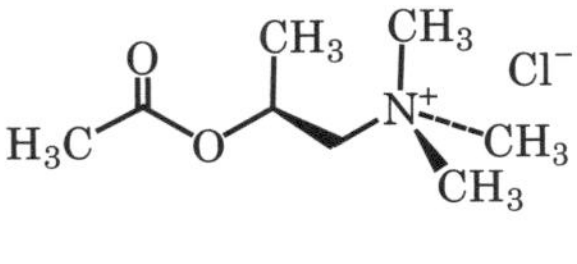

(S)-メタコリン塩化物
(S)-methacholine chloride

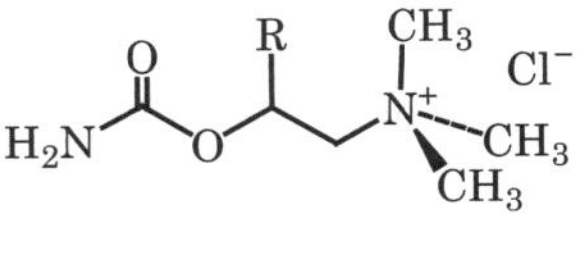

R = H：カルバコール塩化物
carbachol chloride

R = CH₃：ベタネコール塩化物（局）
bethanechol chloride

図 5.17　アセチルコリン及びコリンエステル類

5.6.2　コリン作動性アルカロイド

　コリン作動性アルカロイドとしてはムスカリンのほかに，ヤボランジ葉細末から抽出されるアルカロイドであるピロカルピン（図 5.18）がある．ピロカルピン塩酸塩は眼内圧を低下させるので，おもに緑内障の治療に使用される．

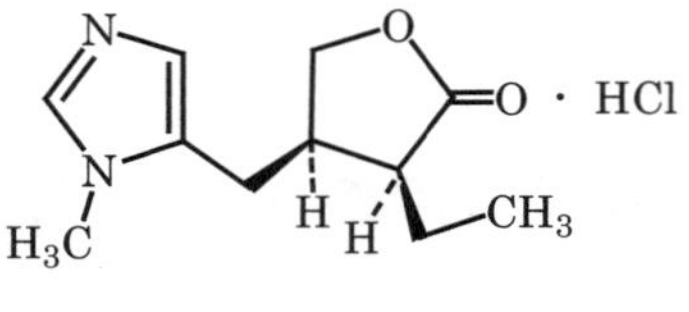

ピロカルピン塩酸塩（局）
pilocarpine hydrochloride

図 5.18　コリン作動性アルカロイド

5.6.3　コリンエステラーゼ阻害薬

　アセチルコリンは，コリンエステラーゼのはたらきで速やかに加水分解されて活性を失う（図5.15）．その加水分解機構を図 5.19 に示す．

　コリンエステラーゼ阻害薬は，コリンエステラーゼによるアセチルコリンの加水分解を阻害することで，シナプス間隙のアセチルコリン濃度の低下を防ぎコリン作動性効果を発現する薬物である．このような薬物として古くから知られるコリンエステラーゼ阻害薬としてカラバル豆から得られるアルカロイド フィゾスチグミンがある．フィゾスチグミンは三級アミンのため血液脳関門を通過しやすく中枢作用を呈する．中枢作用軽減を目的とした構造変換研究が盛んに行われた．その結果，四級アンモニウム塩構造を有するアルキルカルバミン酸誘導体（ROCONR$_2$）のネオスチグミン硫酸塩，ピリドスチグミン臭化物，また，アンベノニウム塩化物などがコリンエステラーゼ阻害薬として合成され，重症筋無力症治療薬として用いられている（図5.20）．ネオスチグミン硫酸塩は重症筋無力症のほか慢性胃炎や手術後及び分娩後の腸管麻痺や弛緩性便秘症，排尿困難の改善に使用する．また，エドロホニウム塩化物は重症筋無力症の診断としても利用される．脳内のコリン作動性神経の脱落によるアセチルコリン不足を補う目的でコリンエステラー

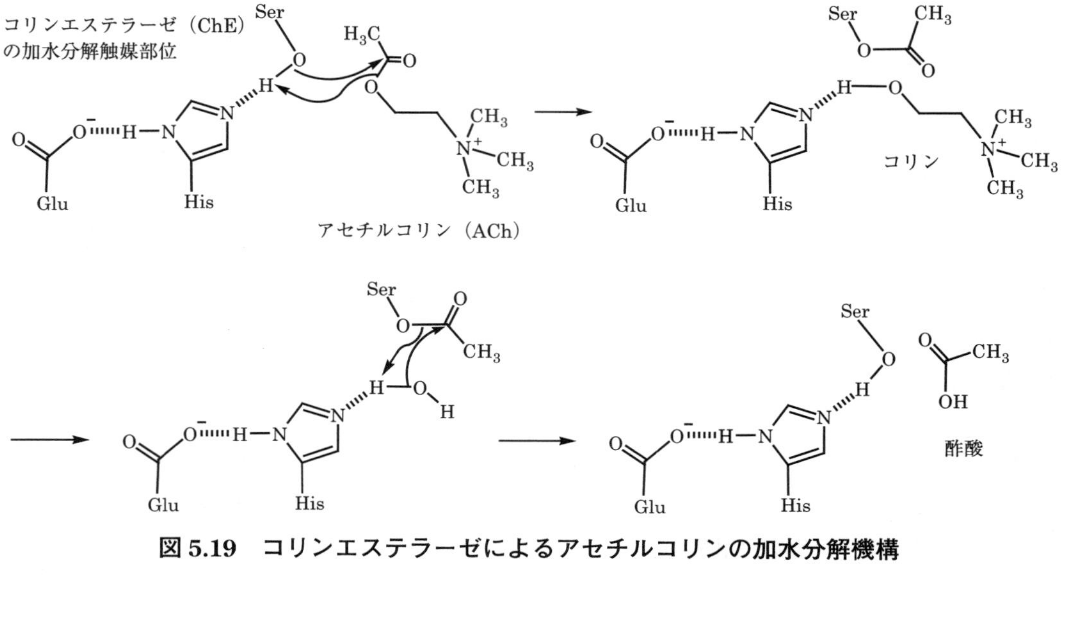

図 5.19　コリンエステラーゼによるアセチルコリンの加水分解機構

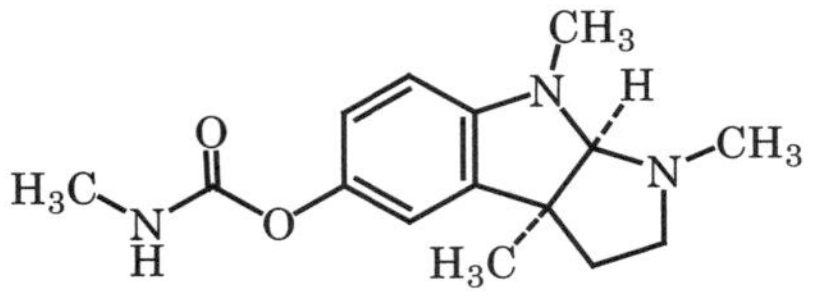

第5章 自律神経系に作用する医薬品

フィゾスチグミン
physostigmine

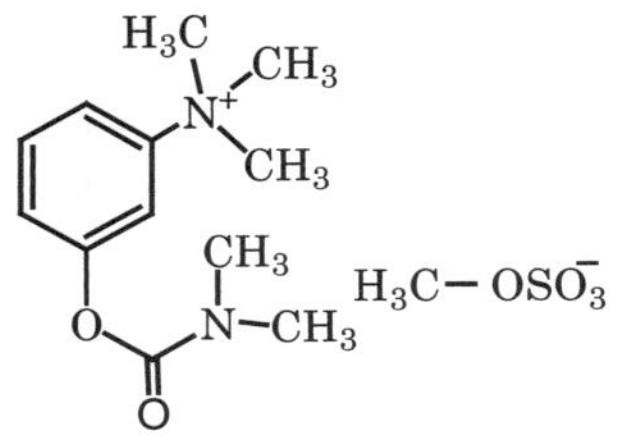

ネオスチグミンメチル硫酸塩（局）
neostigmine methylsulfate

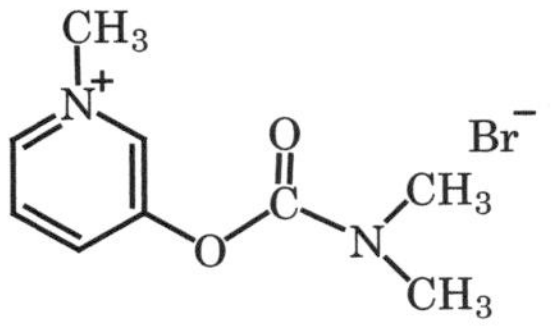

ピリドスチグミン臭化物（局）
pyridostigmine bromide

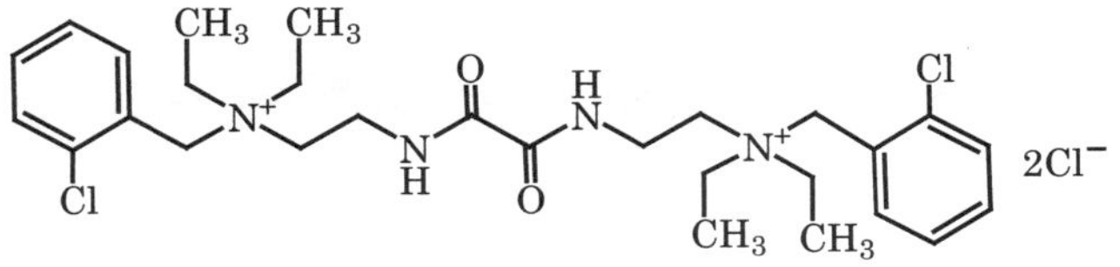

アンベノニウム塩化物（局）
ambenonium chloride

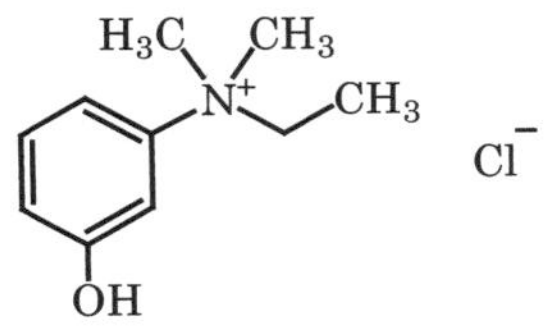

エドロホニウム塩化物（局）
edrophonium chloride

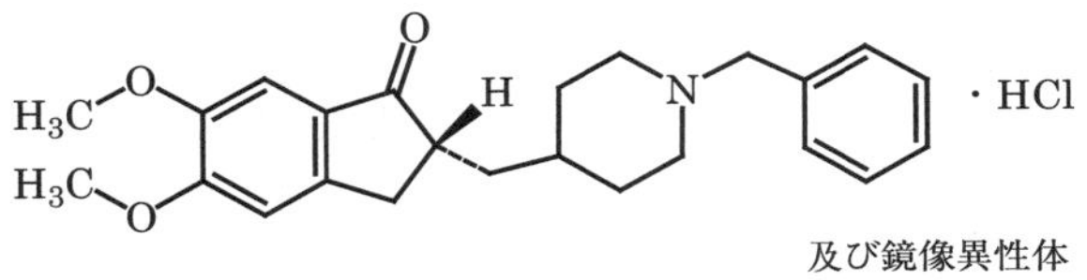

ドネペジル塩酸塩（局）
donepezil hydrochloride
及び鏡像異性体

図5.20　コリンエステラーゼ阻害薬

ゼ阻害活性をもつドネペジル塩酸塩がアルツハイマー型痴呆治療薬として開発され，臨床上使用されている（7.9.2 参照）．

コリンエステラーゼをアルキルリン酸化する不可逆的阻害薬としては，有機リン化合物があり，

パラチオン
parathion

サリン
sarin

プラリドキシムヨウ化メチル
pralidoxime methiodide（PAM）

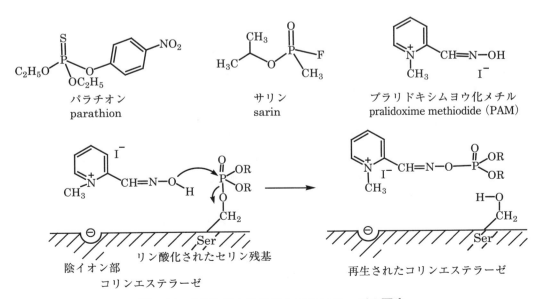

陰イオン部　　リン酸化されたセリン残基　　　再生されたコリンエステラーゼ
コリンエステラーゼ

図5.21　PAMによるコリンエステラーゼの再生

殺虫剤としてパラチオン，また，神経性毒ガスとしてサリンが知られている．いずれも脂溶性が高く血液脳関門を通過し強い中枢作用を現す．これらによりリン酸化されたコリンエステラーゼの解毒薬（コリンエステラーゼ再賦活薬）としてプラリドキシムヨウ化メチルがある．プラリドキシムのピリジン環の陽イオンがコリンエステラーゼの陰イオン部と結合し，ヒドロキシアミン部がリンを求核攻撃することにより有機リン部を引き離すことでコリンエステラーゼを再生する（図 5.21）．

5.7　副交感神経遮断薬（抗コリン作用薬）

　副交感神経節後線維から遊離するアセチルコリンに競合的に拮抗し，支配器官におけるムスカリン受容体にアセチルコリンが結合するのを阻害する薬物を副交感神経遮断薬 parasympatholytic agents（anticholoinergic agents）という．すなわち，平滑筋や分泌腺などの臓器に分布するムスカリン受容体をアセチルコリンよりも優先的に占有することによってアセチルコリンの作用発現を遮断するものであり，天然物由来抗コリン作用薬と合成抗コリン作用薬がある．それらに加えて近年は過活動膀胱治療薬も多く開発されてきている．

5.7.1　天然物由来抗コリン作用薬

　ナス科の植物から得られるベラドンナアルカロイド類 belladonna alkaloids のアトロピン atropine とスコポラミン scopolamine が天然物由来抗コリン作用薬の代表例としてあげられる．これらはそれぞれ，二環性アミノアルコールであるトロピン及びスコピンとトロパ酸のエステルである（図 5.22）．植物体内では，左旋性 l-ヒヨスチアミンとして存在しているが，トロパ酸部のカルボニル基に隣接する不斉炭素原子はラセミ化しやすく，抽出中にラセミ化してアトロピン（dl-ヒヨスチアミン）となるといわれている．トロパン骨格自体は，抗ムスカリン活性に必須のものではなく，活性発現に必須な窒素原子とエステル部分を固定し，アセチルコリンに類似した距離と空間的配置を取るための役割を果たしていると考えられている．アトロピン硫酸塩水和物は副交感神経を抑制し，胃・十二指腸潰瘍における運動抑制や散瞳などの作用がある．また，プラリドキシムとともに有機リン剤中毒などの治療に用いられ，地下鉄サリン事件では解毒剤として使用された．これらは古くから鎮痙薬として用いられてきているが，その作用はコリン作動性支配器官に対して広範な抑制作用を示すため，目的の支配器官以外には副作用として現れる．目的の支配器官に選択的に作用するように分子構造変換が行われてきた．塩基部の窒素原子の四級化により，中枢神経に対する副作用は軽減され，同時に鎮痙，分泌抑制作用が増強されたブトロピウム臭化物やブチルスコポラミン臭化物などがある（図 5.23）．ブチルスコポラミン臭化物は，消化管の X 線や内視鏡検査の前処置，消化管の疼痛時の鎮痙によく使われる．また，尿路結石の疼痛時に尿管を拡張させる目的でも用いられる．アトロピンの第四級アンモニウム塩であるイプラトロピウム臭化物水和物，スコポラミンを四級化したオキシトロピウム臭化物は，気管支喘

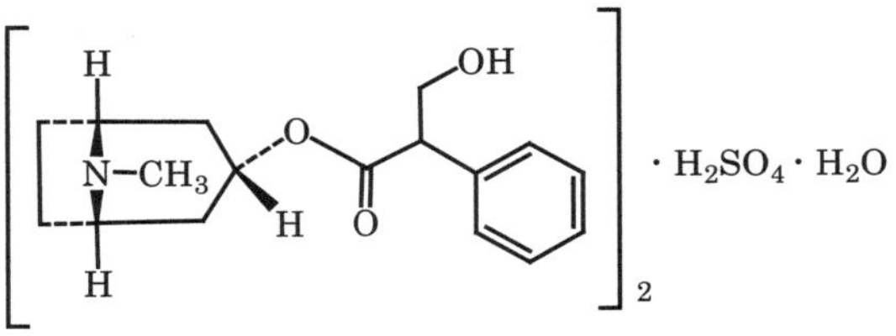

第5章 自律神経系に作用する医薬品

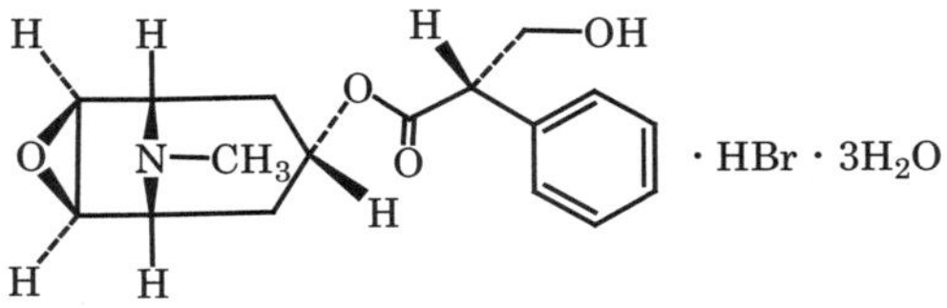

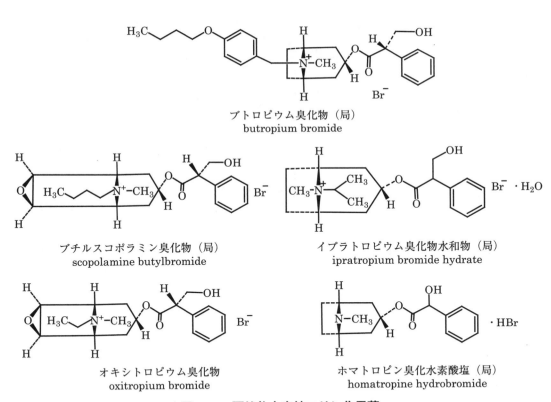

図 5.22 アトロピンとスコポラミン

図 5.23 天然物由来抗コリン作用薬

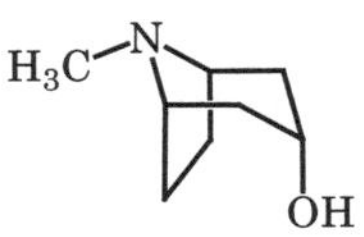

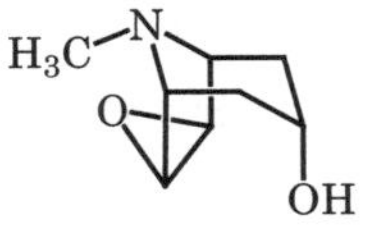

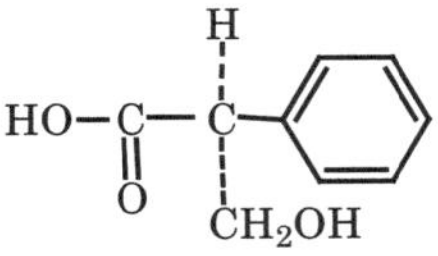

息，慢性気管支炎，肺気腫に基づく呼吸困難の改善を目的に使用されるが，気管支拡張作用は弱い．慢性閉塞性肺疾患（COPD：chronic obstructive pulmonary disease）による気道収縮は，おもに迷走神経から遊離されるアセチルコリンにより生じるので COPD 患者の気管支拡張には優れ

た効果を示す．アトロピン代用薬として合成されたホマトロピン臭化水素酸塩は，アトロピンの加水分解物であるトロピンとマンデル酸を縮合して得た合成アルカロイドで，診断を目的とする散瞳薬として用いられている．

5.7.2 合成抗コリン作用薬

アトロピンの塩基成分であるトロピンに相当するようなアミノアルコール類と，トロパ酸あるいはそれ以上の立体的かさばりを有する有機酸とのエステルにより合成抗コリン作用薬が開発され，鎮痙薬として用いられている．これらは，かさ高い置換基をもつ窒素原子とエステル結合がメチレン鎖（-(CH$_2$)$_n$-）を介して結合している．$n = 2$ のものが多いが，$n = 3$ であることもある（図5.24）．プロパンテリン臭化物は，胃潰瘍，十二指腸潰瘍，胃炎に，メペンゾラート臭化

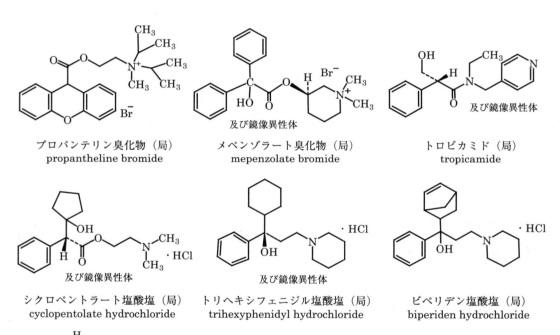

図 5.24　合成抗コリン作用薬

物は，下部消化管へ強く作用するので過敏性大腸炎に用いられる．これらは，窒素部分が第四級アンモニウム塩構造であるため血液脳関門を通過しないので中枢作用を示すことなく鎮痙作用をもつ．また，トロピカミドやシクロペントラート塩酸塩は三級アミンなので結膜から吸収されやすく点眼で散瞳剤として用いられている．アミノプロパノール構造をもつトリヘキシフェニジル塩酸塩やビペリデン塩酸塩は，中枢性の強い抗コリン作用を有し，アセチルコリンの遊離抑制や，ドパミン遊離促進作用を併せもつことからパーキンソン病治療薬（7.8.2 参照）や薬物による錐体外路系症状の改善を目的として使用されている．ピレンゼピン塩酸塩水和物は，胃酸やペプシン分泌に関与している M_1 受容体と選択的に結合してそれらの分泌を抑制することから消化性潰瘍治療薬として用いられている．

5.7.3 過活動膀胱治療薬

膀胱及び尿道は一定量の尿を溜めて定期的に排尿しているが，このはたらきは自律神経によって調節されている．交感神経の末端からノルアドレナリンが放出されると，膀胱は緩み尿道は収縮して尿が溜まる．一方，副交感神経の末端からアセチルコリンが放出されると膀胱は収縮し，尿道は緩んで尿が排出される．このバランスがくずれ，尿を溜める時期に膀胱に収縮が起こり，尿意切迫感，頻尿，及び切迫性尿失禁などが起こるのが過活動膀胱 overactive bladder である．その治療には，蓄尿機能を高める抗コリン作用薬やアドレナリン β_3 受容体作動薬などが用いられる．

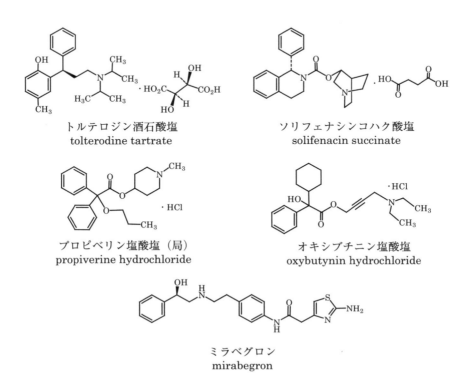

図 5.25 過活動膀胱治療薬

抗コリン作用薬としては，膀胱にあるムスカリン M_3 受容体と結合してアセチルコリンの神経伝達を遮断することで膀胱の異常な収縮が起きないようにして，過活動膀胱の症状を改善するトルテロジン酒石酸塩やソリフェナシンコハク酸塩などがある．また，プロピベリン塩酸塩とオキシブチリン塩酸塩はムスカリン M_3 受容体遮断作用のほかにカルシウム拮抗作用があり，平滑筋弛緩作用が相乗的に発現している．膀胱壁平滑筋のアドレナリン β_3 受容体を選択的に刺激し，膀胱を弛緩させることで蓄尿機能を亢進し過活動膀胱における諸症状を改善する治療薬としてミラベグロンがある（図 5.25）．

6 体性神経に作用する医薬品

体性神経系は，求心性の知覚神経と遠心性の運動神経とに分けられる．本章では，知覚神経に作用する局所麻酔薬と，運動神経に作用する筋弛緩薬について述べる．

6.1 局所麻酔薬

局所麻酔薬 local anesthetics は，中枢には作用せず，知覚の中でも特に痛覚を選択的に麻痺させる医薬品である．局所麻酔薬は，神経細胞の電位依存性 Na^+ チャネルに結合して脱分極を抑制することで活動電位の発生を阻害する．この作用が心筋表面で起これば抗不整脈となりうる．通常用いられる局所麻酔薬は pK_a が 7.5〜9.0 の間にあり，生理的 pH では大部分がプロトン化された陽イオン型として存在している．細胞膜を通過した非イオン型（遊離塩基型）の局所麻酔薬は，細胞質内でイオン化され，Na^+ チャネルの内側に結合することで Na^+ の流入を抑制する．このため，細胞外液の pH が酸性側に傾いている炎症部位では，陽イオン型の局所麻酔薬の割合が増加し，細胞膜を通過できなくなるため作用が減弱する．局所麻酔薬は投与部位と投与方法により，① 表面麻酔，② 浸潤麻酔，③ 伝導（伝達）麻酔，④ 脊椎麻酔，⑤ 硬膜外麻酔 の 5 種類に分類される．局所麻酔薬の特徴としては適用部位の神経への直接作用であるため，局所にとどまることが重要である．このため局所麻酔薬の吸収抑制を目的として，血管収縮作用を有するアドレナリンが併用される．

最初に見出された局所麻酔薬であるコカイン cocaine は，トロパン骨格を有するアルカロイドである（図 6.1）．コカインはコカ葉 *Erythroxylon coca* の主成分であり，南米アンデス山脈に住む

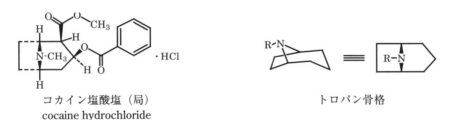

図 6.1　コカイン塩酸塩

人々は，古くからコカの葉を噛んで労働意欲の増大を図っていた．コカインには陶酔感などの麻薬作用もあるため，現在では表面麻酔としてのみ用いられている．

6.1.1 合成局所麻酔薬

コカインの安息香酸部分に局所麻酔作用があることから，最初の合成局所麻酔薬 synthetic local anesthetics であるアミノ安息香酸エチル（ベンゾカイン）が見出された（図6.2（A））．アミノ安息香酸エチル誘導体によるさらなる構造活性相関により，以下のことが明らかとなった（図6.2（B））．

A部分：ベンゼン環が最適であるが，ほかの複素環に置換可能である．ベンゼン環上の置換基（X）は水素，又はp-NH_2が最適である．これは電子供与性のp-NH_2基の共鳴効果により，エステル結合が安定化され，加水分解が受けにくくなるためである．またp-NH_2基により溶解度も増大する．

B部分：アルキル鎖は$n=3$のときに活性が最も強く，$n=2$のときこれにつぐ活性を示す．さらにアルキル鎖を分枝状にすることで，立体的なかさ高さが増大し，アルキル鎖近傍にあるエステル結合の加水分解は受けにくくなる．

C部分：アミノ基はモノあるいはジ置換体であることが重要である．また，アルキル基（R）としてはブチル基（C_4）までの長さが有効である．

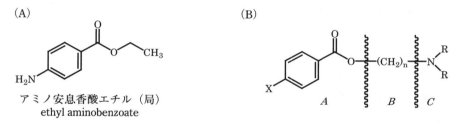

図6.2 （A）アミノ安息香酸エチルと（B）その誘導体の構造活性相関

おもなエステル型局所麻酔薬を図6.3（A）に示した．1905年に毒性の少ないプロカインが，その後p-NH_2基にn-ブチル基が導入されたテトラカインが開発された．テトラカインはプロカインに比べ効力が強く，またエステラーゼによる分解も遅い．

血中エステラーゼにより加水分解されやすいエステル型局所麻酔薬に対して，安定性に優れたアミド型局所麻酔薬が開発された（図6.3（B））．リドカイン，メピバカイン，ブピバカイン，ロピバカイン，レボブピバカインは，ベンゼン環のオルト位の2つのメチル基による立体障害により，アミダーゼによるアミド結合の加水分解が抑制されている．これにより，特にブピバカイン，レボブピバカイン，ロピバカインの作用持続時間は長時間となる．ロピバカインとレボブピバカインはS体の化合物である．オキセサゼインは強酸性でも活性なため，胃粘膜局所麻酔薬として用いられる．

（A）エステル型局所麻酔薬

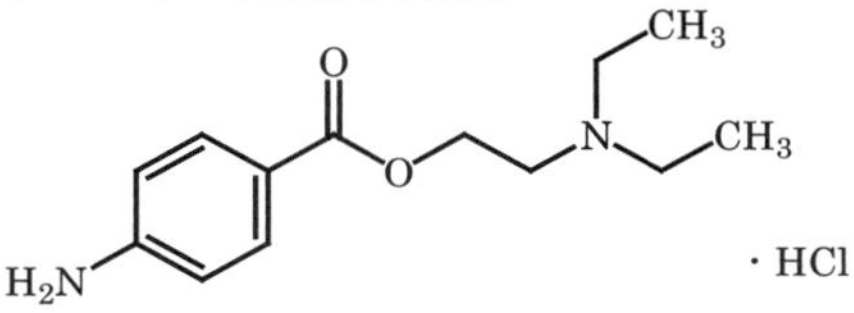

プロカイン塩酸塩（局）
procaine hydrochloride

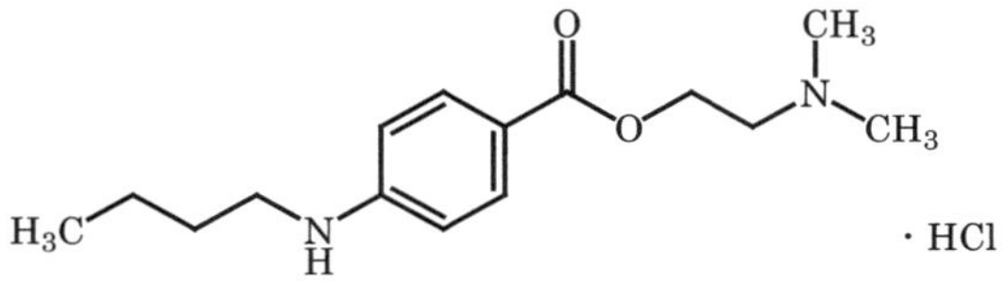

テトラカイン塩酸塩（局）
tetracaine hydrochloride

（B）アミド型局所麻酔薬

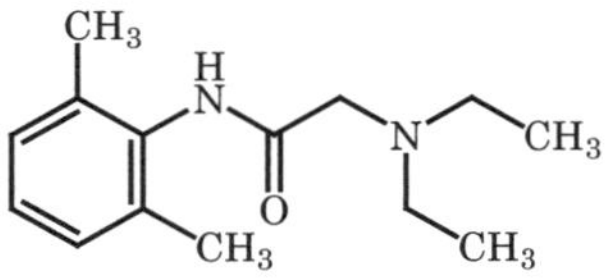

リドカイン（局）
lidocaine

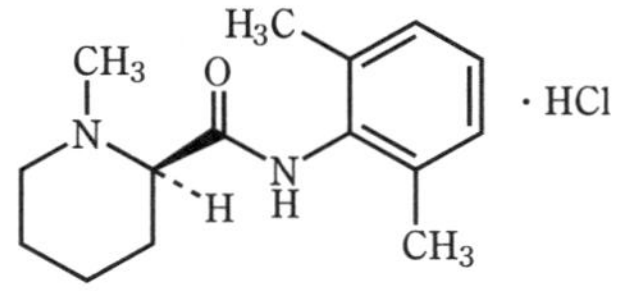

及び鏡像異性体

メピバカイン塩酸塩（局）
mepivacaine hydrochloride

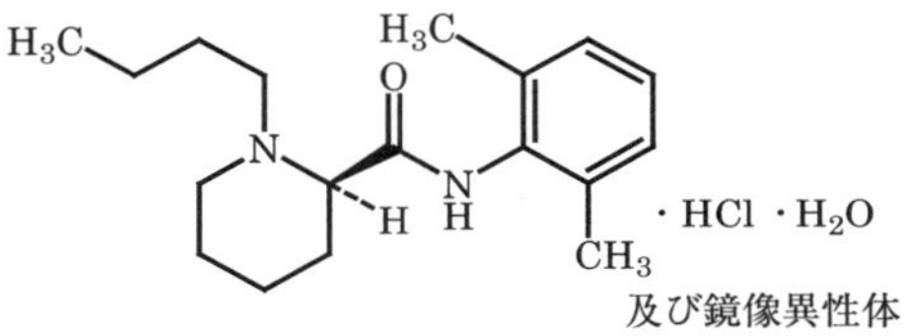

及び鏡像異性体

ブピバカイン塩酸塩水和物（局）
bupivacaine hydrochloride hydrate

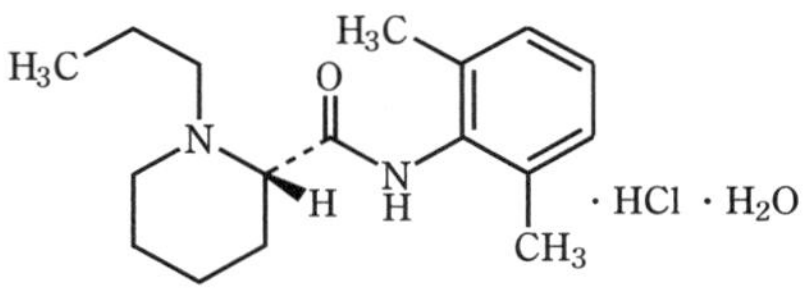

ロピバカイン塩酸塩水和物
ropivacaine hydrochloride hydrate

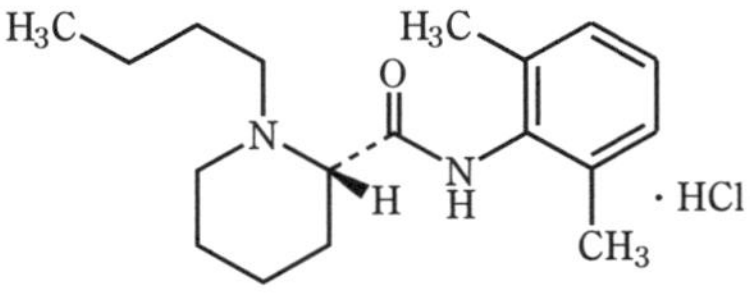

レボブピバカイン塩酸塩
levobupivacaine hydrochloride

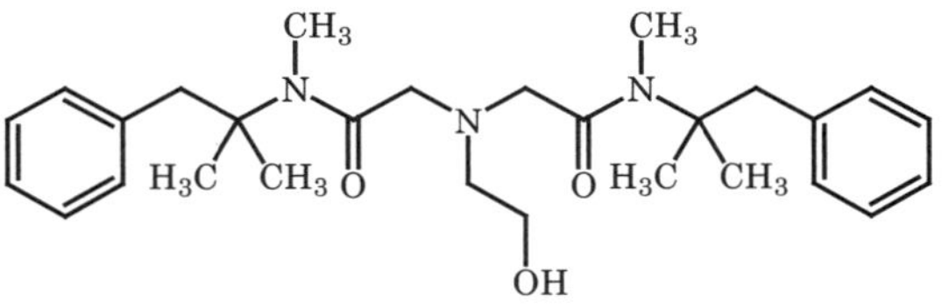

オキセサゼイン（局）
oxethazaine

図 6.3　合成局所麻酔薬

6.2　骨格筋弛緩薬

　骨格筋弛緩薬 skeletal muscle relaxants は作用部位の違いから，おもに脊髄におけるシナプス性反射を抑制する中枢性筋弛緩薬と，神経筋接合部での情報伝達あるいは筋組織の興奮収縮連関を抑制する末梢性筋弛緩薬とに大別される．

6.2.1 中枢性筋弛緩薬

中枢性筋弛緩薬は，おもに脊髄における多シナプス反射を抑制する薬物である（図6.4）．エペリゾン，チザニジン，クロルフェネシンは多シナプス反射を抑制するのに対して，アフロクアロン，バクロフェンは単シナプス反射と多シナプス反射の両方を抑制する．α_2 アドレナリン受容体作動薬のチザニジンは降圧薬のクロニジンと同様，その構造中にイミダゾリンを含む．$GABA_B$ 受容体作動薬のバクロフェンは，長期の連用による精神依存の形成が報告されている．

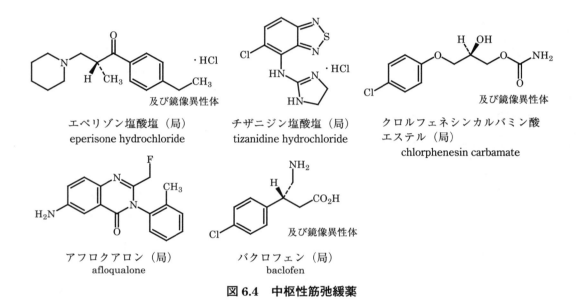

図 6.4 中枢性筋弛緩薬

6.2.2 末梢性筋弛緩薬

おもな末梢性筋弛緩薬を図 6.5 に示した．この薬物は，その作用機序から以下の3つに分類される．

1) 競合性筋弛緩薬

競合性筋弛緩薬は，神経筋接合部において，筋型のニコチン様アセチルコリン受容体（N_M 受容体）へのアセチルコリンの結合を競合的に拮抗する薬物である．ツボクラリンをはじめ，ベクロニウム，ロクロニウムなどがある．いずれも構造中に四級アンモニウムイオンを有する．

2) 脱分極性筋弛緩薬

脱分極性筋弛緩薬であるデカメトニウムやスキサメトニウムは，神経筋接合部の N_M 受容体に作用して持続的脱分極を引き起こす薬物である．これらは，結果的にはツボクラリンの作用機序と異なっているが，その開発はツボクラリンの化学構造を基礎にして行われた．2つのアンモニ

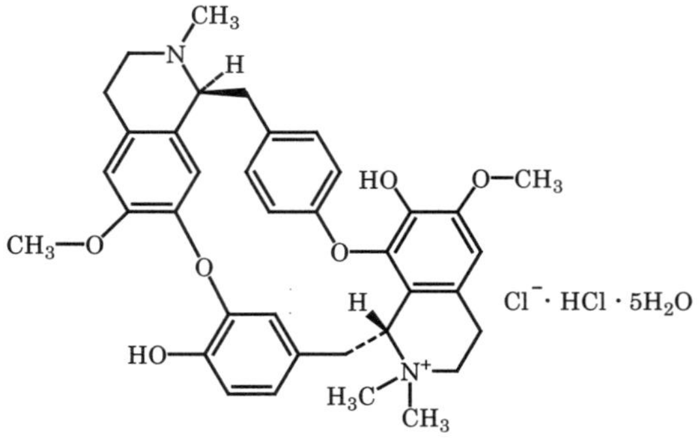

第 6 章　体性神経に作用する医薬品

ツボクラリン塩化物塩酸塩水和物
tubocurarine chloride hydrochloride hydrate

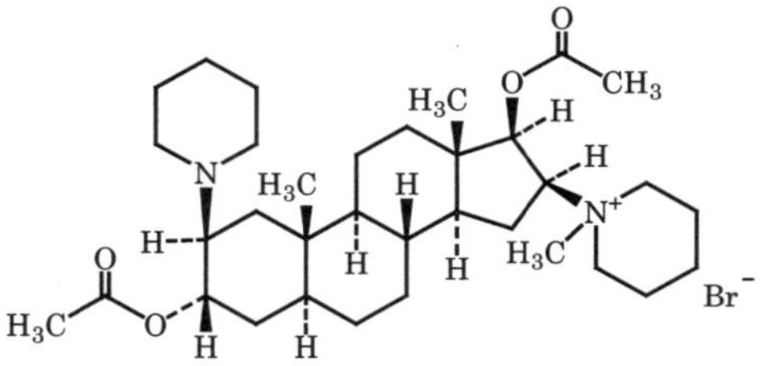

ベクロニウム臭化物
vecuronium bromide

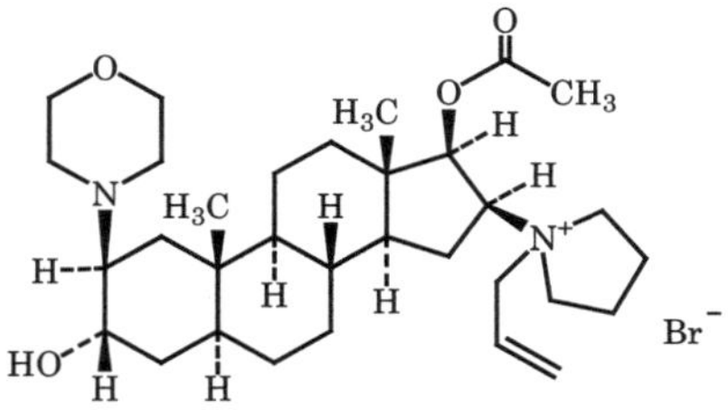

ロクロニウム臭化物
rocuronium bromide

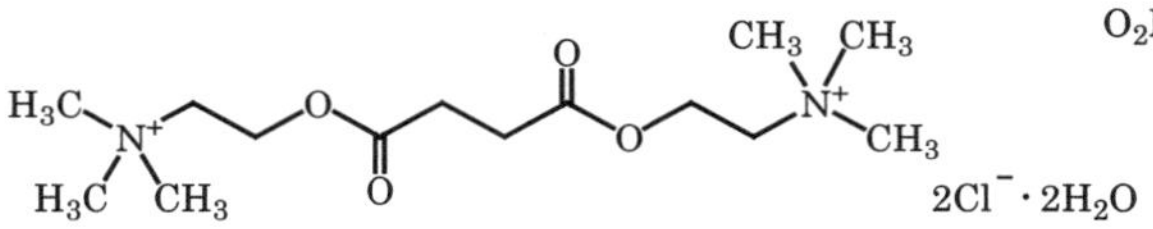

スキサメトニウム塩化物水和物（局）
suxamethonium chloride hydrate

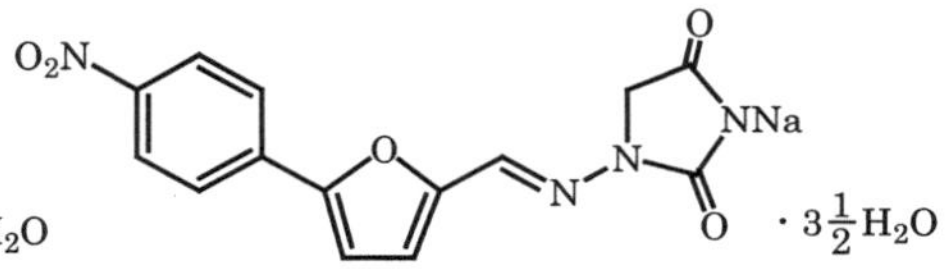

ダントロレンナトリウム水和物（局）
dantrolene sodium hydrate

図 6.5　末梢性筋弛緩薬

ウムイオンが炭素鎖などで架橋されており，その距離が 10 原子のとき活性は最大となる．スキ
サメトニウムの作用発現は極めて速いが，偽コリンエステラーゼによってエステル結合が速やか
に加水分解されるため短時間で効果が消失する．このため，緊急の気管内挿管時の筋弛緩薬とし
て用いられる．

3）その他の筋弛緩薬

　ダントロレンは，筋小胞体のリアノジン受容体からの Ca^{2+} イオンの放出を直接抑制する薬物
である．筋組織の興奮収縮連関を阻害するため，筋の活動電位は抑制しない．

参考文献

1)　香月博志，成田年，川畑篤史編集（2015）詳解 薬理学，第 4 章，廣川書店

7 中枢神経系に作用する薬物

中枢神経は,血液脳関門 blood-brain barrier と呼ばれるバリアーにより血液を介する異物の侵入から守られている.したがって,一般に中枢神経に作用する薬物は,血液脳関門を通過できる高脂溶性の化合物である.近年の脳の組織科学の著しい進歩により,画期的な新薬が創製されてきている.本章では,全身麻酔薬,催眠鎮静薬,抗不安薬,抗てんかん薬,統合失調症治療薬,抗うつ薬,麻薬性鎮痛薬,パーキンソン病治療薬,アルツハイマー型認知症治療薬,中枢神経興奮薬について述べる.

7.1　全身麻酔薬

全身麻酔とは中枢神経系の可逆的抑制による意識消失により,あらゆる感覚についての認知を消失させることで,全身の知覚が鈍麻あるいは消失した状態である.全身麻酔は意識消失,鎮痛,筋弛緩,有害反射の遮断又は抑制の4要素からなり,通常,異なった要素をもついくつかの薬物を併用することが多い.全身麻酔薬の投与経路としては,吸入投与と静脈投与が多い.

7.1.1　吸入麻酔薬

吸入麻酔薬(図7.1)のうち,常温,常圧で気体の亜酸化窒素(笑気ガス)はガス性麻酔薬に,液体のハロゲン化エーテル類(ハロタン,セボフルラン,イソフルラン,デスフルラン,エンフルラン)は揮発性麻酔薬に分類される.

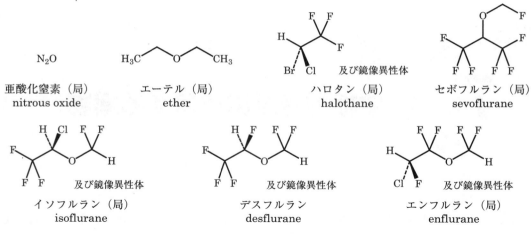

図 7.1 吸入麻酔薬

7.1.2 静脈麻酔薬

静脈麻酔薬には短時間作用型バルビツール誘導体（チオペンタールナトリウム，チアミラールナトリウム）やベンゾジアゼピン誘導体（ミダゾラム），ベラドンナアルカロイド（スコポラミン），中枢性 α_2 受容体作動薬（デクスメデトミジン），ブチロフェノン（ドロペリドール）がある（図 7.2 及び 資料 7.1.2-1 参照）．以前は麻酔の導入に用いられていたが，最近では全静脈麻酔という手法により麻酔の導入から維持まで行う．本手法では，プロポフォールと，オピオイド鎮痛薬（フェンタニル，レミフェンタニル），筋弛緩薬（ロクロニウム）などを併用し，麻酔の管理（バランス麻酔）を行う．

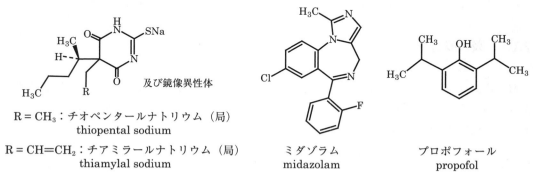

図 7.2 静脈麻酔薬

第 7 章　中枢神経系に作用する薬物　　　　**135**

7.2　　　　　　　　催眠鎮静薬（催眠薬）

　睡眠と覚醒は体内時計機構で維持される．催眠鎮静薬の系統に属する薬物は中枢抑制，意識水準の低下をもたらし，睡眠の導入及び維持に効果を発揮する．代表的な薬物群にベンゾジアゼピン系と非ベンゾジアゼピン系催眠薬とがある．

7.2.1　催眠鎮静薬の歴史

　1869 年の抱水クロラールの発見以来，スルホナール，ブロムワレリル尿素などが続いたが，いずれも習慣性が強く，呼吸器系や循環器系の副作用があった．1903 年にバルビタールが使用されるようになって以来，約 50 種のバルビツール酸誘導体が実用化された（図 7.3）．バルビツール酸系化合物は R^1 と R^2 の置換基の脂溶性と薬効とに相関性が示されており，またウレア構造をチオウレア構造に変換したチオバルビツール酸誘導体（図 7.2）は，イオウ原子の疎水性により脳に速やかに移行する．バルビツール酸誘導体は，抑制性神経の γ-アミノ酪酸（GABA）作動性ニューロンの GABA$_A$ 受容体と結合すると，GABA による Cl$^-$ チャネル部の開口時間を延長させることで，細胞内に Cl$^-$ イオンが流入しシナプス膜に過分極が起こり，神経活動を抑制する．

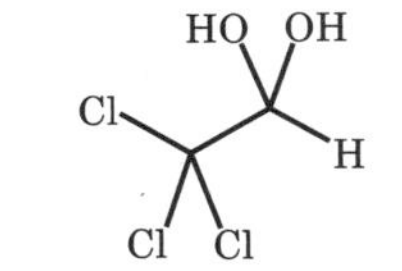

抱水クロラール（局）
chloral hydrate

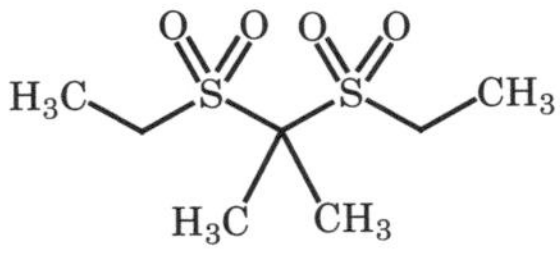

スルホナール
sulfonal

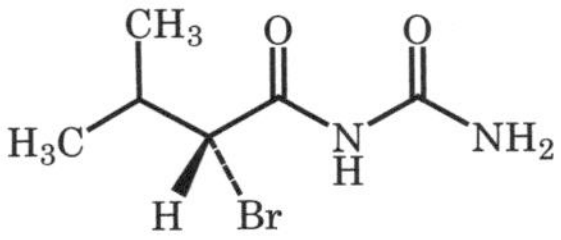

ブロモバレリル尿素（局）
bromovalerylurea

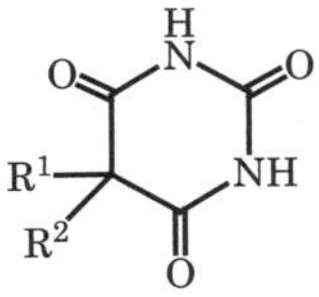

及び鏡像異性体

$R^1 = R^2 = CH_2CH_3$：
　バルビタール（局）
　barbital

$R^1 = phenyl, R^2 = CH_2CH_3$：
　フェノバルビタール（局）
　phenobarbital

$R^1 = CH_2CH_2CH(CH_3)CH_3, R^2 = CH_2CH_3$：
　アモバルビタール（局）
　amobarbital

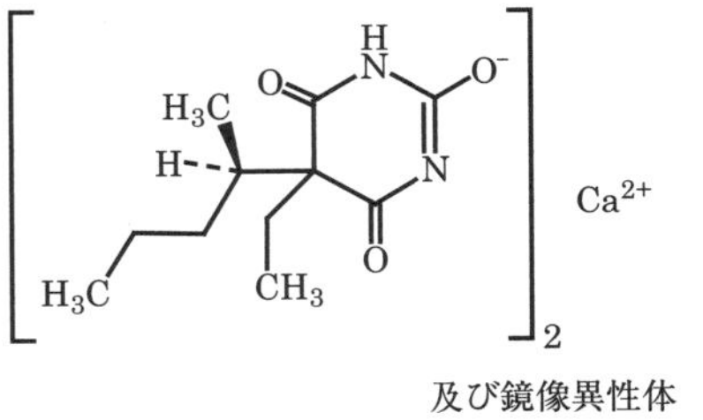

ペントバルビタールカルシウム（局）
pentobarbital calcium

及び鏡像異性体

図 7.3　古典的な睡眠薬

7.2.2 ベンゾジアゼピン系催眠鎮静薬

1960年代に開発されたベンゾジアゼピン系化合物は現在も主流である．ベンゾジアゼピン系催眠薬は，バルビツール酸誘導体同様，$GABA_A$受容体との結合により，抑制性神経活動を増強する．ベンゾジアゼピン系催眠薬は，作用持続時間（血中半減期）の違いにより超短時間型（2〜4時間：トリアゾラム），短時間型（6〜10時間：エチゾラム，リルマザホン，ブロチゾラム，ロルメタゼパム），中時間型（12〜24時間：ニトラゼパム，フルニトラゼパム，エスタゾラム），長時間型（24時間以上：フルラゼパム，クアゼパム）の4群に大別される（図7.4，資料7.2.2-1参照）．

リルマザホンは代謝されてベンゾジアゼピン環となり，活性を発揮するプロドラッグである．またフルラゼパムが酸化代謝されると，デスアルキルフルラゼパムやヒドロキシエチルフルラゼパムなどの活性代謝物になる．これらの構造的特徴については，7.3.2で記述する．

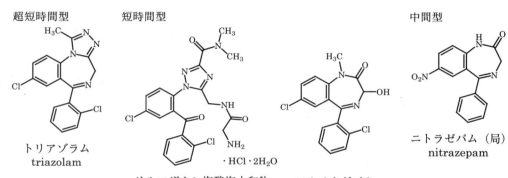

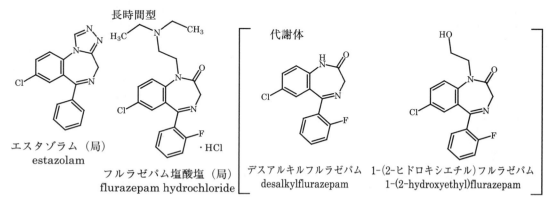

図7.4 ベンゾジアゼピン系催眠鎮静薬

7.2.3　非ベンゾジアゼピン系催眠鎮静薬

　GABA$_A$ 受容体は，2 個の α，2 個の β，及び 1 個の γ サブユニットからなる 5 量体である．α サブユニットには 1～6 までのアイソフォームがあり，α1 サブユニットは催眠に，α2, 3, 5 サブユニットは抗不安作用・筋弛緩作用を媒介する．ベンゾジアゼピンとは化学構造の異なる催眠薬のゾルピデム，ゾピクロンがあるが，特にゾルピデムは α1 サブユニットに対する選択性が高い．さらに新しいクラスの睡眠薬として，メラトニン受容体作動薬のラメルテオンが 2010 年に，オレキシン受容体拮抗薬のスボレキサントが 2014 年に上市された．

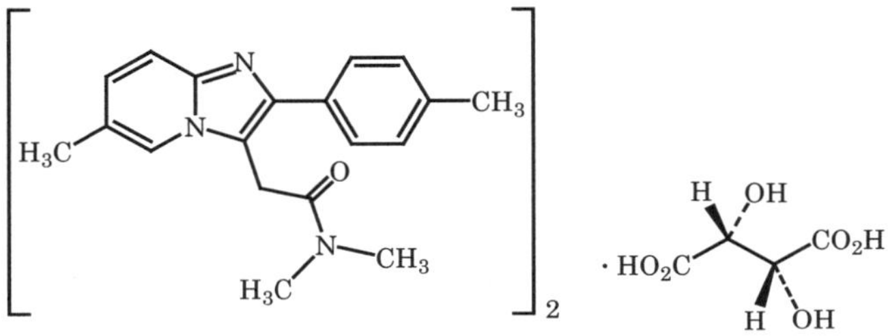

ゾルピデム酒石酸塩（局）
zolpidem tartrate

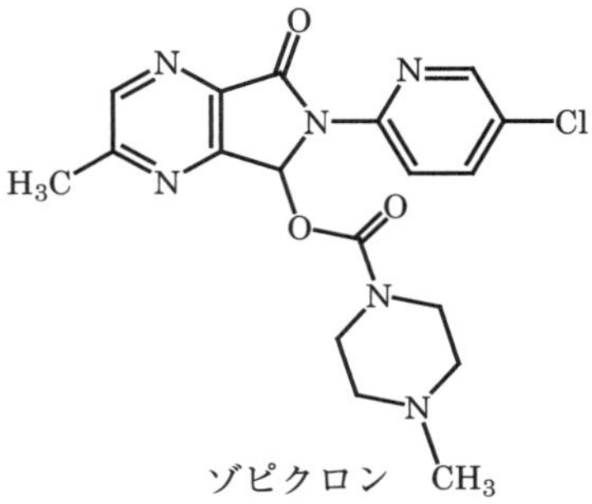

ゾピクロン
zopiclone

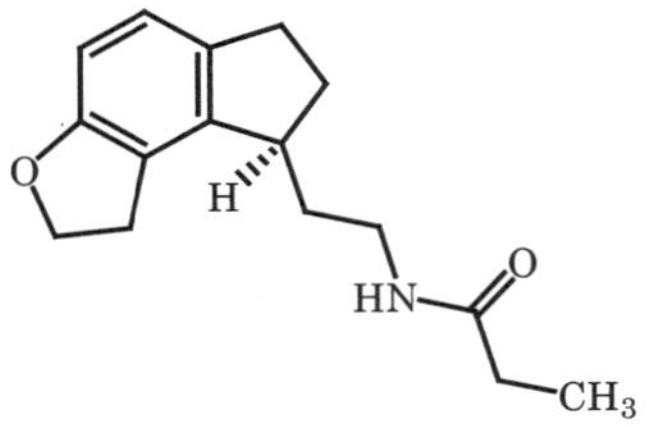

ラメルテオン
ramelteon

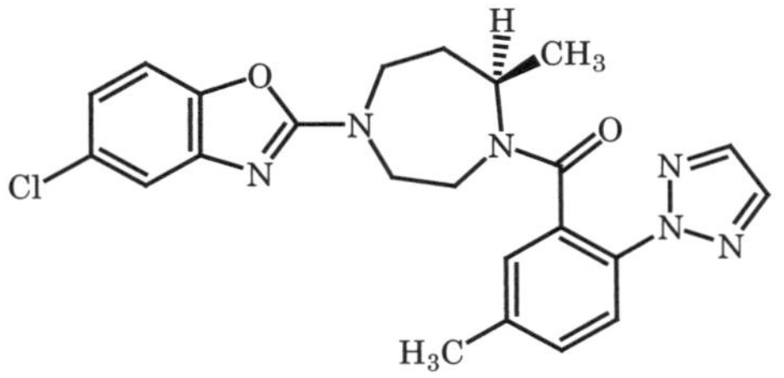

スボレキサント
suvorexant

図 7.5　非ベンゾジアゼピン系催眠鎮静薬

7.3　抗不安薬

　不安障害とは精神的原因により精神的あるいは身体的症状が引き起こされた状態であり，全般性不安障害，パニック障害，恐怖症，強迫性障害，解離症，身体表現性障害，適応障害などがある．現在用いられるほとんどの抗不安薬がベンゾジアゼピン系及びその類似化合物である．しかし，これらの薬物には効果面での限界と副作用（依存性，記憶障害，眠気）の問題がある．その他，長期投与に適したセロトニン 5-HT$_{1A}$ 受容体作動薬や選択的セロトニン再取込み阻害薬

（SSRI）（フルボキサミン，パロキセチン，エスシタロプラム）が不安障害に有効であることがわかってきた．

7.3.1 抗不安薬の歴史

　最初の抗不安薬として，メプロバメート meprobamate（ 資料7.3.1-1 参照）が1955年にWallace社（米）より発売された．しかしながら，メプロバメートは作用が弱く，薬物依存性，禁断症状を呈することが明らかとなり，これに代わってベンゾジアゼピン系医薬第一号のクロルジアゼポキシドが1960年に登場した．

　クロルジアゼポキシド（Ro 5-0690）は，ロッシュ社の化学研究部長であったL. H. Sternbachによりベンゾキサジアゼピン系化合物の合成が基となり発見された．Sternbach は，当時ベンゾキサジアゼピンと考えていた一連の誘導体の合成を開始した（1954年）が，生物活性がまったくなく，1957年に実験室の整理に取り掛かった．そのとき放置されたままになっていた化合物をRo 5-0690として，何の期待もせず薬理研究部長であったL. O. Randall に渡したところ，数日後，きわめて興味深い鎮静・抗不安作用を示したことの連絡を受けた．

　Sternbach らは Ro 5-0690 の化学構造について疑問を抱いていたため，これを解決するべく検討を進めた．その結果，当初考えていたベンゾキサジアゼピン構造ではなく，キナゾリン-3-オキシドが生成した後，さらにメチルアミンとの反応により環拡大反応が起こりベンゾジアゼピン-4-オキシドが得られることを確認した（図7.6）．2つの予想外の反応により誕生したクロルジアゼポキシド chlordiazepoxide（1960年）はセレンディピティー的発見の代表ともいわれ，Sternbach のサクセスストーリーは新薬開発を志す有機化学者にとって，古典的なお手本ともいえる．1963年にはジアゼパムが上市された．

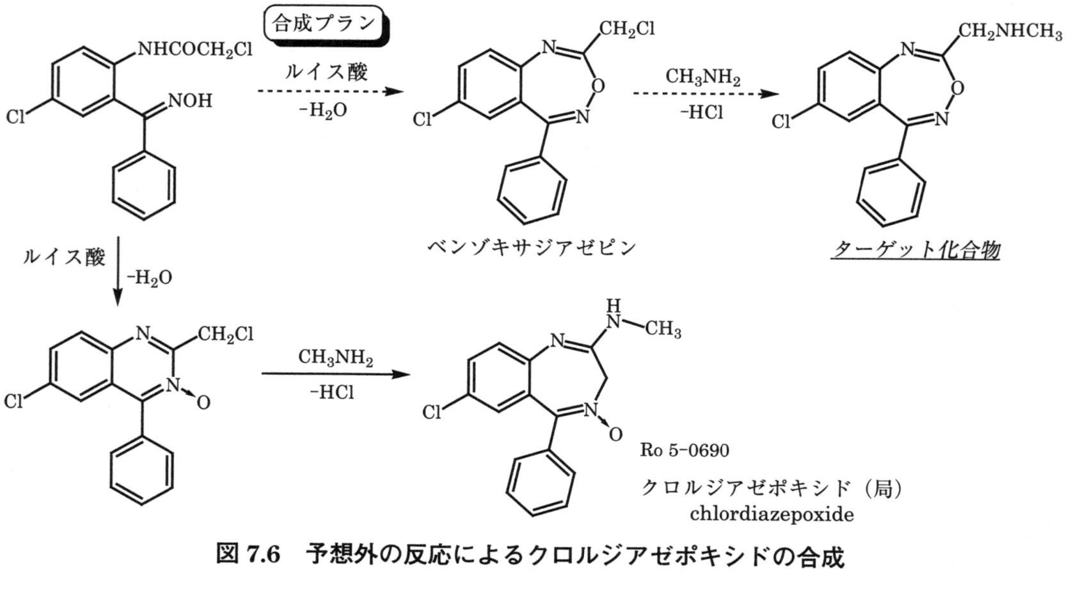

図7.6　予想外の反応によるクロルジアゼポキシドの合成

第 7 章　中枢神経系に作用する薬物

7.3.2　ベンゾジアゼピン系誘導体の構造的特徴

　ベンゾジアゼピン系抗不安薬は作用時間によって，短時間作用型，中時間作用型，長時間作用型，超長時間作用型に分類され，この作用時間の違いはベンゾジアゼピン骨格の代謝に関与している．ジアゼパム diazepam は 2 段階の酸化代謝の後，グルクロン酸抱合されるまで不活性化されないため，長時間作用型となる（図 7.7）.

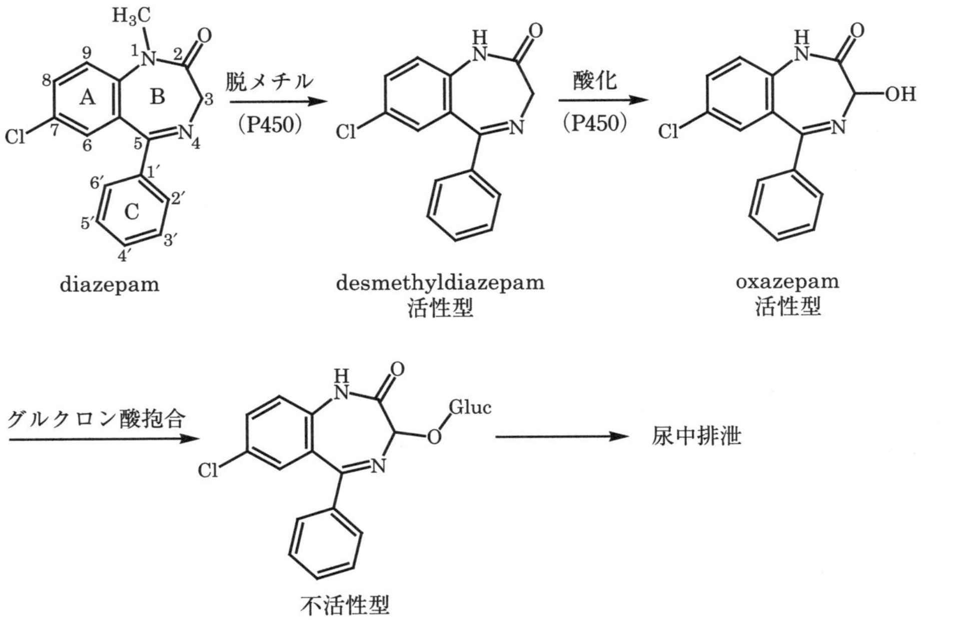

図 7.7　ベンゾジアゼピンの代謝

　次に，1,4-ベンゾジアゼピン-2-オン骨格の置換基と生物活性との相関性について概説する（医薬品の構造式は図 7.4 及び図 7.8 を参照）.

【1】A 環

1) 7 位に電子求引基（ハロゲン，NO_2，CF_3 など）を導入すると活性は増強されるが，電子供与基（CH_3，OCH_3 など）を導入すると活性は低下する.
2) A 環のほかの位置（6, 8, 9 位）へ置換基を導入すると活性は低下する．また，A 環そのものを薬理学的に等価なチオフェン環に変換したチエノジアゼピンにも活性が見られる.

【2】B 環

1) 4 位の窒素原子及び 5 位の芳香環は必須であるため，必要な基本骨格は 5-フェニル-1,4-ベンゾジアゼピンである.
2) 1 位の窒素原子にメチル基を導入すると活性は増強される.
3) 2 位は酸素，もしくは置換基（イオウや窒素）と結合していることが望ましいが，無置換（メ

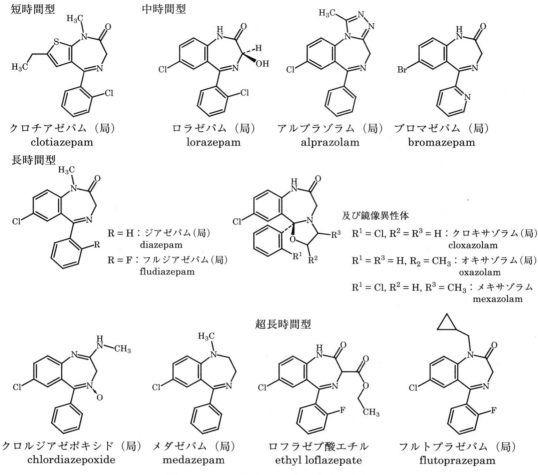

図7.8 ベンゾジアゼピン系抗不安薬

ダゼパム）でも代謝により酸化されカルボニル基へと変換される．

4) 3位に水酸基を導入すると酸化代謝が不要なため，安全性が高くなる（図7.7参照）．

5) B環の1,2位でトリアゾールと融合したトリアゾロベンゾジアゼピン（1,2-ゾラム系），及びB環の4,5位でオキサゾリン環を形成したオキサゾロベンゾジアゼピン（4,5-ゾラム系）も活性は保持される．

【3】C環

1) C環のフェニル基は，無置換かオルト位でのハロゲン原子（F, Cl）の置換が活性に必要である．メタ位，パラ位への置換は活性を低下させる．

2) ヘテロ芳香環やアルキル基は一般に活性を低下させるが，α-ピリジル基（ブロマゼパム）はジアゼパムに匹敵する．

第 7 章 中枢神経系に作用する薬物 141

7.3.3 ベンゾジアゼピン系抗不安薬

GABA$_A$ 受容体に作用するベンゾジアゼピン系抗不安薬は，その作用時間（血中半減期）の違いにより短時間作用型（3～8 時間：クロチアゼパム，エチゾラム，フルタゾラム），中時間作用型（10～20 時間：ロラゼパム，アルプラゾラム，ブロマゼパム），長時間作用型（30～100 時間：ジアゼパム，フルジアゼパム，クロキサゾラム，オキサゾラム，メキサゾラム，クロルジアゼポキシド，クロラゼプ酸二カリウム，メダゼパム），超長時間作用型（100 時間以上：ロフラゼプ酸エチル，フルトプラゼパム）の 4 群に分類される（図 7.8, 資料 7.3.3-1 参照）．これらのうち，メダゼパム，フルジアゼパム，プラゼパムはジアゼパムの類縁体である．

7.3.4 非ベンゾジアゼピン系抗不安薬

扁桃体などにおいて，セロトニン（5-HT：5-hydroxytryptamine）神経の細胞体，及び 5-HT 神経によって刺激（投射）されるシナプス後部に 5-HT$_{1A}$ 受容体が発現する．これら 5-HT$_{1A}$ 受容体を介して，アザピロン誘導体のタンドスピロン（図 7.9）は抗不安作用を示す．

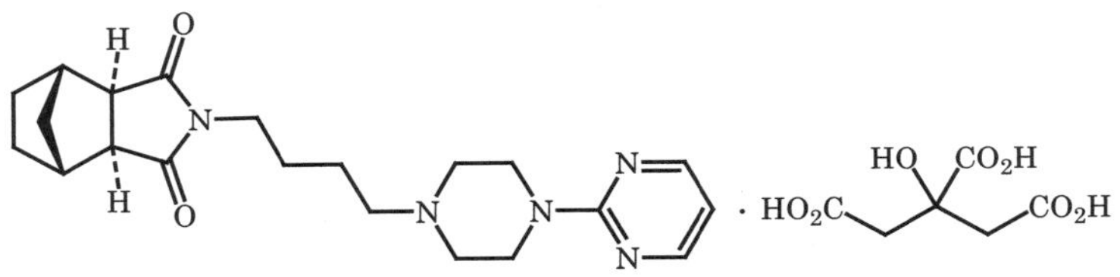

タンドスピロンクエン酸塩
tandospirone citrate

図 7.9 非ベンゾジアゼピン系抗不安薬

7.4 抗てんかん薬

てんかんは，脳内の神経細胞の異常な電気的興奮に伴って痙攣や意識障害などが発作的に起こる慢性疾患で，発作のタイプにより，部分てんかんと全般てんかんに大別される．てんかん全体の約6割を占める部分てんかんは，まれに異常が二次的に脳全体に広がり，全般性の発作になる場合がある（二次性全般化発作）．強直間代発作は，全般てんかんの中でもっとも一般的かつ重篤な発作型である．発作型により選択薬が異なる．

7.4.1 抗てんかん薬の歴史と構造的特徴

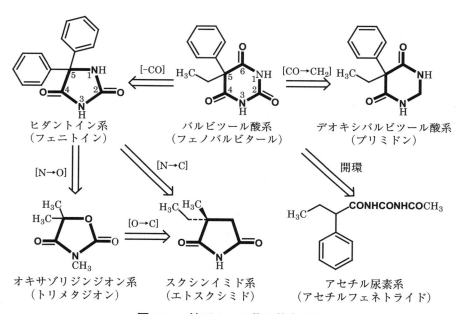

図 7.10　抗てんかん薬の基本骨格

抗てんかん薬の化学構造は，バルビツール酸系，デオキシバルビツール酸系，ヒダントイン系，オキサゾリジンジオン系，スクシンイミド系，及びアセチル尿素系の6種に大別される（図7.10）．

鎮静薬のフェノバルビタール（バルビツール酸系）が抗痙攣作用を有することが1912年に発見され，さらにバルビツール酸からカルボニル基を除去したフェニトイン phenytoin（ヒダントイン系）が1938年に開発された．これらを契機として，構造中のイミド構造（-CONHCO-）やウレイド構造（-NHCONH-）に着目しつつ，ヒダントインの窒素原子を酸素原子へと変換したトリメタジオン trimethadione（オキサゾリジンジオン系）が1945年に，また，同原子を炭素原

子へと等価変換したエトスクシミド ethosuximide（スクシンイミド系）が 1958 年に開発された.
一方で，バルビツール酸の 2 位のカルボニル基をメチレン基としたプリミドン primidone（デオ
キシバルビツール酸系，1952 年），あるいはフェノバルビタールの開環体ともいえるアセチルフ
ェネトライド acetylphenetoride（アセチル尿素系，1962 年）にも抗てんかん作用が確認された.
続いて，ジベンズアゼピン骨格のイミド誘導体からカルバマゼピン（1963 年），ベンゾジアゼピ
ン系化合物のジアゼパムが抗てんかん薬としても利用されるようになり，クロナゼパム（1981
年），1,5-ベンゾジアゼピン構造のクロバザム（2000 年）に発展した．一方，抗てんかん薬のス
クリーニング時に溶媒として用いられたことが研究の発端となったというバルプロ酸ナトリウム
（1975 年）やベンズイソオキサゾールを母核としたスルホンアミド系化合物のゾニサミド（1989
年）が開発された.

7.4.2 抗てんかん薬の作用

　抗てんかん薬（医薬品は 7.4.3 参照）は，① 抑制性の GABA 作動性神経の増強，② 興奮性の
グルタミン酸作動性神経の抑制，もしくは，③ 炭酸脱水素酵素の阻害による脳内の CO_2 濃度の
上昇の 3 つが主として作用する．① の GABA 作動性神経の増強としては，$GABA_A$ 受容体機能
の亢進（フェノバルビタール，プリミドンなど），GABA トランスアミナーゼの阻害などによる
GABA 濃度の上昇（バルプロ酸ナトリウム）などがあり，一方，② のグルタミン酸作動神経の
抑制としては，Na^+ や Ca^{2+} チャネルの抑制（Na^+ チャネル抑制：フェニトイン，カルバマゼピ
ン；Ca^{2+} チャネル抑制：エトスクシミド，トリメタジオン），AMPA 型グルタミン酸受容体の抑
制（ペランパネル）などがある.

7.4.3 抗てんかん薬

　図 7.10 に示した第一世代の抗てんかん薬に対して，第二世代（新世代）の抗てんかん薬も開
発されてきている（図 7.11，資料 7.4.3-1 参照）．ガバペンチン（2006 年承認）は抑制性神経伝
達物質の GABA と類似の構造をもつ合成アミノ酸であり，Ca^{2+} チャネルの抑制と，脳内 GABA
量増加及び GABA トランスポーターの活性化により抗てんかん作用を発現する．レベチラセタ
ム（2010 年）はシナプス小胞タンパク 2A（SV2A）に結合する，特異な作用を有する抗てんか
ん薬である.

(A) 第一世代の抗てんかん薬

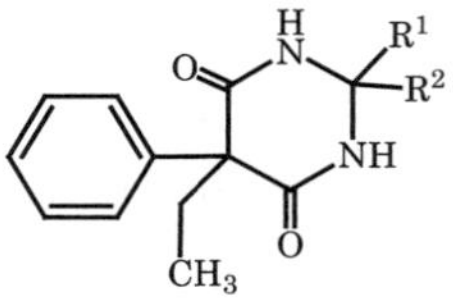

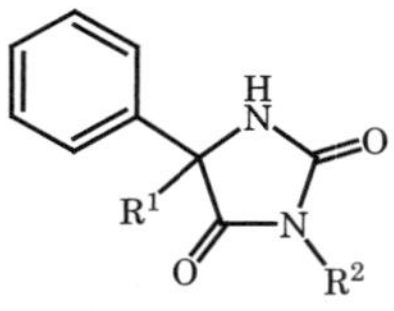

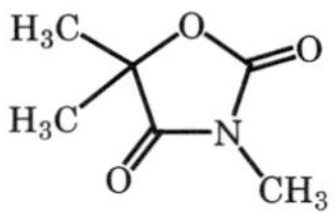

$R^1 = R^2 = O$：フェノバルビタール（局）
phenobarbital

$R^1 = R^2 = H$：プリミドン（局）
primidone

$R^1 = $ phenyl, $R^2 = H$：フェニトイン（局）
phenytoin

$R^1 = H, R^2 = CH_2CH_3$：エトトイン
ethotoin

トリメタジオン（局）
trimethadione

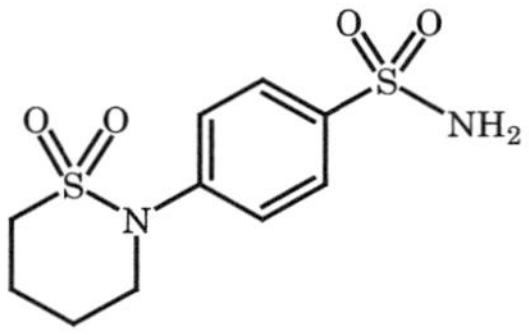

スルチアム（局)
sulthiame

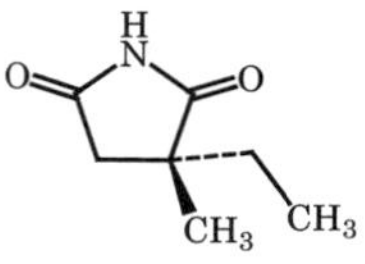

エトスクシミド（局）
ethosuximide
及び鏡像異性体

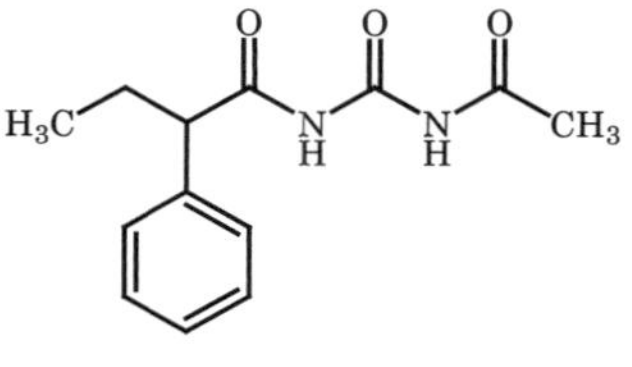

アセチルフェネトライド
acetylpheneturide

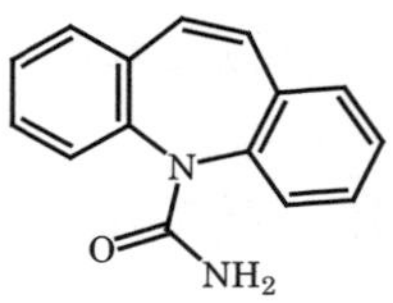

カルバマゼピン（局）
carbamazepine

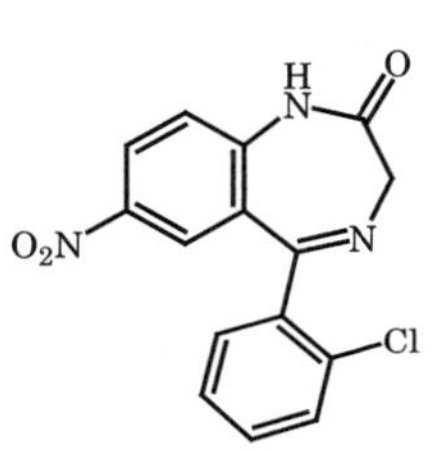

クロナゼパム（局）
clonazepam

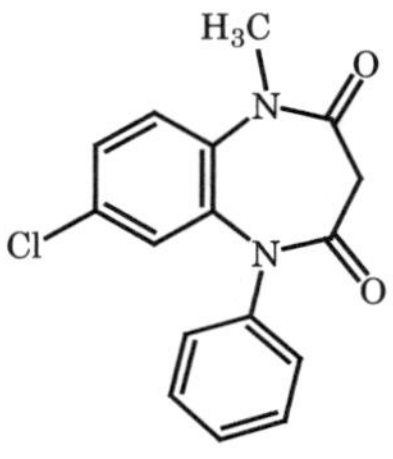

クロバザム
clobazam

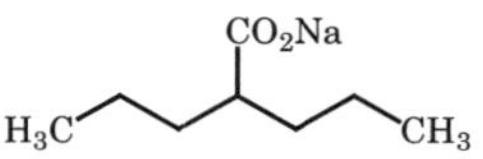

バルプロ酸ナトリウム（局）
sodium valproate

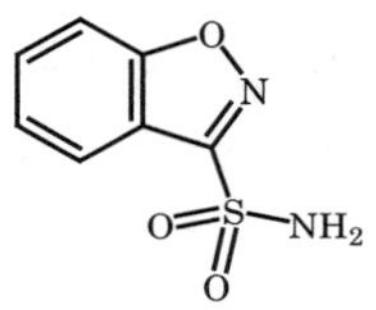

ゾニサミド
zonisamide

(B) 第二世代の抗てんかん薬

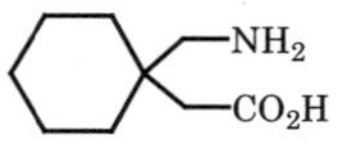

ガバペンチン
gabapentin

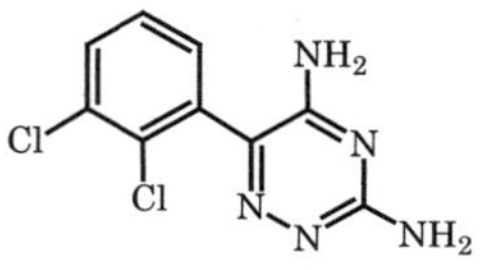

ラモトリギン
lamotrigine

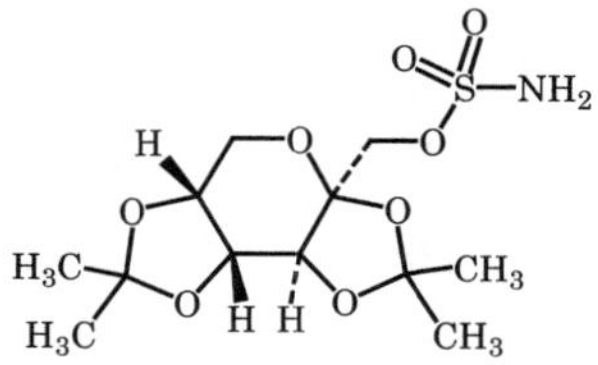

トピラマート
topiramate

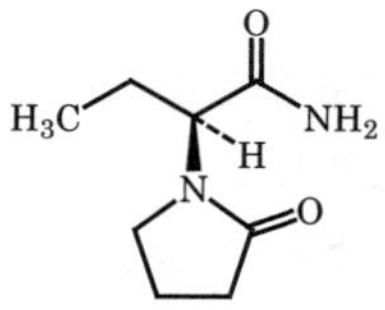

レベチラセタム
levetiracetam

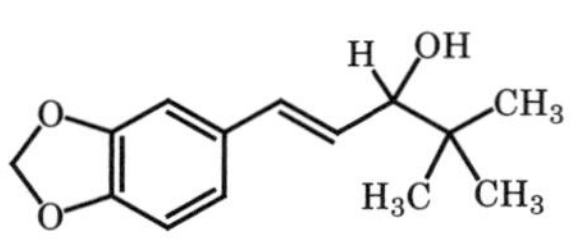

スチリペントール
stiripentol

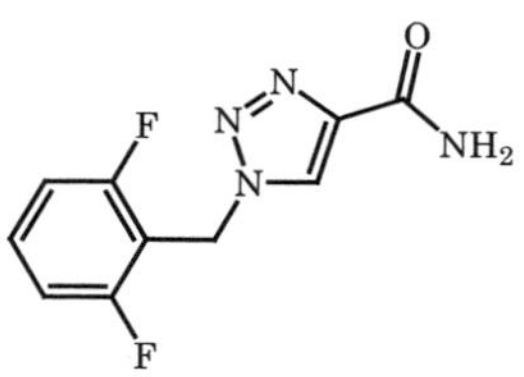

ルフィナミド
rufinamide

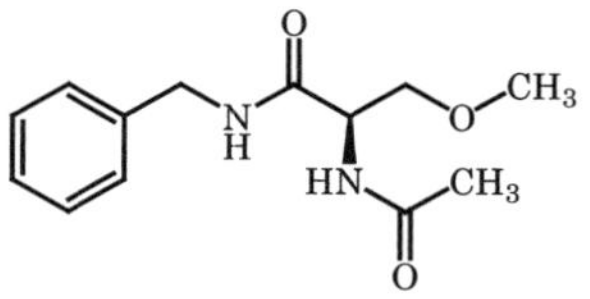

ラコサミド
lacosamide

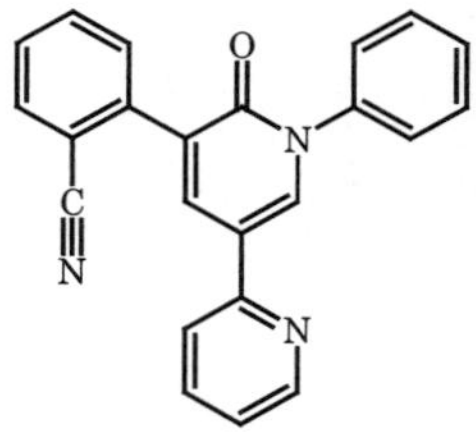

ペランパネル
perampanel

図7.11　第一世代（A）及び第二世代（B）の抗てんかん薬

7.5 統合失調症治療薬

　統合失調症は，青年期～成人期に発症し，意識ははっきりとしているが著明な思考障害が見られることをおもな特徴とする精神病の特殊なものである．病因としては，ドパミン神経機能の過剰活動による「ドパミン仮説」が提唱されていたが，その後，ドパミン神経系とそれに抑制的に作用するセロトニン神経系とのバランスの崩壊による「セロトニン仮説」などが提唱されてきている．統合失調症治療薬には，ドパミン仮説に基づいた定型抗精神病薬（フェノチアジン系，ブチロフェノン系）と，セロトニン仮説などの他の機序に基づいた非定型抗精神病薬とに分類される．

7.5.1 定型抗精神病薬の構造的特徴

　フェノチアジン系とブチロフェノン系化合物と生物活性との相関性について概説する．

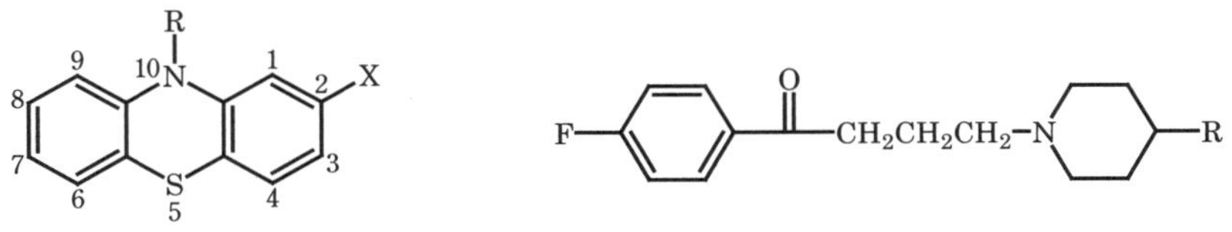

フェノチアジン系化合物　　　　　　　　　　ブチロフェノン系化合物

図 7.12　フェノチアジン系とブチロフェノン系抗精神病薬の基本構造

【1】フェノチアジン系化合物の構造的特徴

1) フェノチアジン環の2つの芳香環のうち1つを複素芳香環に置換，もしくは開環した化合物は活性が低下又は消失する．また，5位のイオウ原子を，O，Se，CH_2 などに置換すると活性は低下又は消失する．これらよりフェノチアジン骨格が必須である．

2) フェノチアジン環の2位へ電子吸引性基を導入すると活性は増強されるが，3,4位へ置換基を導入すると活性は減弱される．

3) フェノチアジン環に2個以上の置換基を導入すると活性は減弱される．

4) 10位の窒素原子には，メチレン3個を介して第三級アミンの構造が必須である．また，メチレン数が2個あるいは4個になると抗精神病作用は著しく低下する．メチレン数が2個の場合は抗ヒスタミン作用，抗アセチルコリン作用が強い．

5) 側鎖上の窒素原子は三級アルキルアミン型，ピペリジン型，ピペラジン型の3つの型が有効である．活性の強さはピペラジン型＞ピペリジン型＞アルキルアミン型である．

【2】 ブチロフェノン系化合物の構造的特徴

1) メチレン基 3 個の直鎖構造, カルボニル基が必須である. したがって, 基本構造はブチロフェノンである.

2) カルボニル基をフェニル基に置換したジフェニルブチル誘導体にも活性は認められた.

3) ブチロフェノンの末端のアミンとしては, ピペリジン環が最適である. ピペリジン環の 4 位にフェニル基と水酸基, など第四級炭素原子をもつものに活性が強い.

4) フェニル基上の置換基として 4 位にフッ素原子を導入すると, 活性が最強となる.

7.5.2 定型抗精神病薬

クロルプロマジンの統合失調症に対する効果が発見されたのを契機にフェノチアジン系, ついでブチロフェノン系, ベンズアミド系の薬物が登場した (図 7.13). ドパミン仮説に基づきドパミン D_2 受容体を阻害する. 副作用として, 脳内のドパミン D_2 受容体遮断による錐体外路症状 (EPS: extrapyramidal symptom) を引き起こすことが多い.

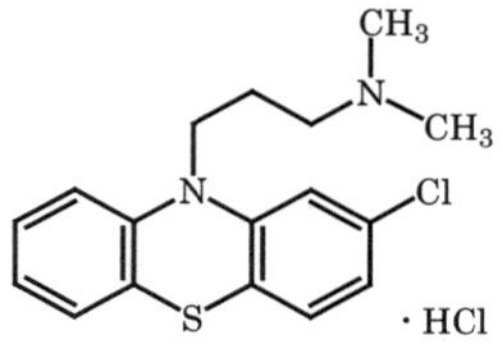

クロルプロマジン塩酸塩 (局)
chlorpromazine hydrochloride

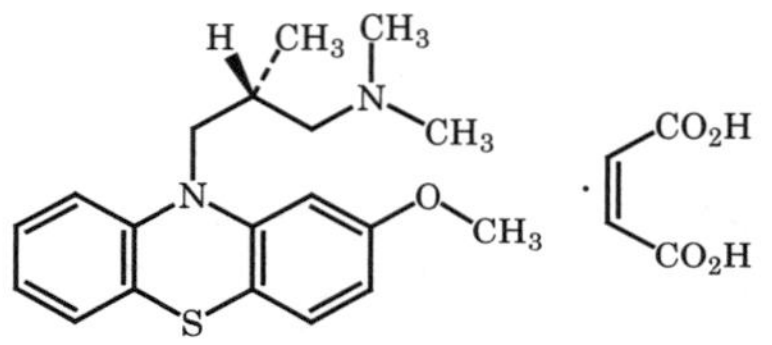

レボメプロマジンマレイン酸塩 (局)
levomepromazine maleate

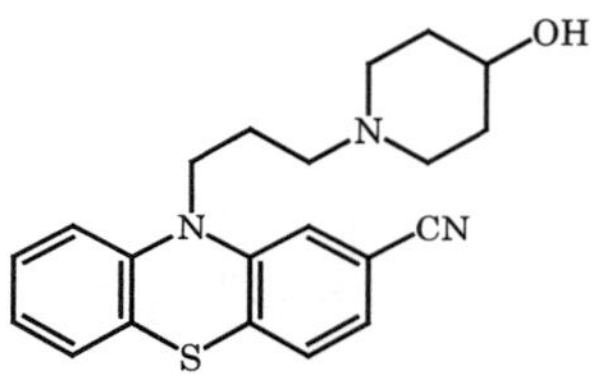

プロペリシアジン
propericiazine

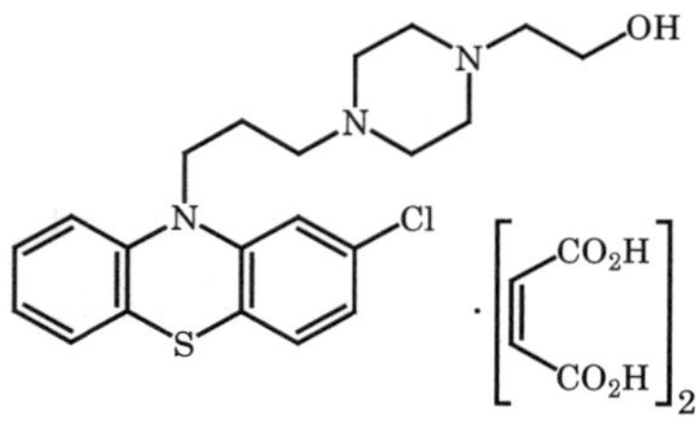

ペルフェナジンマレイン酸塩 (局)
perphenazine maleate

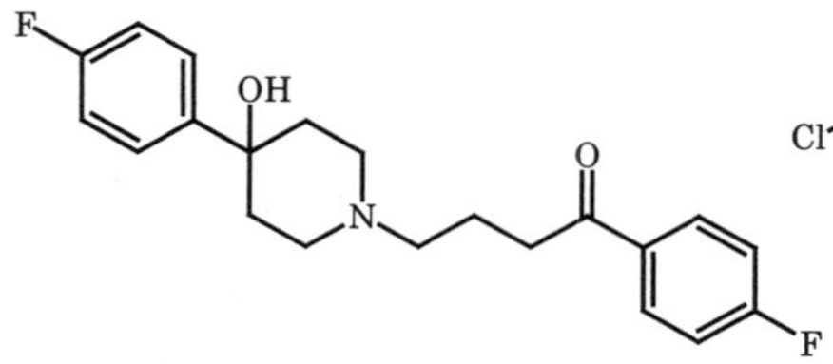

ハロペリドール (局)
haloperidol

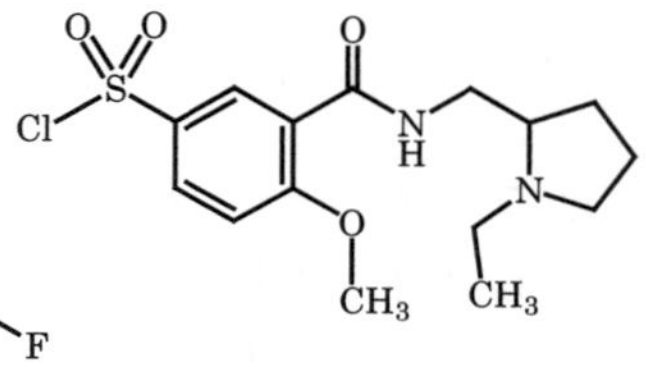

スルピリド (局)
sulpiride

図 7.13　定型抗精神病薬

7.5.3 非定型抗精神病薬

非定型抗精神病薬は，クロザピン（1962年）以降開発されてきており，現在統合失調症治療薬の第一選択薬である（図7.14，資料7.5.3-1参照）．その作用機序としては，基本的にセロトニン仮説に基づき，ドパミン D_2 受容体とセロトニン $5\text{-}HT_{2A}$ 受容体の両方を阻害する．これらは中脳辺縁系路以外でのドパミンの遊離を抑制しないため，定型抗精神病薬の副作用であるEPSが引き起こされにくい．非定型抗精神病薬は作用の特徴から，① D_2 受容体のほか $5\text{-}HT_{2A}$ 受容体も遮断する $5\text{-}HT_{2A}$・D_2 拮抗薬（SDA：serotonin-dopamine antagonist），② $5\text{-}HT_{2A}$ をはじめ多くの受容体拮抗作用を有する多元受容体標的化抗精神病薬（MARTA：multi-acting receptor targeted antipsychotics），③ D_2 受容体の部分作動薬であるドパミン・システムスタビライザー

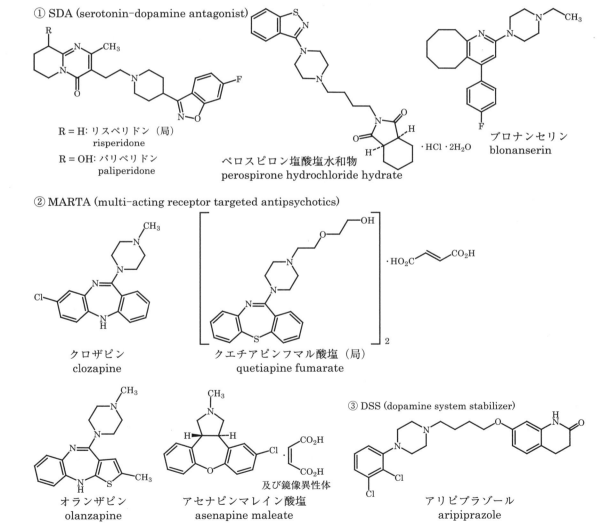

図7.14　非定型抗精神病薬

（DSS：Dopamine System Stabilizer）の3種類に分類される．SDA には，リスペリドン，ペロスピロン，ブロナンセリン，パリペリドンが含まれる．リスペリドンは抗精神病効果に優れるが，高プロラクチン値上昇をきたしやすい．MARTA には，オランザピン，クエチアピン，クロザピン，アセナピンがある．これらの薬物は体重増加や血糖上昇が問題となることが多い．非定型抗精神病薬の原型とされるクロザピンはジベンゾジアゼピン誘導体で，D_2 遮断作用が弱く，5-HT_{2A} をはじめ多くの受容体拮抗作用を有し多様な薬理作用を有する．DSA にはアリピプラゾールが含まれる．D_2 受容体の部分作動薬であるため，ドパミン過剰状態では遮断薬，枯渇状態では作動薬としてはたらきドパミン神経系の伝達を正常状態へ近づけるといわれる．

7.6　抗 う つ 薬

うつ病の発症は神経伝達物質（セロトニン，ノルアドレナリン，ドパミン等のモノアミン）の変調によるという「モノアミン仮説」に基づき，現在使われている多くの抗うつ剤が開発されてきた．抗うつ薬の多くは，モノアミン類による作用を活性化させる．

7.6.1　抗うつ薬の歴史

1948 年，チバガイギー社では抗ヒスタミン薬を目的として，フェノチアジン環のS原子を CH_2CH_2 に変換したイミノジベンジル系化合物（ジベンズアゼピン環）を合成した．これらの精神賦活作用が見出され，1957 年にイミプラミンによる抗うつ効果が報告された．さらにイミプラミンの窒素原子を炭素原子に変換したジベンゾシクロヘプタン系化合物のアミトリプチンが合成された．これらは，① 三環系抗うつ薬と呼ばれ，化学構造はフェノチアジン系薬物に類似するが薬理作用は異なる．その後，② 四環系抗うつ薬や ③ トリアゾロピリジン系抗うつ薬，さらには，④ 選択的セロトニン再取込み阻害薬（SSRI：selective serotonin reuptake inhibitor），⑤ セロトニン・ノルアドレナリン再取込み阻害薬（SNRI：serotonin-noradrenaline reuptake inhibitor），⑥ ノルアドレナリン作動性・特異的セロトニン作動性抗うつ薬（NaSSA：noradrenergic and specific serotonergic antidepressant）などの新しい抗うつ薬へと発展している．

7.6.2　抗うつ薬の作用

抗うつ薬はモノアミン仮説に基づき，シナプス間隙でのモノアミンの増多を主作用とすると考えられていた．しかし現在では，単純なモノアミンの増多だけではなく，シナプス間隙で増多したモノアミンが起こす間接的作用の重要性が考えられている．

三環性抗うつ薬（①）や SNRI（⑤）はノルアドレナリンやセロトニンといったモノアミン類の再取り込み阻害作用を示すが，SSRI（④）は選択的にセロトニンの再取り込みを阻害する．トリアゾロピリジン系抗うつ薬（③）は，5-HT_{2A} 受容体の遮断作用（低用量）とセロトニン再

第7章 中枢神経系に作用する薬物　　　　　　　　　　　　　　　*149*

① 三環系抗うつ薬

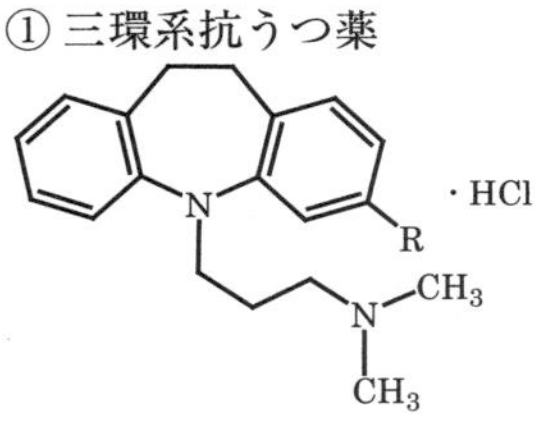

R＝H：イミプラミン塩酸塩（局）
imipramine hydrochloride
R＝Cl：クロミプラミン塩酸塩（局）
clomipramine hydrochloride

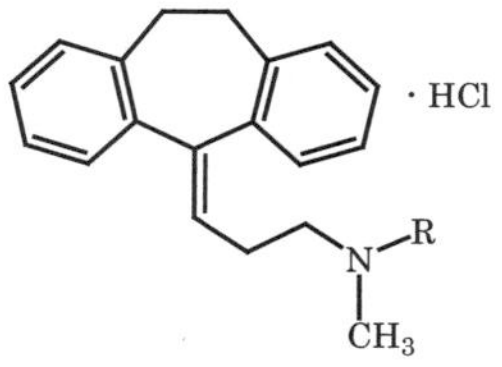

R＝H：ノルトリプチリン塩酸塩（局）
nortriptyline hydrochloride
R＝CH₃：アミトリプチリン塩酸塩（局）
amitriptyline hydrochloride

② 四環系抗うつ薬

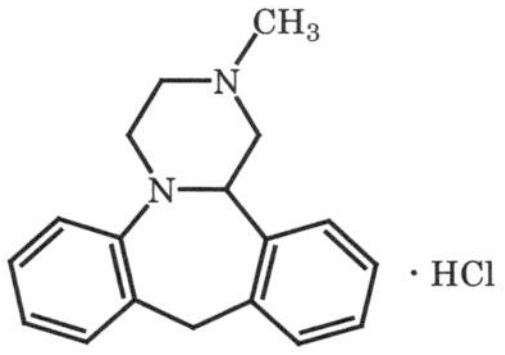

ミアンセリン塩酸塩
mianserin hydrochloride

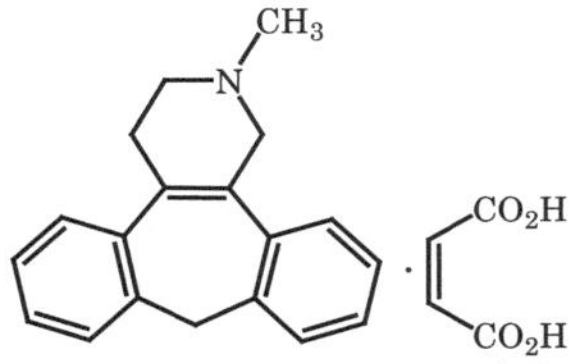

セチプチリンマレイン酸塩
setiptiline maleate

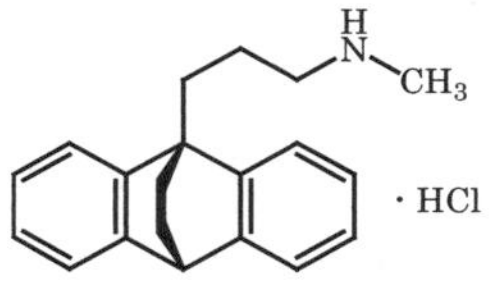

マプロチリン塩酸塩（局）
maprotiline hydrochloride

③ トリアゾロピリジン系抗うつ薬

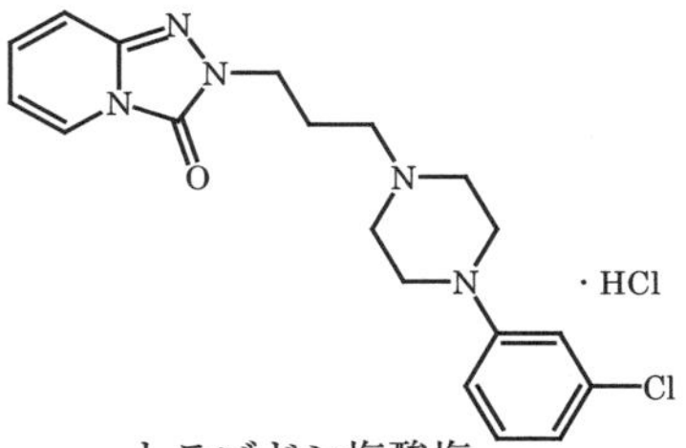

トラゾドン塩酸塩
trazodone hydrochloride

④ 選択的セロトニン再取込み阻害薬（SSRI）

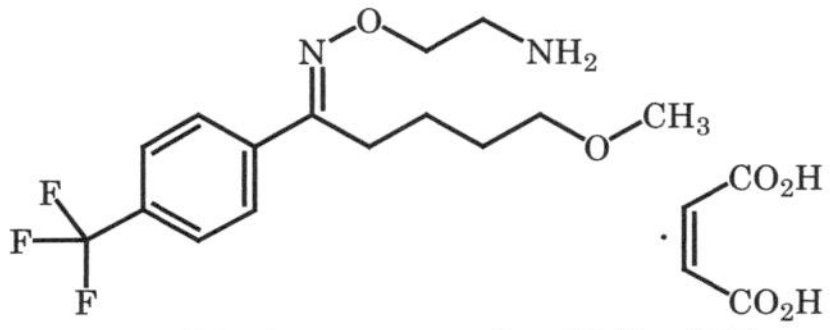

フルボキサミンマレイン酸塩（局）
fluvoxamine maleate

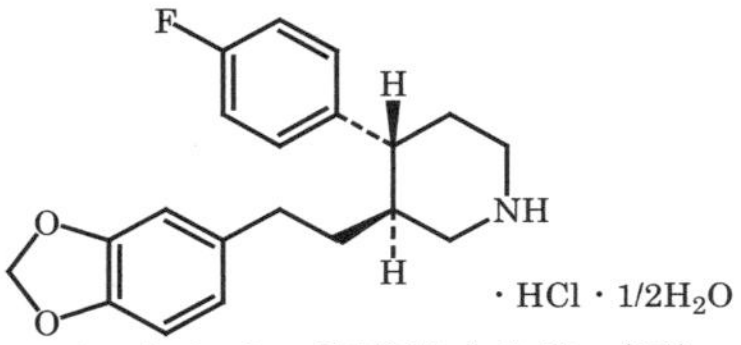

パロキセチン塩酸塩水和物（局）
paroxetine hydrochloride hydrate

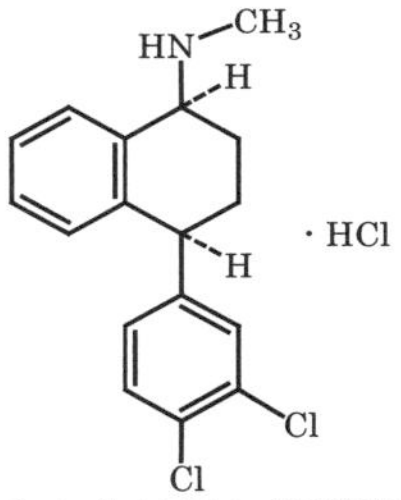

セルトラリン塩酸塩
sertraline hydrochloride

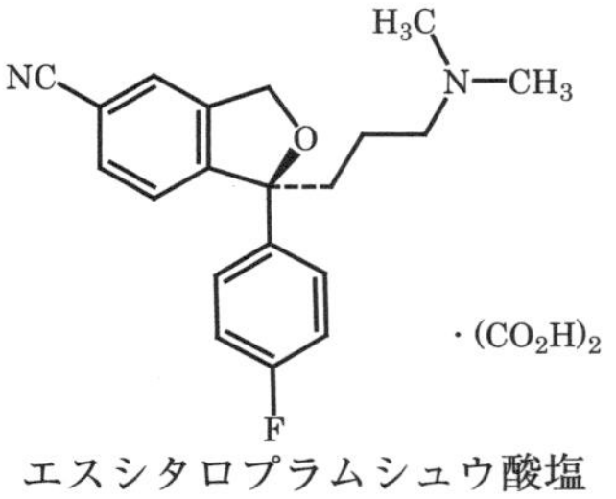

エスシタロプラムシュウ酸塩
escitalopram oxalate

⑤ セロトニン・ノルアドレナリン再取込み阻害薬（SNRI）

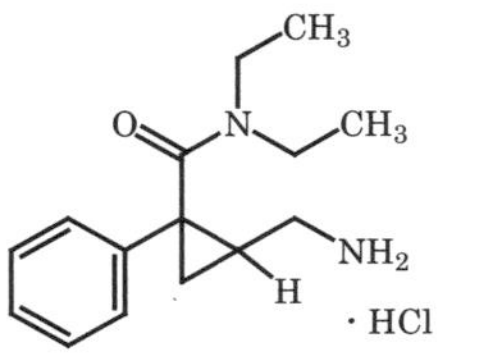

ミルナシプラン塩酸塩
milnacipran hydrochloride

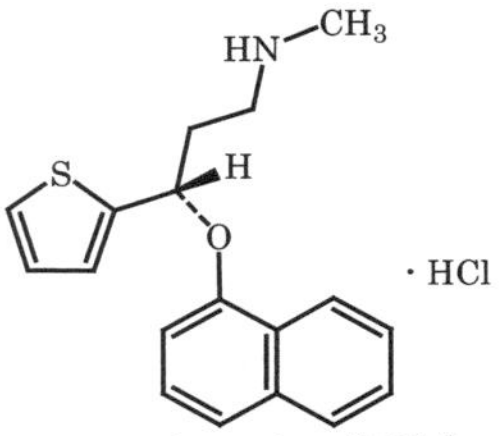

デュロキセチン塩酸塩
duloxetine hydrochloride

⑥ ノルアドレナリン作用性・特異的セロトニン作用性抗うつ薬（NaSSA）

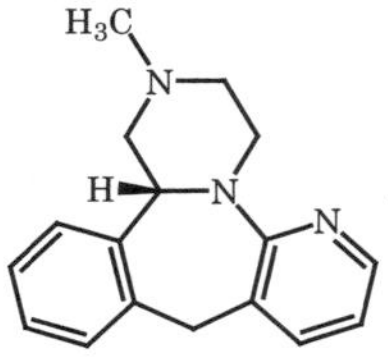

及び鏡像異性体

ミルタザピン
mirtazapine

図 7.15　抗うつ薬

150　　　　第 2 編　医薬品各論

取り込み阻害作用（高用量）を示す．うつ病患者で 5-HT$_{2A}$ 受容体の発現が増多しているとの報告に関与すると考えられている．NaSSA（⑥）は，シナプス前 α_2 自己受容体を遮断することで，モノアミン類の遊離を促進する．四環性抗うつ薬（②）はノルアドレナリンを増多させるが，医薬品によって作用機序の詳細が異なる．ミアンセリンとセチプチリンは NaSSA と同様にシナプス前 α_2 自己受容体を遮断するが，マプロチリンは選択的にノルアドレナリンの再取り込みを阻害する．

7.6.3　抗うつ薬

　各種抗うつ薬の構造を示した（図 7.15，資料 7.6.3-1 参照）．三環性抗うつ薬（①）の側鎖に関して，二級アミンを有する医薬品（ノルトリプチリン）ではノルアドレナリンの，三級アミンを有する医薬品（クロミプラミン，アミトリプチリン）ではセロトニンの取り込み阻害が強いという選択性がある．生体内では三級アミンも二級アミンに代謝される．SSRI（④）のエスシタロプラムは，シタロプラムの S-enantiomer であり，力価は 2 倍である．

7.7　麻薬性鎮痛薬

　オピオイドアゴニストの原型モルヒネは激しい痛みを緩和でき，繁用されている薬物である．モルヒネは強力な鎮痛作用をもつすべての薬物の標準比較薬として位置付けられ，これらの薬物は麻薬性鎮痛薬と呼ばれる．麻薬性鎮痛薬には，アヘンから得られた天然及び半合成のアルカロイド誘導体，合成代替薬なども含まれる．

7.7.1　モルヒネとその誘導体の歴史

　ケシの種さやを傷つけると白い物質が見られる．それは茶色の粗物質に変化しアヘンとなる．アヘンの有効成分を最初に結晶として単離したのはドイツの薬剤師 Sertürner（1806 年）である．彼はこの物質にギリシャの夢と眠りの神 "Morpheus" に因み，モルヒネ morphine と命名した．これは薬草から純粋な形で得られた初めてのアルカロイドであり，モルヒネの構造は Robinson（英，1925 年，ノーベル化学賞）によって決定された．なお，ケシ opium poppy より得られたアヘン（オピウム）から採取されたモルヒネ及びそれに類似作用を有するアヘン様化合物をオピオイド opioid という．現在，アヘンから単離された成分はモルヒネ，コデイン（1832 年），テバイン（1835 年），ノスカピン（1817 年），パパベリン（1848 年）などのアルカロイドのほか，トリテルペン，ステロイドを含み 20 種に及ぶ．

　モルヒネは強力な鎮痛作用を有する反面，副作用としては麻薬性をはじめ，便秘，吐き気・嘔吐，眠気など様々な作用を有している．このため，重篤な副作用である麻薬性を排除した夢の非麻薬性オピオイド系鎮痛薬の開発が行われた（図 7.16）．モルヒネをメチル化したコデイン，及

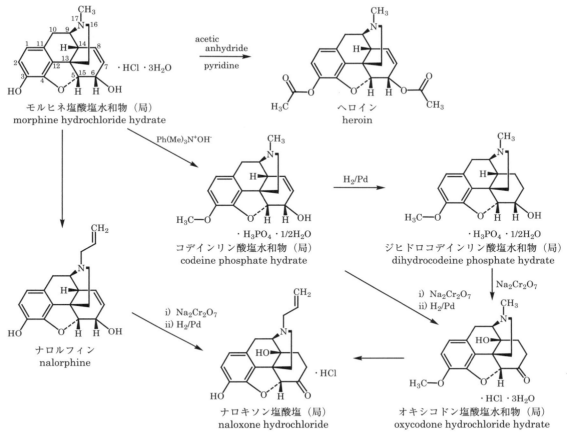

図 7.16 モルヒネとその誘導体

びコデインの 7, 8 位の二重結合を還元したジヒドロコデインは，代表的な弱オピオイドである．一方，ジヒドロコデインの水酸基を酸化したオキシコドン（1916 年）はモルヒネの約 1/2 の活性を有した．以上の事実から，モルヒネの 3 位のフェノール性水酸基をメチル化すると活性は低下することが明らかとなった．さらに，モルヒネに無水酢酸を作用させるとジアセチルモルヒネ（ヘロイン，1874 年）となり活性は増加したが，陶酔感，耽溺性が大きく使用禁止となっている．この作用増加はアセチル化により薬物の脂溶性が高まり中枢への移行が容易になったことによると考えられる．モルヒネの 14 位に水酸基を導入すると活性は低下するため，この位置を水溶性とすることで活性は減弱すると考えられた．モルヒネの N-メチル基を，より大きなアルキル基である N-アリル基や N-シクロプロピルメチル基へと変換したところ，鎮痛作用が保たれたナロルフィンと失われたナロキソンが発見された．ナロルフィンは，ある程度の鎮痛作用は保持しつつも麻薬作用に拮抗したため麻薬拮抗性鎮痛薬探索の出発点となった．一方ナロキソンは，鎮痛作用が消失し，また麻薬作用にも拮抗する化合物であった．ナロルフィンは μ オピオイド受容体には拮抗薬として，κ オピオイド受容体には作動薬として作用し，ナロキソンは全オピオイド受容体（μ, δ, κ）の拮抗薬である（オピオイド受容体の詳細については，7.7.4 にて後述する）．

152　　　　　　　　　　第2編　医薬品各論

これらの研究成果を基に，さらに，モルヒネの基本骨格を簡略化した化合物への展開（単純化）と，モルヒネの基本骨格をさらに複雑化した化合物への展開（複雑化）が行われた.

【1】単純化

モルヒネの基本構造の単純化では，E環を切断した ① モルフィナン系，さらにそこからC環を切断した ② ベンゾモルファン系，A，D環のみの ③ フェニルピペリジン系，A環のみから成ると解釈できる ④ プロピルアミン系と多様な骨格の化合物が合成された（図 7.17）.

① モルフィナン系化合物（morphinane 系化合物）

モルフィナン系化合物はモルヒネのテトラヒドロフラン環のエーテル結合を開裂した骨格でA，B，C，D環は保持された構造をもつ. 3-ヒドロキシ-*N*-メチルモルフィナンはモルヒネより強い鎮痛作用を示し，モルヒネ簡略化の糸口となった. 3-ヒドロキシ-*N*-メチルモルフィナンを光学分割し，モルヒネ由来とは異なる立体配置の（＋）-enantiomer を *O*-メチル化して得られたデキストロメトルファンには，鎮痛作用は消失したがコデインと同程度の鎮咳作用を示した. また同様の立体配置を有するジメモルファンも鎮咳作用を示したため，鎮痛作用と鎮咳作用では化合物の立体要求性が異なり，鎮痛作用では *d* 体のみが，また鎮咳作用では *l* 体と *d* 体の両方が活性を有することが明らかとなった. モルフィナン型麻薬拮抗薬のレバロルファンは，麻薬による呼吸抑制に対して拮抗する（図 7.18）.

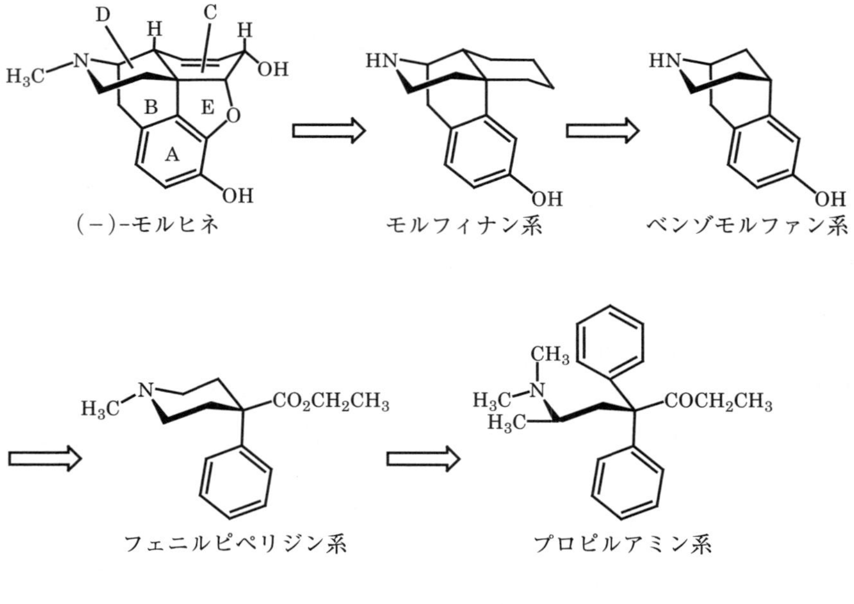

図 7.17　モルヒネの単純化

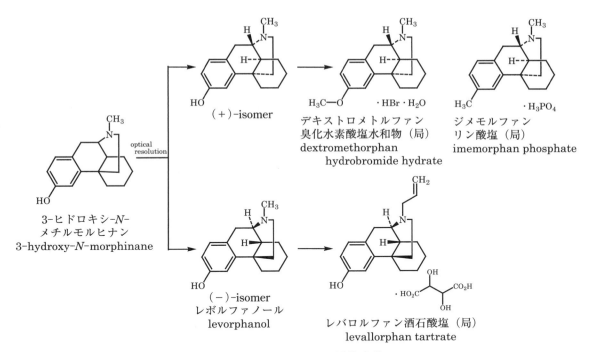

図 7.18　モルフィナン系化合物

② ベンゾモルファン系化合物 (benzomorphan 系化合物)

モルヒネのC環及びE環の両方を開環すると，ベンゾモルファンと称する興味ある化合物群が得られた（図 7.19）．1962 年に発見されたペンタゾシンは，鎮痛効果はモルヒネの1/5 程度であるが，依存性が弱いので麻薬に指定されていない．ペンタゾシンの2つのメチル基は互いにシスであり，これらはC環が結合する位置に相当する．エプタゾシンは，ペンタゾシンよりも活性が強い．これらは共に κ オピオイド受容体のアゴニストであり，非麻薬性鎮痛薬に分類される．

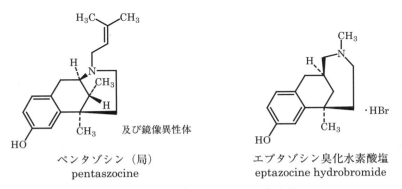

図 7.19　ベンゾモルファン系化合物

③ フェニルピペリジン系化合物 (phenylpiperidine 系化合物)

モルヒネのB，C，E環を除去すると4-フェニルピペリジンという一連の化合物群が得られた（図 7.20）．これらの化合物の鎮痛活性は 1940 年代，アトロピン類縁体の抗痙攣作用を研究中に

偶然見出された．モルヒネの立体構造からドラッグデザインされたものではないが，4-フェニルピペリジンはモルヒネのA環とD環に相当する．ペチジン（おもにμオピオイド受容体アゴニスト）の鎮痛作用はモルヒネほど強くなく，耽溺性の副作用も同程度ある．しかし，速効性で持続時間が短く呼吸抑制は弱い．この系列に属するフェンタニル（1972年）はモルヒネより100倍以上の活性を有している．緩和医療における代替モルヒネとして，オピオイドローテーション（オピオイドスイッチング）に大きく寄与している．

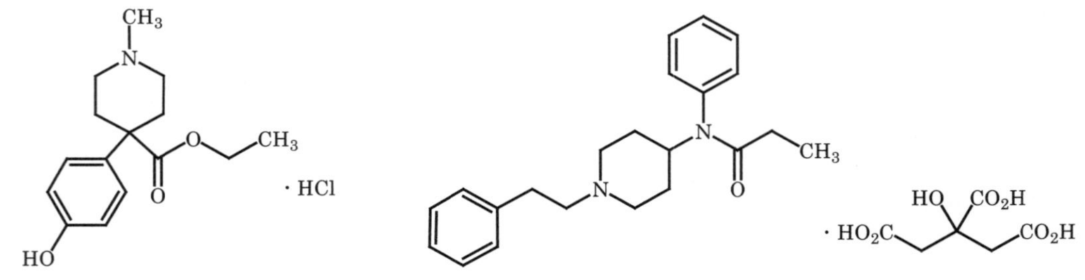

ペチジン塩酸塩（局）
pethidine hydrochloride

フェンタニルクエン酸塩（局）
fentanyl citrate

図7.20　フェニルピペリジン系化合物

④ プロピルアミン系化合物 (propylamine 系化合物)

メサドンの活性はモルヒネに匹敵するがモルヒネ様の副作用がある．メサドンには不斉炭素が1つあり，モルヒネと同じ立体構造であるR体の方がS体よりも2倍強力である．トラマドール（非麻薬）は中等度のμオピオイド受容体アゴニスト作用とともに，ノルアドレナリン，セロトニン再取込み阻害作用も鎮痛効果に関与する．疼痛緩和医療でのコデインの代わりに，依存性，精神作用の弱いトラマドールが利用されている．トラマドール改良品のタペンタドール（麻薬）は，トラマドールのもつμオピオイド受容体アゴニスト作用と，ノルアドレナリン再取込み阻害作用を増強し，セロトニン再取込み阻害作用は減弱することで鎮痛効果を高めた薬物である（図7.21）．

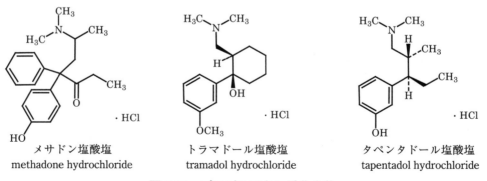

メサドン塩酸塩
methadone hydrochloride

トラマドール塩酸塩
tramadol hydrochloride

タペンタドール塩酸塩
tapentadol hydrochloride

図7.21　プロピルアミン系化合物

第7章　中枢神経系に作用する薬物　　　*155*

【2】複雑化

　これまでの構造はモルヒネ骨格の単純化を行ってきた．次の方策は分子の複雑化あるいは固定化である．薬物の副作用は薬物が別の受容体と相互作用するためと考えられる．それは分子が異なるコンホメーションをとることによる可能性が大きい．ならば分子がとれるコンホメーションを少なくするように分子を固定すれば活性の増強や副作用の除去も期待できるかもしれないという試みである．

　Bentley らはテバインを原料にモルヒネの複雑化により，6 環状構造を有し，脂溶性の高いエトルフィン，さらにブプレノルフィンを合成した．エトルフィンはオピオイド鎮痛薬の中でも特に強い鎮痛活性を有し，動物の麻酔等に利用されている．ブプレノルフィンは μ オピオイド受容体の部分アゴニストであり，いったん結合するとその結合は非常に強い．このためモルヒネよりも長時間持続する．ブプレノルフィンは鎮痛作用と麻薬作用の分離がうまくいった薬物の 1 つである（図 7.22）．

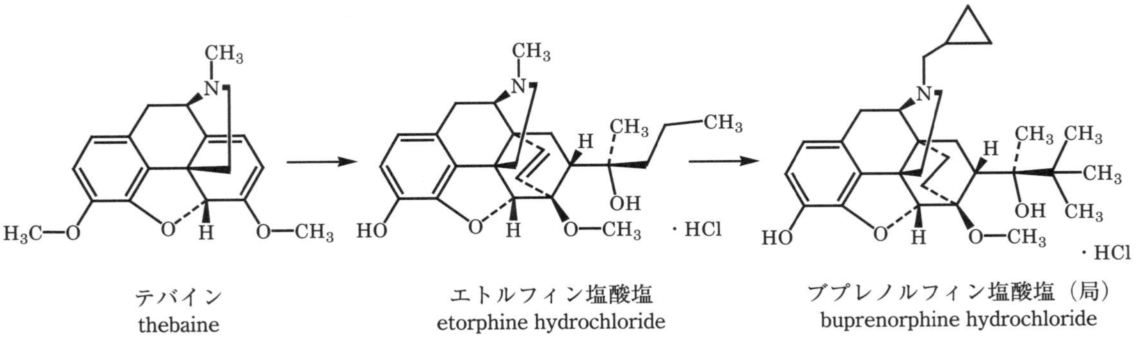

テバイン
thebaine

エトルフィン塩酸塩
etorphine hydrochloride

ブプレノルフィン塩酸塩（局）
buprenorphine hydrochloride

図 7.22　モルヒネの複雑化

7.7.2　モルヒネの構造的特徴

　モルヒネの活性発現構造は，次のように考えられている（図 7.23 の左図）．

　またこれらの活性発現に関する構造的特徴より，1954 年に Beckett らはモルヒネとオピオイド受容体との結合における立体選択性を説明するファーマコフォアを提唱した（図 7.23 の右図）．

1）プロトン化された窒素原子 N^+ と受容体のアニオン部との静電的相互作用
2）ベンゼン環と受容体に存在する芳香族アミノ酸との π-π 相互作用
3）フェノール性水酸基と受容体との水素結合

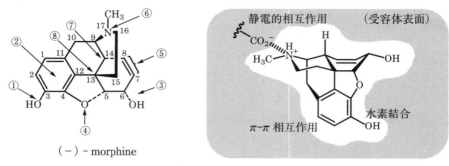

図 7.23 (−)-モルヒネの化学構造とファーマコフォア

① フェノール性水酸基：鎮痛作用発現に重要．メチル化すると鎮痛活性は 1/10 に減弱するが鎮咳活性は保持される．アセチル基は生体内で加水分解を受けるため活性は保持される．
② 芳香環（A 環）：重要である．
③ 6 位のアルコール性水酸基：鎮痛作用発現に必ずしも重要でない．
④ 4, 5 位のエーテル結合：鎮痛作用発現に必ずしも重要でない．
⑤ 7, 8 位の二重結合：鎮痛作用発現に必要でない．
⑥ カチオン性窒素原子：鎮痛作用発現に重要．生体内でプロトン化されてカチオン性の四級窒素になる．あらかじめ四級化したものや第二級アミンでは活性減弱，アリル化やシクロプロピルメチル化すると拮抗作用を示す．
⑦ 14 位の水素原子：第三級アルコールとすることもある．
⑧ 四置換された 13 位の橋頭位炭素：ベンゼン環が直接結合し，かつ第三級窒素とは炭素数 2 個の間隔があること．

7.7.3 ペプチド系内因性鎮痛物質

　生体に存在しないモルヒネが強力な鎮痛作用を示すということは，脳内にモルヒネの受容体が存在することを示唆しており，生体内リガンドの探索研究が始まった．その結果，Hughes らによりモルヒネ様作用をもち，モルヒネ拮抗物質であるナロキソンによって拮抗される 2 つのペプチド，メチオニンエンケファリン methionine enkephalin とロイシンエンケファリン leucine enkephalin が発見された．この 2 つのペプチドはアミノ酸 5 個からなり，N 末端から Tyr-Gly-Gly-Phe という共通のアミノ酸配列を有し，C 末端のアミノ酸のみが Met あるいは Leu と異なっている．その後，やや大きいペプチド（16〜31 個のアミノ酸）であるダイノルフィン類（dynorphin A）やエンドルフィン類（β-endorphin）が発見された（資料 7.7.3-1 参照）．これらも，N 末端側の 5 個のアミノ酸配列はエンケファリンのいずれかの配列と同じであった．これら内因性ペプチドは生体成分であることから，モルヒネの最大の副作用である耐性や依存性を示さないことが期待されたが，連続投与により依存性を発現する上，代謝分解が速く，血液脳関門を通過しない等，さまざまな問題があり実用化には至っていない．
　モルヒネとエンケファリンの化学構造には類似性が見られる．チロシンのアミノ基をモルヒネの塩基性窒素に重ね合わせると，チロシンのフェノール性水酸基から N 末端の窒素原子に至る三次元構造が，モルヒネのフェノール部位から窒素原子までとよく一致している．これら分子のチロシン部分は活性に必須であり，この構造の類似性は多くの情報を提供するものである（2.4.1

7.7.4 オピオイド受容体の作用

モルヒネ及びその誘導体による強力な鎮痛活性を出発点として内因性オピオイドの発見に至った経緯は，化学による生体機能の解明（ケミカルバイオロジー）の興味深い一例であるといえる．その後，これらリガンドが作用する生体分子として，1990年代に3種類のオピオイド受容体（μ, δ, κ）が見出された．鎮痛作用に関与する受容体はおもにμ，ついでκであり，δオピオイド受容体による作用は極めて弱い．一方，モルヒネの主要な副作用である耽溺性（依存形成や多幸感）や呼吸抑制はμオピオイド受容体の活性化によるものであり，κオピオイド受容体にはこれら副作用がない．このため，夢の非麻薬性オピオイド系鎮痛薬鎮痛薬とは選択的κオピオイド受容体アゴニストのことであると考えられた．各種オピオイド系化合物と内因性オピオイドの受容体選択性を，表7.1に示した．

表7.1　内因性オピオイドを含むオピオイド系物質のオピオイド受容体との相互作用

	μ オピオイド受容体	δ オピオイド受容体	κ オピオイド受容体
内因性オピオイド	β-エンドルフィン Met-エンケファリン	Leu-エンケファリン	ダイノルフィンA
おもなアゴニスト	モルヒネ，ヘロイン コデイン（弱い） オキシコドン ブプレノルフィン（部分作動薬） レボルファノール ペチジン フェンタニル	モルヒネ（弱い）	モルヒネ（弱い） ナロルフィン ペンタゾシン
おもなアンタゴニスト	ナロルフィン ナロキソン レバロルファン	ナロキソン	ナロキソン ブプレノルフィン
生理機能	鎮痛作用（強力） 鎮咳作用，依存形成， 多幸感，呼吸抑制，	鎮痛作用（極めて弱い） 依存形成	鎮痛作用（μの次に強い） 鎮咳作用

7.8　パーキンソン病治療薬

パーキンソン病は，1817年にJames Perkinsonによってはじめて報告された病気である．パーキンソン病は，更年期以降に発症する比較的頻度の高い錐体外路系の神経変性疾患であり，パーキンソン病の特徴ともいえる振戦（静止時），筋固縮，無動，姿勢発射障害の四症状を特徴とする．パーキンソン病ではドパミンの減少により，相対的にアセチルコリン作動性神経が優位とな

る．そのため治療薬としては，ドパミン作動性神経の活性化及びコリン作動性神経の抑制の2つとなる．

7.8.1 パーキンソン病治療薬の作用

線条体の GABA 神経は，アセチルコリン作動性神経により興奮的な，ドパミン作動性神経により抑制的な制御を受けている．パーキンソン病では，中脳黒質のドパミン神経細胞が変性・脱落し，また生存している細胞でもレビー小体という特殊な細胞質内構造物が出現する結果，線条体のドパミンが著明に減少する．このドパミン量の減少の結果，アセチルコリン作動性神経が優位となる．パーキンソン病治療薬の作用としては，①ドパミン作動性神経の活性化（①-1 ドパミン量の増加，①-2 ドパミン受容体の活性化）と，②アセチルコリン作動性神経の抑制（②-1 ムスカリン受容体の遮断）に分類される．

7.8.2 パーキンソン病治療薬

パーキンソン病治療薬を図 7.24 に示した．ドパミン作動性神経の活性化（①）のうちドパミン量の増加（①-1）には，L-ドパ（レボドパ）を投与しドパミンを補う治癒法がある．また，抹消でのレボドパからドパミンへの変換を抑制するドパ脱炭酸酵素阻害薬（カルビドパ，ベンセラジド）との併用が用いられている．また末梢でのドパミン代謝酵素である COMT（catechol-*O*-methyltransferase）阻害薬（エンタカポン）がある．中枢でのドパミン濃度の上昇には，ドパミンニューロンの終末からのドパミン放出を促進するアマンタジンや，ドパミン代謝酵素である選択的モノアミン酸化酵素（MAO-B：monoamine oxidase-B）阻害薬（セレギニン）がある．ドパミン受容体の活性化（①-2）には，ドパミン D_2 受容体作動薬である麦角系アルカロイド（ブロモクリプチン，ペルゴリド，カベルゴリン）と非麦角系アルカロイド（タリペキソール，プラミペキソール，ロピニロール，ロチゴチン，アポモルヒネ）とがある．ドパミンアゴニストは受容体に直接作用し，L-ドパよりさらに有効と考えられる．アセチルコリン作動性神経の抑制（②）としては，ムスカリン受容体拮抗薬（トリヘキシフェニジル，ビペリデン，プロフェナミン等）が用いられる．その他，ドパミン神経細胞の変性・脱落及びレビー小体の出現はノルアドレナリン神経系にも及ぶが，ノルアドレナリンの前駆物質であるドロキシドパによりノルアドレナリンの補充を行う．

第7章 中枢神経系に作用する薬物

L-ドパ補充

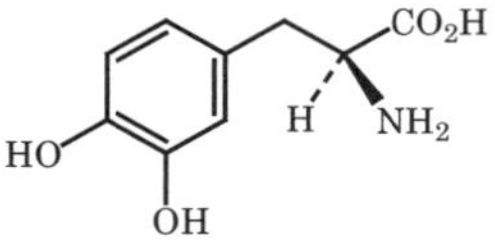

レボドパ（局）
levodopa

ドパ脱炭酸酵素阻害薬

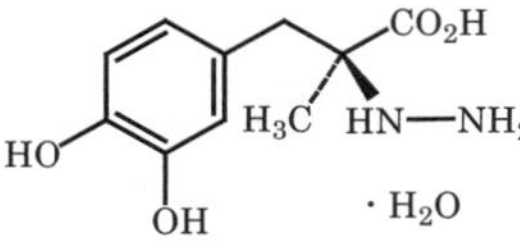

カルビドパ水和物（局）
carbidopa hydrate

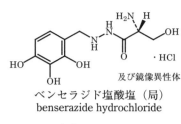

ベンセラジド塩酸塩（局）
benserazide hydrochloride
及び鏡像異性体

COMT 阻害薬

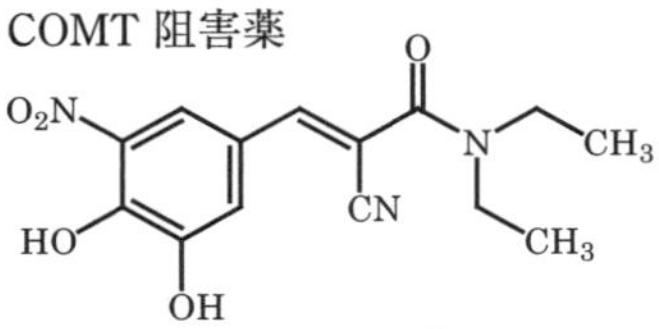

エンタカポン
entacapone

ドパミン放出促進薬

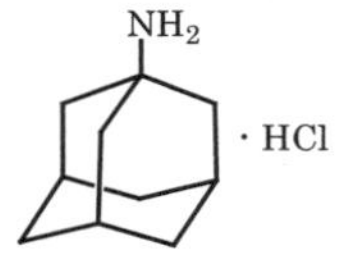

アマンタジン塩酸塩（局）
amantadine hydrochloride

MAO-B 阻害薬

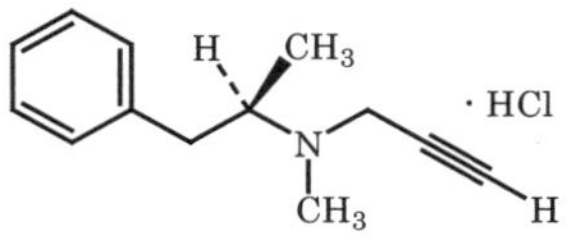

セレギリン塩酸塩
selegiline hydrochloride

ドパミン D$_2$ 受容体作動薬

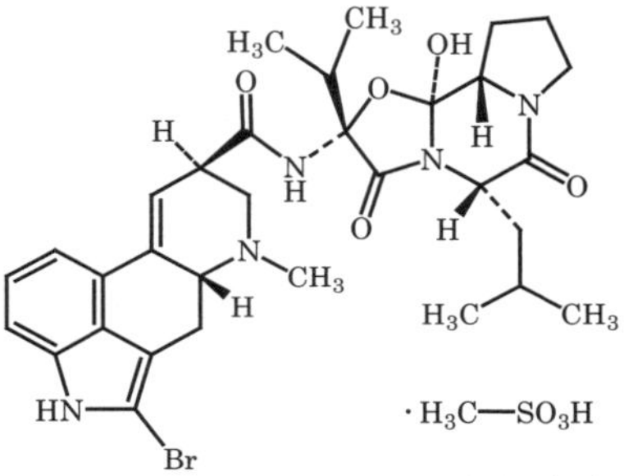

ブロモクリプチンメシル酸塩（局）
bromocriptine mesilate

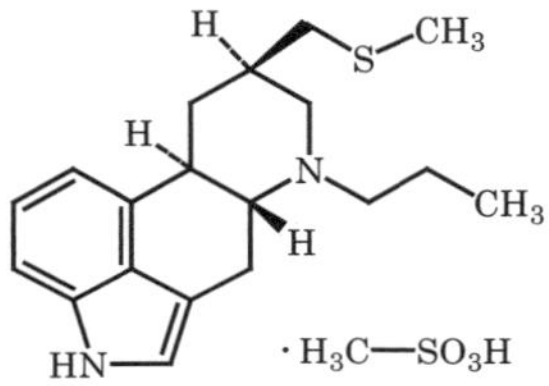

ペルゴリドメシル酸塩
pergolide mesilate

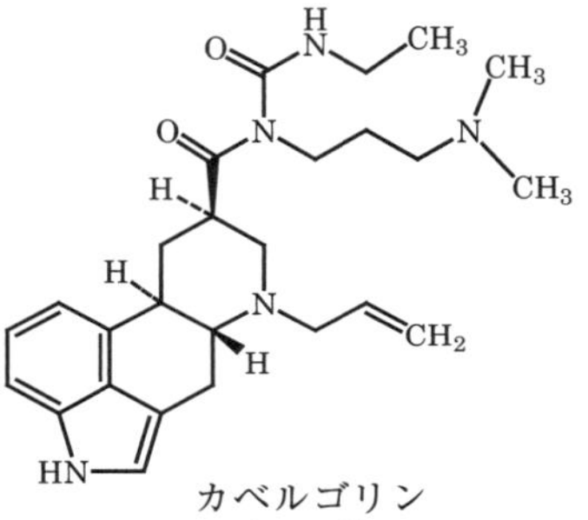

カベルゴリン
cabergoline

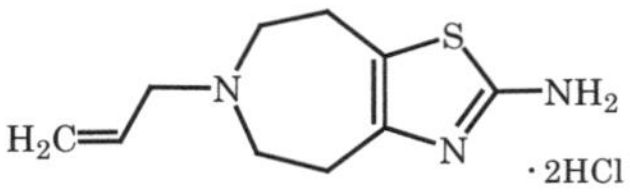

タリペキソール塩酸塩
talipexole hydrochloride

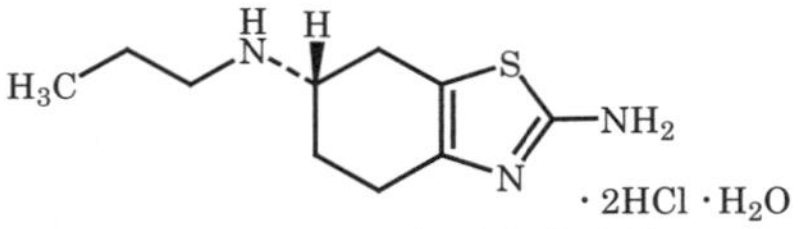

プラミペキソール塩酸塩水和物
pramipexole hydrochloride hydrate

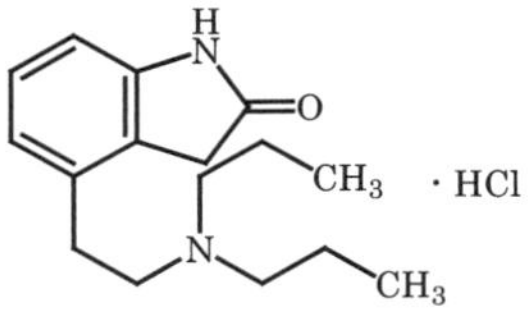

ロピニロール塩酸塩
ropinirole hydrochloride

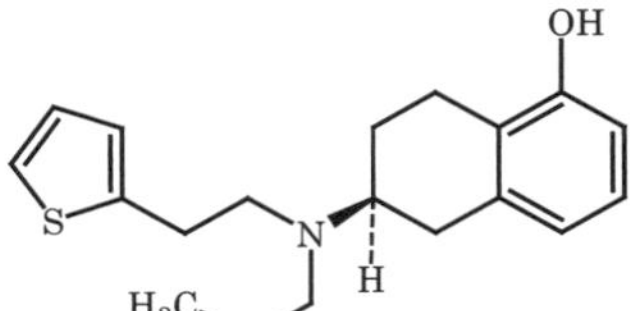

ロチゴチン
rotigotine

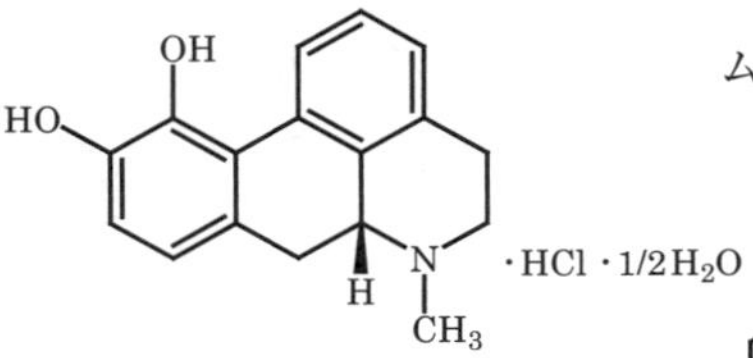

アポモルヒネ塩酸塩水和物
apomorphine hydrochloride hydrate

ムスカリン受容体拮抗薬

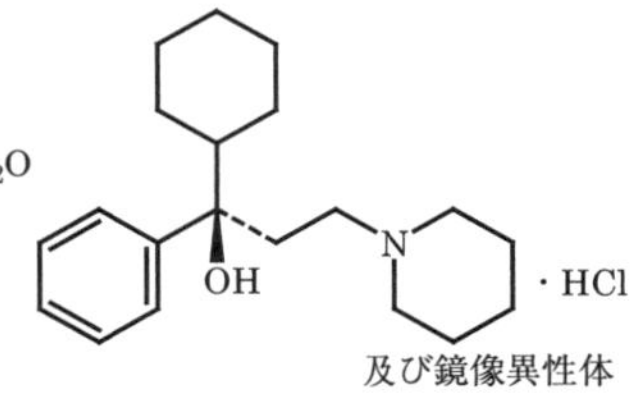

トリヘキシフェニジル塩酸塩（局）
trihexyphenidyl hydrochloride
及び鏡像異性体

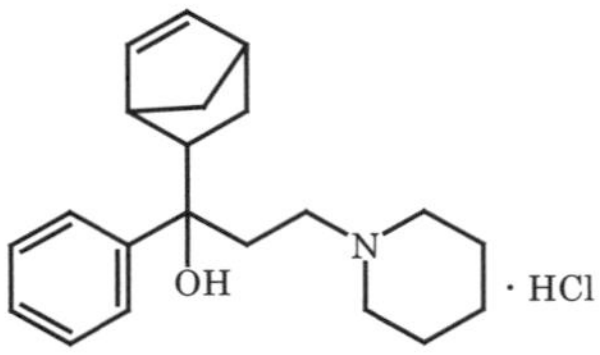

ビペリデン塩酸塩（局）
biperden hydrochloride

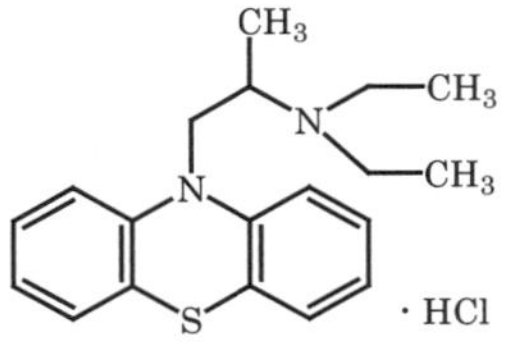

プロフェナミン塩酸塩
profenamine hydrochloride

ノルアドレナリン前駆物質

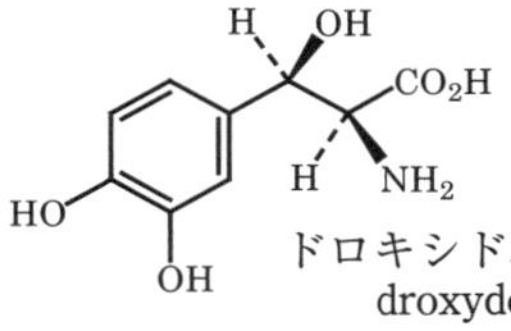

ドロキシドパ（局）
droxydopa

図 7.24 パーキンソン病治療薬

7.9 アルツハイマー型認知症治療薬

　アルツハイマー病とは，特に初老期以降に発症しやすく，進行性の認知機能低下をきたす疾患で，記憶障害，実行機能障害，失行，失認，失語など記憶以外の認知機能障害が1つ以上あり，認知機能が病前より著しく低下する疾患である．アルツハイマー型認知症治療薬としては，現在，コリンエステラーゼ（AChE）阻害薬とNMDA（N-メチル-D-アスパラギン酸）受容体拮抗薬が臨床使用されている．

7.9.1　ドネペジルの構造的特徴

　日本の研究者らによって開発されたドネペジルは，世界初のアルツハイマー病治療薬である．ドネペジルはAChEを阻害することで活性を発揮し，ドネペジルとAChEとの複合体のX線結晶構造解析の結果から，ジメトキシインダノン環，ピペリジン環及びベンジル基の3つの環が酵素の活性ポケットに入り，相互作用することが示されている（図7.25）．インダノン環とベンジルのベンゼン環は，π-π相互作用（破線四角部）を，また，インダノン環のカルボニル基とピペリジン環の窒素原子は，水分子を介して酵素と水素結合（破線楕円部）を形成する．また，ジメトキシインダノン環，ピペリジン環及びベンジルの3つの環構造は，疎水性相互作用によりAChEと相互作用している．

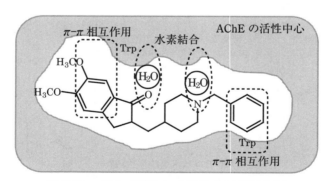

図7.25　ドネペジルとAChEとの相互作用

7.9.2　アルツハイマー型認知症治療薬

　アルツハイマー病治療薬には，① コリンエステラーゼ（AChE）阻害薬と ② NMDA（N-メチル-D-アスパラギン酸）受容体拮抗薬とがある（図7.26）．アルツハイマー病の患者では，アセチルコリンの生合成酵素であるアセチルコリントランスフェラーゼ（ChAT）の活性が著しく低下

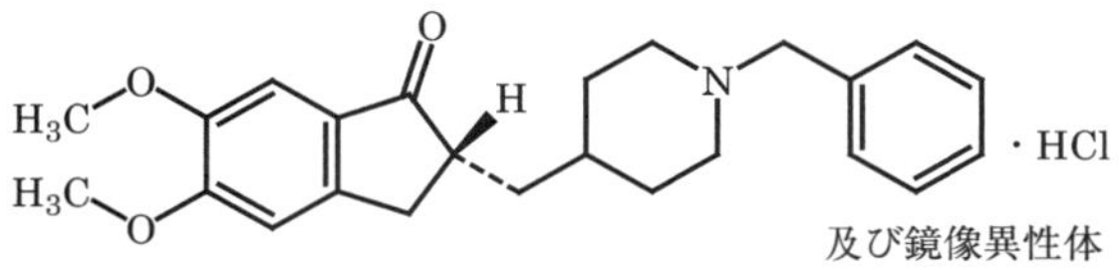

第 7 章　中枢神経系に作用する薬物　　　161

ドネペジル塩酸塩（局）
donepezil hydrochloride

及び鏡像異性体

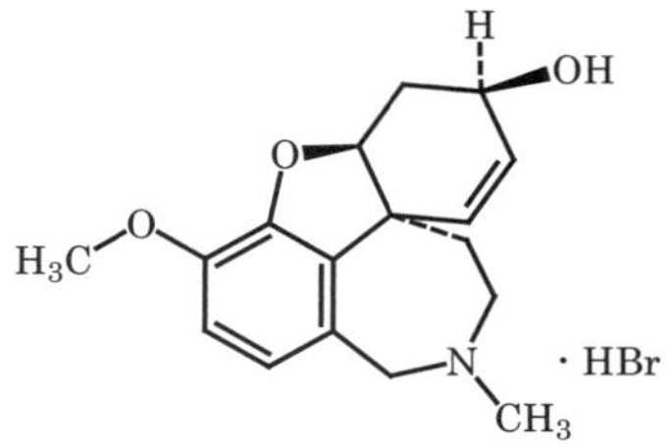

ガランタミン臭化水素酸塩
galanthamine hydrobromide

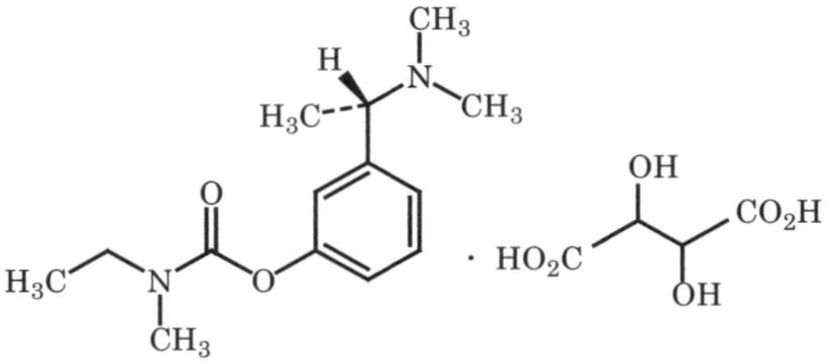

リバスチグミン酒石酸塩
rivastigmine tartarate

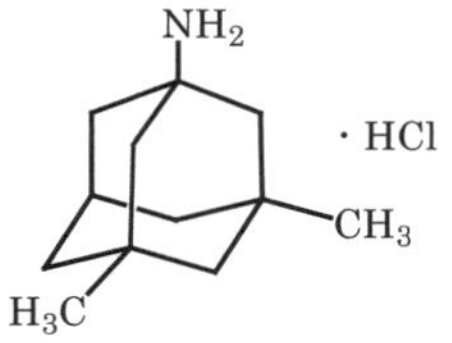

メマンチン塩酸塩
memantine hydrochloride

図 7.26　アルツハイマー型認知症治療薬

　していることが報告された．このことより脳内コリン作動性神経の障害がアルツハイマー型認知症の病態であるとする「コリン仮説」が提唱された．そこで AChE を阻害することで，脳内のアセチルコリン濃度を上昇させる AChE 阻害薬（①ドネペジル，ガランタミン，リバスチグミン）が開発された．ドネペジルは AChE 阻害薬で中枢神経組織での特異性が高く，末梢の ChE 阻害作用による副作用が少ない．ガランタミンは，この AChE 阻害作用に加え，ニコチン性 ACh 受容体を介するシグナル伝達機構を増強させるアロステリック増強作用（APL：allosteric potentiating ligand）が推定されている．第三級アミン構造を有するリバスチグミンは血液脳関門を通過し，AChE とブチルエステラーゼ（BuChE）の両者を阻害することでシナプス間隙での ACh 濃度を高める．一方，脳内の興奮性因子であるグルタミンの過剰刺激により神経細胞が支障をきたし，これがアルツハイマー型認知症に関与すると考えられている．そこでグルタミン酸受容体の 1 つである NMDA 受容体拮抗薬（②メマンチン）が開発された．

7.10　中枢神経興奮薬

　中枢神経興奮薬はおもな作用部位によって分類される．大脳皮質興奮薬は覚醒作用や，活動性増大作用を発揮する．脳幹興奮薬は，主として痙攣を誘発する医薬品と，呼吸中枢や血管運動中枢を刺激する蘇生薬とがある．脊髄興奮薬は痙攣毒のストリキニーネが代表的である．

7.10.1　大脳皮質興奮薬

　大脳皮質興奮薬には覚醒作用や，活動性増大作用のある【1】中枢性アミンの濃度を上昇させる薬（アンフェタミン類やメチルフェニデート）と【2】キサンチン誘導体などがある（図7.27）．

【1】中枢性アミンの濃度を上昇させる薬

　ノルアドレナリンやドパミンなどの中枢性アミン類は，シナプス小胞からのアミン類の分泌促進作用（①），モノアミントランスポーターの阻害による再取り込みの抑制（②）により，その濃度が上昇する．アンフェタミンは①～②の作用により，中枢性アミン類の濃度を上昇させる．連用すると耐性や精神依存が起こり，乱用されることがあるため「覚醒剤取締法」で使用が厳しく管理されている．メチルフェニデートやペモリンなどは，ドパミンやノルアドレナリンのトランスポーターを抑制することで中枢性アミンの再取り込みを阻害する（②）．アンフェタミン類やメチルフェニデートは，カテコールアミンの構造を簡略化したフェネチルアミン構造を有しており，この構造とカテコールアミンとの構造類似性により，トランスポーターによって取り込まれる．

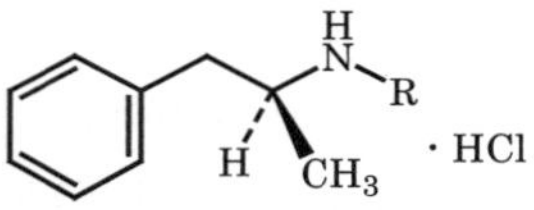

R = H：アンフェタミン塩酸塩
　　　　amphetamine hydrochloride
R = CH₃：メタンフェタミン塩酸塩（局）
　　　　　methamphetamine hydrochloride

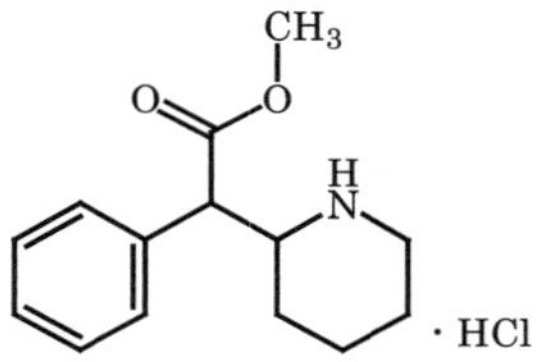

メチルフェニデート塩酸塩
methylphenidate hydrochloride

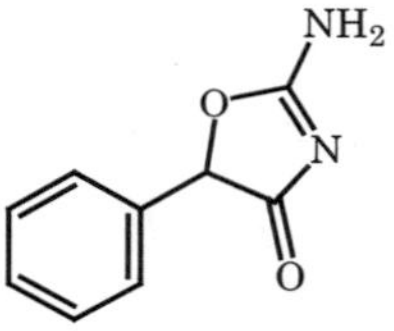

ペモリン
pemoline

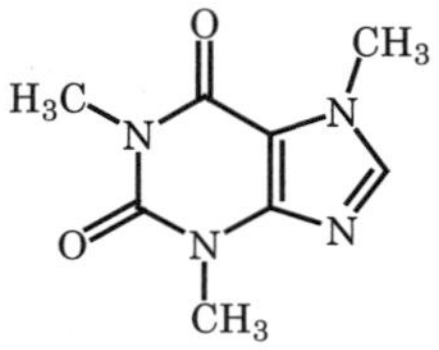

無水カフェイン（局）
anhydrous caffeine

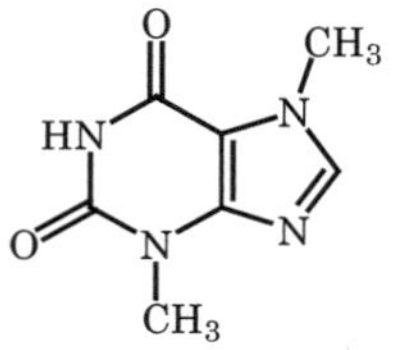

テオブロミン
theobromine

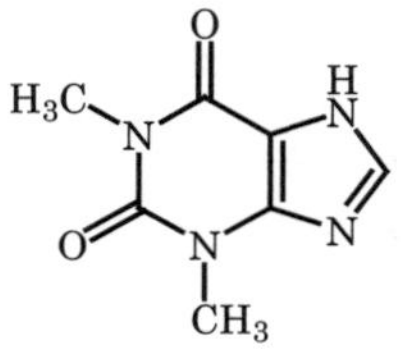

テオフィリン（局）
theophylline

図 7.27　大脳皮質興奮薬

【2】キサンチン誘導体

　キサンチン誘導体であるカフェイン，テオフィリン，テオブロミンは，キサンチンの各位置が複数メチル化されたメチルキサンチン構造を有しており，大脳皮質及び延髄の興奮により中枢機能及び循環機能の亢進を起こす．この中枢作用は，アデノシン受容体に対する拮抗作用による．これらのメチルキサンチンは天然のコーヒー，紅茶，ココアに含まれる．

7.10.2　脳幹興奮薬

　脳幹，特に呼吸・血管運動中枢を興奮させ，麻酔薬や睡眠薬などの中枢抑制薬による中毒から回復させる薬を蘇生薬と呼ぶ．以前はペンテトラゾール，ピクロトキシンのような古い蘇生薬が用いられたが，今では安全な薬であるジモルホラミン，ドキサプラムにとって代わられた（図7.28）．ドキサプラムによる呼吸興奮作用は，中枢性の呼吸興奮作用もあるが，末梢性の呼吸興奮作用が主である．

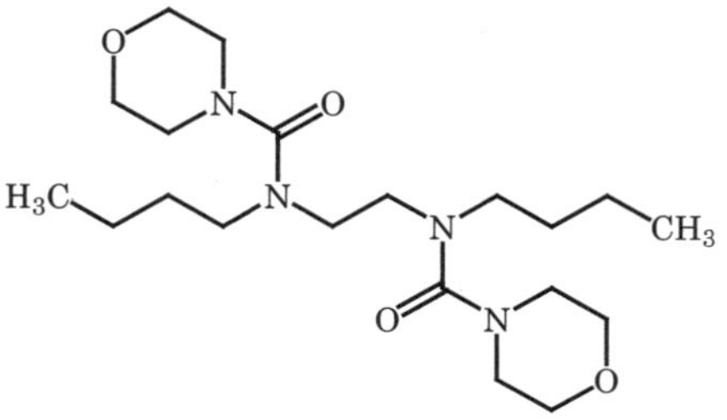

ジモルホラミン（局）
dimorpholamine

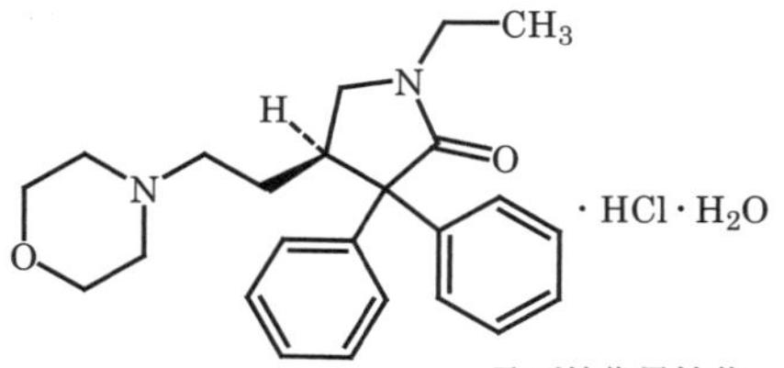

ドキサプラム塩酸塩水和物（局）
doxapram hydrochloride hydrate

及び鏡像異性体

図 7.28　脳幹興奮薬

7.10.3　脊髄興奮薬

　ストリキニーネは *Strychnos nux vomica* という植物の種子から得られたアルカロイドであり，主として脊髄に作用して反射興奮性を高める．運動ニューロンに対する介在ニューロンによるシナプス後抑制を遮断する．介在ニューロンの伝達物質であるグリシンと拮抗（グリシン受容体拮抗薬）することで作用する．

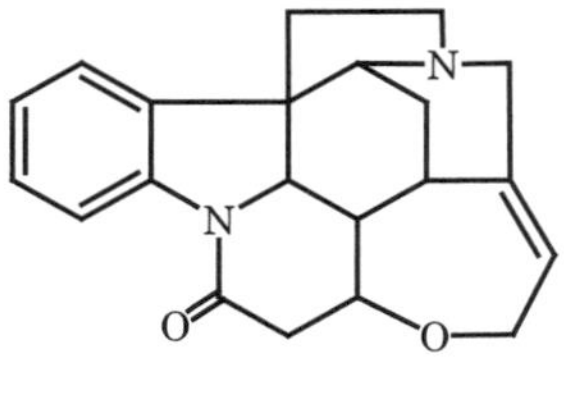

ストリキニーネ
strychnine

図 7.29　脊髄興奮薬

8 オータコイド及びその関連医薬品

　ヒスタミン histamine，セロトニン serotonin（5-HT：5-hydroxytryptamine），エイコサノイド eicosanoid などはオータコイド autacoid と呼ばれ，ホルモンのように特定の臓器で生産されるのではなく，刺激を受けた箇所で生産され，それに近い組織，細胞にのみ情報を伝えた後に速やかに分解，不活化される．本章では，主としてヒスタミン，セロトニン，エイコサノイドの構造，化学的性質の基本的事項及びこれらの関連医薬品について解説する．

8.1　ヒスタミン

　ヒスタミンの分子内には3個の窒素原子が存在し，酸及び塩基としての性質を有する．生理pHの条件では，ヒスタミンの90％程度はモノカチオンとして存在する（図8.1）．

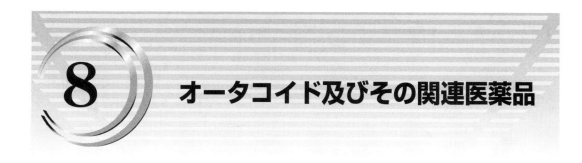

図8.1　ヒスタミン

8.1.1　ヒスタミンの生合成と代謝

　ヒスタミンは，ヒスチジン脱炭酸酵素によりヒスチジン histidine から1段階で生合成され，肥満細胞，血中好塩基球，シナプス小胞などに貯留される．ヒスタミンの代謝には，N-メチル化系と酸化系の2種類がある（図8.2）．哺乳類の脳に存在するヒスタミンの多くは，N-メチル化系により，ヒスタミンの1位窒素原子がメチル化された後，N^{τ}-メチルイミダゾール酢酸となり排泄される．一方，酸化系では，イミダゾール酢酸 imidazole acetic acid に変換され，排泄される．

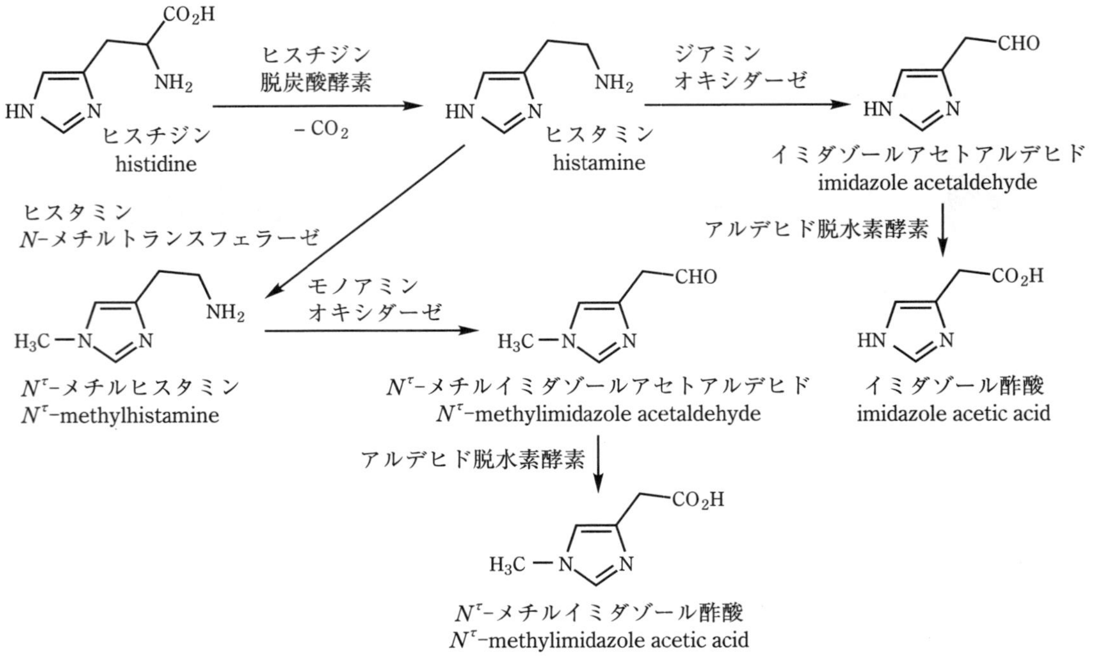

図 8.2　ヒスタミンの生合成と代謝

8.1.2　ヒスタミンの作用と受容体

　ヒスタミンの作用はヒスタミン受容体を介して行われており，末梢においては血管透過性亢進，平滑筋収縮，胃酸分泌などの三大薬理作用を示す．受容体のサブタイプとしてH_1，H_2，H_3受容体が知られており，H_1受容体拮抗薬は抗アレルギー薬 antiallergic agents として，H_2受容体拮抗薬は消化性潰瘍治療薬 anti-peptic ulcer agents として用いられている（表8.1）．H_1受容体には2-メチルヒスタミン，H_2受容体には4-メチルヒスタミン，及びH_3受容体にはα-メチルヒスタミンが比較的高い選択性でアゴニスト活性を示す（図8.3）．

表 8.1　ヒスタミンの作用と受容体の分類

受容体	器官・組織	作　用
H_1	気管支平滑筋	収縮
	腸管平滑筋	収縮
	血管平滑筋	弛緩
H_2	心筋	分泌亢進
	子宮平滑筋	拍動数増加・収縮力増加
	胃液	分泌亢進
	血管平滑筋	弛緩
H_3	脳	ヒスタミン作動性神経からのヒスタミン遊離抑制

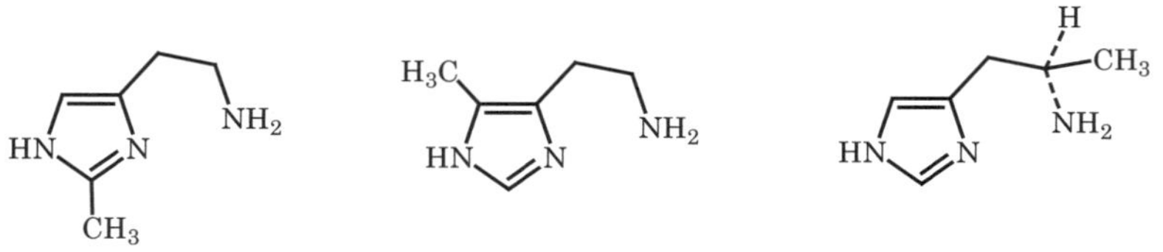

第 8 章　オータコイド及びその関連医薬品　　167

| 2-methylhistamine | 4-methylhistamine | (R)-α-methylhistamine |

図 8.3　メチルヒスタミン

8.1.3　ヒスタミン H_1 受容体拮抗薬

　ヒスタミンの生理的意義については不明な点もあるが，アレルギーやアナフィラキシー発症の原因物質の 1 つに考えられており，炎症やアレルギーを抑える抗ヒスタミン薬 antihistamic agent の開発が行われた．パスツール研究所の Bovet と Staub はアドレナリンやエフェドリンに弱いながらも抗ヒスタミン作用を認めた．1933 年，彼らはアドレナリン，エフェドリンを基本構造とし，ベンゼン環と側鎖の間に酸素原子を導入したフェニルエーテル型アミノ化合物の中に強い抗ヒスタミン活性を有する化合物を見出した．これから誘導された thymoxyethyldiethylamine（929F）（1937 年）は強力な抗ヒスタミン作用を示し，アミノエーテル系骨格を有する第一世代抗ヒスタミン薬開発のきっかけとなった（図 8.4）．

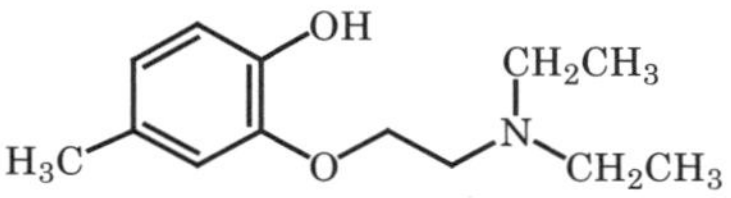

thymoxyethyldiethylamine (929F)

図 8.4　929F の化学構造

　1940 年代に入り抗ヒスタミン薬の開発が進展し，多くの化合物が開発された（図 8.5）．これら化合物の基本構造はエチルアミン（$-CH_2CH_2NR_2$）であり，アミノアルキルエーテル系，エチレンジアミン系，アルキルアミン系及びその他（フェノチアジン系，ピペラジン系など）に分類され，蕁麻疹，アレルギー性鼻炎，皮膚疾患に伴う痒みなどの緩和に用いられる．症状のひどい時には，抗ヒスタミン薬とステロイド性抗炎症薬との合剤（クロルフェニラミンマレイン酸塩とベタメタゾン）を用いることがある．これらの化合物は脂溶性が高く，血液脳関門を通過して中枢に移行し，中枢神経抑制の副作用を伴う．抗コリン，抗セロトニンなどの副作用を示すものもある．

　近年，H_1 受容体に対して選択性の高い化合物の開発が進み，中枢性抑制作用の軽減された第二世代抗ヒスタミン薬と呼ばれる化合物が登場した．おもなものにケトチフェン，オキサトミド，アゼラスチン，エバスチン，エピナスチン，エメダスチン，セチリジンなどがあり，抗ヒスタミン作用とともにケミカルメディエーター遊離抑制作用を示す．アレルギー疾患や軽〜中等度の気管支喘息の治療に用いられる（9.3.3 参照）．

8.1.4 ヒスタミン H_2 受容体拮抗薬

1966年，AshとSchildはそれまでに開発された抗ヒスタミン薬が，いずれもヒスタミンのもう1つの作用である胃酸分泌促進作用に対して拮抗しないことから，受容体に2種類あることを提唱し，非H_1受容体と命名した．また，スミスクライン＆フレンチ社のBlackらは，ヒスタミ

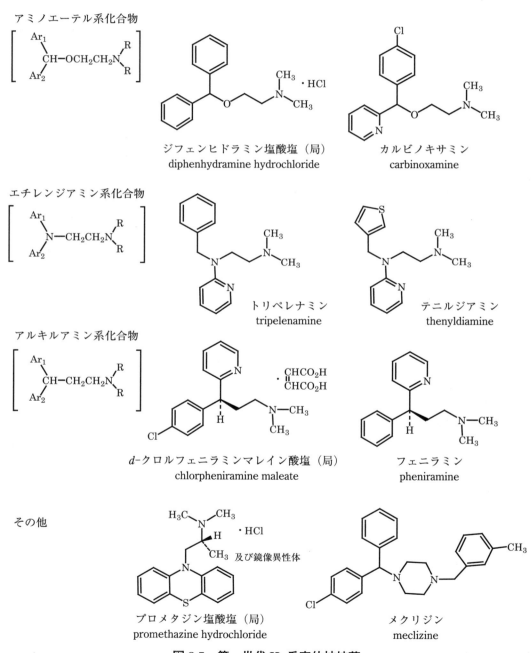

図8.5　第一世代 H_1 受容体拮抗薬

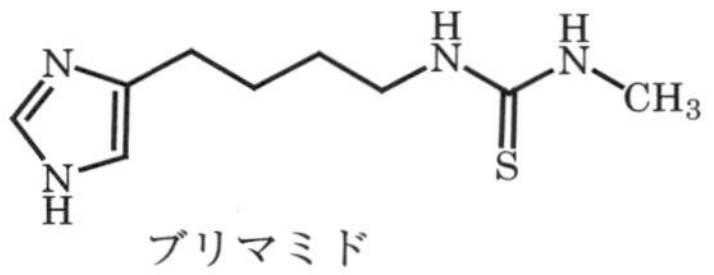

ブリマミド
burimamide

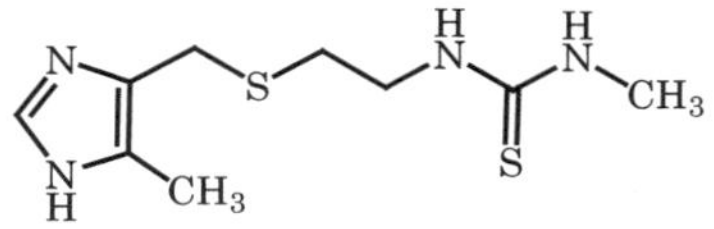

メチアミド
metiamide

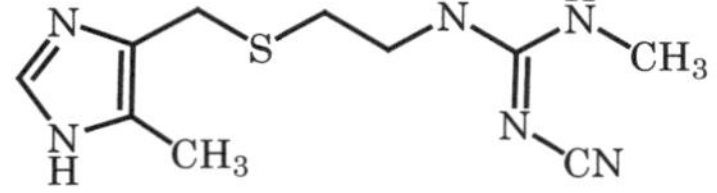

シメチジン（局）
cimetidine

図 8.6　シメチジンの開発

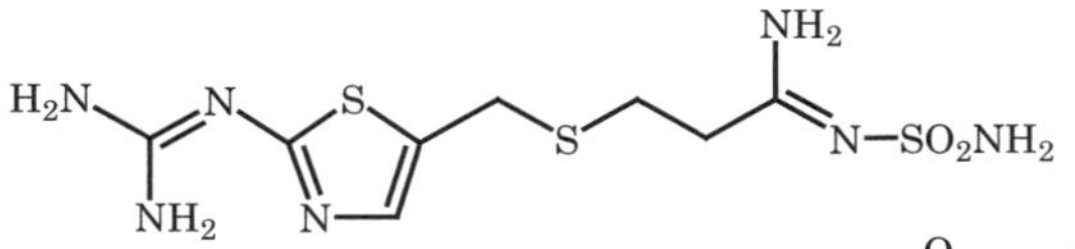

ファモチジン（局）
famotidine

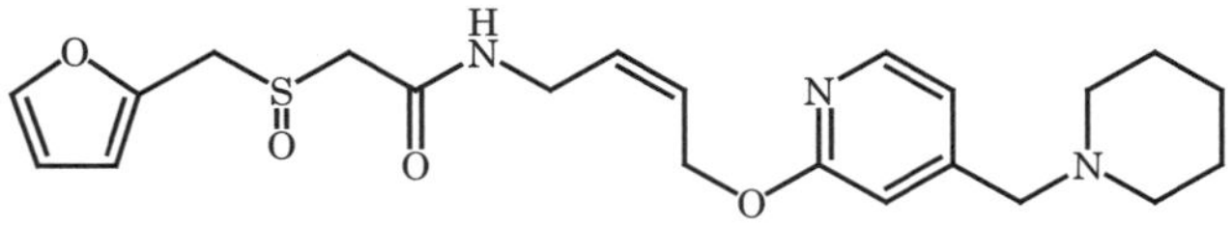

ラフチジン（局）
lafutidine

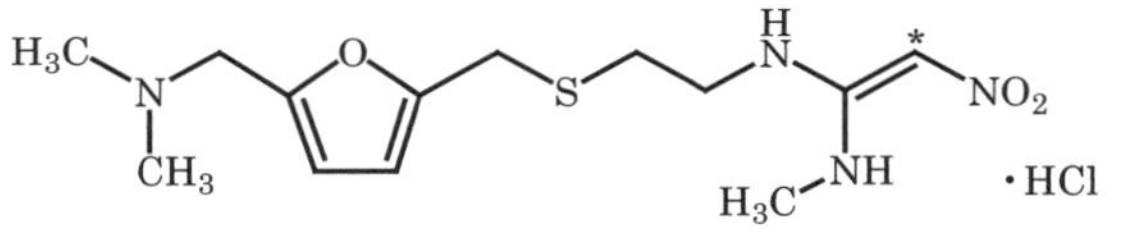

ラニチジン塩酸塩（局）
ranitidine hydrochloride

及び C* 位幾何異性体

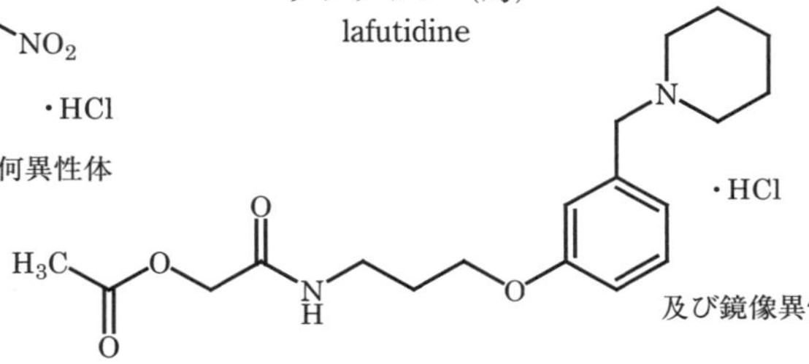

ロキサチジン酢酸エステル塩酸塩（局）
roxatidine acetate hydrochloride

及び鏡像異性体

図 8.7　H_2 受容体拮抗薬

ンのイミダゾール環の 4 位をメチル基で置換することにより非 H_1 受容体に対する選択性が増強されることを見出した．その後，ヒスタミンをリード化合物として多数の化合物が合成され，ヒスタミンの側鎖にグアニジノ基を導入することにより非 H_1 受容体拮抗作用が発現することを見出した．さらに，1972 年に極性の高いグアニジノ基を化学的に類縁しており，極性の低いチオ尿素基と置換することで非 H_1 受容体拮抗作用のみを示す最初の化合物であるブリマミドを開発した．この後，非 H_1 受容体は H_2 受容体と命名され，ブリマミドは H_2 受容体拮抗薬と呼ばれた．

　ブリマミドの側鎖変換により 1973 年に開発されたメチアミドは拮抗作用の増強と経口投与でも効果を発揮した．さらに，メチアミドの副作用である顆粒球減少症の改善を目指し，チオ尿素をシアノグアニジンで置換したシメチジン cimetidine が開発され，強力な消化性潰瘍治療薬として 1975 年に臨床応用が始まった（図 8.6）．現在，塩基性芳香族五員環化合物であるイミダゾール環の代わりに塩基性置換基を有するフラン，チアゾール，ベンゼン誘導体などについても強力な H_2 受容体拮抗薬となることが明らかとなった（図 8.7）．

8.2　消化性潰瘍治療薬

消化性潰瘍は胃及び十二指腸潰瘍を指し，胃自身の分泌する消化液（胃酸，ペプシンなど）により粘膜が侵される病態である．胃酸分泌は，胃腺の壁細胞の細胞膜上のヒスタミン H_2 受容体，ムスカリン M_3 受容体，ガストリン受容体へ酸分泌刺激物質が結合することでプロトンポンプ（H^+,K^+-ATPase）が活性化されることで起きる．プロトンポンプでの ATP の分解により生じるエネルギーにより細胞内液中の H^+ と細胞外液中の K^+ との交換が起こり胃酸が分泌される（図8.8）．

胃酸分泌抑制薬は胃壁細胞に直接作用し胃酸分泌を抑えるもので，ヒスタミン H_2 受容体拮抗薬，ガストリン CCK2 受容体拮抗薬，プロトンポンプ阻害薬が，また迷走神経からのアセチルコリン分泌を抑えるものでムスカリン受容体拮抗薬などがある．

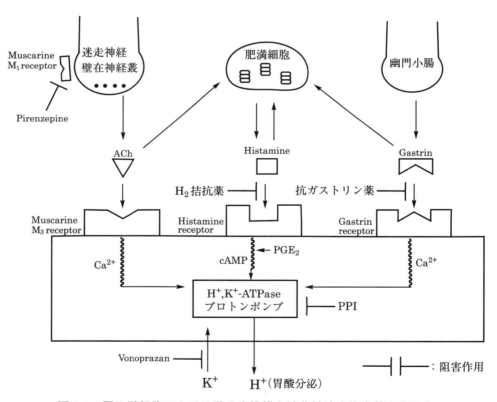

図 8.8　胃の壁細胞における酸分泌機構と消化性潰瘍治療薬の作用点

8.2.1 ヒスタミン H_2 受容体拮抗薬（ヒスタミン H_2 受容体遮断薬）

シメチジンをはじめとする H_2 受容体拮抗薬は強力な胃酸分泌抑制作用をもち，消化性潰瘍治療薬として自覚症状の改善や治癒率を著しく向上させた（図 8.6，図 8.7）.

8.2.2 ムスカリン受容体拮抗薬

アトロピンは壁細胞上のムスカリン M_3 受容体遮断薬として潰瘍治療に用いられていたが，胃以外の臓器のムスカリン受容体にも結合するため散瞳，排尿障害，口渇などの副作用が大きく，最近ではほとんど潰瘍治療に利用されていない．ピレンゼピン pirenzepine は迷走神経終末のムスカリン M_1 受容体を遮断し，アセチルコリンの分泌を抑制すると考えられている（図 8.9）.

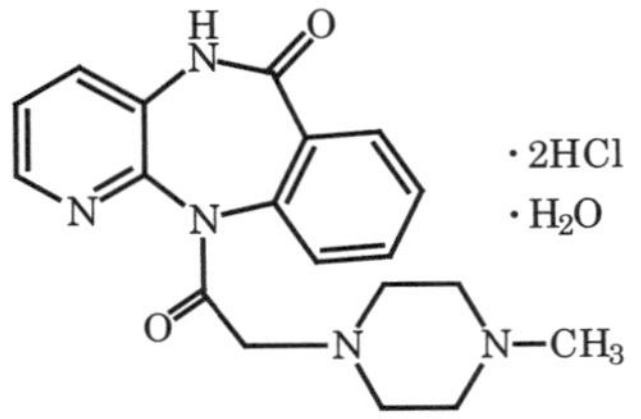

ピレンゼピン塩酸塩水和物（局）
pirenzepine hydrochloride hydrate

図 8.9　ムスカリン受容体拮抗薬

8.2.3 ガストリン受容体拮抗薬（抗ガストリン薬）

プログルミド proglumide はガストリン CCK2 受容体遮断作用を有し，胃酸分泌抑制作用を示す（図 8.10）.

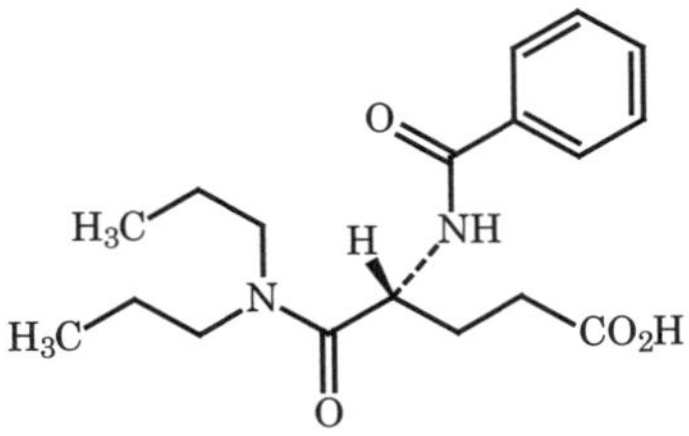

プログルミド（局）
proglumide

図 8.10　ガストリン受容体拮抗薬

8.2.4 プロトンポンプ阻害薬

プロトンポンプ阻害薬（PPI：proton pump inhibitor）はヒスタミン，ガストリン，アセチルコリンなどのすべての胃酸分泌刺激に対する胃酸分泌の最終過程であるプロトンポンプ（H^+, K^+-ATPase）の作用を阻害することにより，胃酸分泌を抑制する．スウェーデンの Hässle 社により 1979 年に臨床応用されたオメプラゾール omeprazole は最初の PPI であり，ピリジン，ベンズイミダゾール及びスルホキシド（$-CH_2-SO-$）の存在が活性発現には必須である．また，スルフィド sulfide（$-CH_2-S-$）を有する化合物は *in vitro* における作用発現が極めて弱く，*in vivo* でのみ有意な活性を示すことより，体内においてスルフィドが酸化を受けてスルホキシドを生成していることが明らかとなった．その後，ラベプラゾール rabeprazole，ランソプラゾール lansoprazole，エソメプラゾール（オメプラゾールのキラルスイッチ；S 体）が開発されている（図 8.11）．

オメプラゾールは強酸性条件下でスピロ中間体の形成を経て，活性本体のスルフェンアミドへと変換される．この中間体がプロトンポンプ中のシステインの SH 基とジスルフィド結合を形成して非可逆的に酵素活性を阻害する（図 8.12）．

カリウムイオン競合型アシッドブロッカーであるボノプラザン vonoprazan は，カリウムイオンに競合して壁細胞の酸分泌細管に集積し，プロトンポンプを可逆的に阻害する（図 8.8，図 8.13）．

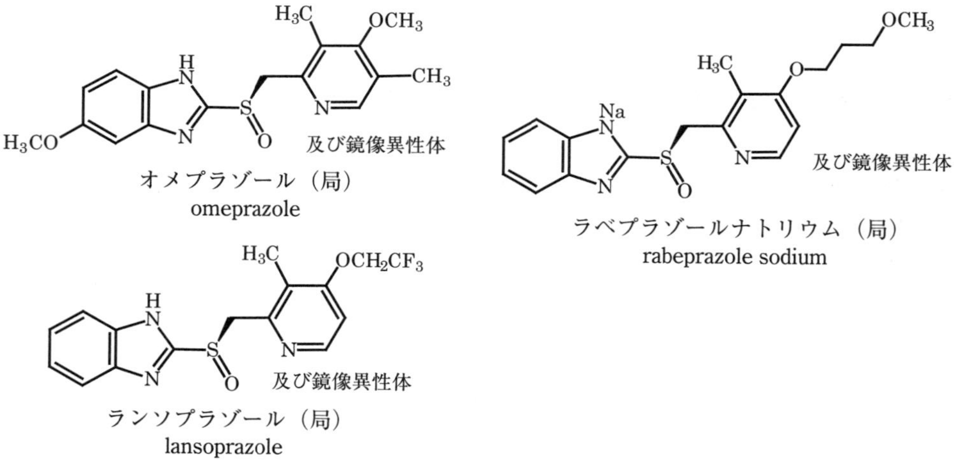

図 8.11 プロトンポンプ阻害薬

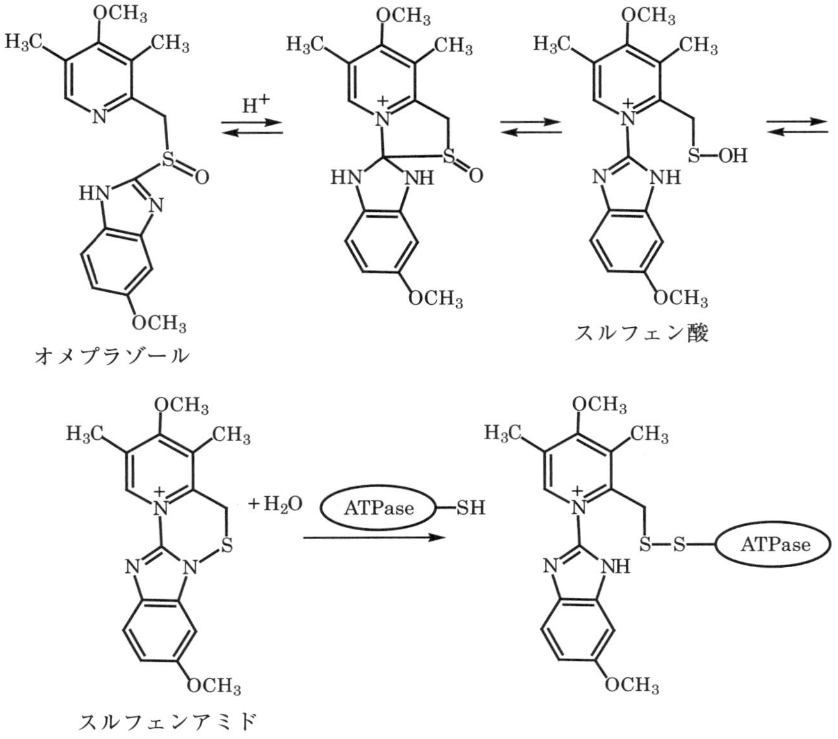

第 8 章　オータコイド及びその関連医薬品　　　*173*

オメプラゾール

スルフェン酸

スルフェンアミド

図 8.12　オメプラゾールの阻害機構

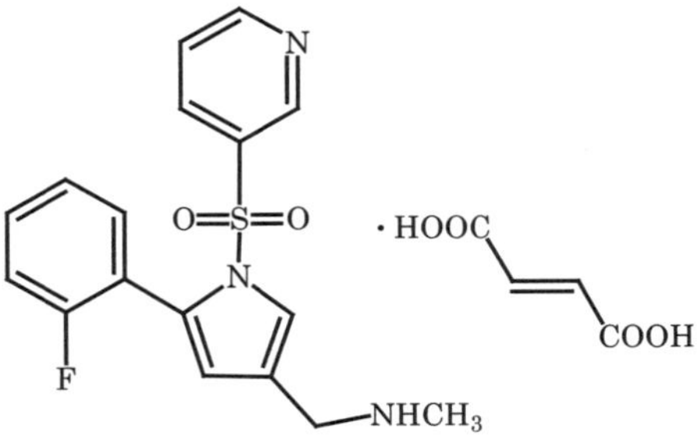

ボノプラザンフマル酸塩
vonoprazan fumarate

図 8.13　カリウムイオン競合型アシッドブロッカー

8.3 　　　　　　　　　　セロトニン関連薬

　セロトニンは 1948 年，Rapoport によって強い血管収縮作用物質として牛血清から結晶として
単離された．その後，植物，動物に広く存在していることが明らかとなった．セロトニンはオー
タコイドとして血管平滑筋収縮，血小板凝縮促進，胃腸管刺激などの末梢作用を示すとともに，
中枢では神経伝達物質（第 7 章参照）として精神機能や情動運動に関与する．セロトニンの受容
体には，現在少なくとも 5-HT$_1$〜5-HT$_7$ が知られており，それぞれの受容体はさらにサブタイプ
に分類される．ここでは，末梢におけるセロトニン受容体に作用する薬物を取り上げる．

8.3.1　セロトニンの生合成と代謝

　セロトニンは生体内において L-トリプトファンの 5 位が水酸化された後，脱炭酸を受けて合
成される．末梢系では，主として腸粘膜に存在する内分泌細胞で生合成され，貯留される．血中
に分泌されたセロトニンの大部分は肝臓や肺で代謝され，5-ヒドロキシインドール酢酸として排
泄される（図 8.14）．

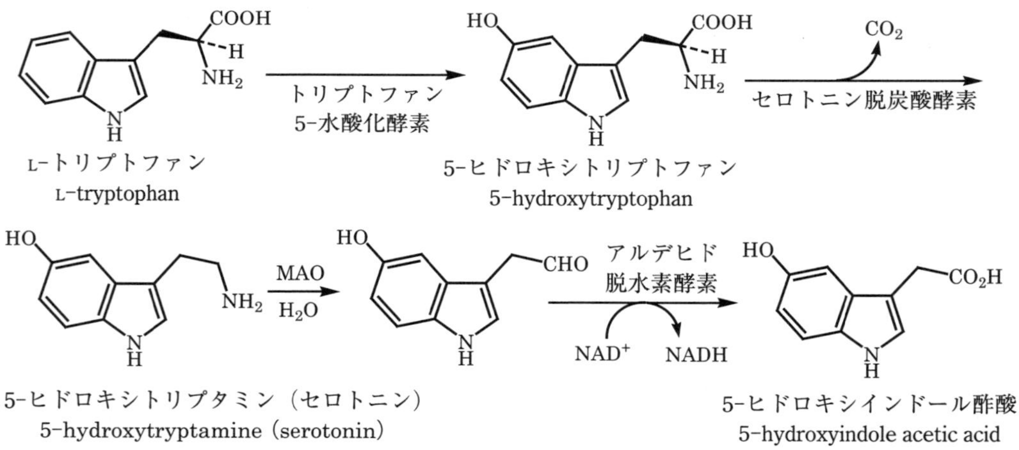

図 8.14　セロトニンの生合成と代謝

8.3.2　5-HT$_2$ 受容体拮抗薬

　5-HT$_2$ 受容体は，5-HT$_{2A}$〜5-HT$_{2C}$ の 3 つのサブタイプに区別される．血小板から放出される
セロトニンは，血小板及び血管平滑筋に存在する 5-HT$_2$ 受容体を介して血小板凝集による血栓
の形成を促進するとともに末梢血管収縮を引き起こす．5-HT$_{2A}$ 拮抗薬であるサルポグレラート

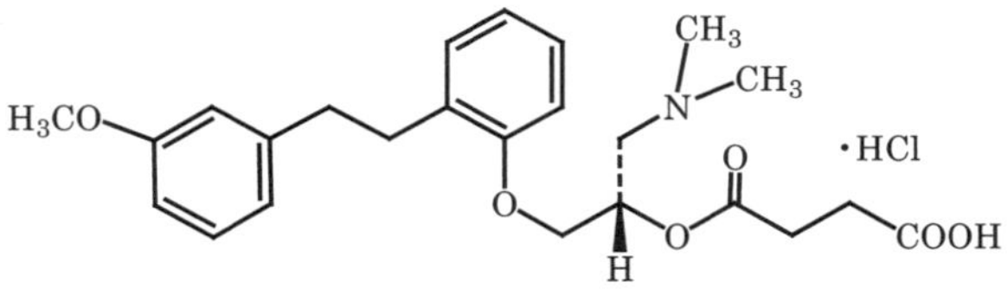

第 8 章　オータコイド及びその関連医薬品　　*175*

サルポグレラート塩酸塩
sarpogrelate hydrochloride

及び鏡像異性体

図 8.15　5-HT$_{2A}$ 受容体拮抗薬

sarpogrelate は血小板凝集を抑え，末梢循環障害を改善する（図 8.15）.

8.3.3　5-HT$_3$ 受容体拮抗薬

　5-HT$_3$ 受容体はイオンチャネル内蔵型受容体であり，消化管の迷走神経終末，中枢では嘔吐中枢や延髄の化学受容器引金帯（CTZ）などに存在し，嘔吐に関連している．シスプラチン（抗悪性腫瘍薬）を投与すると，その刺激により小腸粘膜のクロム親和性細胞から放出されたセロトニンは，嘔吐中枢や CTZ につながる求心性の消化管迷走神経末端の 5-HT$_3$ 受容体に結合して嘔吐を引き起こす．1980 年代になり，メトクロプラミド（ドパミン D$_2$ 拮抗薬）やコカイン（局所麻酔薬）に弱いながら 5-HT$_3$ 受容体拮抗作用が見出され，これらをリード化合物とする 5-HT$_3$ 受容体拮抗薬の開発が英国で始められた（図 8.16）.

　コカインとセロトニンの構造変換からグラニセトロン granisetron 及びトロピセトロン tropisetoron が，セロトニンの構造修飾からオンダンセトロン ondansetron が，メトクロプラミドの構造変換からアザセトロン azasetron が開発された（図 8.17）．その他，ラモセトロン ramosetron やパロノセトロン palonosetron などもあり（資料 8.3.3-1 参照），これら 5-HT$_3$ 拮抗薬は，抗悪性腫瘍薬により引き起こされる嘔吐に対する制吐薬として用いられる.

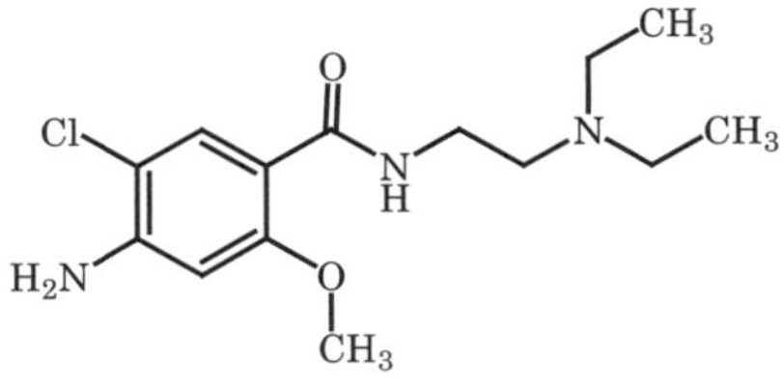

メトクロプラミド（局）
metoclopramide

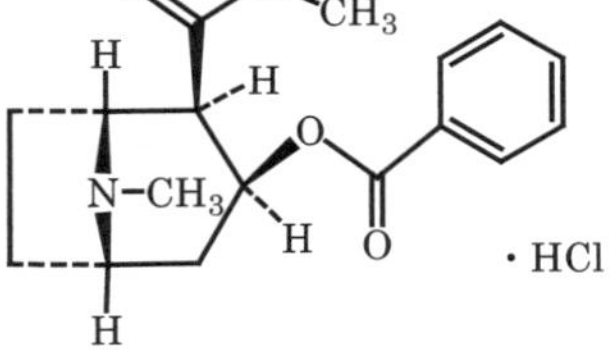

コカイン塩酸塩（局）
cocaine hydrochloride

図 8.16　初期の 5-HT$_3$ 受容体拮抗薬

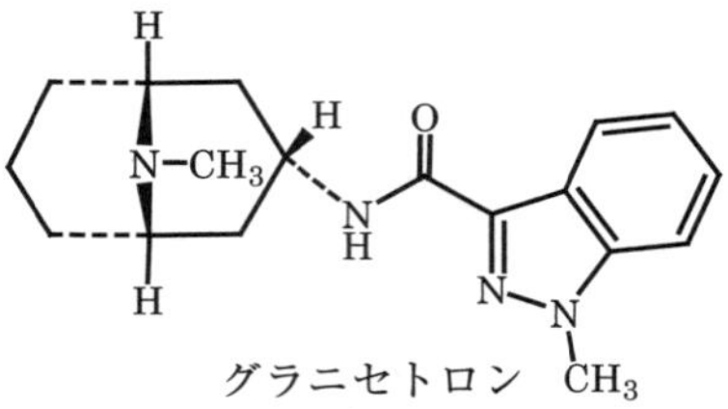

グラニセトロン
granisetron

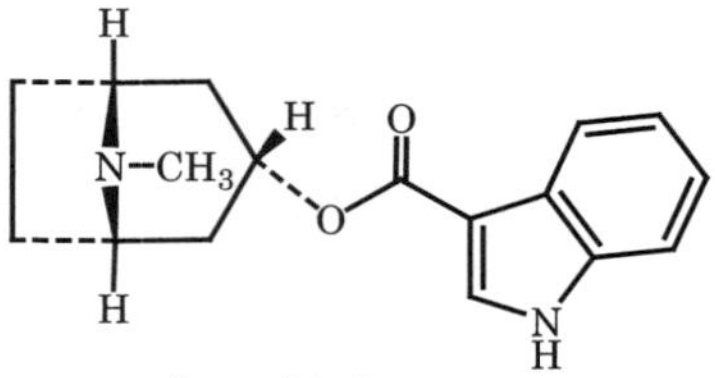

トロピセトロン
tropisetron

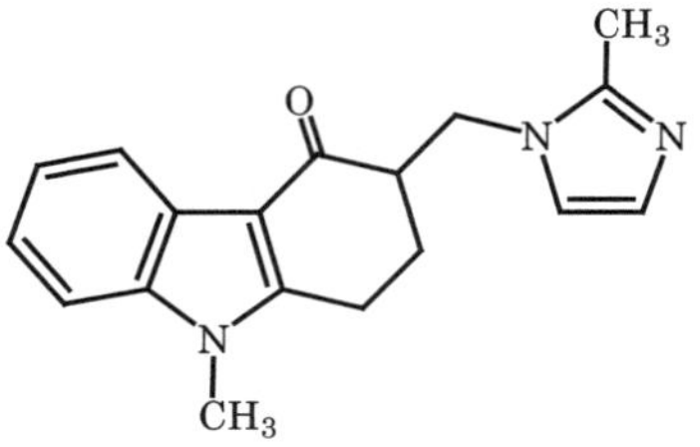

オンダンセトロン
ondansetron

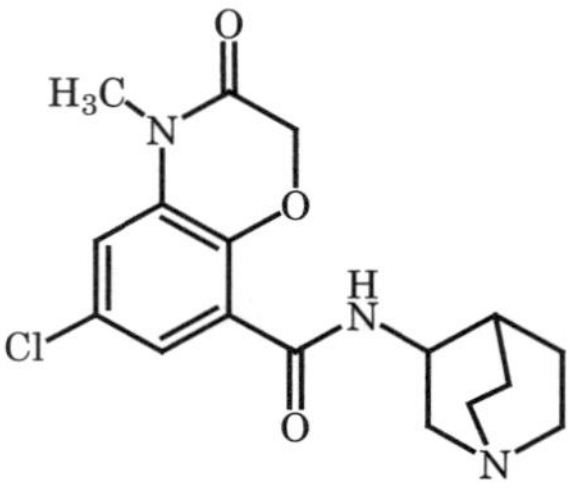

アザセトロン
azasetron

図 8.17　5-HT$_3$ 拮抗薬

8.3.4　5-HT$_4$ 受容体作動薬

　5-HT$_4$ 受容体は腸管の筋層間神経叢（アウエルバッハ神経叢）に発現し，アセチルコリンの遊離を促進し，消化管運動の亢進に関与する．モサプリド mosapride は 5-HT$_4$ 受容体刺激薬であり，胃排出や小腸，大腸運動の亢進作用により，慢性胃炎に伴う胸やけ，悪心を改善する（図 8.18）．

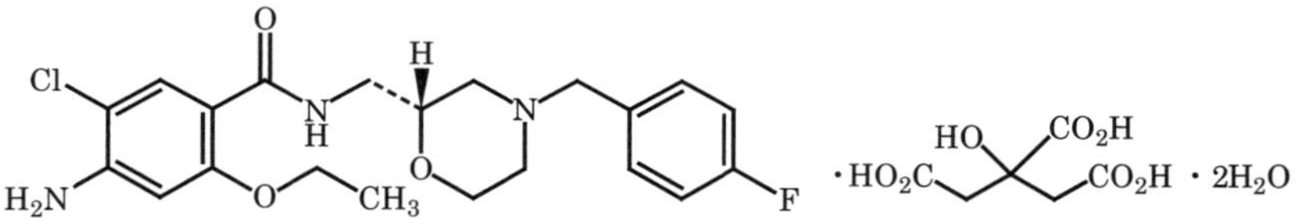

及び鏡像異性体

モサプリドクエン酸塩水和物（局）
mosapride citrate hydrate

図 8.18　5-HT$_4$ 受容体作動薬

8.4 エイコサノイド eicosanoids 関連薬

　精液中に血圧降下作用や平滑筋収縮作用をもつ物質が見出され，この物質は当初，前立腺 prosta gland で合成されるとの考えから，1935 年に von Euler はプロスタグランジン（PG：prostaglandin）と命名した．現在，PG は生体の臓器や体液中に広く存在し，あらゆる箇所で生産されていることがわかっているが，PG の名称はそのまま用いられている．PG とは別にトロンボキサン（TX：thromboxane），ロイコトリエン（LT：leukotriene），リポキシン（LX：lipoxin）があり，微量で多彩な生理活性を有している（表 8.2）．PG，TX，LT 及び LX を総称してプロスタノイド prostanoids あるいはエイコサノイド eicosanoids と称する．

表 8.2　PG，TX，LT の生理作用

	循環器系	呼吸器系	消化器系	生殖器系	血小板	炎　症
PGE_1	末梢血管拡張 血圧降下	気管支筋弛緩	胃酸分泌抑制 細胞保護	子宮収縮	凝集抑制	血管透過性亢進
PGE_2	末梢血管拡張 血圧降下	気管支筋弛緩	胃酸分泌抑制 細胞保護	子宮収縮		血管透過性亢進
$PGF_{2\alpha}$		気管支筋収縮		子宮収縮		発熱
PGI_2	血管平滑筋弛緩 血圧降下		胃酸分泌抑制 細胞保護		凝集抑制	血管透過性亢進
TXA_2	血管平滑筋収縮	気管支筋収縮			凝集誘発	
LTB_4						白血球遊走亢進
LTC_4 LTD_4 LTE_4	血管収縮	気管支筋収縮				血管透過性亢進
アゴニスト，アンタゴニストの医薬への応用	血圧降下薬 末梢動脈閉鎖症治療薬 狭心症予防薬	抗喘息薬	抗潰瘍薬	陣痛促進薬 妊娠中絶薬	抗血小板薬 （抗血栓症薬）	抗炎症薬

8.4.1　プロスタグランジン研究の歴史

　1960 年代に至り，スウェーデンの Bergström らは，ヒツジの精嚢腺から 6 種類の PG を抽出単離し，構造決定を行った．1968 年には米国の Corey らにより PG の全合成研究が報告され，1990 年ノーベル化学賞を受賞している．この結果，PG の化学に関する研究が大きく進展したとともに循環器，呼吸器，消化器，生殖器などに対して多彩な生理活性を有することも明らかとなった．

　1970 年代に入り，PG の生合成経路，生理機能の研究が著しい進展をみせた．1971 年，英国

の Vane らは，アスピリンは PG 生合成を阻害することにより抗炎症作用を発現することを見出した．1975 年，スウェーデンの Samuelsson らは，血小板内に血小板凝集や血管収縮を引き起こす TXA_2 を見出した．1976 年，Vane らにより血小板凝集抑制や血管拡張作用を有する PGI_2 が血管壁に存在することが報告された．細胞膜のリン脂質中に存在するアラキドン酸からシクロオキシゲナーゼ（COX：cyclooxygenase）の作用により PG，TXA_2，PGI_2 などが合成されることも明らかとなった（アラキドン酸カスケード：図 8.23 参照）．

1979 年，Samuelsson らは，喘息などの即時型過敏反応の重要なケミカルメディエーターの本態がアラキドン酸から生合成される一群の LT のうち C_4，D_4，E_4 であることを明らかとした．

1982 年，Bergström，Samuelsson，Vane らはアラキドン酸カスケードに関する一連の研究成果によりノーベル医学生理学賞を受賞している．

8.4.2　プロスタグランジン（PG）の化学構造

PG は炭素数 20 個で，シクロペンタン環を有するプロスタン酸 prostanoic acid を基本構造とする不飽和脂肪酸である．シクロペンタン環の構造により A～I に分類され，側鎖の二重結合の数によって 1，2，3 の各タイプに細分される．側鎖の二重結合の数は生合成の前駆物質となる不飽和脂肪酸により決まり，アラキドン酸に由来する PG，TX はタイプ 2 となる．PGF には α，β の 2 種が存在し，9 位水酸基の立体配置により決まる．15 位の水酸基は生物活性の発現において極めて重要であり，この部分が代謝を受けると生物活性は消失する（図 8.19）．

8.4.3　トロンボキサン（TX）の化学構造

TX は血小板 thrombocyte で生合成される．PG のシクロペンタン環に酸素原子を含みテトラヒドロピラン tetrahydropyran 環になったトロンバン酸 thrombanoic acid 骨格を有する．TX は A，B の 2 種に分かれ，活性型の A 型は代謝されて B 型（不活性型）となる．B 型はテトラヒドロピラン環におけるヘミアセタール構造とアルデヒドアルコール構造との平衡状態として存在する（図 8.20）．

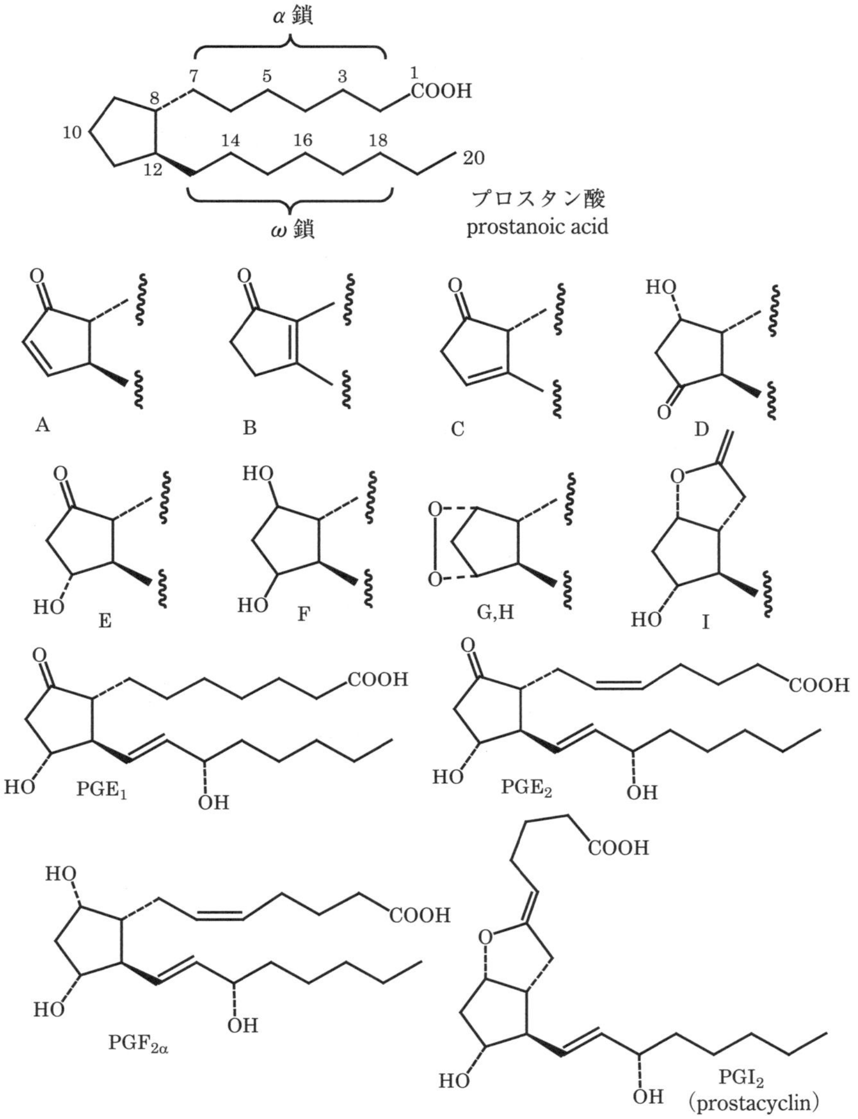

第8章 オータコイド及びその関連医薬品

α鎖

プロスタン酸
prostanoic acid

ω鎖

A B C D

E F G,H I

PGE$_1$

PGE$_2$

PGF$_{2\alpha}$

PGI$_2$
（prostacyclin）

図 8.19　PG の化学構造

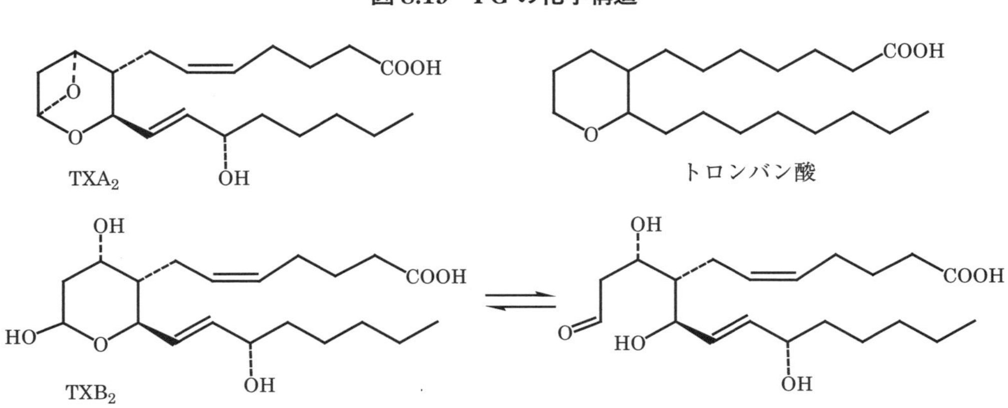

TXA$_2$

トロンバン酸

TXB$_2$

図 8.20　TX の化学構造

8.4.4 ロイコトリエン（LT），リポキシン（LX）の化学構造

　LT は白血球 leukocyte で生合成される．LT は環構造をもたず，3 個の二重結合が共役しておりA～F の各群に分類され，さらに二重結合の数により 3，4，5 の各タイプに細分される（図8.21）．

　LX は環構造をもたず，4 個の二重結合が共役しており A，B に分類される（図 8.22）．

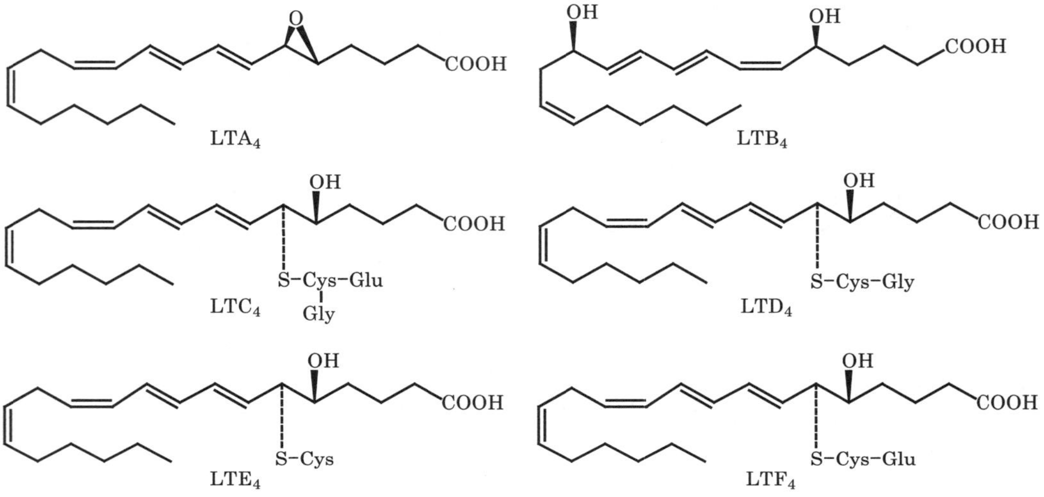

図 8.21　LT の化学構造

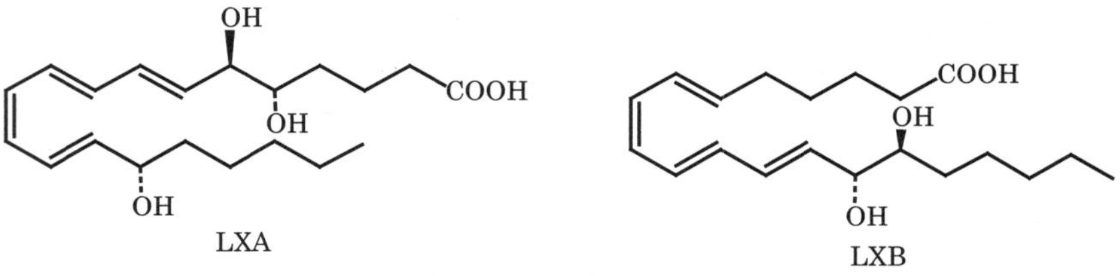

図 8.22　LX の化学構造

8.4.5 プロスタグランジン及び関連化合物の生合成

　細胞膜中に存在するホスホリパーゼ A_2 は細胞膜が刺激を受けることで活性化され，細胞膜のリン脂質からアラキドン酸 arachidonic acid の遊離を促進する．このアラキドン酸は，主として 2 つの経路で代謝される．1 つは COX による PG，TX 生合成の経路である．この合成中間に生成する PGG_2，PGH_2 はともに環状ペルオキシド構造を有することからプロスタグランジンペルオキシド prostaglandin peroxide とも呼ばれ，半減期が数分の極めて不安定な化合物である．もう 1 つは 5-リポキシゲナーゼによる LT 生合成の経路である（図 8.23）．細胞膜中にはアラキドン酸

のほかにも，ジホモ-γ-リノレン酸や EPA（eicosapentaenoic acid）などの不飽和脂肪酸も存在し，それぞれ二重結合の数の異なる PG，TX，LT の生合成に関与する．

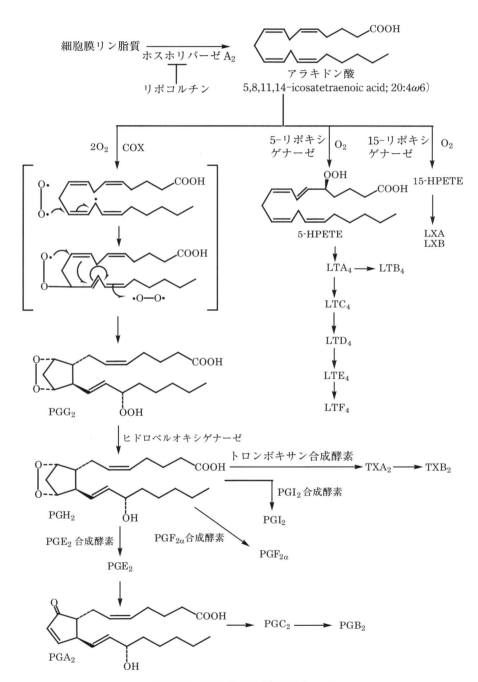

図 8.23　アラキドン酸カスケード

8.4.6 エイコサノイド関連医薬品

顕著で多彩な生理活性を有するPGは，薬物療法において重要な生理機能調節因子としての位置を占めている．一般にPG類には化学的に不安定な化合物が多く，PG製剤として臨床利用を行ううえで製剤の安定化が大きな問題となる．PGとシクロデキストリン（CD：cyclodextrin）との包接化合物を形成することで製剤を安定化し臨床利用されている（図8.24，図8.25）.

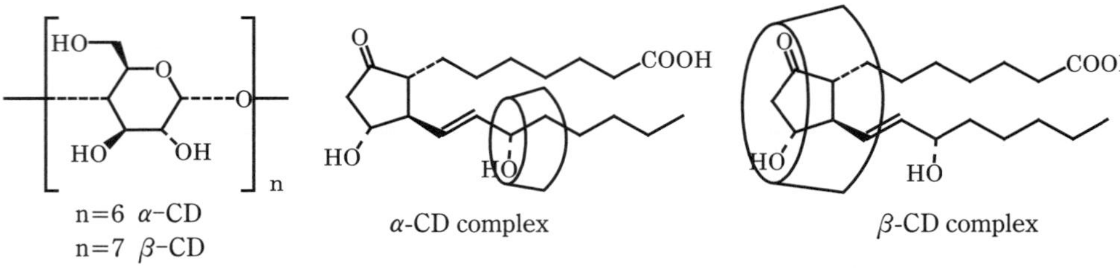

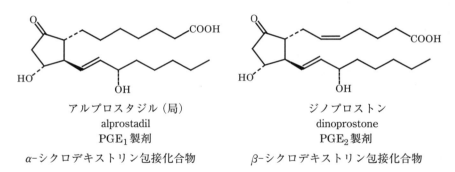

図8.24　PGE_1-シクロデキストリン（CD）包接化合物の模式図

アルプロスタジル（局）
alprostadil
PGE_1製剤
α-シクロデキストリン包接化合物

ジノプロストン
dinoprostone
PGE_2製剤
β-シクロデキストリン包接化合物

図8.25　CD包接化されたPG製剤

また，PGの化学合成研究が進んだことでPG分子の化学構造の修飾による安定性，及び作用持続性の向上及び薬理活性の増強が可能となり，ジノプロスト dinoprost やゲメプロスト gemeprost，ミソプロストール misoprostol，ベラプロスト beraprost など数多くのPG関連医薬品の開発が行われている（PG関連医薬品については資料8.4.6-1参照）.

白血球で産生されるロイコトリエン（LT）及びPGH_2から産生されるトロンボキサンA_2（TXA_2）は，炎症やアレルギー反応などに関与する．LT及びTXA_2の作用を抑制する薬剤は気管支喘息の治療薬として利用されており，第9章で詳しく解説する（9.3.3参照）.

9 抗炎症薬・抗アレルギー薬

外的因子に対する生体の応答として炎症やアレルギーなどがある．これらの応答の際に，細胞間の情報伝達を担う物質をケミカルメディエーター chemical mediators という．本章では，おもにケミカルメディエーターが関与する炎症・アレルギー反応に対する医薬品について述べる．

9.1 抗炎症薬

炎症は，創傷，感染，抗原などの外的因子や，血管障害，腫瘍，結石などの生体内因子によって生体が損傷を受けたとき，これを修復するための生体防御反応である．抗炎症薬 anti-inflammatory drugs は，これらの炎症に関与するケミカルメディエーターの生成を抑制することで炎症の症状を軽減する．

9.1.1 抗炎症薬の作用

抗炎症薬はステロイド性抗炎症薬 steroidal anti-inflammatory drugs と非ステロイド性抗炎症薬（NSAID：non steroidal anti-inflammatory drugs）に大別される．いずれもアラキドン酸カスケードにおける酵素活性を阻害することによって，エイコサノイド類の産生を抑制して抗炎症作用を示すが，それぞれの作用機序は異なる．ステロイド性抗炎症薬は，膜タンパク質リポコルチンを誘導する．リポコルチンは，細胞膜リン脂質からアラキドン酸を遊離する酵素であるホスホリパーゼ A_2 を阻害する．一方，NSAID は，アラキドン酸から PG 類を合成する酵素であるシクロオキシゲナーゼ（COX：cyclooxygenase）の作用を阻害する（8.4.5 図 8.23 アラキドン酸カスケード参照）．

副腎皮質ホルモンの糖質コルチコイドは，1949 年，Hench らによってコルチゾンのリウマチ性関節炎に対する劇的な効果が報告されて以来，抗炎症薬としての地位を確立した．糖質コルチコイドは受容体と複合体を形成し，炎症性サイトカインの産生抑制，炎症に関与する酵素の生成抑制，炎症性酵素を阻害する物質の生成促進などの作用により，きわめて強い抗炎症作用を示すと考えられている．そのため，組織や細胞の反応性と抵抗性を低下させ，副腎皮質機能抑制など

の生死に関わる重篤な副作用を生じることが多いので，十分注意して用いる必要がある．天然コルチコイドの Na^+ 貯留作用による浮腫，消化性胃潰瘍などの副作用軽減を目的として，合成糖質コルチコイドが開発された．天然糖質コルチコイドのヒドロコルチゾンや，合成糖質コルチコイドのプレドニゾロン，デキサメタゾン，ベタメタゾン，メチルプレドニゾロンなどが用いられている（11.4.11 参照）．

9.1.2　非ステロイド性抗炎症薬の構造的特徴

　酸性 NSAID は，芳香族残基に結合するカルボキシ基や 1,3-ジケトン構造などの酸性部分をもつ．これらは COX 阻害作用によりリウマチ疾患などに強い鎮痛効果を示したが，患者は重篤な胃腸障害や腎機能障害に苦しむこととなった．

　1991 年，COX には COX-1 と COX-2 の 2 つのアイソザイムが存在することが発見された．COX-1 は全身組織に分布する構成型 COX であり，生理的 PG を合成して胃腸粘膜や腎臓の機能を正常に調節している．一方，COX-2 は炎症性の刺激によっておもに炎症組織で一過性に誘導される誘導型 COX であり，痛みの閾値を下げ，炎症の増強に関わる PG を産生する．これらのことから，酸性 NSAID の重大な副作用は COX-1 阻害に由来することが明らかになった．したがって，COX-2 を選択的に阻害できれば，これらの副作用が大幅に軽減されることが予想された．

　COX-1 と COX-2 はよく似ているが，アミノ酸配列及び立体構造は一部異なり，COX-1 の基質結合部位のアミノ酸の Ile 523 と His 513 が，COX-2 では，それぞれ Val 523 と Arg 513 に代わっている．そのため，COX-2 の基質結合部位は COX-1 に比べて広く，サイドポケット構造を有している．酸性 NSAID のカルボキシ基は，COX-1 と COX-2 に共通の Arg 120 と親和性が高く，COX-1 と COX-2 を非選択的に阻害する（図 9.1）．

　一方，COX-2 選択的阻害薬として開発されたセレコキシブは，ジアリールヘテロ環構造とスルホンアミド基をもつ．したがって，そのかさ高い立体構造のため COX-2 に比べ基質結合部位の狭い COX-1 と相互作用しづらく，さらにカルボキシ基を有さないことから COX-1 との親和性も低い．COX-2 に対しては，スルホンアミド基がサイドポケットに入ることで，His 90，Arg 513，Phe 518 と水素結合し，さらにアリール環が COX-2 の疎水性の基質結合部位に親和性を示すことで強い阻害活性を示す（図 9.2）．

9.1.3　酸性非ステロイド性抗炎症薬

　酸性 NSAID の開発は重篤な胃腸障害や腎機能障害の軽減が主目的であった．すなわち，① 慢性疾患における服薬の利便性を目的とした，血中半減期の長い薬物の開発（ピロキシカムなど），② 胃腸障害軽減のためのプロドラッグの開発（スリンダク，ロキソプロフェンナトリウム水和物など），③ 胃腸障害軽減のための選択的 COX-2 阻害薬の開発（エトドラク，メロキシカム，セレコキシブなど）と，その方向性を変えてきた．

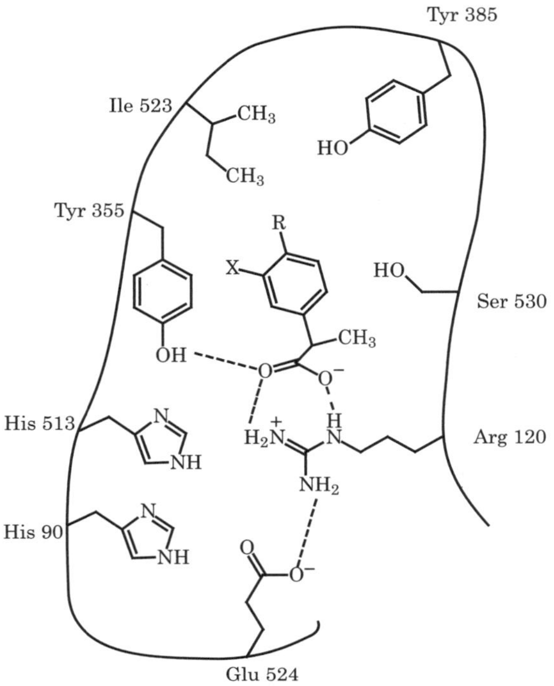

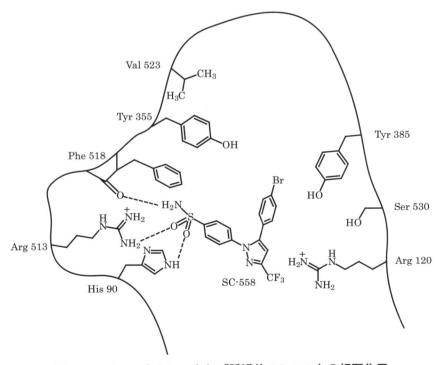

図 9.1　COX-1 とアリールプロピオン酸誘導体との相互作用
(Selinsky, B. S. *et al., Biochemistry,* **2001,** *40,* 5172 を参考に作図)

図 9.2　COX-2 とセレコキシブ誘導体 SC-558 との相互作用
(Kurumbail, R. G. *et al., Nature,* **1996,** *384,* 644, 木本愛之他, 日薬理誌, **2008,** *131,* 127 を参考に作図)

【1】サリチル酸系

　ヤナギ属の植物は，紀元前からギリシャや中国などで痛風，リウマチ，神経痛，歯痛などの痛み止めとして使われてきた．1876年に，柳の樹皮のエキスから分離されたサリシン（作用本体はサリチル酸）の抗リウマチ作用が発見され，これがリウマチ疾患の治療に用いられるようになった．しかし，患者はひどい胃腸障害に苦しむことになった．1897年，バイエル社のHoffmannがサリチル酸をアセチル化したアスピリンを合成した．これを，リウマチを患っている自分の父親に飲ませたところ，強い鎮痛効果が確認され，しかもサリチル酸よりも胃腸障害が少なかった．バイエル社からアスピリンが発売されたのは，1899年のことである．それ以来120年近くになる現在，その生産量は年間約5万トンに及ぶ．人類の歴史上もっとも多く使われている薬である．
　1971年にVaneによってアスピリンの作用機序がCOX阻害によるPG産生抑制であることが解明された．ほかのNSAIDとは異なり，アスピリンは，COXの活性部位であるSer 530のヒドロキシ基をアセチル化して不可逆的に阻害する．これに先立つ1967年，Weissらによってアスピリンの血小板凝集抑制作用が発見された．これは，COX-1阻害によるTXA_2の生成抑制作用によるものである．これによって，アスピリンは脳梗塞や心筋梗塞の予防薬として一躍脚光を浴び，現在，抗血小板凝集薬として耐酸性のフィルムコーティングを施された腸溶錠が発売されている．さらに大腸がんに対する予防効果が確認され，アルツハイマー病や糖尿病領域などに対する研究も行われている．まさに可能性に満ち溢れた，古くて新しい薬である．
　サリチル酸系NSAIDとしては，ほかに血中半減期の長いエテンザミドがある（図9.3）．

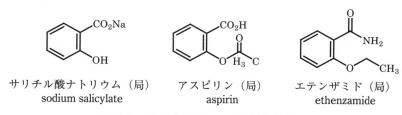

図9.3　おもなサリチル酸系抗炎症薬

【2】アントラニル酸（メフェナム酸）系

　1961年にパーク・デービス社で開発されたメフェナム酸は，アントラニル酸のアミノ基をアリール基で置換した構造をもつ．ほかに，フルフェナム酸アルミニウムがあり，強い鎮痛作用を特徴としている．この系では次のような構造活性相関が知られている．
　① ジフェニルアミン構造が必要である．
　② 一方のフェニル基の2位にカルボキシ基を導入して，N-フェニルアントラニル酸にすると活性が増強されるが，さらに，もう一方のフェニル基の2位にカルボキシ基を導入すると活性は消失する．
　③ アントラニル酸のN-フェニル基の3位にアルキル基を導入すると活性は増強されるが，4

位に導入すると活性は減弱する（図 9.4）．

メフェナム酸（局）
mefenamic acid

フルフェナム酸アルミニウム
flufenamate aluminum

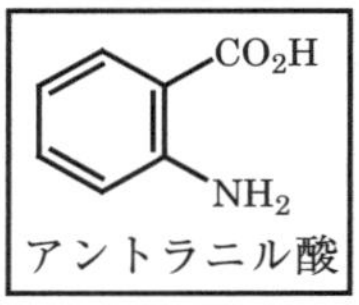

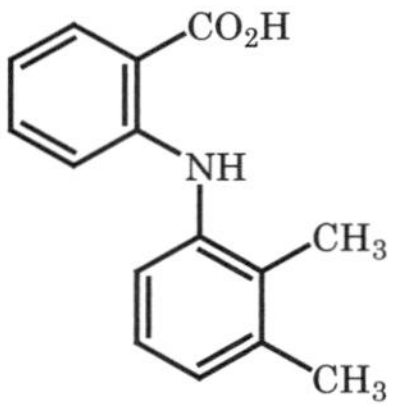

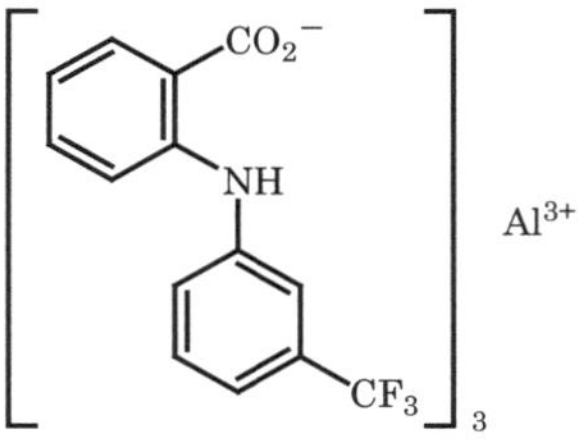

図 9.4　おもなアントラニル酸系抗炎症薬

【3】インドール酢酸系

1958 年，米国メルク社の Shen と Winter らは，ステロイド性抗炎症薬に代わる強力で副作用のない NSAID の研究を開始した．当時，関節炎患者の尿中に多いことが知られていたトリプトファン代謝物と，炎症やアレルギーの原因物質と考えられていたセロトニンの両方がインドール骨格を有することから，その標的化合物としてインドール誘導体が選ばれた．およそ 350 種のインドール誘導体の中から 1963 年にインドメタシンが発見された（図 9.5）．インドメタシンは，発売以来約 50 年を経て現在なお NSAID を代表する薬物である．この抗炎症作用はアスピリンの

インドメタシン（局）
indometacin

R = CH_2CO_2H：アセメタシン（局）（プロドラッグ）
acemetacin

$$R = CH_2CH{=}\overset{CH_3}{\overset{|}{C}}{-}CH_2CH_2CH{=}\overset{CH_3}{\overset{|}{C}}{-}CH_2CH_2CH{=}\overset{CH_3}{\overset{|}{C}}{-}CH_3$$：
インドメタシンファルネシル（プロドラッグ）
indometacin farnesil

スリンダク（局）
sulindac
（プロドラッグ）

スリンダクの活性代謝物

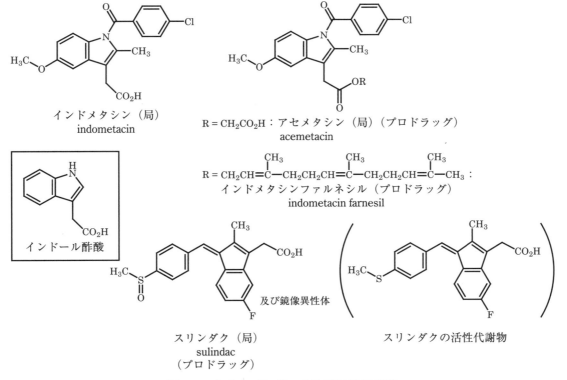

図 9.5　おもなインドール酢酸系抗炎症薬

約20倍も強く，ヒドロコルチゾンにもまさる．この優れた抗炎症効果は主としてCOX阻害に起因するもので，セロトニン拮抗作用によるものではない．重大な副作用である消化管障害の軽減化を目的として，アセメタシン，インドメタシンファルネシルなどのプロドラッグが開発された．インデン誘導体のスリンダクもプロドラッグで，スルホキシド体が肝臓で還元されてスルフィド体となって作用を示す（図9.5）．

【4】フェニル酢酸系

ジクロフェナクナトリウムは，1965年，ガイギー社（スイス，現ノバルティスファーマ社）のSallmannらによって合成されたNSAIDで，メフェナム酸とアリール酢酸の両方の構造要素をもっている．ガイギー社の研究陣は研究開始に先立ち，その当時すでに有効な抗炎症薬であったメフェナム酸，インドメタシン，フェニルブタゾンの物理化学的定数と立体構造の共通点に着目した．すなわち，①酸解離定数（pK_a）が4〜5，②分配係数（P）が約10（ただし，メフェナム酸は111），③2つの芳香環はねじれて位置している，の3点である．これらを満足することを作業仮説として，200以上の化合物を合成し評価を行った結果，pK_a = 4.0，P = 13.4，2つの芳香環のねじれ角 = 69°であるジクロフェナクナトリウムが選び出された．後に，この立体構造はCOXのアラキドン酸結合部位との結合に適していることが明らかになった．ジクロフェナクナトリウムは，インドメタシンと同等もしくはそれ以上の強力な鎮痛，抗炎症作用をもち，速効性が特徴である．慢性関節リウマチなどのリウマチ性疾患にもっともよく用いられている．小児のインフルエンザ脳炎・脳症患者に投与した場合死亡率が高いとする結果が報告され，2000年11月に出された緊急安全情報において，インフルエンザ脳炎・脳症患者への使用が禁止された．フェンブフェンとナブメトンはプロドラッグで，生体内でそれぞれフェルビナクと6-メトキシ-2-ナフチル酢酸に代謝されて作用する（図9.6）．

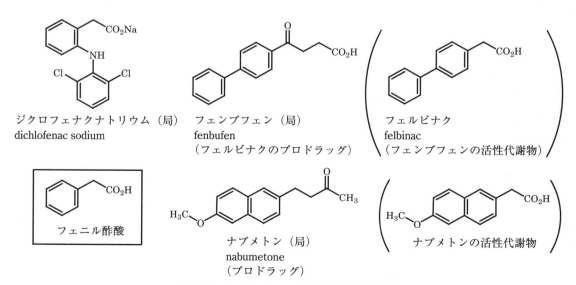

図9.6　おもなフェニル酢酸系抗炎症薬

第9章 抗炎症薬・抗アレルギー薬

【5】プロピオン酸系

　英国ブーツ社の Nicholson と Adams はフェニルアラニンとチロシンの異常代謝がリウマチと関係があるのではないかという考えに基づき，アリール酢酸誘導体に着目した．1963年，アスピリンの構造を基にしてこれを化学修飾したアリール酢酸誘導体，イブフェナクが開発された．これはリウマチに効果があったが肝障害を伴ったため，さらに構造変換を行って，プロピオン酸誘導体であるイブプロフェンを開発した．イブプロフェンは安全性が高く，副作用も少ないうえ，アスピリンよりはるかに優れた抗炎症，鎮痛，解熱作用をもつ．

　その後，イブプロフェンをリード化合物として作用増強，副作用軽減を目的に多くのプロピオン酸誘導体が合成された．ケトプロフェン，フルルビプロフェン，プラノプロフェン，ナプロ

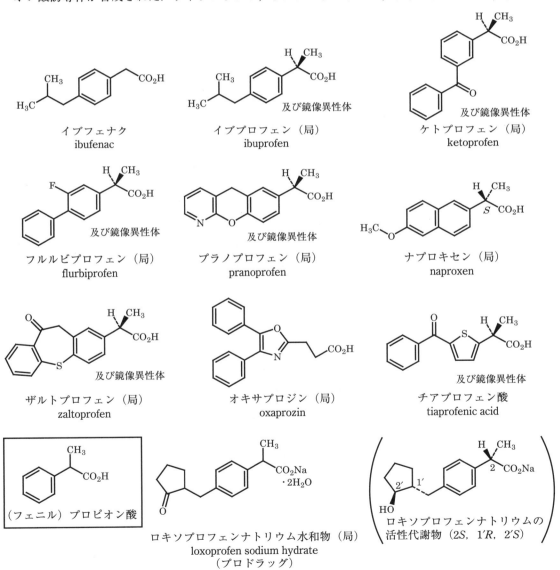

図9.7　おもなプロピオン酸系抗炎症薬

キセン，ザルトプロフェン，オキサプロジン，チアプロフェン酸，ロキソプロフェンナトリウム水和物などである．プロピオン酸系 NSAID では，側鎖 α 位の炭素原子が S 配置をもつものが活性型であるが，ほとんどはラセミ体で用いられている．ナプロキセンだけは R 体に副作用があるため，S 体のみが使用されている．ロキソプロフェンナトリウム水和物は三共（現 第一三共）で開発されたプロドラッグで，消化管への副作用が少なく，長時間作用し，優れた鎮痛・抗炎症作用を示す．活性体は trans-OH 体で，2S, 1'R, 2'S 配置をもつ（図 9.7）．

【6】オキシカム系（エノール酸）

これまで述べてきたカルボン酸系 NSAID は体内で速やかに代謝・排泄されるため，作用持続時間が短いという欠点があった．この欠点を克服するため，1962 年，米国ファイザー社の Wiseman と Lombardino らは，① 強力な鎮痛・抗炎症作用をもち，かつ消化管障害などの副作用が少ないこと，② 血中濃度半減期を長くすることにより，1 日 1 回投与で充分な薬効を示すこと，③ 新規な化学構造をもつことの 3 つを目標として新しい NSAID の開発研究を開始した．平面構造をもつ酸性化合物としてエノール酸に着目し，ベンゾチアジンカルボキサミド系化合物が検討されて，新しい NSAID，オキシカム系の起源となった．約 100 種の中から，1967 年，ピロキシカムが選ばれた．ピロキシカムは作用持続時間が長く，1 日 1 回投与で慢性関節リウマチなどの炎症性疾患に対し優れた有効性と安全性をもつ．ピロキシカムの構造と薬理活性／薬物動態との関連は図 9.8 に示すとおりである．その後，消化管障害軽減を目的としたプロドラッグとして，アンピロキシカムが開発された．

オキシカム系について次のような構造活性相関が報告されている．
① 2 位置換基はメチル基が最適である．
② 3 位にカルボキシアミド基が必須である．この N 置換基は芳香環の方がアルキル基より活性が高い．また，N を三級化すると活性は著しく低下する．
③ 4 位に水酸基が必須である．
④ 6 位に置換基を入れると活性は低下する（図 9.9）．

また，アスピリンにつぐ歴史をもつフェニルブタゾンやケトフェニルブタゾンはピラゾリジンジオン系のエノール酸抗炎症薬である（図 9.10）．

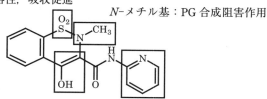

図 9.8　ピロキシカムの化学構造と薬理活性／薬物動態との関連
（井村裕夫，東　純一，神原啓文，柴川雅彦編集，石河醇一著（2000）薬のサイエンス vol.6, p20, 図 2, フジメディカル出版　より引用）

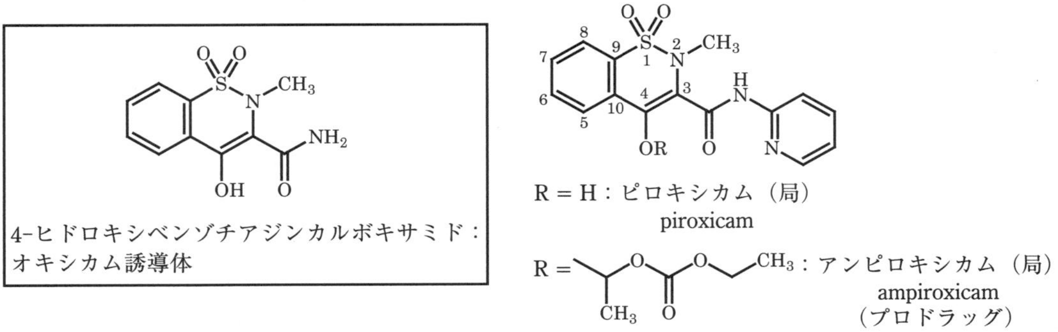

第 9 章　抗炎症薬・抗アレルギー薬　　191

4-ヒドロキシベンゾチアジンカルボキサミド：
オキシカム誘導体

R = H：ピロキシカム（局）
piroxicam

R =　　：アンピロキシカム（局）
ampiroxicam
（プロドラッグ）

図 9.9　おもなオキシカム系抗炎症薬

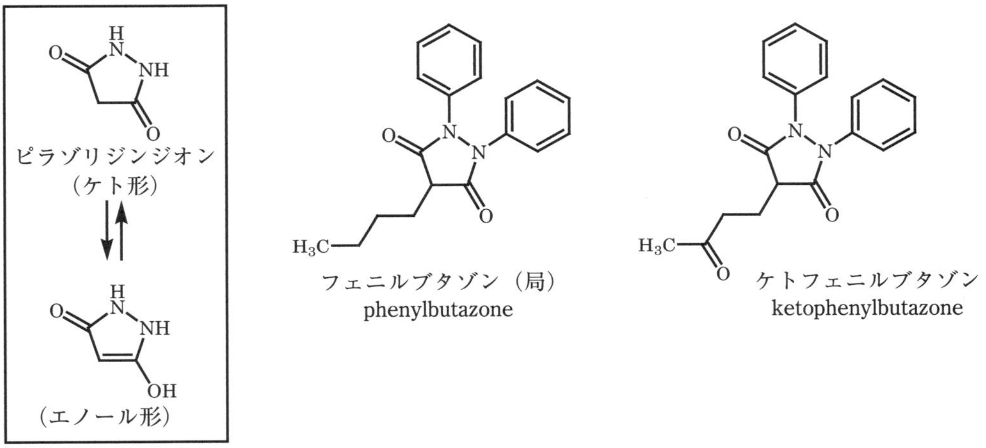

ピラゾリジンジオン
（ケト形）

（エノール形）

フェニルブタゾン（局）
phenylbutazone

ケトフェニルブタゾン
ketophenylbutazone

図 9.10　おもなピラゾリジンジオン系エノール酸抗炎症薬

9.1.4　COX-2 阻害薬

　メロキシカムは，1977 年にドイツのベーリンガーインゲルハイム社でオキシカム系 NSAID の
1 つとして合成された．1991 年に COX-2 が発見された後，COX-2 選択性のスクリーニング試験
によって，選択性の高い COX-2 阻害薬として評価された．ほかに，ロルノキシカムやエトドラ
ク，コキシブ coxib 系のセレコキシブ（米国では 1998 年承認，日本では 2007 年 1 月承認）とロ
フェコキシブがある．セレコキシブは米国サール社（現ファイザー社）で COX-2 をターゲット
とした X 線結晶構造解析に基づいてドラッグデザインされた世界初の選択的 COX-2 阻害薬であ
る．これらの選択的 COX-2 阻害薬の利点は，胃腸障害を起こす傾向がないことである．しかし，
高用量になると COX-1 の機能が多かれ少なかれ影響を受ける可能性が問題となっている．ロフ
ェコキシブは脳卒中や心筋梗塞のリスクが増加するという懸念から，2004 年に投薬中止になっ
ている．セレコキシブも外国で心筋梗塞のリスクが増加する危険性があると報告されているが，
その危険性よりも患者の利益の方が大きいため，現在，販売停止にはなっていない．日本では，
2007 年 6 月に警告付で国内販売が開始された（図 9.11）．

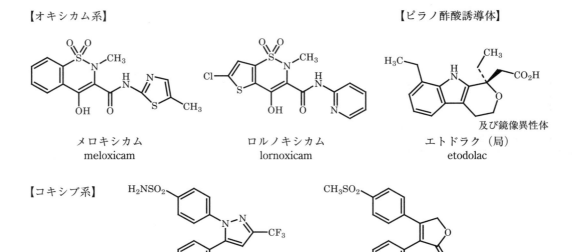

図 9.11 おもな COX-2 阻害薬

9.1.5 塩基性非ステロイド性抗炎症薬

　塩基性 NSAID は酸性 NSAID のもつ胃腸障害軽減の目的で開発された．酸性 NSAID に比べて抗炎症作用は弱く，副作用も少ない．また，鎮痛作用に優れるが，抗リウマチ作用はない．COX 阻害作用とは異なる作用機序で抗炎症作用を示すと考えられているが，詳細は明らかではない．チアラミド塩酸塩，エピリゾール，エモルファゾンなどがある（図 9.12）．

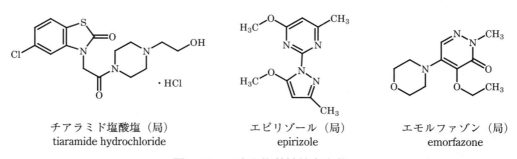

図 9.12 おもな塩基性抗炎症薬

9.2 痛風治療薬

　痛風は，血中にプリンの最終代謝産物である尿酸が増加する高尿酸血症の結果として生じる遺伝性代謝疾患である．日本では生活習慣病の１つとなっている．

　痛風治療薬は，①急性発作治療薬と，②長期にわたる高尿酸血症治療薬の２つに大別される．高尿酸血症治療薬はさらに，尿酸産生抑制薬と尿酸排泄促進薬に分けられる．

9.2.1　痛風治療薬の作用

　痛風の治療は，まず痛風発作治療薬で急性発作（激しい疼痛）を抑え，ついで高尿酸血症に対する治療を行う．高尿酸血症治療薬は痛風の急性発作には用いない．図9.13に尿酸が生合成されるプリン代謝経路と痛風治療薬の作用点を示し，図9.14におもな痛風治療薬を示す．

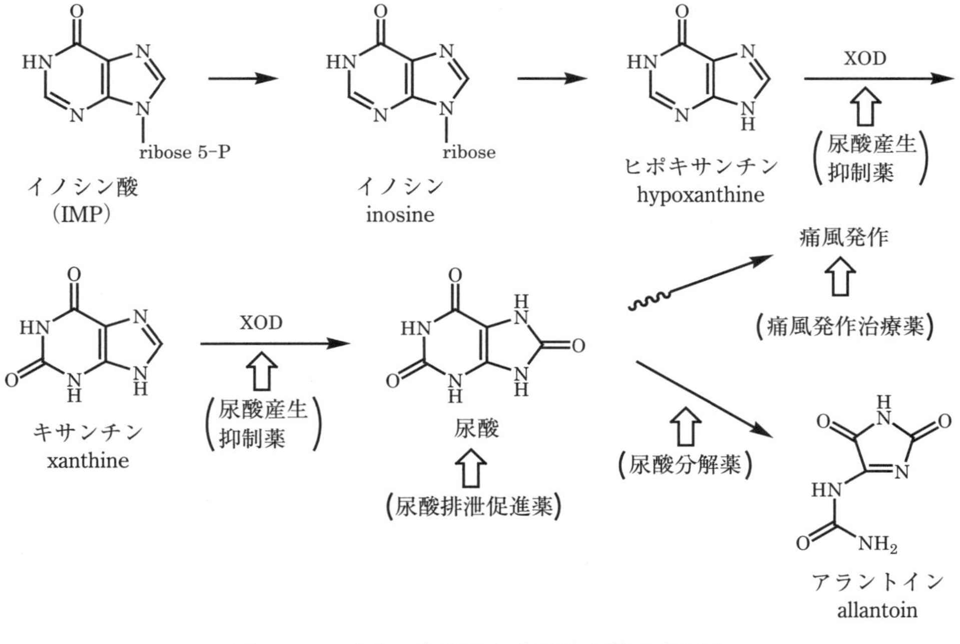

図9.13　プリン体代謝と痛風治療薬の作用点

痛風発作治療薬

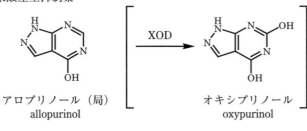

図9.14 おもな痛風治療薬

9.2.2 痛風治療薬

【1】痛風発作治療薬

急性期の痛風発作にはコルヒチンやNSAIDが用いられる.

コルヒチンはイヌサフラン *Colchicum autumnale* 由来のアルカロイドで, 急性発作時の痛みの軽減を目的としてよく使われる. ヒポクラテスによって使われていたこの古典的な治療薬は, チ

ューブリンに結合し微小管形成を阻害することによって，白血球の炎症組織への遊走を抑える．また，好中球とマクロファージによる尿酸塩の貪食やその結果起こる前炎症サイトカインとリソーム酵素の放出を抑制することによって痛風発作を予防・軽減する．

【2】尿酸産生抑制薬

アロプリノールとその代謝産物のオキシプリノールは，それぞれヒポキサンチンやキサンチンの構造異性体である．そのため，プリン代謝経路の最終段階に働くキサンチンオキシダーゼ（XOD：xanthine oxidase）を阻害して尿酸産生を抑制する．オキシプリノールはアロプリノールよりも作用は弱いが，持続時間が28時間と長い．ヒポキサンチンとキサンチンは尿酸に比べて腎からの排泄が速く，腎障害や関節組織内での結晶析出を起こさない．2011年5月に帝人ファーマ社から製造販売されたフェブキソスタットは，40年ぶりに新薬として承認された日本初の尿酸産生抑制薬である．続いて，三和化学研究所と富士薬品で共同開発されたトピロキソスタットが，2013年に製造販売された．フェブキソスタットとトピロキソスタットは，アロプリノールとは異なり，XOD以外の核酸代謝酵素を阻害しないという特徴をもつ非プリン型選択的XOD阻害薬である．

【3】尿酸排泄促進薬

プロベネシド，ベンズブロマロン及びブコロームは，腎機能は正常であるが尿酸排泄が低下している高尿酸血症が対象となる．近位尿細管で尿酸の再吸収を抑えることによって，腎からの排泄を促進する．ブコロームは，抗炎症作用とともに尿酸排泄作用を有する．

9.3 抗アレルギー薬

免疫 immunity とは，生体（自己）にとっての異物（病原微生物など）を非自己と判定して排除するシステムである．本来，自己を守るための免疫反応が病的に機能して，生体に不利に働く場合をアレルギー allergy という．生体がある抗原（アレルゲン）によって感作されると，体内でそれに特異的な抗体ができる．同じ抗原がもう一度侵入すると体内で抗原抗体反応が起こり，アレルギー症状を起こす．アレルギー反応はその形式によって，体液性免疫型（抗体中心）のI〜III型と細胞性免疫型（リンパ球，マクロファージ中心）のIV型の4つに分類される．通常アレルギー性疾患というときはI型をいう．アレルギー性疾患には，気管支喘息，アレルギー性鼻炎，花粉症，アナフィラキシーショック，食物アレルギー，アトピー性皮膚炎，蕁麻疹などがある．

9.3.1 抗アレルギー薬の作用

【1】I型アレルギーの発症機序

I型アレルギーの発症機序は，次に示すように三段階に分けられる．①と②の段階を免疫過程，③の段階を炎症過程という（図9.15）．

1）免疫過程

① 第一段階：ヒトが抗原（アレルゲン）に感作されると，抗原提示細胞，ついでヘルパーT2（Th2）細胞の活性化を経て，B細胞によってIgE抗体が生成される．

② 第二段階：IgE抗体は，粘膜や結合組織に存在する肥満細胞（マスト細胞）や血液中に存在する好塩基球の表面にあるIgE受容体（FcεR）に結合する．このIgE抗体にさらに抗原が

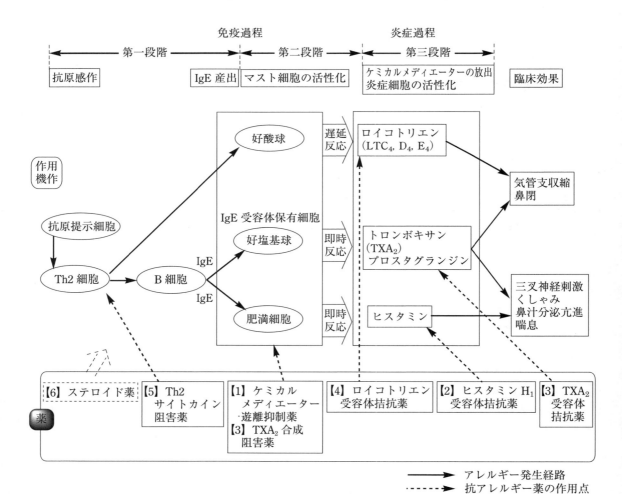

図9.15 I型アレルギー発症機序と抗アレルギー薬の作用点
（『抗アレルギー剤』平成17年度特許流通支援チャート・化学30（2006）（独立行政法人工業所有権情報・研修館）エグゼクティブサマリーiよりアレンジして引用）

結合すると，抗原を介して抗体が架橋することによって，IgE受容体が集合する．その結果，IgE受容体の高次構造に変化が起きて細胞を活性化する．

2）炎症過程

③ 第三段階：活性化された肥満細胞や抗塩基球では，細胞内へのカルシウムの流入が起き，細胞内に存在する顆粒の放出が起こる（脱顆粒現象）．顆粒内に含まれているヒスタミンhistamine，セロトニンserotonin，好酸球遊走因子eosinophil chemotactic factor（ECF）や好中球遊走因子neutrophil chemotactic factor（NCF）などのケミカルメディエーターが放出されることによって，周りの細胞に血管透過性の亢進，平滑筋の収縮，腺分泌の亢進などの炎症を起こさせ，アレルギー状態になる．さらに，脱顆粒によって新たにトロンボキサンthromboxane（TX）やロイコトリエンleukotriene（LT），及び血小板活性化因子platelet activating factor（PAF）などのメディエーター，インターロイキンinterleukin 3,4,5,6（IL-3，IL-4，IL-5，IL-6）などが合成され，これらは炎症の原因物質となる．

【2】抗アレルギー薬の作用

　現在では，I型アレルギー反応を抑える薬剤を抗アレルギー薬antiallergic drugsとして定義している．1910年にヒスタミンが発見され，これがアレルギー疾患の原因物質であると考えられた．そこで抗ヒスタミン薬の研究が開始され，1970年代までに多くの第一世代抗ヒスタミン薬が開発された．これらは抗ヒスタミン作用は強いが中枢移行性が高いために，抗コリン作用，局所麻酔作用，中枢抑制作用の副作用も示すという欠点をもつものが多かった（8.1.3参照）．そこで，中枢移行性を抑える目的で構造変換したものが，第二世代抗ヒスタミン薬である．ついで，アレルギー性メディエーターの遊離を抑えるケミカルメディエーター遊離抑制薬が開発された．その後，アレルギー発症機構の研究の進展に伴って，TXA_2やLTなどのメディエーターがアレルギー反応に関与していることが明らかになった．これらを抑えるのが新しい抗アレルギー薬である．現在，抗アレルギー薬として【1】ケミカルメディエーター遊離抑制薬，【2】ヒスタミンH_1受容体拮抗薬（第一世代を除く），【3】TXA_2受容体拮抗薬とTXA_2合成酵素阻害薬，【4】LT受容体拮抗薬，【5】Th2サイトカイン阻害薬の5種があげられている．この範疇の薬剤は，いわゆるアレルギー疾患と気管支喘息に用いられている．現在認可されている薬は炎症過程に作用するものに限定されているが，開発中の薬は免疫過程に作用するものも含まれている．

9.3.2　気管支喘息薬の作用

　気道の炎症や過敏から生じる気管支収縮によって気流制限が引き起こされる，発作性の呼吸困難を気管支喘息asthmaという．重大な病因の1つは，気管支粘膜のアレルギー性炎症（特にI型）である．喘息は原因アレルゲンが明確なアトピー型（外因型）と不明な非アトピー型（内因型）に分類される．アトピー型では，アレルゲンを吸入するとI型アレルギーを発症し，気管支平滑筋収縮，分泌亢進，気道炎症によって喘息発作が起こる．気道炎症は慢性に陥ることが多く，最近の気管支喘息の治療はその制御が目的の1つにされている．気管支喘息に対する薬剤は，長期管理薬（コントローラー）【6】吸入ステロイド薬（第一選択），長時間作用性β_2刺激

薬（5.3.2 参照），抗アレルギー薬【1】〜【5】（9.3.3 参照））と発作治療薬（レリーバー）（短時間作用性 β_2 刺激薬（第一選択）（5.3.2 参照），【6】吸入・注射ステロイド薬，【7】キサンチン誘導体など）に分類されている．

9.3.3 抗アレルギー薬・気管支喘息薬

【1】ケミカルメディエーター遊離抑制薬

ケミカルメディエーター遊離抑制薬は，マスト細胞からのケミカルメディエーターの遊離を抑制することでアレルギー反応を抑える．1969 年に，イギリスのフィソンズ社において気管支拡張作用をもつケリン（セリ科植物アンミビスナガの種子の有効成分）の改良研究中，Fitzmaurice と Lee によってクロモグリク酸ナトリウムが合成された．後に，これが肥満細胞を安定化し，アレルギー性メディエーターの遊離を抑制することが発見され，ケミカルメディエーター遊離抑制薬開発の端緒が開かれた．クロモグリク酸ナトリウムは，経口吸収が悪いため外用薬として用いられる．吸入などの投与方法の改良，点眼，点鼻，エアゾール剤の開発によって，当初喘息だけだった適応症も，アレルギー性鼻炎，アトピー性皮膚炎へと広がった．その後，1982 年に経

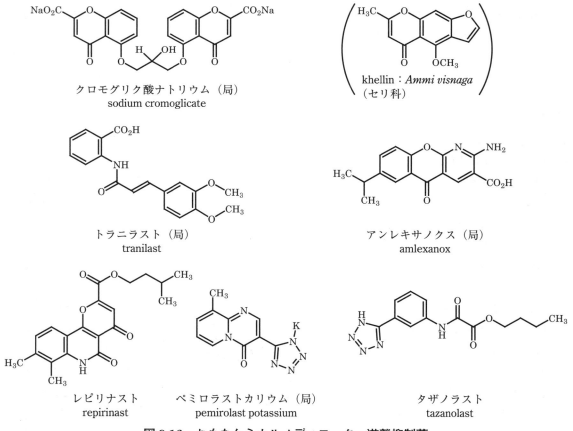

図 9.16　おもなケミカルメディエーター遊離抑制薬

口吸収性のよいトラニラストが開発された．経口投与薬として気管支喘息，アレルギー性鼻炎などに用いられる．アンレキサノクスとレピリナストは，ともに気管支喘息の治療に用いられる．以上の医薬品は，いずれも天然植物成分を起源として研究開発されたものである．ペミロラストカリウムはアレルギー症状と気管支喘息に用いられ，タザノラストは気管支喘息に用いられている．ともに，酸性のテトラゾール環をもつ（図9.16）（2.2.1参照）．

【2】ヒスタミン H_1 受容体拮抗薬

第二世代のヒスタミン H_1 受容体拮抗薬 histamine H_1-receptor antagonist は，第一世代の抗ヒスタミン薬の中枢神経抑制作用による沈静・催眠作用を軽減する目的で開発された．基本構造は第一世代の抗ヒスタミン薬と同様に，アルキルアミン系，アルキルジアミン系，アミノエーテル系化合物に分類される．第二世代と第一世代の構造の違いは，大きな置換基を導入することによって構造をかさ高くし，カルボキシ基などを導入することによって生理的 pH でイオン化しやすくして脂溶性を低下させたものである．その結果，血液脳関門を通りにくくなり，副作用が軽減された．ヒスタミン H_1 受容体拮抗作用に加えて，ケミカルメディエーター遊離抑制作用や LT 産生抑制・遊離抑制・拮抗作用などを併せもつものが多い．1978 年に，スイスサンド社（現ノバルティスファーマ）から第二世代の抗ヒスタミン薬としてケトチフェンフマル酸塩が開発された．ヒスタミン H_1 受容体拮抗作用をもち，また，抑えられてはいるが中枢神経抑制作用・鎮静作用が多少ある．ケトチフェンフマル酸塩以降に開発されたアゼラスチン塩酸塩とオキサトミドを含め，経口投与薬として気管支喘息，アレルギー性鼻炎，皮膚科領域に適用される．1990 年代に入り，ヒスタミン H_1 拮抗薬の欠点である眠気の副作用を大幅に少なくした抗ヒスタミン薬が次々と開発された．すなわち，中枢神経抑制作用・鎮静作用が非常に少なく，抗コリン作用が弱い薬剤である．まず，テルフェナジンが，続いてエピナスチン塩酸塩，エバスチン，セチリジン塩酸塩，エメダスチンフマル酸塩，メキタジン，オロパタジン塩酸塩，ロラタジンが売りだされた．しかし，このグループの先頭を切ったテルフェナジンは不整脈などの重篤な副作用のため，製造中止となった．現在，この活性代謝物のフェキソフェナジン塩酸塩が用いられている（図9.17）．また，セチリジン（ラセミ体）塩酸塩はレボセチリジン（R-体）塩酸塩にキラルスイッチされている医薬品の１つである（2.4.2参照）．フェキソフェナジン塩酸塩，ロラタジン，レボセチリジン塩酸塩などでは，眠気などの中枢神経抑制作用の頻度や程度が著しく軽減されている．

【3】トロンボキサン A_2（TXA_2）受容体拮抗薬と TXA_2 合成酵素阻害薬

1990 年代に入り，新たなアレルギー性メディエーターの発見とともに，それらをターゲットとする新しい作用メカニズムをもつ抗アレルギー薬の研究が進められた．TXA_2 の呼吸器平滑筋収縮作用と血管透過性亢進作用は喘息発症に深く関与している．1992 年に TX 合成酵素の阻害作用を有する気管支喘息薬，オザグレル塩酸塩水和物が開発された．1995 年に，武田薬品で LT の生成抑制を目的とするユビキノン ubiquinone 誘導体の研究から，セラトロダストが開発された．後に，セラトロダストの気管支喘息薬としての作用機序は TXA_2 受容体拮抗作用であることが明らかにされた．また，2000 年には同じ TXA_2 受容体拮抗作用薬であるラマトロバンがアレルギー性鼻炎治療薬として承認された．TXA_2 受容体拮抗薬と TXA_2 合成酵素阻害薬はステロイド吸

200　第2編　医薬品各論

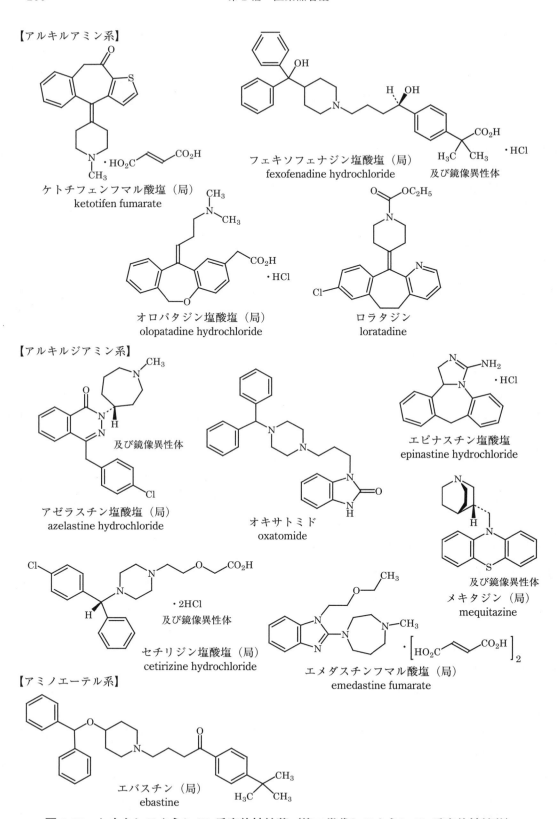

図9.17　おもなヒスタミン H_1 受容体拮抗薬（第二世代ヒスタミン H_1 受容体拮抗薬）

第9章　抗炎症薬・抗アレルギー薬

入に対する上乗せ効果が期待され，気管支喘息の長期管理薬として有用な薬剤である（図9.18）．

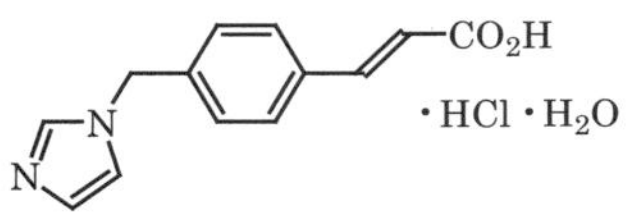

オザグレル塩酸塩水和物
ozagrel hydrochloride
hydrate

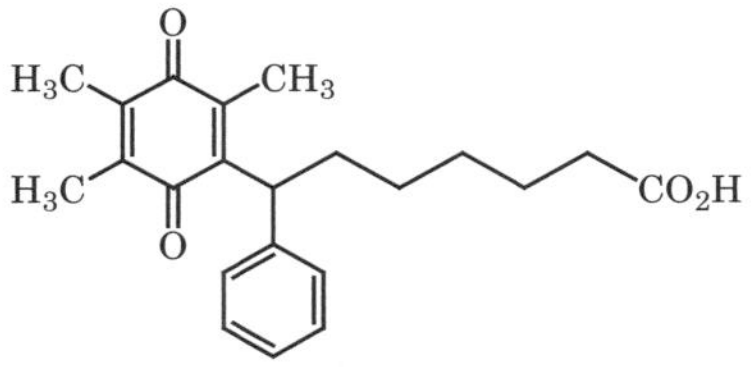

セラトロダスト
seratrodast

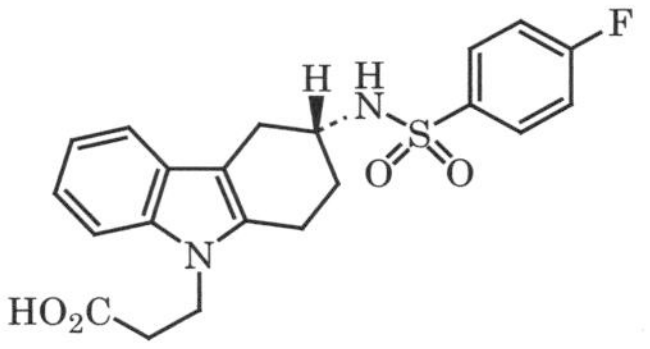

ラマトロバン
ramatroban

図9.18　TXA$_2$受容体拮抗薬・合成酵素阻害薬

【4】ロイコトリエン受容体拮抗薬

　1960年代に喘息の発作誘発物質と同定されたSRS-A（slow reacting substance of anaphylaxis）の本体が，1980年代に至ってLTであることが明らかにされた．これは気道平滑筋収縮ばかりでなく，気道粘膜浮腫，分泌物の気道内貯留，気道過敏性亢進により気道炎症をも引き起こす．ハーバード大学のCoreyらがLTの合成に成功したのを契機にこの受容体に特異的な拮抗薬の開発が一気に進み，小野薬品でプランルカスト水和物が開発された．プランルカスト水和物は気道炎症を抑制し気管支喘息薬として用いられるとともに，アレルギー性鼻炎にも有効である．さらに，モンテルカストナトリウム，イブジラスト，ザフィルルカストがLT受容体拮抗薬として気管支

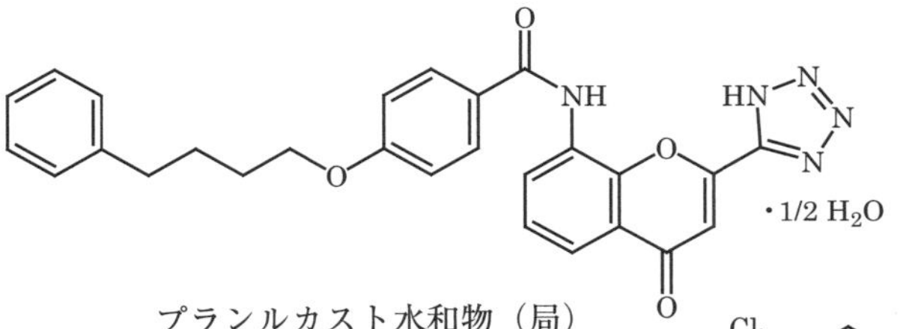

プランルカスト水和物（局）
pranlukast hydrate

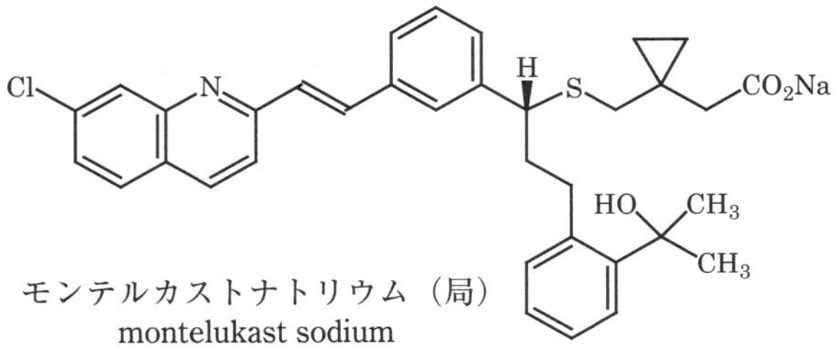

モンテルカストナトリウム（局）
montelukast sodium

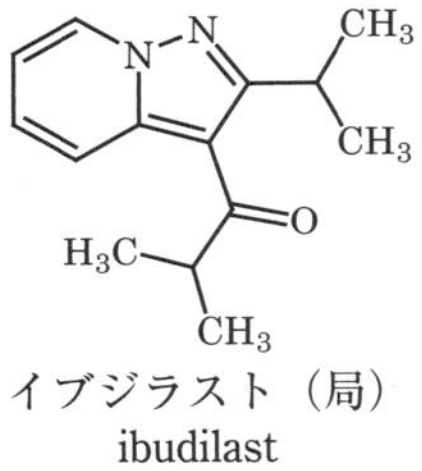

イブジラスト（局）
ibudilast

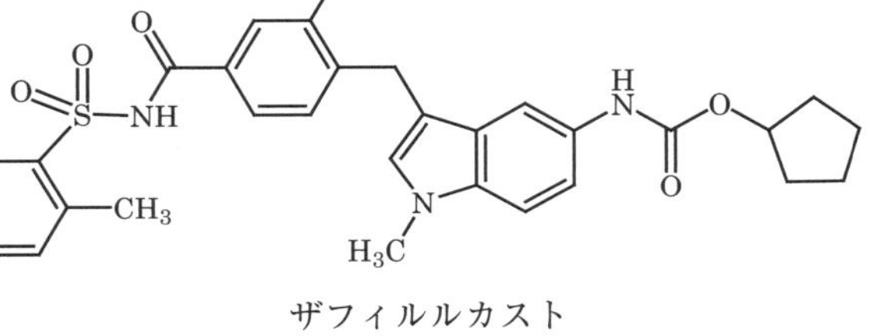

ザフィルルカスト
zafirlukast

図9.19　ロイコトリエン受容体拮抗薬

喘息に用いられている．イブジラストは，LT受容体拮抗作用に加えて，ケミカルメディエーター遊離抑制作用を有する（図9.19）．

【5】Th2サイトカイン阻害薬

1995年，大鵬薬品でTh2サイトカイン阻害薬のスプラタストトシル酸塩が開発された．これはIgE産生抑制薬ともいわれ，Th2細胞におけるIL-4の産生を抑えることにより，IgE抗体産生を抑制する．また，気道の好酸球浸潤に関与するIL-5の産生も抑制する．すなわち，アレルギー反応の引き金となる免疫過程の最初の段階に作用することから，アレルギー疾患の本質に迫る薬剤といわれる．気管支喘息，アレルギー性鼻炎，アトピー性皮膚炎などに使用されている（図9.20）．

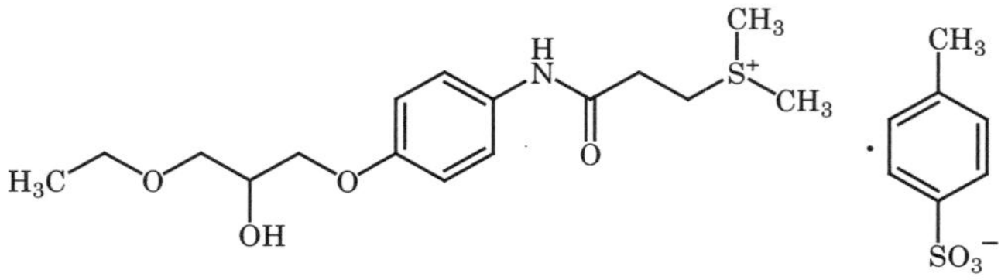

スプラタストトシル酸塩
suplatast tosilate

図9.20 Th2サイトカイン阻害薬

【6】吸入ステロイド薬

吸入ステロイド薬（ICS：inhaled corticosteroid）は，喘息治療におけるもっとも効果的な抗炎症薬である．ステロイド薬には種々の剤形があるが，副作用がもっとも少ないのが吸入薬である．そのため，喘息には吸入薬がもっとも頻用されている．ベクロメタゾンプロピオン酸エステル，フルチカゾンプロピオン酸エステル，ブデソニド，シクレソニド，モメタゾンフランカルボン酸エステル水和物などが利用されている（図9.21）．特に喘息のコントローラーとしては，患者の利便性向上のために，吸入ステロイド・β_2刺激薬配合剤が主流となっている．

第 9 章 抗炎症薬・抗アレルギー薬

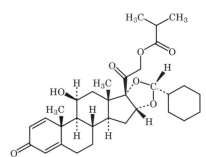

ベクロメタゾンプロピオン酸エステル（局）
beclometasone dipropionate

フルチカゾンプロピオン酸エステル
fluticasone propionate

ブデソニド
budesonide

＊：本品は 22 位の不斉炭素原子における
エピマーの混合物である

シクレソニド
ciclesonide

モメタゾンフランカルボン酸エステル水和物
mometasone furoate hydrate

図 9.21　吸入ステロイド薬

参考文献

1) 北原, 上野, 越前　編（2017）治療薬マニュアル, 医学書院
2) 医療情報科学研究所　編（2014）薬がみえる　vol.1-3　第 1 版, メディックメディア
3) 長友, 篠塚, 荻原, 武田　編（2016）医療薬学最新薬理学　第 10 版, 廣川書店
4) 日本薬学会　編（2016）スタンダード薬学シリーズ II 3　化学系薬学　II. 生体分子・医薬品の化学による理解, 東京化学同人
5) 『特集　非ステロイド抗炎症薬』薬のサイエンス（第 6 号, 2000), フジメディカル出版
6) 『特集　抗アレルギー薬』薬のサイエンス（第 7 号, 2001), フジメディカル出版
7) 『抗アレルギー剤』平成 17 年度特許流通支援チャート・化学 30（2006), 独立行政法人工業所有権情報・研修館
8) Selinsky *et al*., (2001) Biochemistry **40**, 5172-5180
9) Kurumbail *et al*., (1996) Nature **384**, 644-648
10) 木本, 花岡, 笹又, 宮田（2008）日薬理誌, **131**, 127-136

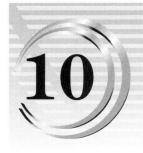

循環器系に作用する医薬品

循環器系は心臓，動脈，静脈，毛細血管からなり，血液を身体中に循環させる機能を有する．本章では，循環器系に起こる疾病に適用する医薬品を，心不全治療薬，抗不整脈薬，虚血性心疾患治療薬，抗高血圧薬，止血薬，抗血栓薬に分類し，これに循環器系に関連する利尿薬を加えて紹介する．

10.1　利　尿　薬

利尿薬 diuretics とは，おもに腎臓に作用して尿量を増加させる薬物である．腎臓は，生体の老廃物を尿として体外に排泄することにより，体内の水分と電解質（Na^+，K^+，HPO_4^{2-}，SO_4^{2-} などのイオン）の量を調整している．利尿薬は，うっ血性心不全（心性浮腫），腎疾患や肝疾患による浮腫の治療に使用される．水や電解質の尿中排泄を促進し，病的な浮腫の体液量を正常に戻すことによる．また，これは血流量を減少させて血圧を下げる作用があるので，高血圧などの治療にも使用される．

10.1.1　利尿薬の歴史

19 世紀末に最初の利尿薬としてカフェインが利用され，その後，テオフィリン theophylline が優れた利尿作用を示すことがわかった．しかし，テオフィリンは水溶性が低いことから，エチレンジアミン塩であるアミノフィリン aminophylline が開発された．サルファ剤の構造変換から開発されたアセタゾラミド acetazolamide は，尿細管で炭酸脱水酵素を阻害することにより利尿作用を発現することが明らかになり，類似薬としてジクロフェナミド diclofenamide が開発された．1959 年に最初のチアジド系利尿薬として環状スルホンアミド構造をもつクロロチアジド chlorothiazide が開発された．その後，多くのチアジド系利尿薬やループ利尿薬が開発され，初期の利尿薬は使用されなくなった．現在では，テオフィリンとアミノフィリンは気管支拡張薬として喘息治療に，アセタゾラミドは炭酸脱水酵素阻害による眼圧低下作用をもつため，緑内障の治療に用いられている．また，アセタゾラミドは脳内の CO_2 分圧を増大させ，中枢抑制的には

たらくため，てんかん治療の補助薬としても利用されている（図10.1）.

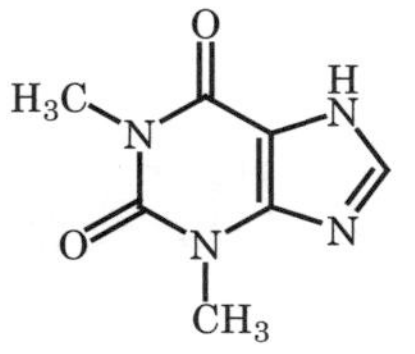

テオフィリン（局）
theophylline

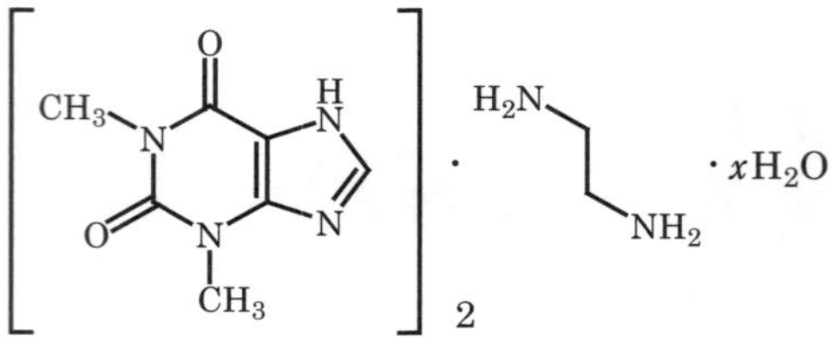

アミノフィリン水和物（局）
aminophylline

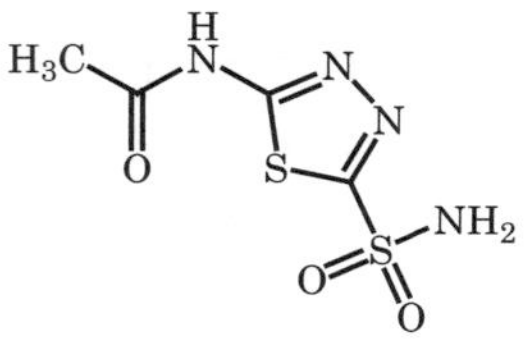

アセタゾラミド（局）
acetazolamide

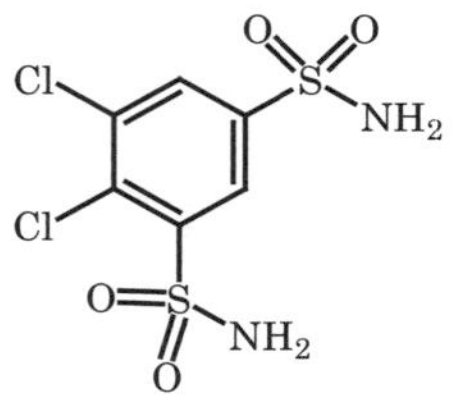

ジクロフェナミド（局）
dichlofenamide

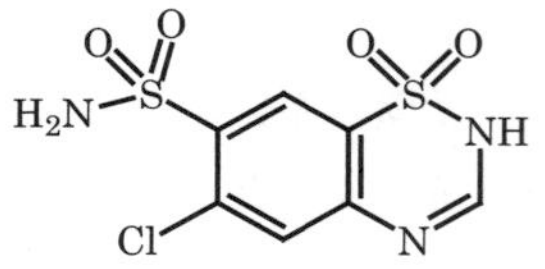

クロロチアジド
chlorothiazide

図 10.1　初期の利尿薬

10.1.2　利尿薬の作用

　腎臓の最小機能単位をネフロン nephron といい，1個の腎臓には約100万個のネフロンがあり，それぞれは糸球体とそれに続く尿細管（近位尿細管，ヘンレループ，遠位尿細管）とで構成されている．糸球体でろ過された原尿の99％は尿細管で再吸収される．利尿薬の多くは尿細管での再吸収を抑制して尿量を増大させる．図10.2に尿の生成機構と各種利尿薬の作用点を示す.

10.1.3　チアジド系利尿薬

　チアジド系利尿薬 thiazide diuretics は，腎の遠位尿細管で Na^+/Cl^- 共輸送系を阻害し，水の排泄を増加させることにより利尿作用を示す．これらの薬は降圧作用も有するため臨床的には浮腫の改善のほか高血圧症の治療にも用いられ，降圧利尿薬と呼ばれている．初期型チアジド系利尿薬であるクロロチアジドの3,4位が還元されたヒドロクロロチアジド hydrochlorothiazide が優れた利尿作用を示すことがわかり，トリクロルメチアジド trichlormethiazide などが開発された．チアジド系利尿薬と同様の機序で利尿作用を示すチアジド系類似薬にはメチクラン meticrane，インダパミド indapamide，トリパミド tripamide，メフルシド mefruside などがあり，本態性高血圧の治療に使用されている（図10.3）.

第 10 章 循環器系に作用する医薬品

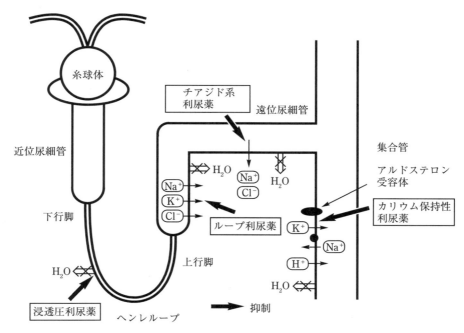

図 10.2 尿の生成機構と各種利尿薬の作用点

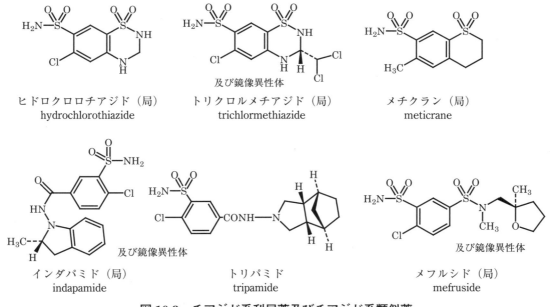

図 10.3 チアジド系利尿薬及びチアジド系類似薬

10.1.4 ループ利尿薬

　ループ利尿薬 loop diuretics は，尿細管ヘンレループ Henle's loop の上行脚で Na^+，K^+/ $2Cl^-$ 共輸送系を阻害して強い利尿効果を示すが，降圧作用は比較的弱い（図 10.2 参照）．エタクリン

酸は，最初に開発されたループ利尿薬であり，フロセミド furosemide，ブメタニド bumetanide，トラセミド torasemide，アゾセミド azosemide，ピレタニド piretanide が用いられている（図10.4）.

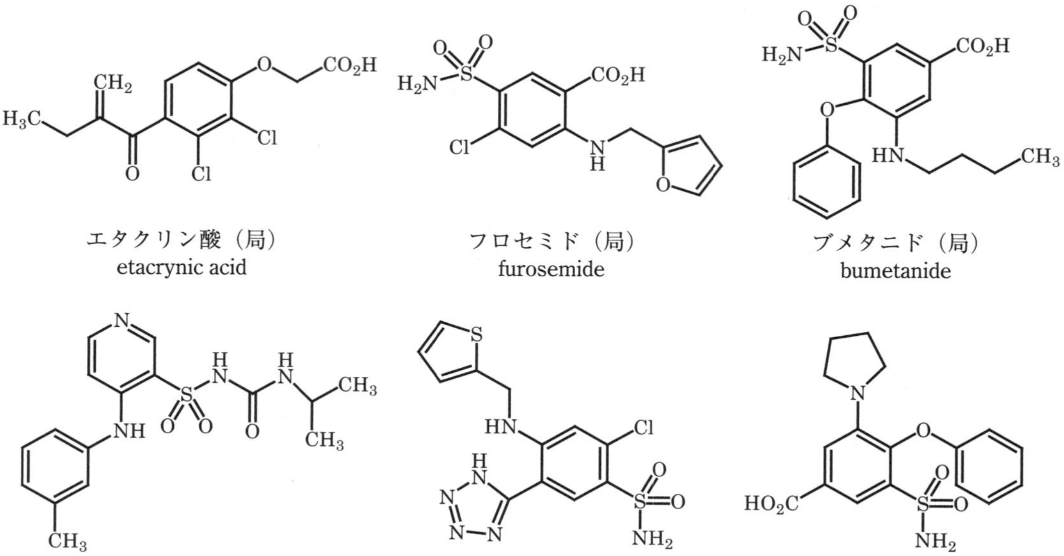

エタクリン酸（局）
etacrynic acid

フロセミド（局）
furosemide

ブメタニド（局）
bumetanide

トラセミド
torasemide

アゾセミド
azosemide

ピレタニド
piretanide

図 10.4　ループ利尿薬

10.1.5　カリウム保持性利尿薬

　鉱質コルチコイドの一種であるアルドステロン（表 3.3 を参照）は，体内の Na^+，K^+ を調節するホルモンであり，遠位尿細管のアルドステロン受容体に作用して，水と Na^+ の再吸収及び K^+ の排泄を促進する．スピロノラクトン spironolactone，カンレノ酸 canrenoic acid，エプレレノン eplerenone はアルドステロン受容体に拮抗する抗アルドステロン薬として利尿作用を示す．プテリジン誘導体のトリアムテレン triamterene は遠位尿細管～集合管の Na^+ チャネルに直接作用し，Na^+ と K^+ 交換を阻害することで利尿作用とともに，K^+ 排泄を抑制する（Na^+ チャネル遮断）．これらの薬は K^+ の排泄を抑制するため，カリウム保持性利尿薬 potassium-sparing diuretics と呼ばれる（図 10.5）.

10.1.6　浸透圧性利尿薬

　イソソルビドや D-マンニトールは，血液の浸透圧を上昇させ，組織水分の血中への移行を促進する．その結果，腎血流量を増し，糸球体ろ過量を増大させる．さらに，尿細管では再吸収されないため尿細管腔内の浸透圧が上昇し，等張性を保つために水と Na^+ の再吸収が抑制されることから浸透圧性利尿薬 osmotic diuretics と呼ばれる（図 10.6）.

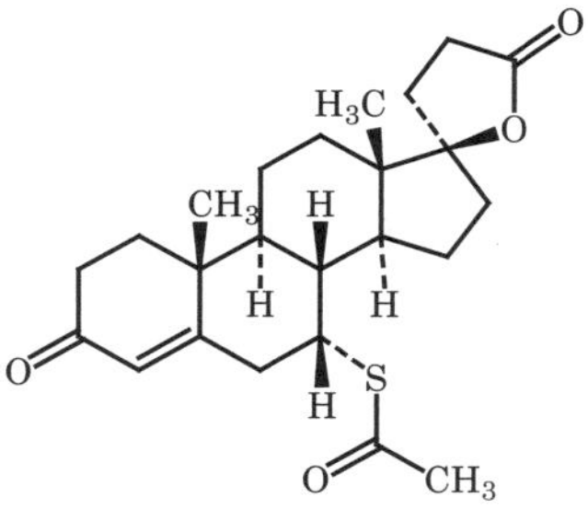

スピロノラクトン（局）
spironolactone

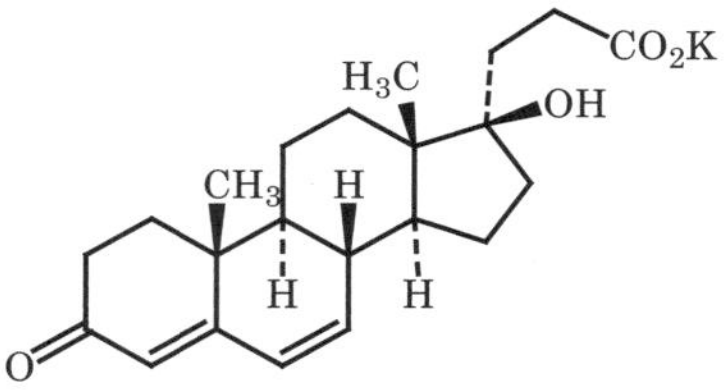

カンレノ酸カリウム（局）
potassium canrenoate

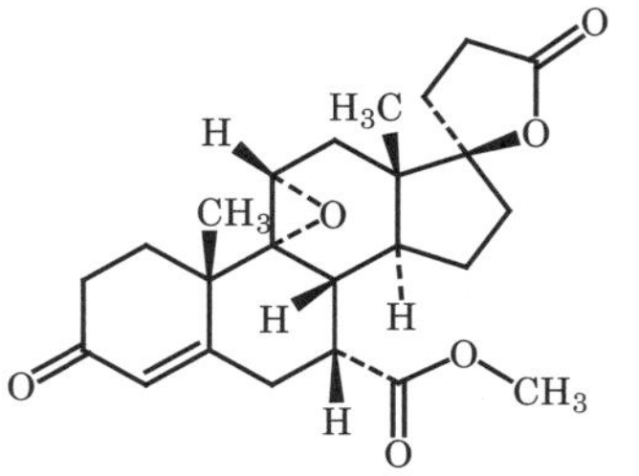

エプレレノン（局）
eplerenone

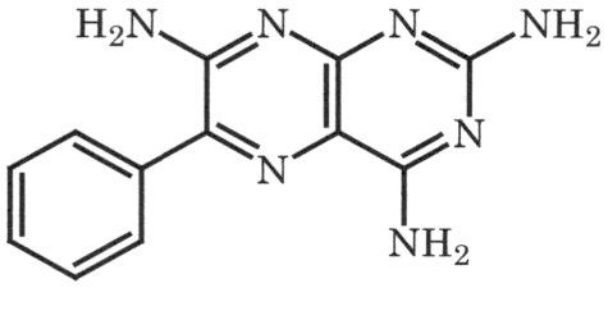

トリアムテレン（局）
triamterene

図 10.5　カリウム保持性利尿薬

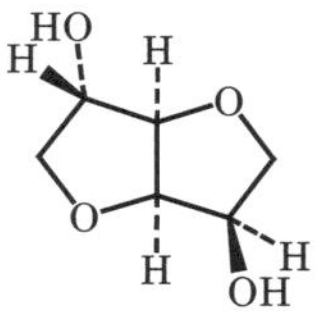

イソソルビド（局）
isosorbide

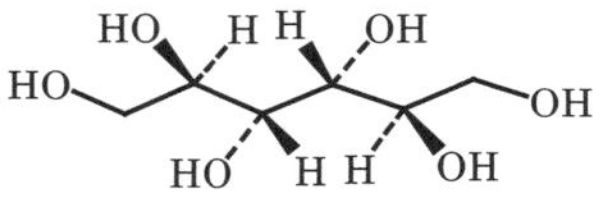

D-マンニトール（局）
D-mannitol

図 10.6　浸透圧性利尿薬

10.1.7　バソプレシン受容体拮抗薬

　バソプレシン vasopressin は，腎集合管における水の再吸収を促進し，血漿浸透圧や体液量の恒常性維持に重要な役割を果たしている．モザバプタン mozavaptan 及びトルバプタン tolvaptan は，バソプレシンとバソプレシン V_2 受容体との結合を競合的に阻害することにより，集合管での水の再吸収を抑制する．Na^+ などの電解質の排泄を増加することなく水分のみを排出するため，血中 Na^+ 濃度は上昇する（図 10.7）．

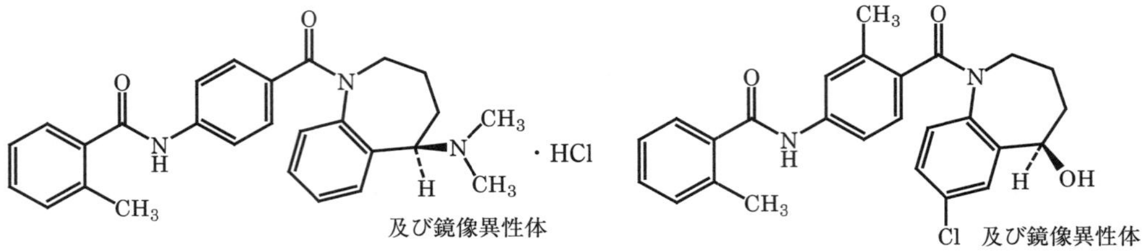

210　第 2 編　医薬品各論

モザバプタン塩酸塩
mozavaptan hydrochloride

トルバプタン
tolvaptan

図 10.7　バソプレシン受容体拮抗薬

10.2　高血圧治療薬

　高血圧 hypertension とは，心臓の拡張期血圧が 90 mmHg 以上，収縮期血圧が 140 mmHg 以上の状態をいう．高血圧症は，その原因により腎障害や内分泌障害などに起因する二次性高血圧と原因が不明な本態性高血圧症に分類される．高血圧の治療薬として使用される降圧薬には，アンギオテンシン変換酵素（ACE）阻害薬（ACE 阻害薬），アンギオテンシン II 受容体拮抗薬（ARB：angiotensin AT_1 receptor blockers），レニン阻害薬，カルシウム拮抗薬，利尿薬，β 遮断薬，α 遮断薬などがある．

10.2.1　アンギオテンシン変換酵素（ACE）阻害薬

　現在使用されている ACE 阻害薬は，レニン・アンギオテンシン系（RA 系）において内因性物質アンギオテンシン I からアンギオテンシン II への変換に関与するアンギオテンシン変換酵素（ACE）を阻害して，降圧作用を発現する薬物である．アンギオテンシン II は主としてアンギオテンシン受容体 AT_1 受容体を介して血圧の上昇に関与している（図 10.8）．

　ACE 阻害薬として最初に開発された薬物はカプトプリル captopril である．アラセプリルは作用持続を目的としたカプトプリルのプロドラッグである（図 10.9）．蛇毒に起源を有するコハク酸 -L-プロリンやメチルコハク酸 -L-プロリンのコハク酸部分の遊離カルボキシ基と ACE との相互作用を参考に，活性中心の Zn^{2+} 部分との相互作用部位としてカルボキシ基より Zn^{2+} 部分に親和性が高いと予想されるメルカプト基（-SH）を導入してカプトプリルが創製された（4.3.2 参照）．

　その後，エナラプリル enalapril の開発を契機に多くの ACE 阻害薬が開発され現在に至っている（表 10.1）．カプトプリル以降に開発されたエナラプリルはプロドラッグでありエナラプリル（$-CO_2CH_2CH_3$）からエナラプリラート（$-CO_2H$）へ変換後 ACE 阻害活性を示す．リシノプリル以外の薬物はプロドラッグであり，薬物分子中のエステル基が加水分解されカルボキシ基（CO_2H）に変換された後，ACE の Zn^{2+} 部分と相互作用して阻害効果を発現する（表 10.1）．

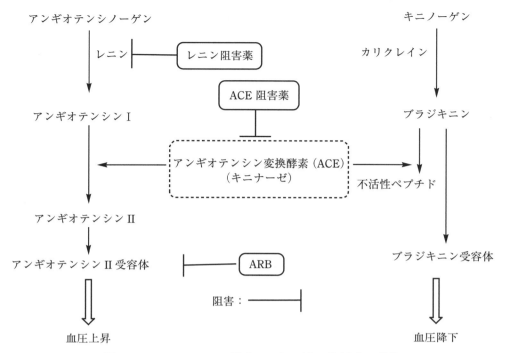

図 10.8　レニン・アンギオテンシン系に作用する薬物

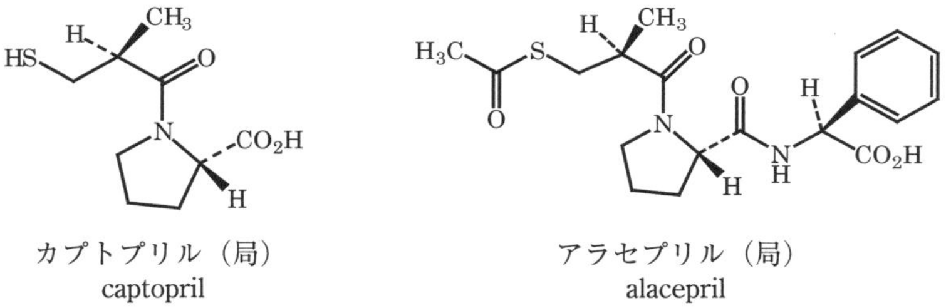

図 10.9　カプトプリルとアラセプリル

10.2.2　アンギオテンシン II 受容体拮抗薬（ARB）

　心臓や腎臓の保護作用やインスリン感受性を改善する作用を有することから，この系列の薬剤は腎障害や糖尿病性腎症を併有する患者にも有用である．アンギオテンシン II の 4 種類の受容体（AT_1～AT_4）のうち循環器系に多く発現し血管収縮に関与する AT_1 受容体との結合を選択的に阻害して降圧効果を発現する．

　第一世代（ロサルタンカリウム，カンデサルタン　シレキセチル，バルサルタン）と第二世代（オルメサルタン　メドキソミル，テルミサルタン，イルベサルタン，アジルサルタン）に大別される（表 10.2）．一般構造式で示したようなビフェニルを基盤構造とするのが特徴である．含窒素複素環構造を有する置換基 R^1 は AT_1 受容体に対する結合親和性などに影響を与え，降圧効果や持続性の増強その他の作用に大きな変化をもたらす（表 10.2）．

第2編　医薬品各論

表10.1　ACE 阻害薬

		R^1	R^2	R^3	X
（共通構造式：R^3O, Ph, NH, R^2, R^1）	エナラプリルマレイン酸（局） enalapril maleate	（プロリン構造、CO_2H）	CH_3	CH_2CH_3	（マレイン酸）CO_2H / CO_2H
	リシノプリル水和物（局） lisinopril hydrate	（プロリン構造、CO_2H）	$(CH_2)_4-NH_2$	H	$2H_2O$
	イミダプリル塩酸塩（局） imidapril hydrochloride	（イミダゾリジノン構造、CO_2H、H_3C）	CH_3	CH_2CH_3	HCl
	キナプリル塩酸塩（局） quinapril	（テトラヒドロイソキノリン構造、HO_2C）	CH_3	CH_2CH_3	HCl
	トランドラプリル trandolapril	（オクタヒドロインドール構造、CO_2H）	CH_3	CH_2CH_3	——————
	デラプリル塩酸塩 delapril hydrochloride	（インダン構造、CH_2CO_2H）	CH_3	CH_2CH_3	HCl
（共通構造式：R^2O, R^3, R^1, $\cdot X$）	シラザプリル水和物（局） cilazapril hydrate	（ジアゼピン縮環構造、HO_2C、NH）	CH_2CH_3	Ph	H_2O
	テモカプリル塩酸塩（局） temocapril hydrochloride	（チアゼピン構造、S、チオフェン、CO_2H、NH）	CH_2CH_3	Ph	HCl
	ベナゼプリル塩酸塩 benazepril hydrochloride	（ベンゾアゼピノン構造、CO_2H、NH）	CH_2CH_3	Ph	HCl

第 10 章　循環器系に作用する医薬品　　　*213*

表 10.2　アンギオテンシン II 受容体（AT$_1$ 受容体）拮抗薬

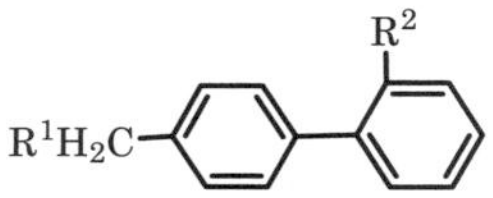

R^1H_2C—（biphenyl）—R^2

		R^1	R^2
第一世代	ロサルタンカリウム（局） losartan potassium	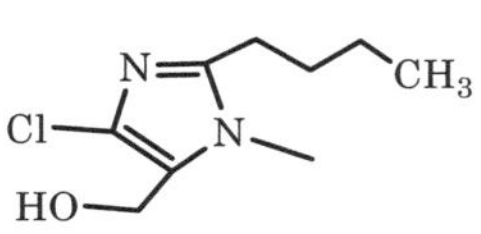 （imidazole: Cl, butyl, N-CH$_3$, HOCH$_2$）	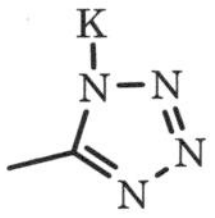 K-テトラゾール
	カンデサルタン　シレキセチル（局） candesartan cilexetil	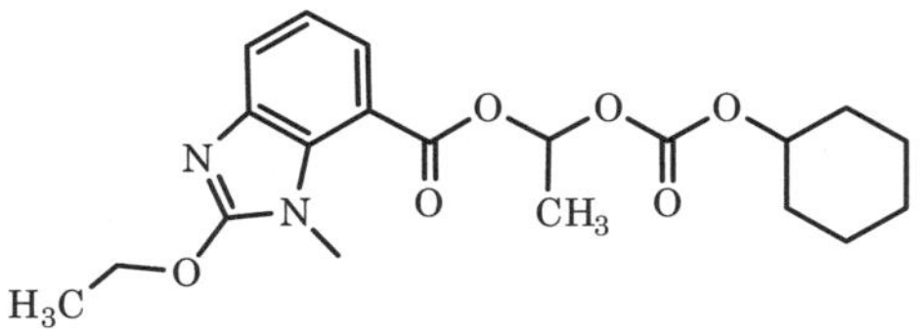 （ベンゾイミダゾール, H$_3$C-O, N-CH$_3$, エステル・炭酸シクロヘキシル）	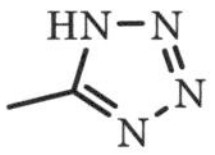 HN-テトラゾール
	バルサルタン（局） valsartan	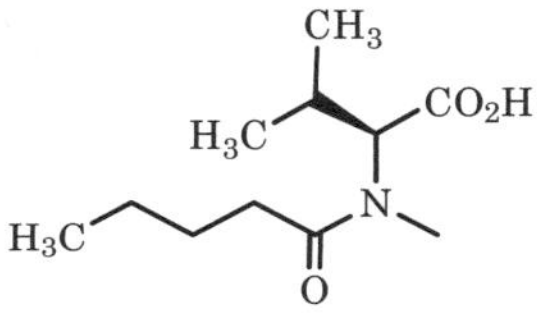 （CH$_3$, H$_3$C, CO$_2$H, N, H$_3$C, O）	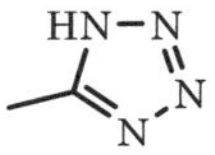 HN-テトラゾール
第二世代	オルメサルタン　メドキソミル（局） olmesartan medoxomil	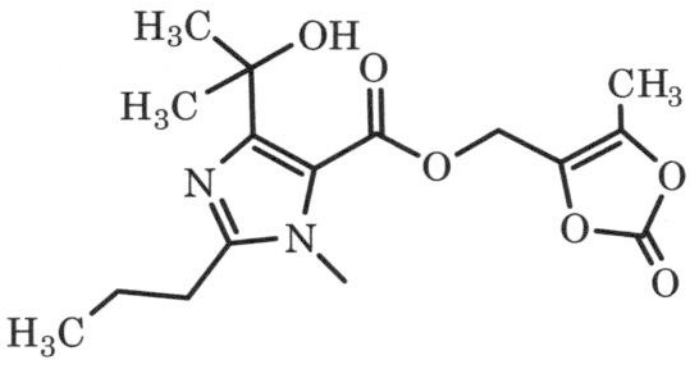 （H$_3$C, OH, H$_3$C, CH$_3$, O, O, O, H$_3$C-imidazole-N-CH$_3$）	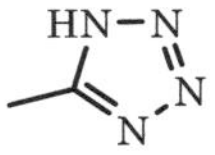 HN-テトラゾール
	テルミサルタン（局） telmisartan	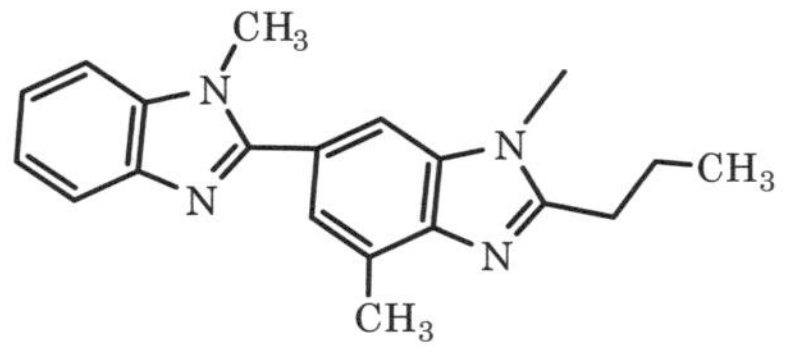 （ベンゾイミダゾール N-CH$_3$, CH$_3$, CH$_3$, N）	CO$_2$H
	イルベサルタン（局） irbesartan	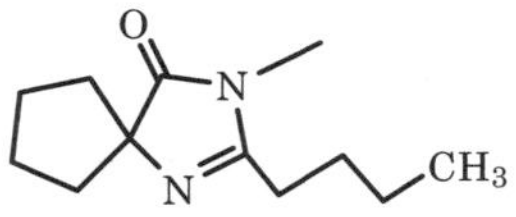 （O, N-CH$_3$, N, CH$_3$, スピロシクロペンタン）	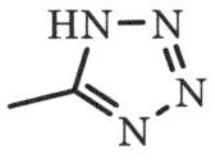 HN-テトラゾール
	アジルサルタン azilsartan	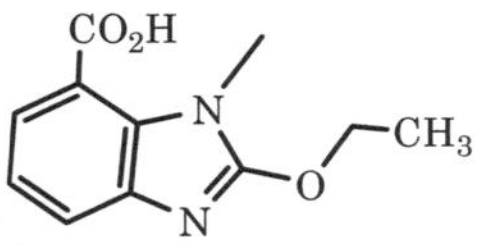 （CO$_2$H, N-CH$_3$, O-CH$_3$, N, ベンゾイミダゾール）	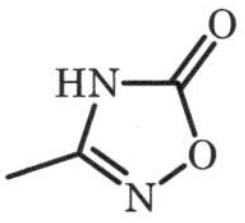 HN-O オキサジアゾロン

10.2.3 レニン阻害薬

近年，レニン・アンギオテンシン系（図10.8）の上流に位置する律速酵素レニンを直接阻害する（renin inhibitors）アリスキレン aliskiren が開発され臨床に供されている．アリスキレンは，臓器保護作用なども併有する新しい作用機序を有する高血圧治療薬である（図10.10）.

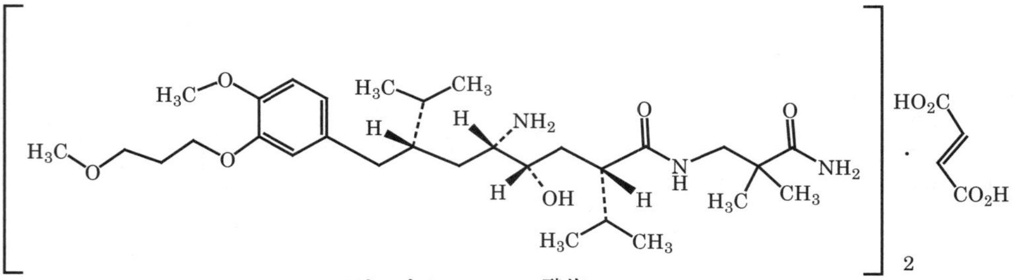

アリスキレンフマル酸塩
aliskiren fumarate

図 10.10　レニン阻害薬

10.2.4　ジヒドロピリジン系 Ca^{2+} チャネル阻害薬（Ca^{2+} 拮抗薬）

Ca^{2+} 拮抗薬は，ジルチアゼムに代表されるベンゾチアゼピン系，ベラパミルに代表されるフェニルアルキルアミン系，ジヒドロピリジン系カルシウム拮抗薬に大別される．ジヒドロピリジン系降圧薬は，有効性や安全性も高いことから，第一選択薬として臨床使用されることの多い薬物である．作用持続時間の延長を目指して多くのジヒドロピリジン系薬物が開発されている（表10.3）. Ca^{2+} 拮抗薬の名称及び構造は，資料10.2.4-1 に収載した．アムロジピン amlodipine やニフェジピン nifedipine（長時間作用除放剤）などの薬剤は狭心症発作の予防薬としても用いられる（図10.11）.

表 10.3　代表的ジヒドロピリジン系 Ca^{2+} 拮抗薬の大別*

第一世代	ニフェジピン，ニカルジピン
第二世代	ニルバジピン，ニソルジピン，マニジピン，ベニジピン，エホニジピン，シルニジピン，ニトレンジピン，フェロジピン
第三世代	アムロジピン，アゼルニジピン

*ニフェジピンやニカルジピンを徐放化した長時間作用型の薬物を第二世代に加えて分類することもある.

ジヒドロピリジン環上の置換基としてエステル基やメチル基など数種の官能基があるが，ジヒドロピリジン系カルシウム拮抗薬の構造と活性の関連について次のようないくつかの特徴が認められる（図10.12）.

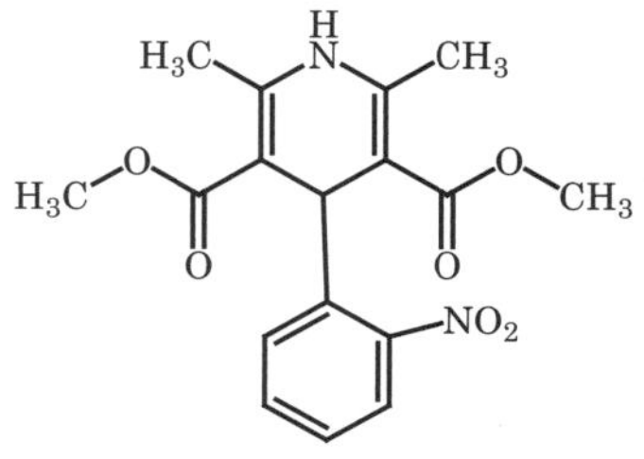

第 10 章　循環器系に作用する医薬品　　　*215*

ニフェジピン（局）
nifedipine

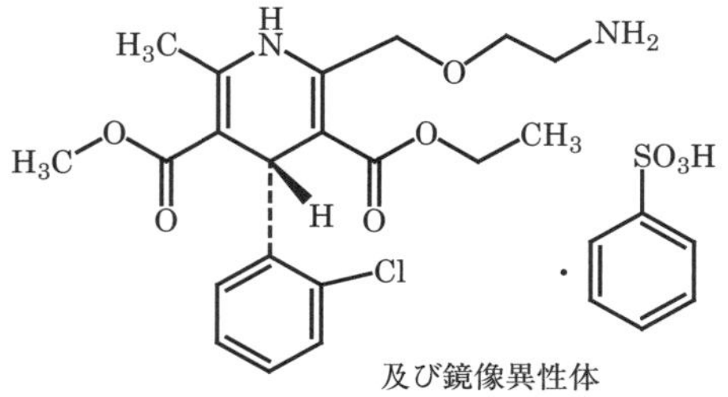

アムロジピンベシル酸塩（局）
amlodipine besilate

及び鏡像異性体

図 10.11　ジヒドロピリジン系 Ca^{2+} 拮抗薬

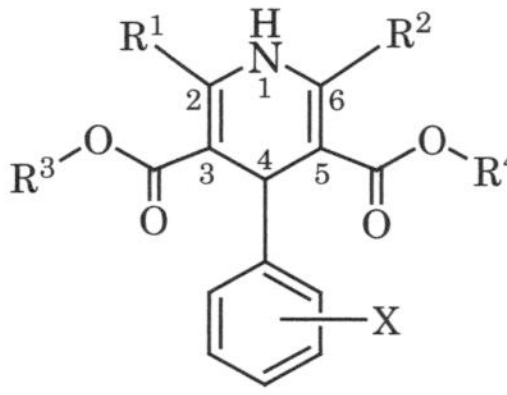

図 10.12　ジヒドロピリジン系カルシウム拮抗薬の一般構造式

1) ジヒドロピリジン環 4 位には，置換フェニル基などの芳香環やヘテロ環の存在が活性発現に必須である．
2) ジヒドロピリジン環 3 位及び 5 位の置換基としては，エステル基がもっともよく，それ以外の置換基では活性が減弱する．2 位及び 6 位の置換基は通常メチル基であるが，第三世代のアムロジピンとアゼルニジピンは例外的に第 1 級アミンを含む置換基を有する．
3) ジヒドロピリジン環上の置換基が非対称な場合，ジヒドロピリジン環 4 位がキラル炭素となり一対の鏡像異性体（エナンチオマー）を生じる．多くはラセミ体で臨床使用されているが，通常 *S* 体の活性が高い．

10.2.5　利尿降圧薬

　ヒドロクロロチアジド，トリクロルメチアジドなどのチアジド系利尿薬がもっとも利用される．Na^+/Cl^- 共輸送体系に作用してナトリウムの排泄促進により尿量を増加させる．単独でも軽度・中程度の高血圧症や心不全を併有する患者などに使用される．ACE 阻害薬，ARB，あるいはカルシウム拮抗薬と併用した合剤も利用される．

10.2.6　アドレナリン β 受容体拮抗薬（β 遮断薬）

　β 遮断薬は高血圧治療薬の第一選択薬ではないが，心不全，狭心症，頻脈，心筋梗塞後の患者では第一選択薬として推奨される．非選択的 β 遮断薬（プロプラノロールやカルテオロールなど）と選択的 β_1 遮断薬（アテノロール，メトプロロール，アセブトロールなど）がある（詳細

は 5.4.1 参照).

10.2.7　アドレナリン α_1 受容体拮抗薬（α_1 遮断薬）

　プラゾシン，テラゾシン，ブナゾシン，ドキサゾシンやウラピジルなどが代表的薬物としてあげられる．α_1 受容体の選択的遮断による末梢血管拡張に基づく降圧作用をもたらす（詳細は5.4.1 参照）．

10.3　心不全治療薬

　心不全 heart failure とは，心機能低下によって全身の末梢組織の代謝需要に見合う十分な血液を心臓が拍出できない状態をいう．心不全の治療には 2 つの処方がある．1 つは弱まった心臓のポンプ機能を改善して心筋の収縮力を促進するもの，もう 1 つは循環器全体の改善により心臓の負担を軽減するものである．後者には，β 遮断薬（10.4.3, 10.5.2 参照），抗高血圧薬（10.2 参照），利尿薬（10.1 参照）などが用いられる．ここでは前者の処方で用いられる心臓の収縮力を高める強心薬 cardiacs について述べる．

10.3.1　ジギタリス製剤（強心配糖体）

　ジギタリス製剤は，1785 年スコットランド人医師 William Whithering が民間薬に使われていたジギタリス葉（*Digitalis purpurea*）を心不全浮腫の治療に導入したことにより始まる．現在，心不全の治療に使用されているジギタリス製剤は強心配糖体 cardiac glycosides と呼ばれ，ジギトキシン，ジゴキシン，メチルジゴキシン，デスラノシド，ラナトシド C などがある（図 10.13）．強心配糖体の作用機序は心筋細胞膜に存在する Na^+/K^+-ATPase（Na^+ ポンプ）の阻害にある．この酵素が阻害されると細胞内 Na^+ が細胞外へ汲み出されないために細胞内 Na^+ 濃度が上昇し，Na^+/Ca^{2+} 交換反応による Ca^{2+} の細胞内への流入が亢進し，細胞内 Ca^{2+} 濃度が上昇する．Ca^{2+} 濃度の上昇はミオシン-アクチン相互作用を強め，心筋の収縮力を高めて血液の体循環を改善する．

10.3.2　カテコールアミン系強心薬

　心筋細胞膜にはアドレナリン β_1 受容体が存在し，この受容体の作用薬は強心作用を示す（5.2.2 参照）．β_1 受容体作用薬にドパミン dopamine，ドブタミン dobutamine，デノパミン denopamine がある．ドパミンは β_1 受容体以外に α_1, D_1 受容体にも作用するが臨床的には急性心不全の治療に用いられる．ドブタミン及びデノパミンは β_1 受容体にアゴニストとして選択的にはたらき，強心作用を発現する．臨床的には慢性うっ血性心不全に使用される．β_1 作用薬は，β_1 受容体を刺激してアデニル酸シクラーゼを活性化し，環状アデノシン-3′,5′-リン酸（cAMP）の産生を高

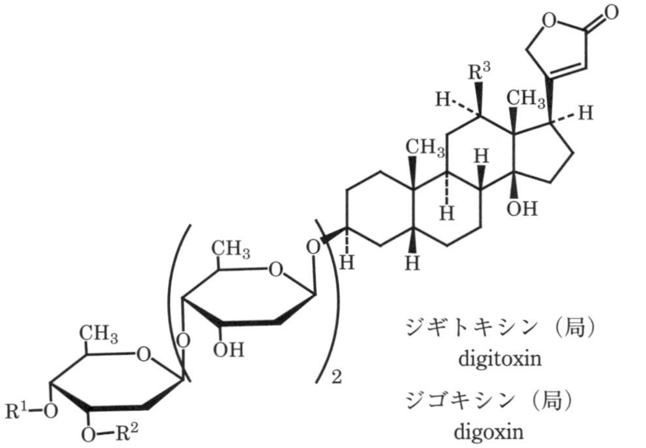

第 10 章　循環器系に作用する医薬品　　　　　　　　　　　　　　　　　　　*217*

ジギトキシン（局）　　　　$R^1 = R^2 = R^3 = H$
digitoxin

ジゴキシン（局）　　　　　$R^1 = R^2 = H, R^3 = OH$
digoxin

メチルジゴキシン（局）　　$R^1 = CH_3, R^2 = H, R^3 = OH$
metildigoxin

デスラノシド（局）　　　　$R^1 =$ （糖）　$R^2 = H, R^3 = OH$
deslanoside

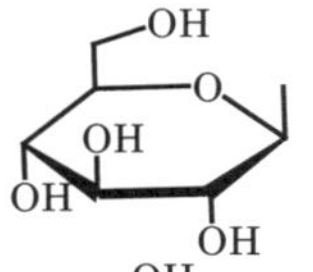

ラナトシド C（局）　　　　$R^1 =$ （糖）　$R^2 = COCH_3, R^3 = OH$
lanatoside

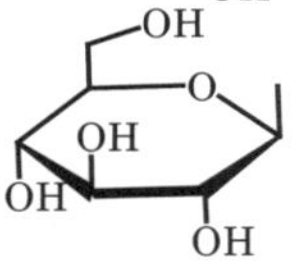

図 10.13　ジギタリス製剤（強心配糖体）

める．心筋細胞内での cAMP 濃度の上昇は，タンパク質キナーゼを活性化して Ca^{2+} チャネルを開き，細胞外からの Ca^{2+} 流入を促進し，その結果心筋の収縮力を高める（図 10.14）．

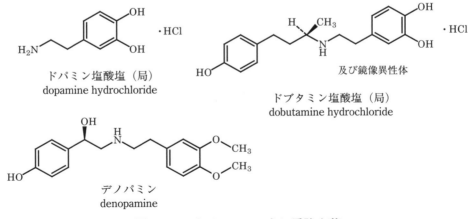

ドパミン塩酸塩（局）
dopamine hydrochloride

ドブタミン塩酸塩（局）及び鏡像異性体
dobutamine hydrochloride

デノパミン
denopamine

図 10.14　カテコールアミン系強心薬

10.3.3 ホスホジエステラーゼ III 阻害薬

　カテコールアミン系強心薬でも述べたように（10.3.2 参照），心筋細胞内での cAMP 濃度の上昇は心筋の収縮力を高める．アムリノン amrinone（販売中止），ミルリノン milrinone 及びオルプリノン olprinone は，cAMP に特異的なホスホジエステラーゼ III phosphodiesterase III（PDE III）を選択的に阻害し，cAMP の分解を防ぐことで強心作用と血管拡張作用を同時に発現する（図 10.15）．おもに急性心不全の治療に用いられる．ピモベンダン pimobendan とレボシメンダン levosimendan は，PDE III 阻害作用により血管拡張作用を示すとともに，心筋収縮タンパク質トロポニンのカルシウム感受性を高めることにより，細胞内カルシウム濃度の上昇をきたすことなく心筋収縮力を増強する（図 10.15）．

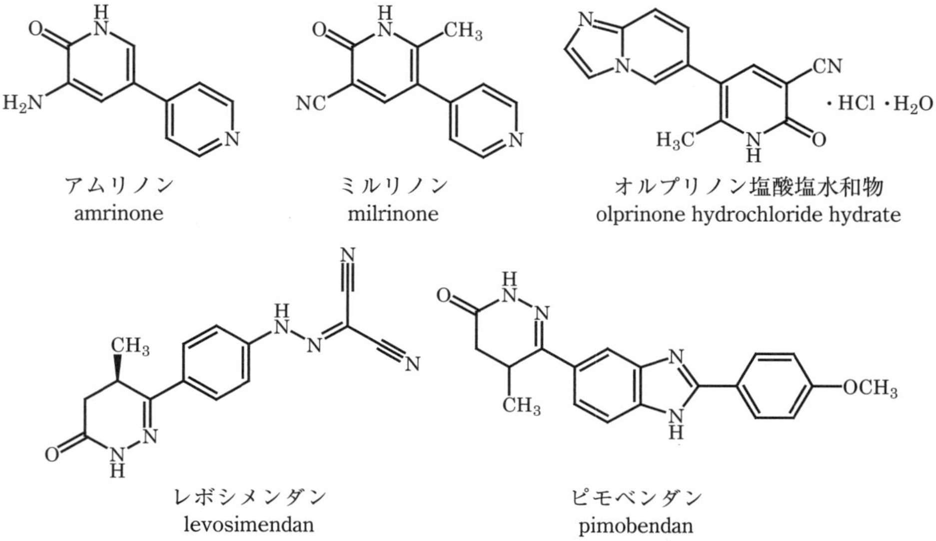

アムリノン
amrinone

ミルリノン
milrinone

オルプリノン塩酸塩水和物
olprinone hydrochloride hydrate

レボシメンダン
levosimendan

ピモベンダン
pimobendan

図 10.15　ホスホジエステラーゼ III 阻害薬

10.4　抗不整脈薬

　不整脈 arrhythmia とは，洞調律以外の異常な心拍（心臓の拍動が規則正しいリズムを刻まない）を呈する症状をいう．通常，心拍数が 1 分 100 回を超えると頻脈と呼び，1 分 60 回未満を徐脈と呼び頻脈性不整脈と徐脈性不整脈とに大別できる．さらに頻脈性不整脈には，心房や房室結節に原因を有する上室性頻脈と心室に起因する心室性頻脈とに大別される．

10.4.1 抗不整脈の作用と分類

　抗不整脈薬 arrhythmic drugs の歴史は古く，19 世紀中期にはキニジン quinidine が心房細動を洞調律に修正する薬物として用いられていた．1950 年前後にプロカインアミド procainamide やリドカイン lidocaine などが見出されたが，抗不整脈薬の多くは 1960 年代以降に開発された．

　抗不整脈薬は，心筋の活動電位持続時間（APD：action potential duration）やイオンチャネルに対する影響などの作用をもとにした Vaughan Williams による分類が汎用され，4 群（I 群，II 群，III 群，IV 群）に大別される．この分類に含まれない不整脈治療薬についてはその他の薬物として記載した．

10.4.2 Na⁺チャネル阻害薬（Na⁺チャネル遮断薬）（第 I 群）

　第 I 群の Na⁺チャネル遮断薬は固有心筋（心室筋，心室筋）の Na⁺流入による立ち上がり（第 0 相）を抑制して抗不整脈作用を示す薬物であり，さらに活動電位持続時間（APD）に与える影響を基に，Ia，Ib 及び Ic の 3 群に細分される．第 I 群の薬物はすべて頻脈性不整脈に有効である．

Ia 群：活動電位持続時間（APD）を延長する．

　キニジン quinidine，プロカインアミド procainamide，ジソピラミド disopyramide，シベンゾリン cibenzoline，ピルメノール pirmenol などがこの群に含まれる．キニジンは，芳香族複素環のキノリンと塩基性アミンのキヌクリジン環を有するのが特徴的である．プロカインアミドは，エステラーゼによる加水分解に安定であるため経口投与が可能な薬物である（図 10.16）．

Ib 群：活動電位持続時間（APD）を短縮する．

　リドカイン lidocaine，メキシレチン mexiletine，アプリンジン aprindine などがこの群に含まれ，心室性頻脈性不整脈に有効な薬物である（アプリンジンは上室性にも有効）．リドカインはエステラーゼによる加水分解に安定であるが，肝臓での初回通過効果によるジエチルアミノ基の脱アルキル化により失活するため経口では無効で注射薬として使用される．メキシレチン及びアプリンジンは経口投与が可能である（図 10.17）．

Ic 群：活動電位持続時間（APD）に影響しない．

　プロパフェノン propafenone，フレカイニド flecainide，ピルシカイニド pilsicainide がこの群に含まれる．頻脈性不整脈（上室性や心室性）に適応される（副作用としての催不整脈作用は Ia，Ib，Ic の 3 群すべてに認められる）．プロパフェノンは β 遮断薬，ピルシカイニドはリドカインとの構造類似性が認められる（図 10.18）．

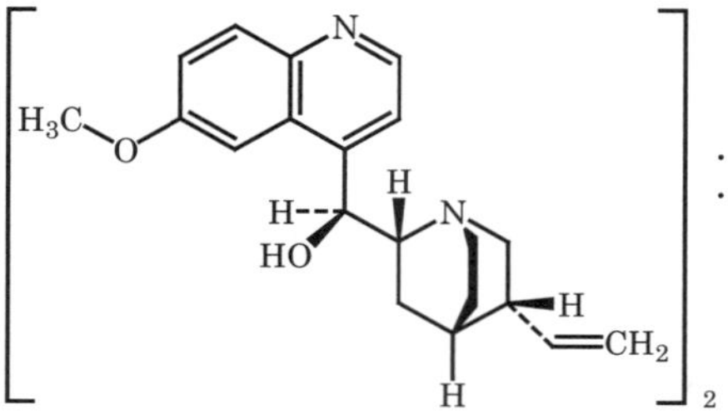

220 第2編 医薬品各論

キニジン硫酸塩水和物（局）
quinidine sulfate hydrate

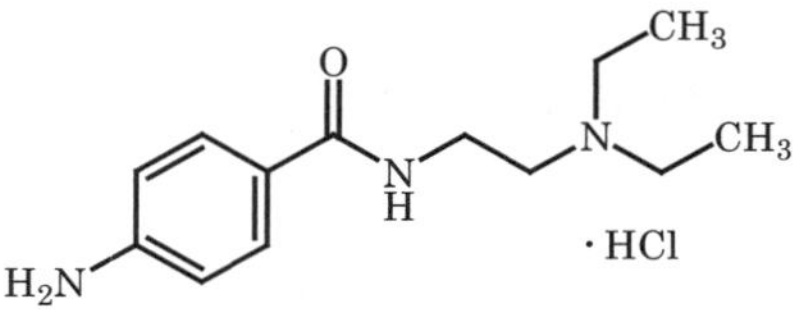

プロカインアミド塩酸塩（局）
procaineamide hydrochloride

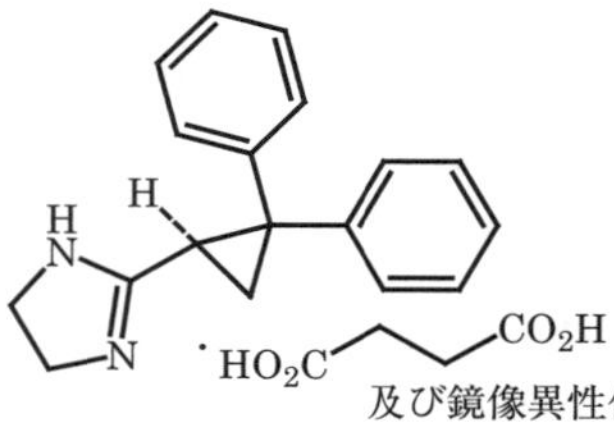

ジソピラミド（局）
disopyramide

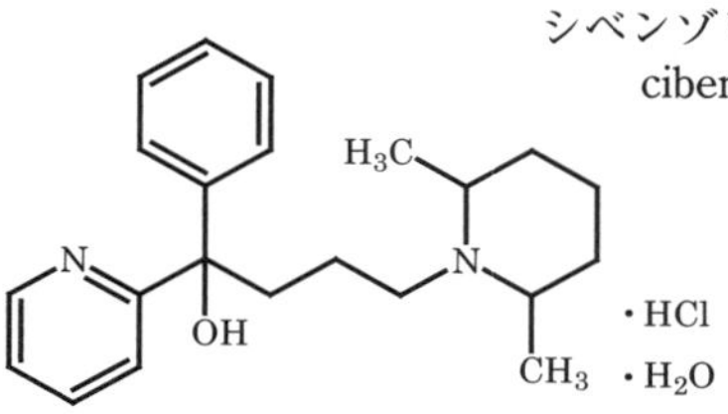

シベンゾリンコハク酸塩（局）
cibenzoline succinate

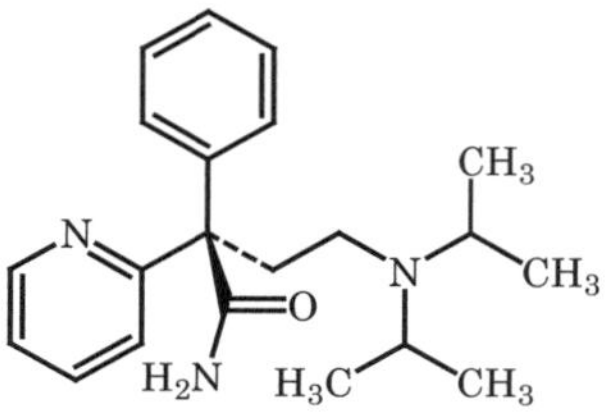

ピルメノール塩酸塩水和物（局）
pirmenol hydrochloride hydrate

図10.16　Ia群に属する抗不整脈薬

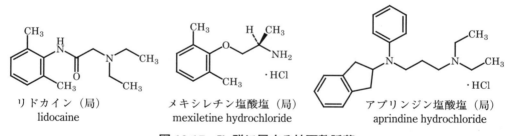

リドカイン（局）
lidocaine

メキシレチン塩酸塩（局）
mexiletine hydrochloride

アプリンジン塩酸塩（局）
aprindine hydrochloride

図10.17　Ib群に属する抗不整脈薬

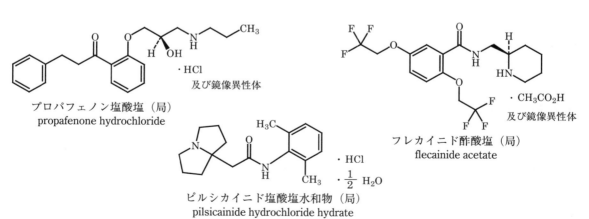

プロパフェノン塩酸塩（局）
propafenone hydrochloride

フレカイニド酢酸塩（局）
flecainide acetate

ピルシカイニド塩酸塩水和物（局）
pilsicainide hydrochloride hydrate

図10.18　Ic群に属する抗不整脈薬

10.4.3 アドレナリン β受容体拮抗薬（β遮断薬）（α, β遮断薬を含む）（第 II 群）

アドレナリン受容体のうち心臓には β（おもに β_1）受容体が多く発現している．β_1 受容体の刺激は心収縮力や心拍数の上昇をもたらし心拍出量の増加を引き起こす．β_1 受容体の遮断は心機能抑制をもたらすため，不整脈，狭心症，あるいは高血圧の治療に有効な薬物が多い．

抗不整脈薬として使用される代表的 β受容体遮断薬として，非選択的 β受容体遮断薬（プロプラノロール，ピンドロール，カルテオロール），選択的 β_1 受容体遮断薬（メトプロロール，アテノロール，アセブトロール，ランジオロール，エスモロールなど），β受容体遮断と α遮断作用を併有する（α, β遮断）アロチノロールなどが抗不整脈薬として利用されている（薬物の構造式及び詳細は 5.4.2 参照）．

10.4.4 K^+ チャネル阻害薬（K^+ チャネル遮断薬）（第 III 群）

アミオダロン amiodarone，ソタロール sotalol，ニフェカラント nifekalant などがこの群の薬物である．第 III 群の K^+ チャネル遮断薬は，おもに心筋細胞から K^+ の流出を抑制して再分極（第3相）を遅延し，活動電位持続時間及び不応期の延長（QT 延長）をもたらし抗不整脈作用を現す．心室頻拍や心室細動などに有効性を示す．ソタロールは β作動薬イソプレナリンのカテコール部分を変換した構造であり，アミオダロン同様に β受容体に対しては遮断作用を有する．ニフェカラントは K^+ チャネル抑制作用のみを有するとされている（図 10.19）．

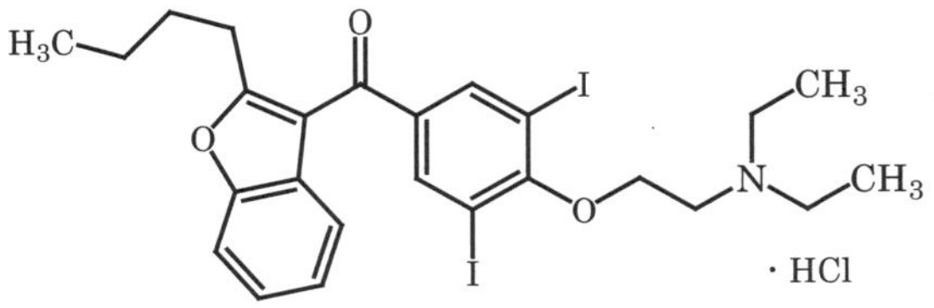

アミオダロン塩酸塩（局）
amiodarone hydrochloride

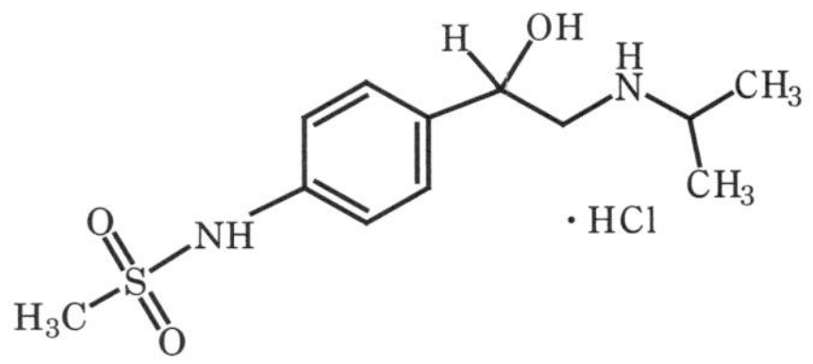

ソタロール塩酸塩
sotalol hydrochloride

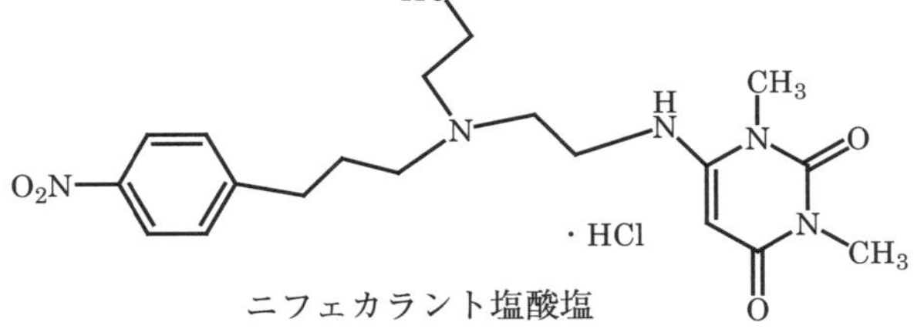

ニフェカラント塩酸塩
nifekalant hydrochloride

図 10.19　第 III 群に属する抗不整脈薬

10.4.5 Ca^{2+}チャネル阻害薬（Ca^{2+}チャネル遮断薬）（第Ⅳ群）

　Ca^{2+}チャネル遮断薬は，作用する Ca^{2+} チャネルの種類により 3 つのグループに大別される．抗不整脈薬として使用されるこの群の代表的薬物は，フェニルアルキルアミン系のベラパミル verapamil，ベンゾチアゼピン系ジルチアゼム diltiazem，ベプリジル bepridil である．第Ⅳ群の Ca^{2+} チャネル遮断薬は，Ca^{2+} の流入によって脱分極する洞結節や房室結節の脱分極（第 0 相）を抑制して抗不整脈作用を現し，上室性頻脈性不整脈に適応される．ジヒドロピリジン系 Ca^{2+} 拮抗薬は，臨床的には抗不整脈薬として使用されない（図 10.20）．

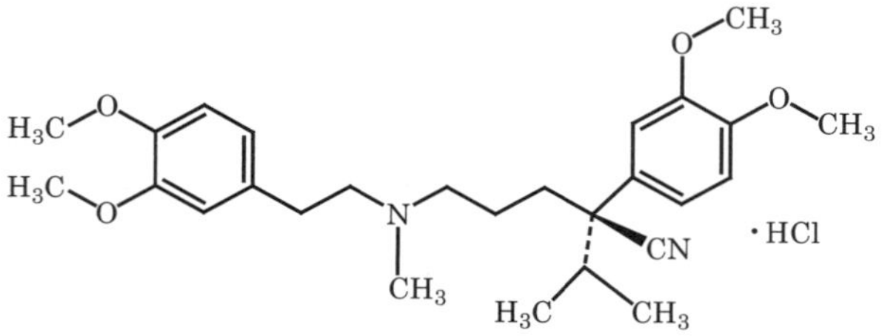

ベラパミル塩酸塩（局）
verapamil hydrochloride

及び鏡像異性体

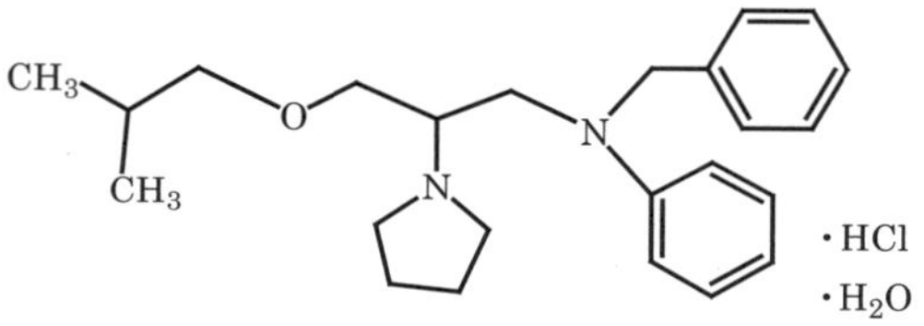

ベプリジル塩酸塩水和物
bepridil hydrochloride hydrate

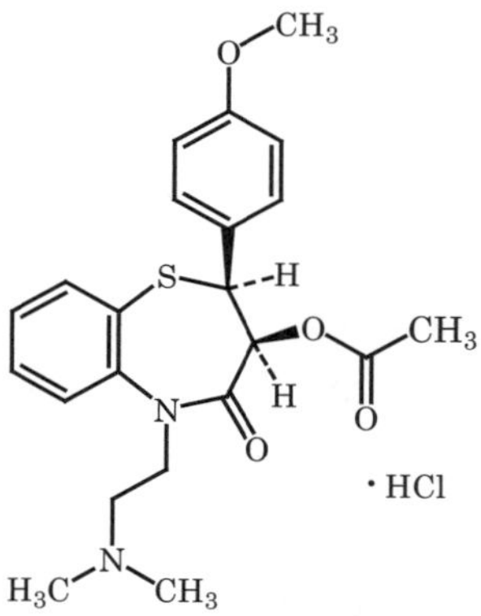

ジルチアゼム塩酸塩（局）
diltiazem hydrochloride

図 10.20　第Ⅳ群に属する抗不整脈薬

10.4.6　その他の抗不整脈薬

　個々の薬物について，イオンチャネル，受容体親和性，ポンプなどの作用点をより細かく検討して表記した Sicilian Gambit 分類には，Vaughan Williams 分類の 4 群（Ⅰ群，Ⅱ群，Ⅲ群，Ⅳ群）に属さない不整脈治療薬が含まれており，アデノシン三リン酸（ATP），アトロピン atropine などがある（5.7.1 参照）．

　アデノシン三リン酸（ATP）は，K^+ チャネルや Ca^{2+} チャネルに影響を及ぼし洞結節や房室結節を抑制して効果を現す．アトロピンはムスカリン受容体（M_2）を遮断して洞結節や房室結節の機能を亢進，またイソプレナリンは交感神経の β 受容体を刺激して洞結節や房室結節の機能を亢進させる．いずれも徐脈性不整脈治療薬として適応されることもある（図 10.21）．

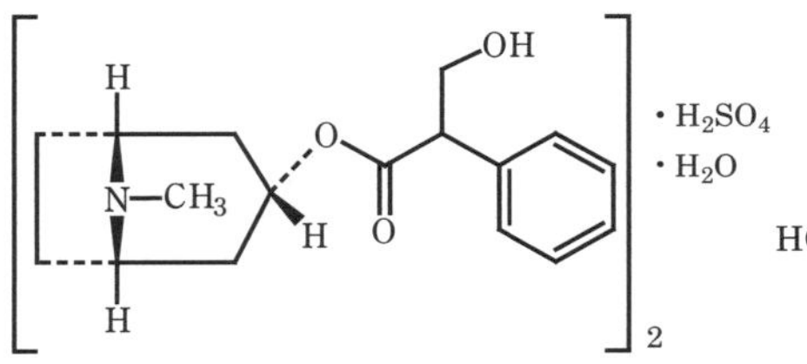

第 10 章　循環器系に作用する医薬品　　　223

アトロピン硫酸塩水和物（局）
atropine sulfate hydrate

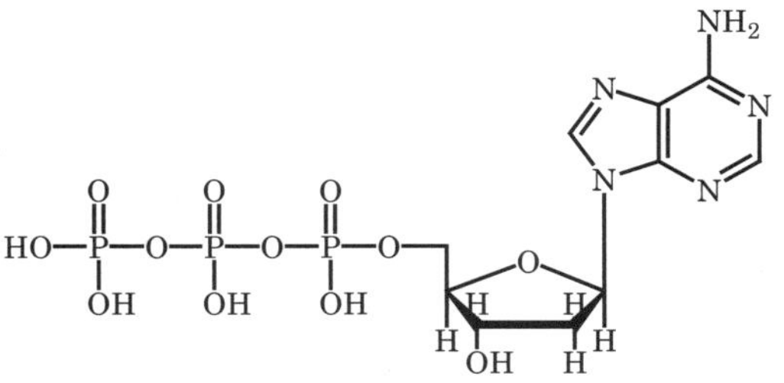

アデノシン三リン酸
adenosine triphosphate（ATP）

図 10.21　その他の抗不整脈薬

10.5　虚血性心疾患治療薬

　虚血性心疾患 ischemic heart disease とは，心臓に酸素と栄養を供給する冠動脈の狭窄や閉塞によって，心筋への酸素供給が減少又は途絶して引き起こされる病態で，狭心症 angina pectoris と心筋梗塞 myocardial infarction がある．狭心症は心筋の酸素需要に見合う血流量の不足により胸痛を伴う一過性の疾病であるが，心筋梗塞は冠動脈の狭窄部が血栓により閉塞され長時間の血流途絶により心筋の壊死をきたす疾病である．狭心症は冠動脈硬化がおもな原因であり，冠動脈平滑筋の拡張や弛緩に寄与する一酸化窒素（NO）供与薬，カルシウム拮抗薬，冠血管拡張薬が治療に使用される．また，心臓に抑制的に働き，心筋での酸素消費量を抑制する β 遮断薬も治療に用いられる．心筋梗塞の場合は初期に血栓溶解薬（10.7.3 参照）の使用や緊急の手術を要する．

10.5.1　硝酸薬

　硝酸薬（有機硝酸エステル）の血管拡張作用は，生体内で一酸化窒素（NO）を遊離することによる．NO は血管平滑筋細胞内の可溶型グアニル酸シクラーゼを活性化し，グアノシン三リン酸（GTP）から cGMP への変換を促す．cGMP は cGMP 依存性プロテインキナーゼを活性化し，ミオシン軽鎖の脱リン酸化により血管平滑筋を弛緩させる．ニトログリセリン nitroglycerine,

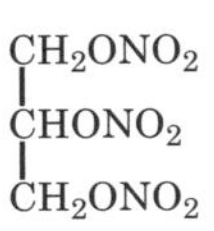

ニトログリセリン
nitroglycerin

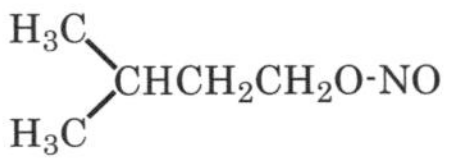

亜硝酸アミル（局）
amyl nitrite

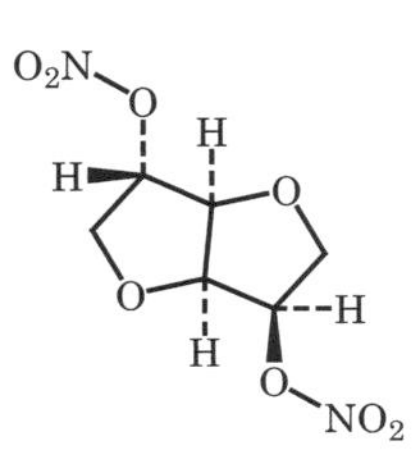

硝酸イソソルビド（局）
isosorbide dinitrate

図 10.22　硝酸薬

第2編　医薬品各論

硝酸イソソルビド isosorbide dinitrate，亜硝酸アミル amyl nitrite は体内で直ちに NO を発生するため，狭心症の発作時に使用される（図 10.22）．

10.5.2　アドレナリン β 受容体拮抗薬（アドレナリン β 受容体遮断薬）

運動やストレスなどによる労作狭心症は冠動脈での酸素不足に起因する．β 遮断薬は，心拍数の減少，心筋収縮力の低下による心臓の仕事量の低下が酸素需要を減らすことから抗狭心症作用を示す．β 受容体遮断薬の抗狭心症効果は，β_1 受容体の遮断によって得られ，β_2 受容体を遮断すると α 受容体が優位になり冠血管の収縮を招く．アテノロールやメトプロロールなどの選択的 β_1 受容体遮断薬が利用される．

おもな β 遮断薬を以下に示した（構造式は 5.4.2 を参照）：プロプラノロール塩酸塩（局），アセブトロール塩酸塩（局），ピンドロール（局），アルプレノロール塩酸塩（局），カルテオロール塩酸塩（局），ナドロール（局），インデノロール塩酸塩（局），アロチノロール塩酸塩（局），アテノロール（局），メトプロロール酒石酸塩（局），セリプロロール塩酸塩．

10.5.3　Ca^{2+} チャネル阻害薬（Ca^{2+} チャネル遮断薬）

狭心症の治療薬として使用されるベラパミル，ジルチアゼム，ニフェジピンなどの Ca^{2+} チャネル遮断薬は，動脈平滑筋細胞膜上の Ca^{2+} チャネルを抑制することで細胞内への Ca^{2+} 流入を抑制して細胞内の Ca^{2+} 濃度を低下させる．その結果，血管の平滑筋弛緩すなわち血管拡張が進む．臨床的には，ベラパミルは主に不整脈や狭心症の治療に用いられ，高血圧の治療には不適である．ニフェジピンは，狭心症や高血圧症（10.2.4 参照）の治療に用いられ，不整脈の治療には使用されない．ベラパミルは，心筋細胞での Ca^{2+} チャネル遮断効果が大きく血管平滑筋細胞での遮断効果が小さい．ジルチアゼムは，心臓及び血管いずれの Ca^{2+} チャネルにも中程度の遮断効果があり，不整脈，狭心症及び高血圧の治療に使用できる（図 10.20 参照）．

10.5.4　K^+ チャネル開口薬

ニコランジル nicorandil は，ATP 受容体 K^+ チャネルを開き，膜電位を過分極させて二次的に Ca^{2+} 流入を抑制し，動脈系血管拡張作用を示す．ニコランジルは，硝酸薬として静脈系管拡張作用を併せもつ（図 10.23）．

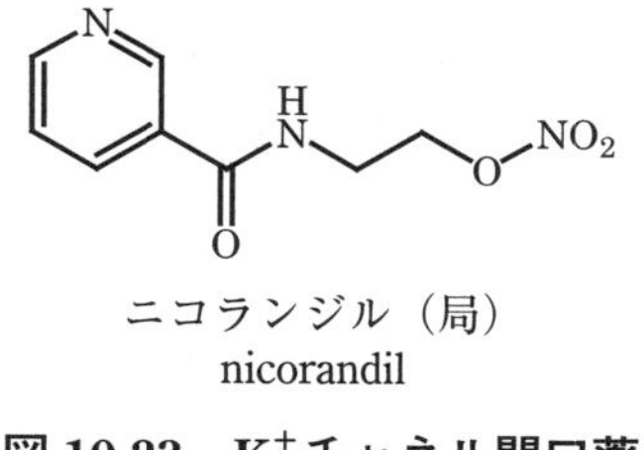

ニコランジル（局）
nicorandil

図 10.23　K^+ チャネル開口薬

10.5.5 その他の冠血管拡張薬

　冠血管拡張薬ジピリダモール dipyridamole やジラゼプ dilazep は，アデノシンの細胞への取り込みを抑制して内因性アデノシン作用の増強により，細い冠動脈を拡張させる．ジピリダモールは，血小板のホスホジエステラーゼを阻害し血小板凝集を抑制するので，血栓に起因する虚血性心疾患の予防に有効である．トラピジル trapidil は，cAMP ホスホジエステラーゼ阻害作用により太い冠動脈を拡張させる．トリメタジジン trimetazidine は，Ca^{2+} チャネルを遮断するカルシウム拮抗薬と類似した作用を示す（図 10.24）．

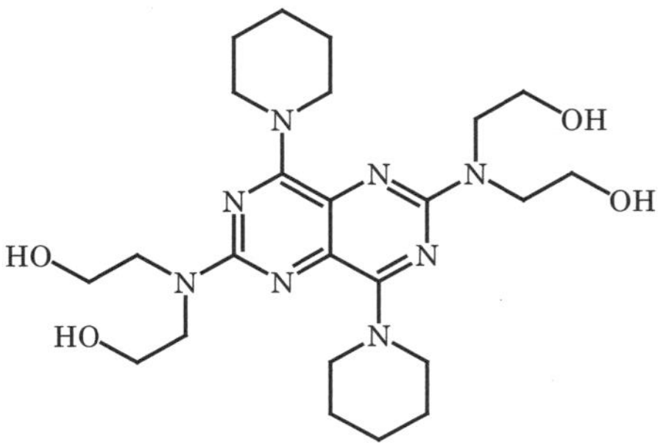

ジピリダモール（局）
dipyridamole

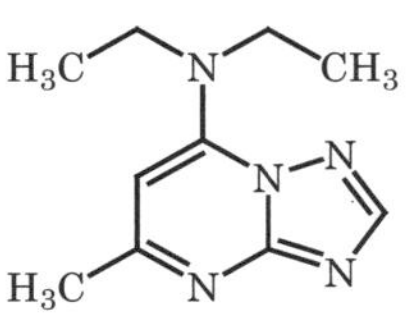

トラピジル（局）
trapidil

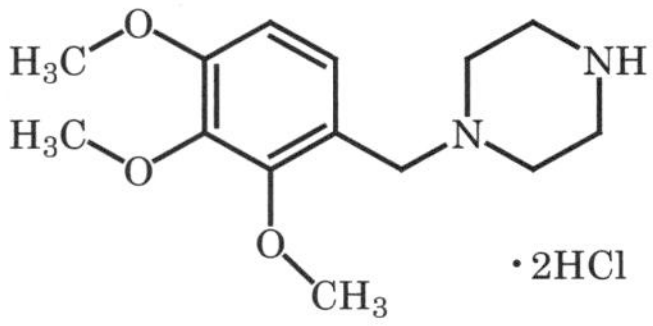

トリメタジジン塩酸塩（局）
trimetazidine hydrochloride

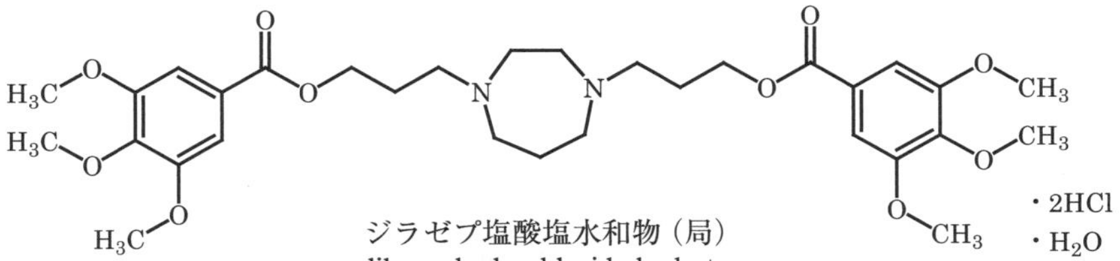

ジラゼプ塩酸塩水和物（局）
dilazep hydrochloride hydrate

図 10.24　その他の冠血管拡張薬

10.6　止血薬

　血液が凝固するためには，血液の凝固因子（I～V，VII～XIII）が順次活性化される必要がある．凝固カスケードは 2 つの経路に分類され，血管内皮細胞の傷害に起因する凝固系（内因性凝固反応：第 XII 因子から開始）と組織の損傷に由来する凝固系（外因性凝固反応：第 VII 因子から開始）がある（図 10.25）．活性型第 X 因子（Xa）は活性型第 V 因子（Va），Ca^{2+} 及び血小板リン脂質（PL）と複合体を形成し，プロトロンビンからトロンビンの生成を促進する．トロンビンは血漿中のフィブリノーゲンをフィブリン（単量体）に変換し，さらにフィブリンは活性型第 XIII 因子（XIIIa）と Ca^{2+} の作用により，凝集した安定化フィブリン（固体）になる．止血栓が必要

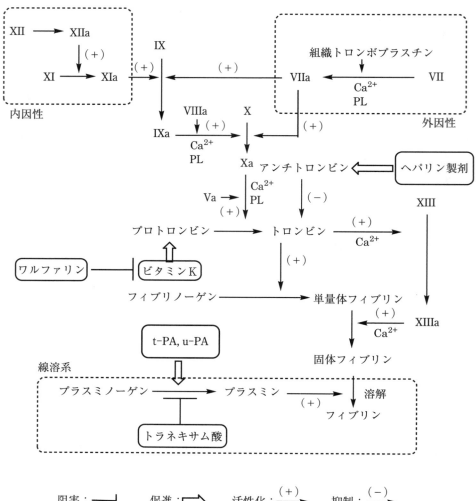

図 10.25　血液凝固及び線溶機序

以上に残った場合，血流障害を引き起こすことになるため，生体にはこのような危険性を除く機序が備わっている（線溶系）．線溶系は形成された固化フィブリンを溶解する機構である．プラスミノーゲンは，プラスミノーゲン活性化因子 plasminogen activator（PA）（ウロキナーゼや組織型-PA）の作用でプラスミンに変換され，そのセリンプロテアーゼ活性によりフィブリンを溶解する（図 10.25）．

10.6.1　抗線溶薬

抗線溶薬 antifibrinolytics（抗プラスミン薬 antiplasmin）であるトラネキサム酸 tranexamic acid は，プラスミノーゲンやプラスミンのリジン結合部位に結合し，プラスミノーゲンのプラスミンへの変換やプラスミンのフィブリンへの結合を阻害することで，フィブリン塊の溶解を阻害する（図 10.26）．

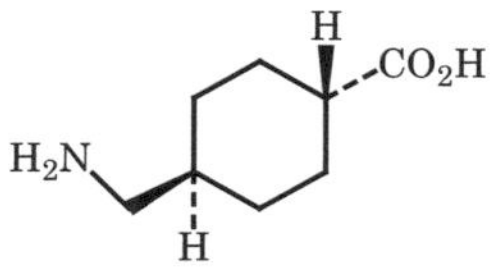

第 10 章　循環器系に作用する医薬品　　　227

トラネキサム酸（局）
tranexamic acid

図 10.26　止血薬

10.6.2　血管強化薬

　カルバゾクロム carbazochrome 及びアドレノクロム adrenochrome は，毛細血管の強化と血管透過性を抑制する．凝固・線溶系に影響しないので，他の止血薬との併用が可能である（図10.27）．

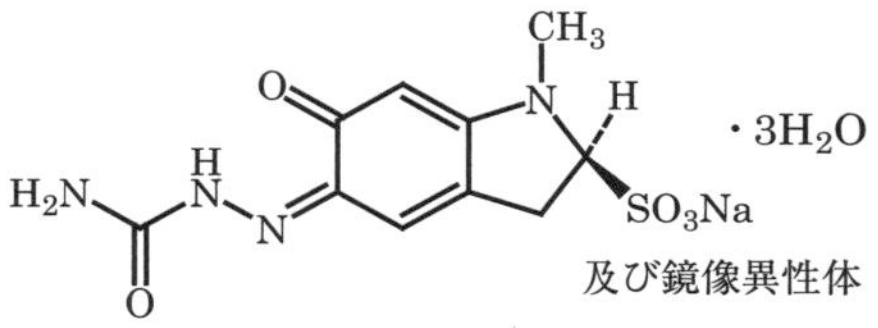

カルバゾクロムスルホン酸ナトリウム水和物（局）
carbazochrome sodium sulfonate hydrate

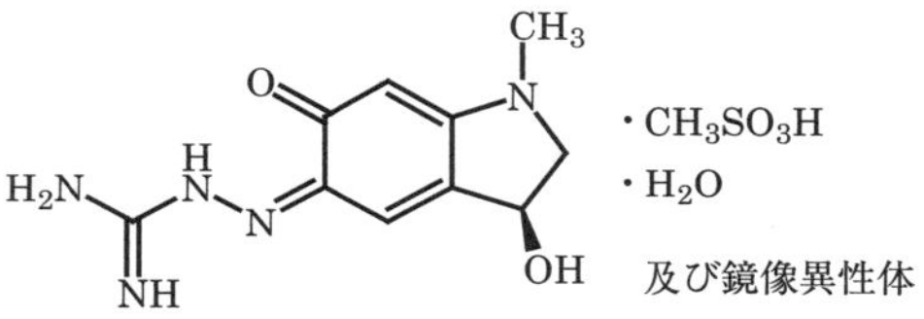

アドレノクロムモノアミノグアニジン
メシル酸塩水和物（局）
adrenochrome monoaminoguanidine
mesilate hydrate

図 10.27　血管強化薬

10.6.3　ビタミン K 製剤

　ビタミン K は肝臓で凝固因子（II，VII，IX，X）の形成に必須である．ビタミン K 製剤には

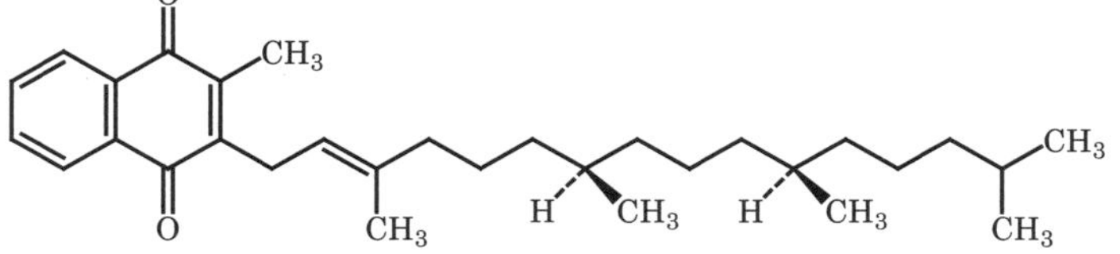

フィトナジオン（局）
phytonadione

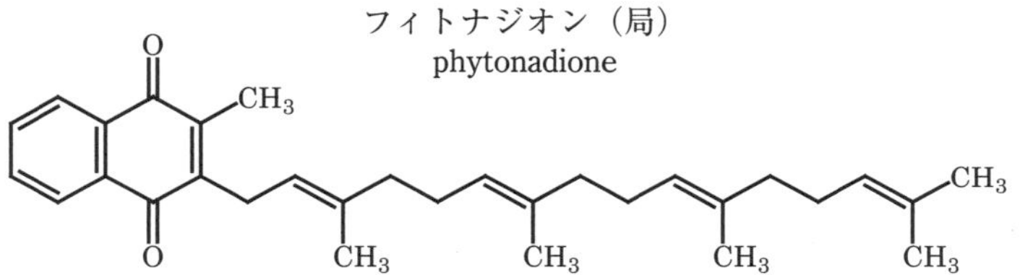

メナテトレノン（局）
menatetrenone

図 10.28　ビタミン K 製剤

228　　　　　　　　　　　　第 2 編　医薬品各論

フィトナジオン phytonadione（ビタミン K_1）とメナテトレノン menatetrenone（ビタミン K_2）があり，ビタミン K 欠乏症や新生児の脳内出血の予防に使用される（図 10.28）.

10.7　　抗 血 栓 薬

　循環器障害の中で，血栓の形成による障害の影響は生命に深刻であり，血栓形成部位の臓器は壊死を起こす．血液は凝固系と線溶系のバランスの上に成り立っており，出血した場合には速やかに凝固系が優位になり，体内から血液が失われるのを防ぐ．血管内で血栓が生じると血流が阻害されるため，線溶系が優位になる．抗血栓薬には凝固系を抑制する抗凝血薬と血小板凝集抑制薬があり，一度形成された血栓を溶解するため線溶系を促進する血栓溶解薬とがある.

10.7.1　血小板凝集抑制薬

　血小板凝集抑制薬 platelet aggregation inhibitors は，血栓により重篤な症状を引き起こす可能性の高い疾患の予防（初期の段階での血栓形成抑制）に用いられる．血小板が活性化されるとアデノシン二リン酸（ADP），セロトニン（5-HT），トロンボキサン A_2（TXA_2）が産生される．ADP は，ADP 受容体に結合しアデニル酸シクラーゼ活性を抑制して cAMP の産生を低下させ，血小板凝集を開始させる．$5-HT_2$ 受容体拮抗薬及びホスホジエステラーゼ（PDE）阻害薬は，小胞体からの Ca^{2+} の遊離を抑制して血小板凝集を阻止する．TXA_2 は，直接作用して血小板凝集を抑制する.

1）トロンボキサン A_2 産生抑制薬

　トロンボキサン A_2 thromboxane A_2（TXA_2）の合成を直接的あるいは間接的に阻害して強い血小板凝集抑制作用を示す．これらの化合物にアスピリン aspirin，オザグレル ozagrel，イコサペント酸エチル ethyl icosapentate などがある（図 10.29）.

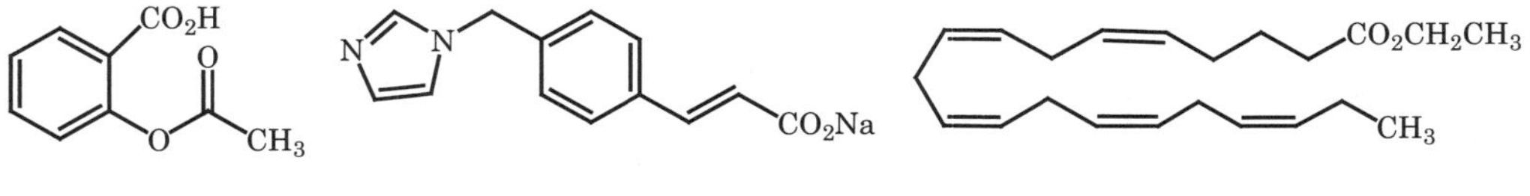

アスピリン（局）
aspirin

オザグレルナトリウム（局）
ozagrel sodium

イコサペント酸エチル
ethyl icosapentate

図 10.29　トロンボキサン A_2 産生抑制薬

2）ホスホジエステラーゼ（PDE）阻害薬

　シロスタゾール cilostazol は，血小板及び血管内皮細胞の PDE III を阻害することにより，cAMP 濃度を上昇させ，血小板凝集抑制作用と血管拡張作用を示す（図 10.30）.

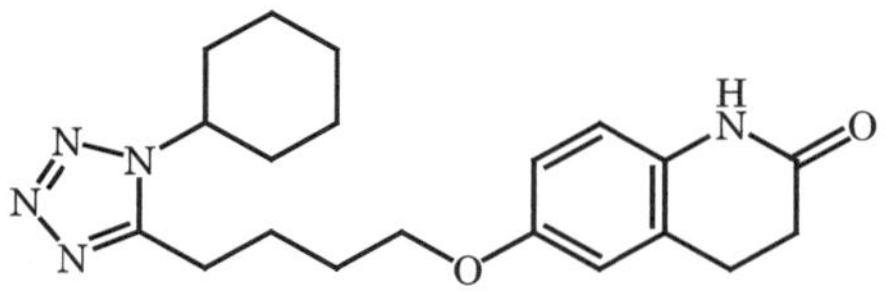

第 10 章　循環器系に作用する医薬品　　　　*229*

シロスタゾール（局）
cilostazol

図 10.30　ホスホジエステラーゼ（PDE）III 阻害薬

3）ADP 受容体拮抗薬

　チクロピジン ticropidine は，ADP 受容体に共役する G_1 タンパク質を阻害する結果，アデニル酸シクラーゼが活性化され，血小板内の cAMP 濃度が上昇し，血小板凝集抑制作用を示す（図 10.31）.

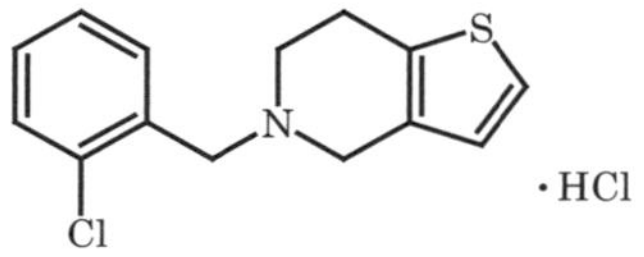

チクロピジン塩酸塩（局）
ticlopidine hydrochloride

図 10.31　ADP 受容体拮抗薬

4）5-HT$_2$ 受容体拮抗薬

　サルポグレラート sarpogrelate は，血小板及び血管平滑筋の 5-HT 受容体の 1 つである 5-HT$_2$ 受容体に対して特異的な拮抗作用を示すことによって血小板凝集抑制作用と血管拡張作用を示す（図 10.32）.

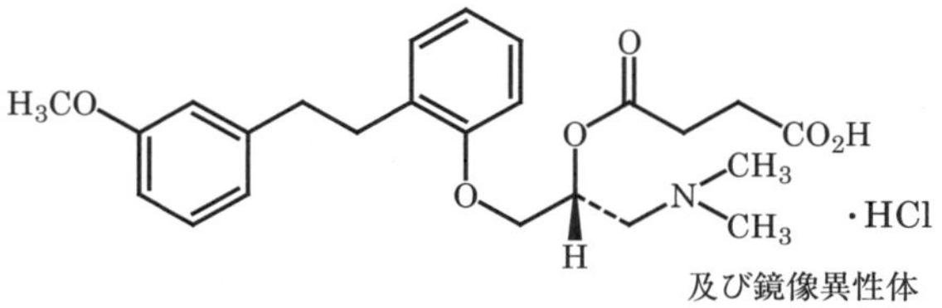

及び鏡像異性体

サルポグレラート塩酸塩（局）
sarpogrelate hydrochloride

図 10.32　5-HT$_2$ 受容体拮抗薬

5）プロスタノイド IP（PGI$_2$）受容体作動薬（プロスタサイクリン誘導体）

　プロスタサイクリン（PGI$_2$）は，半減期が短いため，構造的に安定化されたベラプロスト beraprost が開発された．PGI$_2$ 受容体にアゴニストとして作用し，血小板及び血管平滑筋の cAMP を増加させ，Ca^{2+} の流入と TXA$_2$ の産生を抑制することで血小板凝集抑制作用と血管拡張作用を示す（図 10.33）.

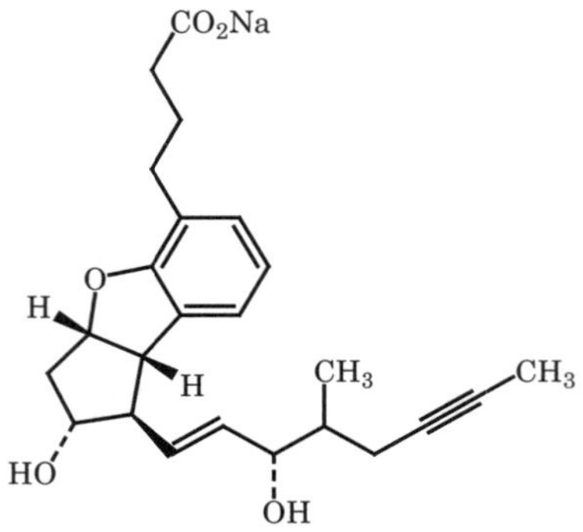

ベラプロストナトリウム（局）
beraprost sodium

図 10.33　プロスタサイクリン誘導体

10.7.2　抗凝血薬

　血栓の形成は，フィブリノーゲンをフィブリンにする過程とフィブリンと血小板の凝集が重要である．前者の過程にかかわる凝固系を阻害する医薬品を抗凝血薬 anticoagulants といい，血栓の形成を抑制する（図 10.25）．

【1】ヘパリン製剤

　ヘパリン heparin は，アンチトロンビン III を刺激し，活性型トロンビンを阻害してフィブリンの生成を抑制する．血小板凝集は強固な血栓形成に不可欠であるので，この過程を阻害することによって結果的に血栓の形成を予防できる．ヘパリンナトリウムの構造はウロン酸とグルコサミンが交互に 1,4 結合しているムコ多糖である．構造的特色としてウロン酸の 70～90% はイズロン酸で，残りがグルクロン酸である．グルコサミンのアミノ基に大部分は硫酸化され，グルクロン酸の C_6 位は硫酸エステルとなっている（図 10.34）．

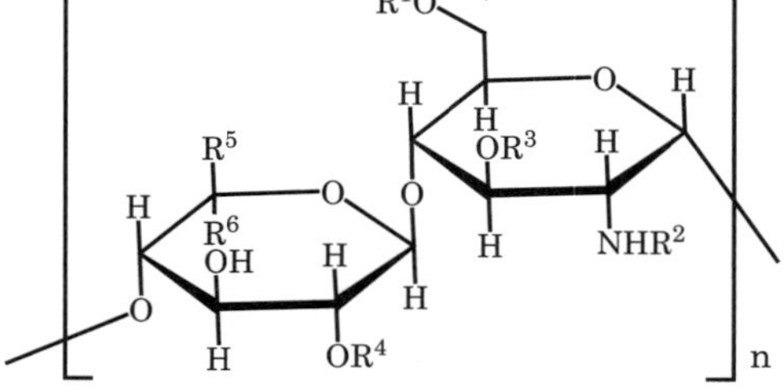

ヘパリンナトリウム（局）
heparin sodium

$R^1, R^3, R^4 = SO_3Na$ 又は H
$R^2 = SO_3Na$ 又は $COCH_3$
$R^5 = CO_2Na$,　$R^6 = H$
又は
$R^5 = H$,　$R^6 = CO_2Na$

図 10.34　ヘパリン製剤

第 10 章　循環器系に作用する医薬品　　231

【2】ワルファリンカリウム

　凝固系に必要な因子としてビタミン K があり，プロトロンビンの合成に不可欠である．肝細胞内で血液凝固因子であるプロトロンビンが生合成されるには，ビタミン K 依存性カルボキシラーゼによる，ペプチド鎖グルタミン酸の γ カルボキシ基がさらにカルボキシ化される必要がある．この反応で還元型ビタミン K が補酵素としてはたらき，それ自身は酸化され，ビタミン K エポキシドがつくられる．ビタミン K エポキシドは還元されて再利用されるが，この還元反応をワルファリンカリウム warfarin potassium が阻害することにより，結果的にプロトロンビンの生合成を阻害し，フィブリノーゲンをフィブリンにする過程を抑制する（図 10.35）．

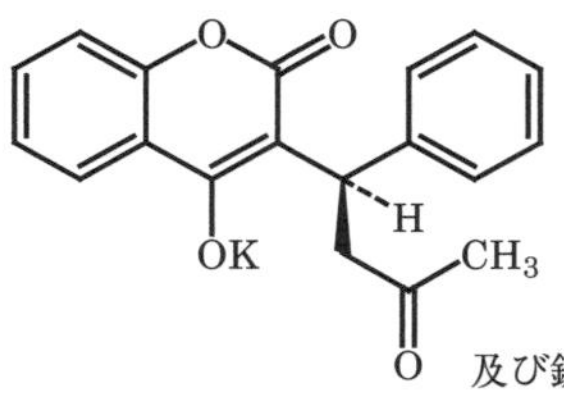

ワルファリンカリウム（局）
warfarin potassium

図 10.35　ワルファリンカリウム

【3】合成抗トロンビン薬

　アルガトロバン argatroban 及びダビガトラン dabigatran は合成抗トロンビン薬であり，アンチトロンビン非依存性にトロンビンの活性部位に直接結合し，可逆的なセリンプロテアーゼ阻害作用を示す（図 10.36）．

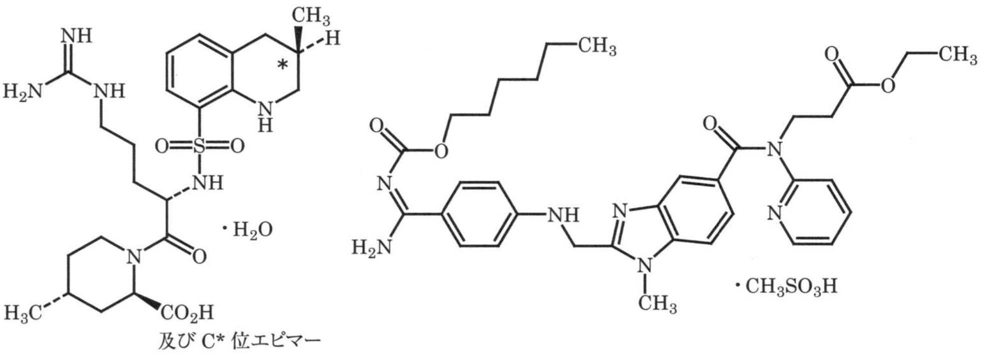

アルガトロバン水和物（局）
argatroban hydrate

ダビガトランエテキシラートメタンスルホン酸塩
dabigatran etexilate methanesulfonate

図 10.36　合成抗トロンビン薬

【4】 経口第 Xa 因子阻害薬

エドキサバン edoxaban，リバーロキサバン rivaroxaban，アピキサバン apixaban は，トロンビンの活性化を促進する第 Xa 因子に絞った経口第 Xa 因子阻害薬である（図 10.37）.

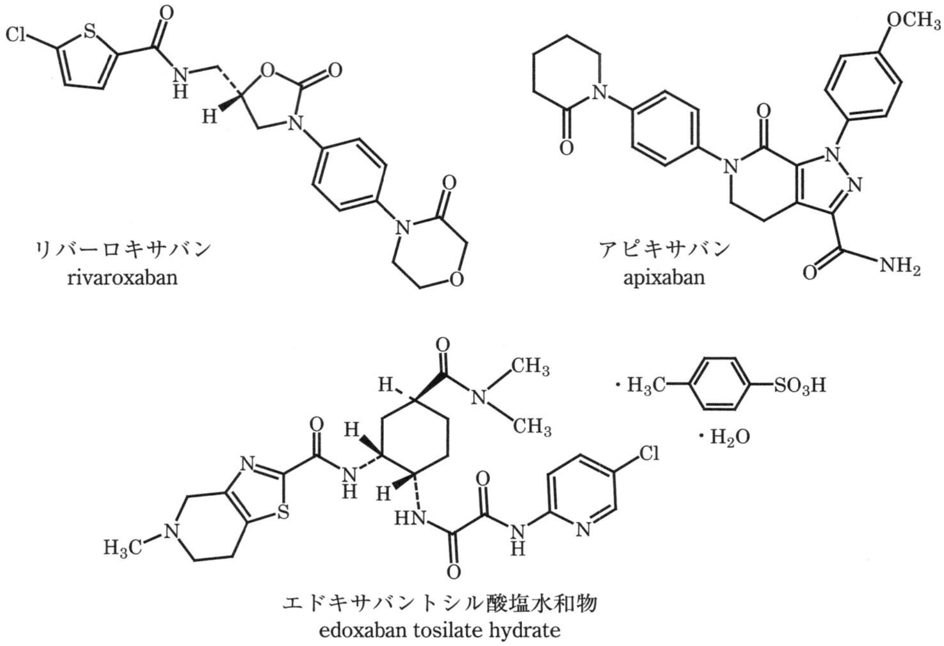

リバーロキサバン
rivaroxaban

アピキサバン
apixaban

エドキサバントシル酸塩水和物
edoxaban tosilate hydrate

図 10.37　経口第 Xa 因子阻害薬

10.7.3　血栓溶解薬

血栓溶解薬は，血栓を溶解するために使用される薬物で，プラスミノーゲン活性化因子 plasminogen activators（PA）製剤である．プラスミノーゲンから PA により転換されたプラスミンが血栓のフィブリンに結合して血栓を溶解する．プラスミノーゲン活性化因子には，ウロキナーゼ型（u-PA）と組織型（t-PA）がある（図 10.25）.

【1】 ウロキナーゼ（u-PA）

ウロキナーゼは，全血液中において，プラスミノーゲンからプラスミンを産生する．血液中の α_2-プラスミンインヒビター（α_2-PI）によりプラスミンの作用が阻害されるため，一部のプラスミンが血栓に到達して溶解を起こす.

【2】 組織プラスミノーゲン活性化因子（t-PA）

組織プラスミノーゲン活性化因子 tissue-type plasminogen activators（t-PA）は血栓部に存在するプラスミノーゲンに限って作用し，プラスミンを産生する．血栓上で生成したプラスミンは，

α_2-PI による阻害を受けにくい．遺伝子組換え型ヒト t-PA 製剤アルテプラーゼ alteplase 及びモンテプラーゼ monteplase が使用されている．

参考文献

1) 長友，篠塚，荻原，武田編集（2016）医療薬学最新薬理学第 10 版，廣川書店
2) Ahmed S. Mehanna, 'Foy's Principles of Medicinal Chemistry', 7th ed. by Thosmas L. Lemke, David A. Williams, Lippincott Williams & Wilkins, PA, 2012, pp. 700–727, 747–780

11 ホルモン及びその関連医薬品

ホルモンは，神経伝達物質，オータコイドとともに，生体の恒常性（ホメオスタシス homeostasis）に関わる重要な化学物質の1つである．本章では，ホルモン調節のしくみとその関連医薬品についてとりあげる．

11.1　ホルモン

一般に神経伝達物質やオータコイドの作用は局所性で瞬間的であるのに対して，ホルモンの作用は全身性で持続的である．

11.1.1　ホルモンの定義

ホルモン hormone は『興奮させる』という意味のギリシャ語（*hormaein*）に由来する生理活性物質で，発育，内部環境の維持，生殖活動，外部環境変化への適応などに重要な役割を果たしている．古典的には以下のような特性をもつ生理活性物質と定義された．① 特定の内分泌腺細胞で産生される．② 直接血中へ放出される（内分泌，endocrine）．③ 血流により遠隔の標的器官細胞に運ばれ，ホルモン受容体に作用する．④ きわめて微量（血中濃度：10^{-6}〜10^{-12} g/mL）で情報伝達（液性調節）を行う．ホルモンは化学構造から，ペプチド・糖タンパク質系ホルモン，アミノ酸系（アミン系）ホルモン，ステロイド系ホルモンに分類される．ホルモンに関連する医薬品には，ホルモン又はホルモン様活性物質，ホルモンの作用に拮抗する物質，ホルモンの生合成又は分泌に影響する物質がある．

11.1.2　ホルモンの分泌機構と医薬品

ホルモンは，視床下部 hypothalamus，下垂体前葉 anterior pituitary 及び下垂体後葉 posterior pituitary，さらに標的内分泌器官から分泌される．視床下部は視床下部ホルモン hypothalamic hormones を血中に放出し，下垂体前葉にはたらきかける．下垂体前葉は標的内分泌器官に作用

する種々の刺激ホルモン stimulating（tropic）hormones や，成長ホルモン，プロラクチン（催乳ホルモン）を放出する．これらを下垂体前葉ホルモン anterior pituitary hormones という．また，視床下部で生合成されたホルモンの一部は下垂体後葉に貯えられ，神経分泌によって放出される．これを下垂体後葉ホルモン posterior pituitary hormones という（資料11.1.2-1 参照）．さらに下垂体ホルモンの刺激を受け，標的内分泌器官より末梢ホルモンが産生される．ホルモン分泌は，血中の下位ホルモンや化学物質の濃度などによってフィードバック feedback 制御を受け，その分泌量が調節されている．なお，インスリン及びその関連医薬品については12.1 中で扱う．

11.2　ペプチド・糖タンパク質系ホルモン

　ペプチド・糖タンパク質よりなるホルモンには，各ホルモンとともに，それらの分泌を調節する放出ホルモン releasing hormones と放出抑制ホルモン release-inhibiting hormones がある．

11.2.1　成長ホルモンとその分泌に関連する医薬品

　成長ホルモン（GH：growth hormone）であるソマトロピン somatropin は下垂体前葉から放出される191個のアミノ酸からなるペプチドホルモンで，成長に関する作用と代謝を制御する（医薬品の構造は資料11.2.1-1 参照）．ソマトロピン（遺伝子組換え）は骨端線閉鎖を伴わない成長ホルモン分泌不全性低身長症（下垂体性小人症）治療薬として用いられる．また，成長ホルモン受容体拮抗薬のペグビソマントが抵抗性先端巨大症に用いられる．GH は，視床下部から放出される成長ホルモン放出ホルモン（GH-RH：growth hormone-releasing hormone）のソマトレリン somatorelin と成長ホルモン放出抑制ホルモン（GH-RIH：growth hormone release-inhibiting hormone）のソマトスタチン somatostatin の制御を受ける．GH-RH は44個のアミノ酸からなり，下垂体成長ホルモン分泌機能の検査薬として用いられている．GH-RIH は，アミノ酸残基が28個と14個の2つの活性型がある（構造は資料11.2.1-1 参照）．GH-RIH は血中半減期が短いため（2～3分），作用時間の向上を目指してオクトレオチドが開発された（図11.1）．ソマトスタチン-14 の活性部位（Phe-Trp-Lys-Thr）を残して構造を単純化し，代謝を防ぐため一部のアミノ酸を D 体に，末端部に水酸基を導入することで血中半減期を約100分に延長している．先端肥大症，下垂体巨人症における成長ホルモンや，インスリン様成長因子のソマトメジン C 分泌過剰の改善などに用いる．

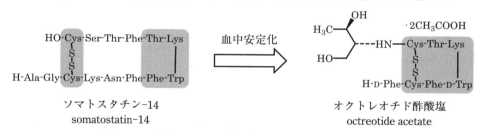

図11.1　成長ホルモン放出抑制ホルモン関連医薬品

第 11 章　ホルモン及びその関連医薬品　　**237**

11.2.2　プロラクチン関連医薬品

　プロラクチン（催乳ホルモン）（PRL：prolactin）は，下垂体前葉から分泌される乳汁分泌の促進と維持に重要なはたらきを示し，主要なアイソフォームは 199 個のアミノ酸からなる．ドパミンにより分泌が抑制されるため，血中 PRL 値はドパミン受容体拮抗薬テルグリド，ブロモクリプチン，カベルゴリンにより上昇する（7.8.2 及び 資料 11.2.2-1 参照）．

11.2.3　甲状腺ホルモンの分泌に関連する医薬品

　甲状腺ホルモン thyroid hormone（11.3 参照）は，下垂体前葉から放出される甲状腺刺激ホルモン（TSH：thyroid-stimulating hormone）のチロトロピン thyrotropin（資料 11.2.3-1 参照）によって産生及び分泌が促進され，血中の甲状腺ホルモンの濃度上昇により負のフィードバックを受ける．TSH は，視床下部から分泌される甲状腺刺激ホルモン放出ホルモン（TRH：thyrotropin-releasing hormone）のプロチレリン protirelin により分泌が促進される．TRH は PRL の分泌も促進し，下垂体 TSH 及び下垂体プロラクチン分泌機能検査，遷延性意識障害，脊髄小脳変性症における運動失調改善に用いられる．また，タルチレリンは，TRH の N-末端に存在するピログルタミン酸（5-オキソプロリン）を化学変換することで生体内安定性を改善し，経口投与を可能にした TRH 誘導体であり，経口脊髄小脳変性症治療薬として用いられる（図 11.2）．

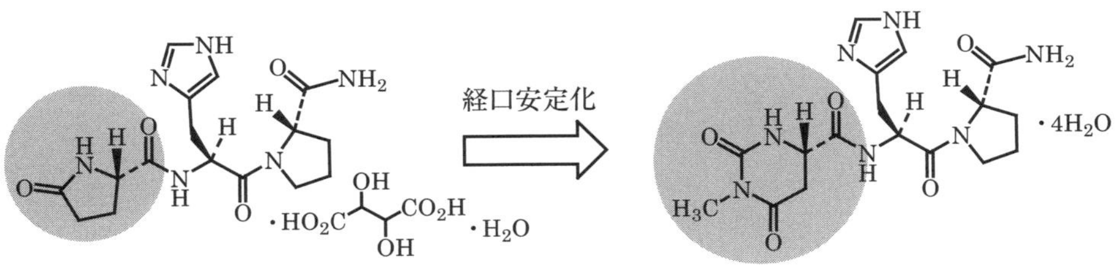

プロチレリン酒石酸塩水和物（局）
protirelin tartrate hydrate

タルチレリン水和物（局）
taltirelin hydrate

図 11.2　甲状腺刺激ホルモン放出ホルモン関連医薬品

11.2.4　副腎皮質ホルモンの分泌に関連する医薬品

　副腎皮質ホルモン adrenocortical hormone には，鉱質コルチコイド mineralocorticoid（11.4.9 参照）と糖質コルチコイド glucocorticoid があり（11.4.11 参照），下垂体前葉から分泌される副腎皮質刺激ホルモン（ACTH：adrenocorticotropic hormone）のコルチコトロピン corticotropin の作用により分泌される（構造は 資料 11.2.4-1 参照）．天然の ACTH は 39 個のアミノ酸残基からなり，24 番目までのアミノ酸からなるテトラコサクチドも天然 ACTH と同じ作用を示し，副腎皮質機能の検査に用いられる（図 11.3）．

H-Ser-Tyr-Ser-Met-Glu-His-Phe-Arg-Trp-Gly-Lys-Pro-Val-Gly-Lys-Lys-Arg-
Arg-Pro-Val-Lys-Val-Tyr-Pro-OH・6CH$_3$COOH

テトラコサクチド酢酸塩
tetracosactide acetate

図 11.3　副腎皮質ホルモン関連医薬品

　ACTH の分泌量は，視床下部から分泌される副腎皮質刺激ホルモン放出ホルモン（CRH：corticotropin-releasing hormone）と血中のグリココルチコイド濃度により調節されている．41 個のアミノ酸残基からなる CRH は，下垂体前葉の ACTH 産生細胞に作用して ACTH の産生・分泌を促進する．コルチコレリン（合成ヒト型 CRH）は下垂体の ACTH 分泌予備機能検査，視床下部 – 下垂体 – 副腎系の機能検査に用いられている．

11.2.5　性ホルモンの分泌に関連する医薬品

　性ホルモン sex hormone には，男性ホルモン androgen（11.4.6 参照）と女性ホルモン female hormone（卵胞ホルモン estrogen と黄体ホルモン gestagen）（11.4.1 及び 11.4.4 参照）とがある．性ホルモンの分泌は，下垂体前葉から分泌される糖タンパク質の性腺刺激ホルモン（GTH：gonadotropic hormone）の支配を受け，また，この GTH の分泌は視床下部から分泌される性腺刺激ホルモン放出ホルモン（Gn-RH：gonadotropin-releasing hormone）のゴナドレリン gonadorelin に支配される．GTH には卵胞刺激ホルモン（FSH：follicle-stimulating hormone）と黄体形成ホルモン（LH：luteinizing hormone）があり，FSH は卵胞の成熟，精子形成に，LH は排卵，黄体形成，男性ホルモン産生に関与している．

　Gn-RH は黄体形成ホルモン放出ホルモン（LH-RH：luteinizing hormone-releasing hormone）とも呼ばれ，*N*-末端にピログルタミン酸を有しアミノ酸 10 個からなる．ゴナドレリンは視床下部性性腺機能低下症治療薬，下垂体 LH 分泌機能検査薬として用いられるが，皮下投与時の半減期は約 30 分間と短い．このため，Gn-RH の 6 位を D 型アミノ酸にすることで分解酵素への抵抗性を増し，10 位グリシンをエチルアミドやアザグリシンとすることで受容体結合能を高めた

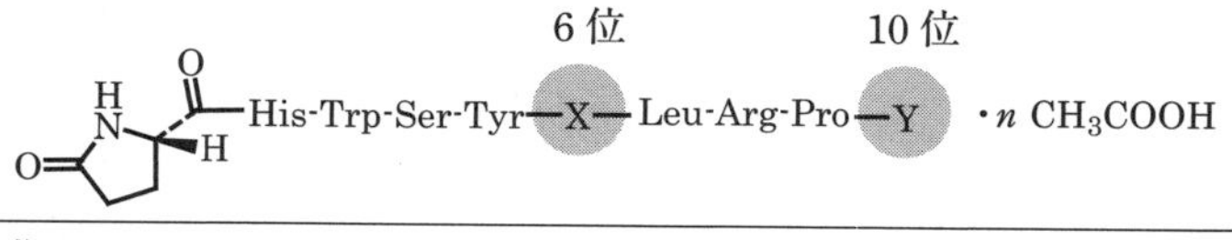

Gn-RH 作動薬	X	Y	*n*
ゴナドレリン酢酸塩（局）gonadorelin acetate	Gly	Gly-NH$_2$	2
ブセレリン酢酸塩 buserelin acetate	D-Ser(*t*-C$_4$H$_9$)	NHC$_2$H$_5$	1
ナファレリン酢酸塩 nafarelin acetate*	D-Ala(C$_{10}$H$_7$)	Gly-NH$_2$	1〜2
リュープロレリン酢酸塩（局）leuprorelin acetate	D-Lue	NHC$_2$H$_5$	1
ゴセレリン酢酸塩 goserelin acetate	D-Ser(*t*-C$_4$H$_9$)	NHNHCONH$_2$	1

*x水和物　(x = 2〜8)

図 11.4　Gn-RH 作動薬

Gn-RH 作動薬のブセレリン，ナファレリン，リュープロレリン，ゴセレリンが開発された（図11.4）．また，Gn-RH の部分構造を変換した Gn-RH 拮抗薬（セトロレリクス，ガニレリクス）が，調節卵巣刺激下における早発排卵の防止に用いられている（資料11.2.5-1参照）．

11.2.6　下垂体後葉ホルモン関連医薬品

　下垂体後葉ホルモンであるバソプレシン vasopressin とオキシトシン（OXT：oxytocin）は，視床下部で産生され，下垂体後葉から分泌される．バソプレシンは抗利尿ホルモンとも呼ばれ，9 個のアミノ酸残基からなり，腎集合管の V_2 受容体の活性化を介して水チャネル（アクアポリン 2）を作動させ，水の再吸収の促進により抗利尿作用を示す（10.1.7 参照）．関連医薬品として，バソプレシンと，バソプレシンの N-末端のアミノ基を除去し 8 位のアルギニンを D-アルギニンに変換したデスモプレシンが下垂体性尿崩症の治療などに用いられる（図 11.5）．また，非ペプチド性のバソプレシン V_2 受容体拮抗薬として，モザバプタンとトルバプタンが開発されている（10.1.7 及び図 10.7 参照）．

　一方，オキシトシンは子宮平滑筋に直接作用して律動的収縮をきたし，乳腺筋上皮を収縮させて射乳を起こす．バソプレシンの構造とは，3 位と 8 位のアミノ酸残基のみが異なる（図 11.5）．オキシトシンは分娩誘発や微弱陣痛などに用いる．

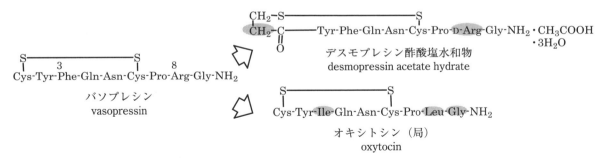

図 11.5　下垂体後葉ホルモン関連医薬品

11.2.7　Ca 代謝ホルモン関連医薬品

　血中 Ca^{2+} 濃度は，① 骨組織からの溶出（骨吸収）と骨組織への沈着（骨形成），② 腎からの排泄，③ 消化管からの吸収に依存する．Ca 代謝ホルモンのカルシトニン（CT：calcitonin）と副甲状腺ホルモン（PTH：parathyroid hormone）は拮抗的に作用し，血中 Ca^{2+} レベルを調節している．PTH は，上皮小体ホルモンもしくはパラトルモンとも呼ばれる（構造は資料11.2.7-1参照）．

　甲状腺傍ろ胞細胞から分泌されるカルシトニンは，32 個のアミノ酸残基からなり，血中 Ca^{2+} 濃度の上昇により分泌され，Ca^{2+} 濃度を低下させる．関連医薬品として，カルシトニン（サケ）やエルカトニンがある．ウナギのカルシトニンのジスルフィド結合を安定なエチレン結合に置換

したエルカトニンは活性・安定性が高い合成カルシトニン誘導体であり，いずれも骨粗鬆症における疼痛の治療薬として用いられる（図11.6）．

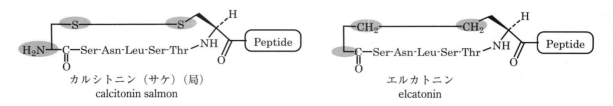

カルシトニン（サケ）（局）　　　　　　　　　エルカトニン
calcitonin salmon　　　　　　　　　　　　elcatonin

図 11.6　カルシトニン関連医薬品

　PTH は，血中 Ca^{2+} 濃度低下により分泌され，骨からの Ca^{2+} 遊離（骨吸収）と腎細尿管における Ca^{2+} の再吸収を促進する．また，活性型ビタミン D_3（カルシトリオール）の生成を亢進させることで，小腸での Ca^{2+} 吸収を促進する．PTH の 34 番目までのアミノ酸からなるテリパラチドは，間歇的な投与により破骨細胞よりも造骨細胞を活性化することから骨粗鬆症治療薬として用いられる（図 11.7）．

H-Ser-Val-Ser-Glu-Ile-Gln-Leu-Met-His-Asn-Leu-Gly-Lys-His-Leu-Asn-Ser-Met-Glu-Arg-Val-Glu-Trp-Leu-Arg-Lys-Lys-Leu-Gln-Asp-Val-His-Asn-Phe-OH・$5CH_3COOH$

テリパラチド酢酸塩
teriparatide acetate

図 11.7　パラトルモン関連医薬品

11.3　アミノ酸系ホルモン

　甲状腺ろ胞細胞から分泌される甲状腺ホルモンには，アミノ酸系ホルモンであるチロキシン（T_4：thyroxine）とトリヨードチロニン（T_3：triiodothyronine）があり，個体の発育・各器官の成長促進，代謝調節，精神機能の賦活作用をもつ．

　T_4 もしくは T_3 をナトリウム塩としたレボチロキシンナトリウムやリオチロニンナトリウムが，甲状腺機能低下症の補充療法として用いられる．また，甲状腺ホルモン合成阻害薬であるプロピルチオウラシルやチアマゾールが抗甲状腺薬 antithyroid drugs としてバセドウ病 Basedow's disease などの甲状腺機能亢進症に用いられる（図 11.8）．

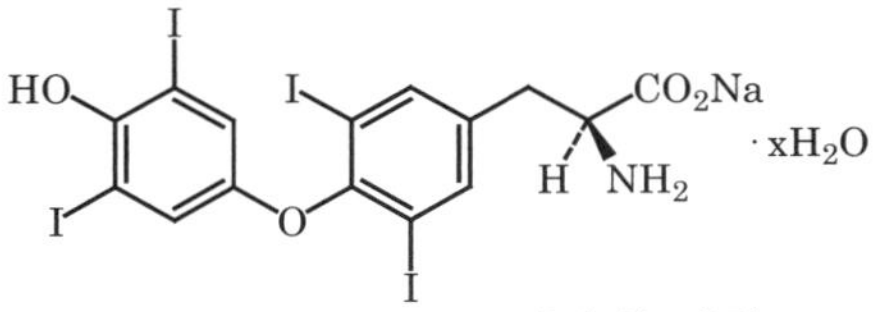

第 11 章　ホルモン及びその関連医薬品　　**241**

レボチロキシンナトリウム水和物（局）
levothyroxine sodium hydrate

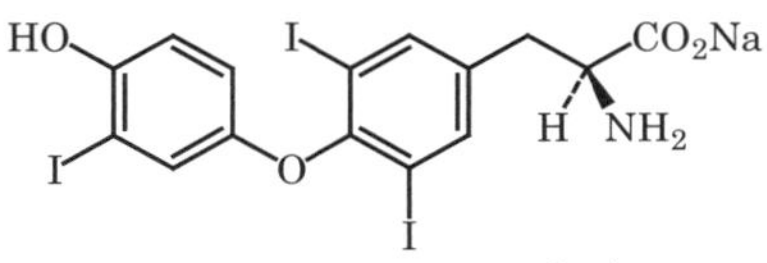

リオチロニンナトリウム（局）
liothyronine sodium

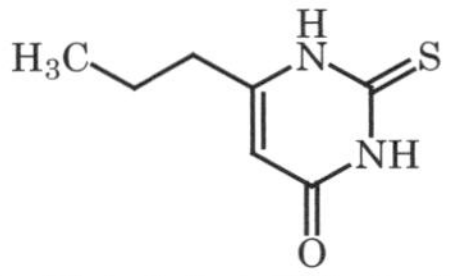

プロピルチオウラシル（局）
propylthiouracil

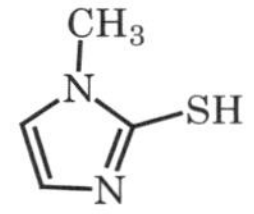

チアマゾール（局）
thiamazole

図 11.8　甲状腺ホルモン関連医薬品

11.4　ステロイド関連医薬品

　ステロイド骨格をもつ医薬品及びその関連医薬品について記述する．一般に，ステロイド医薬品は，置換基の種類やその相対的位置により薬理作用がほぼ決まっており，受容体との相互作用に必要な空間的な距離と各作用点をステロイド骨格が提供しているといえる（ステロイドホルモンの構造的特徴は，3.1.6［3］参照）．

11.4.1　卵胞ホルモン薬

　天然の卵胞ホルモンには，エストラジオール，エストロン，エストリオールの三種類がある（構造式は，表3.3参照）．非経口的に投与された場合，エストラジオールがもっとも活性が高いが，経口投与では肝で水酸化，抱合などの代謝を受けて作用は弱くなる．エストラジオール安息香酸エステル estradiol benzoate のように，3位水酸基をエステル化した誘導体は，吸収，体内分解（酸化的分解）及び排泄が遅くなり作用を持続させることができる．安息香酸エステル以外に，17位水酸基をエステル化した吉草酸エステルやプロピオン酸エステルなどがある（資料11.4.1-1参照）．エストラジオールの 17α 位にエチニル基を導入したエチニルエストラジオール ethinylestradiol 及びメストラノール mestranol は第三級アルコールであることから，代謝を受けにくく，経口投与可能で，持続的かつ強い作用を示す．メストラノールは，生体内で代謝されエチニルエストラジオールとなり作用が発現する（図11.9）．

　非ステロイド系のジエチルスチルベストロール diethylstilbestrol は，*trans*-スチルベン構造を基礎としてエストラジオールと類似の立体構造を有する合成卵胞ホルモンである（図11.10）．A環は同じく芳香環であり，3位及び17位酸素原子間の距離及び立体的な大きさが等しく，受容体との結合に必要な立体的・電子的要因を満たしている．

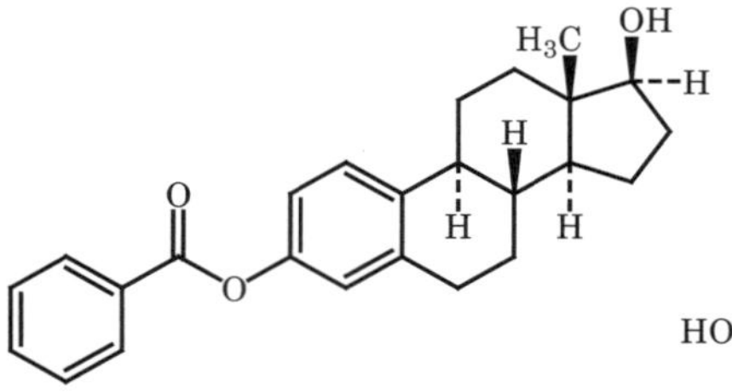

エストラジオール安息香酸エステル（局）　エチニルエストラジオール（局）　メストラノール（局）
estradiol benzoate　　　　ethinylestradiol　　　　　mestranol

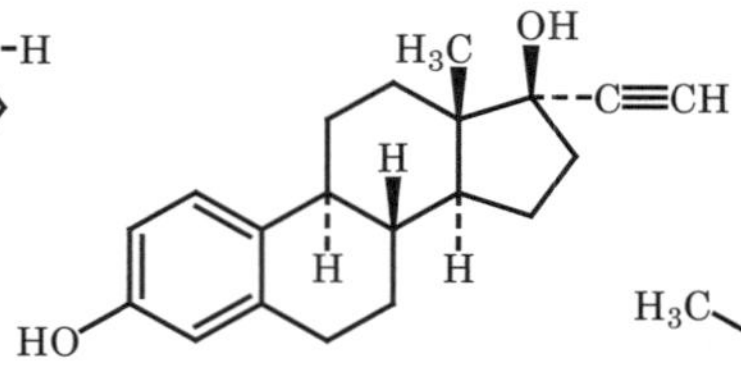

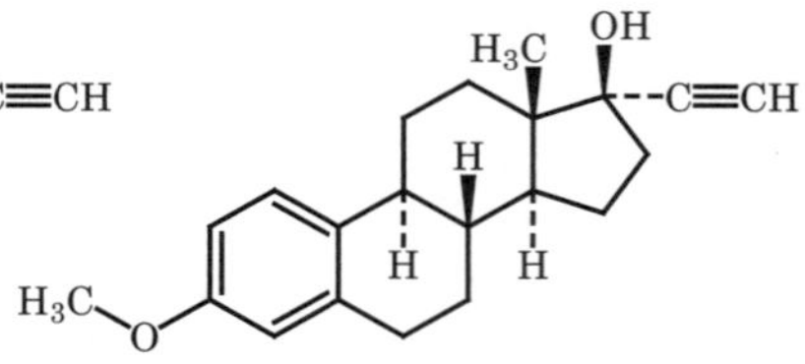

図 11.9　卵胞ホルモン薬

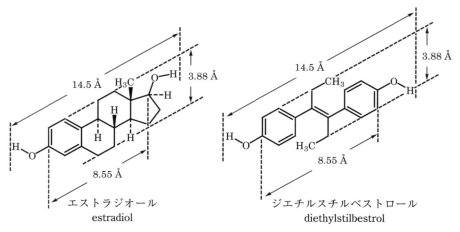

エストラジオール　　　　　　　ジエチルスチルベストロール
estradiol　　　　　　　　　　diethylstilbestrol

図 11.10　エストラジオールとスチルベストロールの構造とファーマコフォア

11.4.2　抗卵胞ホルモン（抗エストロゲン）薬

　エストロゲン受容体には，数種類のサブタイプがあり，組織特異的であると考えられている．エストロゲン標的組織で組織特異的に作動薬として作用し，その他の組織では抗エストロゲン作用を示すものを選択的エストロゲン受容体モジュレーター selective estrogen receptor modulator (SERM) といい，現在，第一世代と第二世代に分類されている．

　抗卵胞ホルモン薬 antiestrogens には，非ステロイド系のジエチルスチルベストロール誘導体が多い．クロミフェンクエン酸塩 clomifene citrate は，ごく弱いエストロゲン作用をもっており，その活性は，エストラジオールの1〜2%である．ヒトでは，視床下部の卵胞ホルモン受容体と結合して内因性卵胞ホルモンの受容体への結合を競合的に阻止し（ネガティブフィードバックを抑制する），性腺刺激ホルモン（ゴナドトロピン）の分泌を促進する結果，卵巣が刺激されて排卵を誘発し妊娠促進薬として用いられる．同様な作用をもつものにシクロフェニル cyclofenil がある（資料11.4.1-1参照）．タモキシフェンクエン酸塩 tamoxifen citrate やトレミフェンクエン酸塩 toremifene citrate もエストラジオールと競合的に拮抗するが，乳腺に対して抗エストロゲン作用を，子宮内膜や骨に対してエストロゲン作用を示すので，骨粗鬆症リスクを軽減した

第11章 ホルモン及びその関連医薬品　　　*243*

卵胞ホルモン依存性乳がんに適用される（第一世代 SERM）．クロミフェン及びタモキシフェン
は，エストロゲン受容体との結合に必須構造であるフェノール性水酸基が欠如しているが，生
体内で酸化的に代謝され芳香環（Ａ環に相当）の４位に水酸基が導入された化合物が活性代謝物
として強い抗エストロゲン作用を示す．ラロキシフェン塩酸塩 raloxifene hydrochloride，バゼド
キシフェン酢酸塩 bazedoxifene acetate は，骨でエストロゲン作用を，乳腺や子宮内膜において

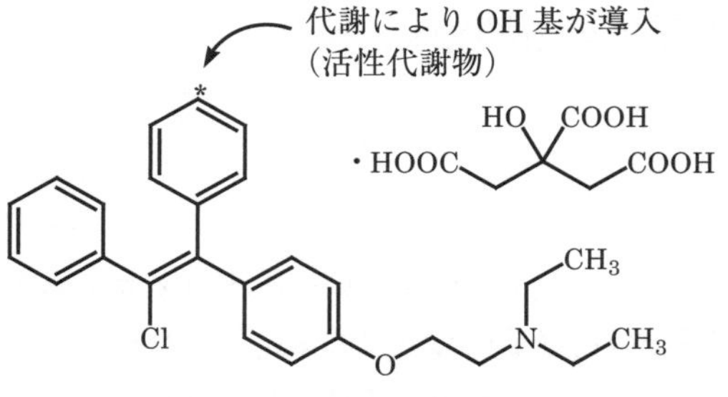

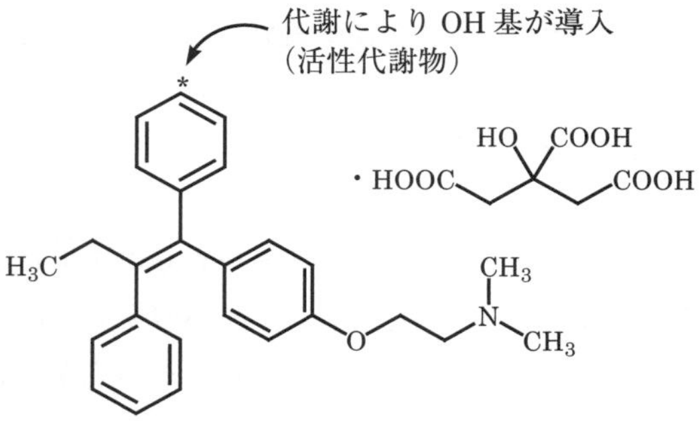

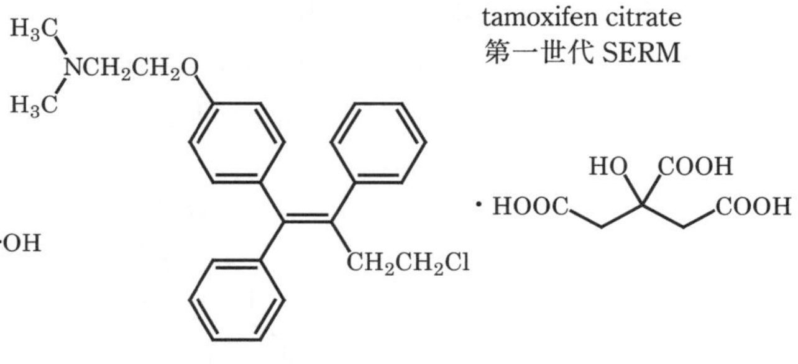

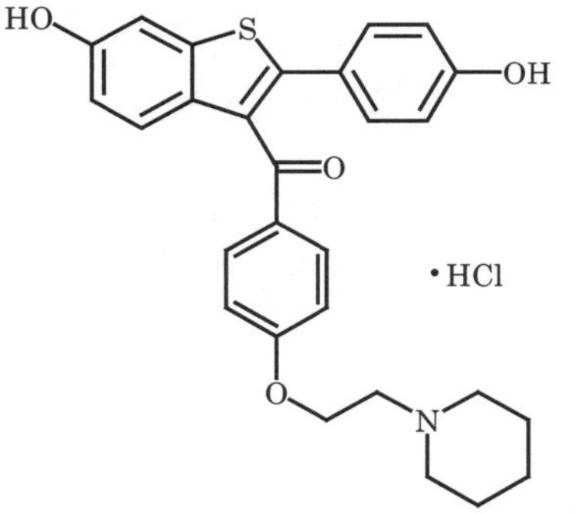

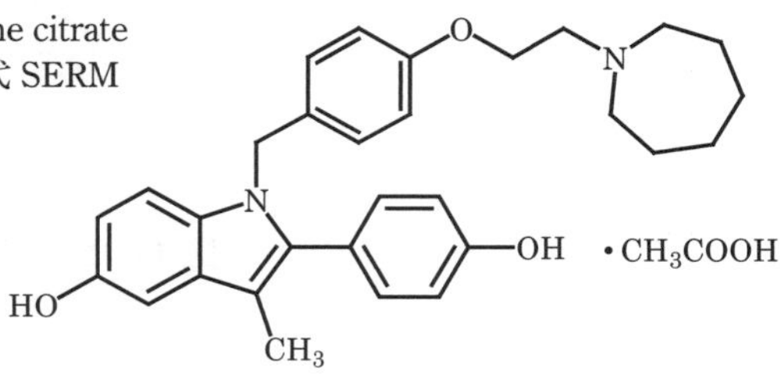

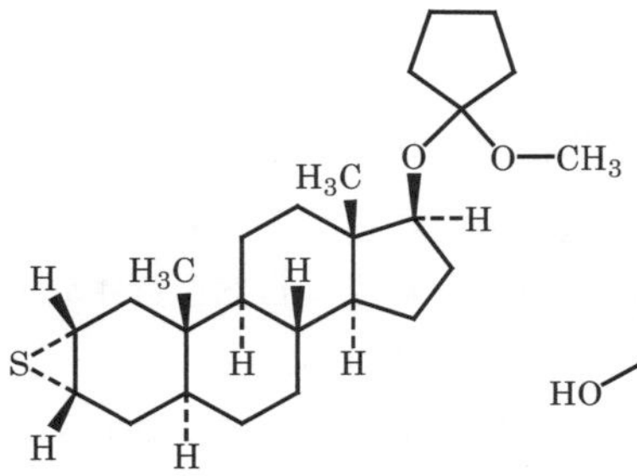

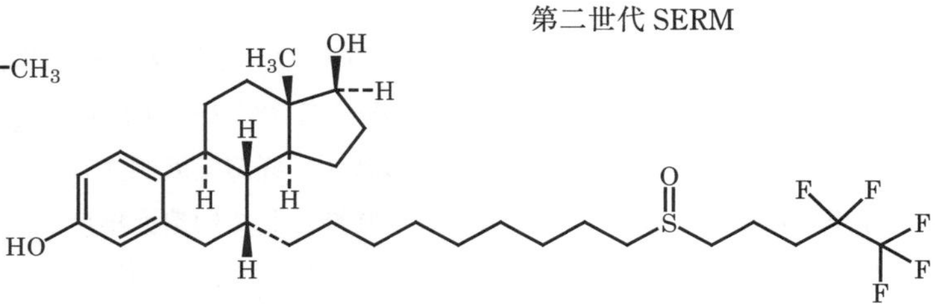

図 11.11　抗卵胞ホルモン薬

抗エストロゲン作用を示すため，がんリスクを軽減した骨粗鬆症薬として用いられている（第二世代 SERM）．ステロイド骨格をもつ抗エストロゲン薬に，メピチオスタン mepitiostane 及びフルベストラント fulvestrant がある．メピチオスタンは，代謝生成物のエピチオスタノール（資料 11.4.1-1）参照）が活性本体であり，腎性貧血及び乳がん治療薬として用いられる．アルキルスルフィニル側鎖をもつフルベストラントは，部分アゴニスト作用をもたないエストロゲン受容体拮抗薬であり，乳がん細胞においてエストロゲン受容体をダウンレギュレーションさせる新規の作用機序をもち，閉経後乳がん治療薬として用いられる（図 11.11）．

11.4.3　アロマターゼ阻害薬

　アロマターゼは，男性ホルモンからエストロンや，エストラジオールの卵胞ホルモンを生成するときに関与（A 環を芳香化）する酵素である．女性では閉経前はおもに卵巣に，閉経後は，おもに脂肪組織に存在している．閉経後の乳がん患者においては，乳がん組織もしくは腫瘍周辺組織内においてアロマターゼ活性が高いことが知られており，また，がん細胞はエストロゲンにより増殖が促進されるため，卵胞ホルモン生成を抑制するアロマターゼ阻害薬は，エストロゲン依存性乳がん治療薬として有用である．閉経後乳がん治療薬としてエキセメスタン exemestane，アナストロゾール anastrozole，レトロゾール letrozole がある（図 11.12）．

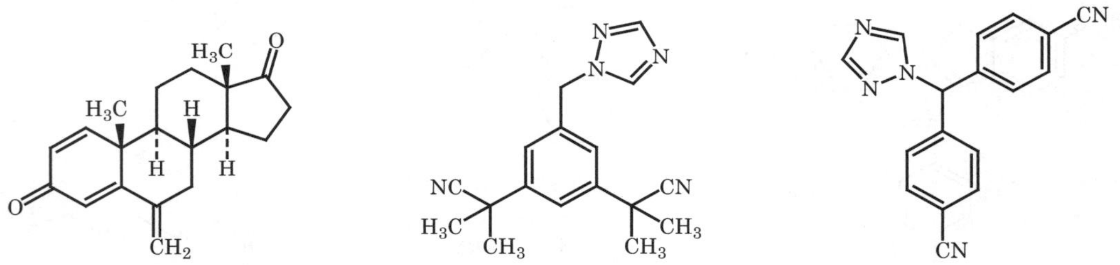

エキセメスタン
exemestane

アナストロゾール
anastrozole

レトロゾール
letrozole

図 11.12　アロマターゼ阻害薬

11.4.4　黄体ホルモン（プロゲステロン）薬

　天然の黄体ホルモンでは，唯一プロゲステロンが医薬品として使用されている（構造式は表3.3 参照）．19 位メチル基が α 配置であるジドロゲステロン dydrogesterone は，エストロゲンやアンドロゲン等のホルモン作用は認められず，経口で天然プロゲステロンのもつ自然な黄体ホルモン作用を示すレトロ・プロゲステロン製剤として切迫流早産などに用いられる．

　男性ホルモンであるテストステロンは弱いながらも黄体ホルモン作用を示し，さらに 17α エチニル誘導体にはアンドロゲン作用がほとんどなく強い黄体ホルモン作用を示すこと，黄体ホルモン作用には 19 位メチル基が不要であることが判明し，19 位メチル基を除去したノルエチステロン norethisterone，ノルゲストレル norgestrel，ノルゲストレルの左旋性異性体レボノルゲスト

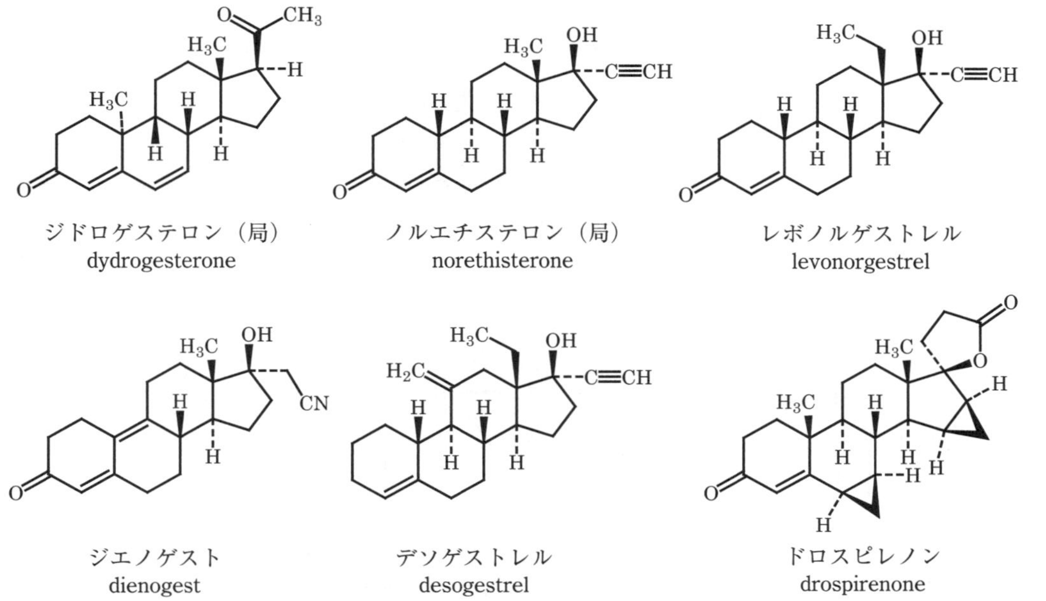

第 11 章 ホルモン及びその関連医薬品

ジドロゲステロン（局）
dydrogesterone

ノルエチステロン（局）
norethisterone

レボノルゲストレル
levonorgestrel

ジエノゲスト
dienogest

デソゲストレル
desogestrel

ドロスピレノン
drospirenone

図 11.13　黄体ホルモン薬

レル levonorgestrel などが開発された．9，10 位に二重結合が導入されたジエノゲスト dienogest
は，プロゲステロン受容体に選択的なアゴニスト作用を示し，長期経口投与可能な子宮内膜症な
どの治療薬として用いられている（図 11.13）．その他の黄体ホルモン薬に，メドロキシプロゲ
ステロン酸エステル medroxyprogesterone acetate やノルゲストレル norgestrel，クロルマジノン
酢酸エステル chlormadinone acetate などがある（資料 11.4.4-1 参照）．

11.4.5　黄体ホルモン・卵胞ホルモン混合薬

　卵胞ホルモンと黄体ホルモンの混合薬は，① エストロゲンによる副作用をプロゲストーゲン
で抑制，② プロゲストーゲンに少量のエストロゲンが共存するとプロゲステロン受容体が誘導
されてプロゲストーゲンの作用が増強し避妊効果が高まる，ということから経口避妊薬（通称
"ピル"）としておもに使用される．卵胞ホルモンとしてはエチニルエストラジオールあるいはメ
ストラノールが，黄体ホルモンとしては，ノルエチステロン，デソゲストレル desogestrel，レ
ボノルゲストレルなどが用いられる．最近では，スピロノラクトン誘導体であるドロスピレノン
drospirenone とエチニルエストラジオールの合剤が月経困難症に用いられている（図 11.13）．

11.4.6　男性ホルモン（アンドロゲン）薬

　天然の男性ホルモンであるテストステロンは，標的組織で 5α-還元酵素の作用を受け，活性本
体であるジヒドロテストステロンとなり，さらに肝臓でアンドロステロンへと変換される（表
3.3 参照）．テストステロンを経口投与すると肝臓で代謝を受けて無効となる．17α 位をメチル

化したメチルテストステロン methyltestosterone は，肝臓での分解を受けにくいため，経口投与においてもテストステロンと同等の作用を示す．さらに，9α 位にフッ素原子を導入したフルオキシメステロン fluoxymesterone は強力なアンドロゲン作用を示す．一般に，17β 位水酸基をエステル化すると持続性が増加することから，テストステロンプロピオン酸エステル testosterone propionate，テストステロンエナント酸エステル testosterone enanthate などが開発され，男子性腺機能不全，造精機能障害による男子不妊症などに用いられる（図 11.14）．

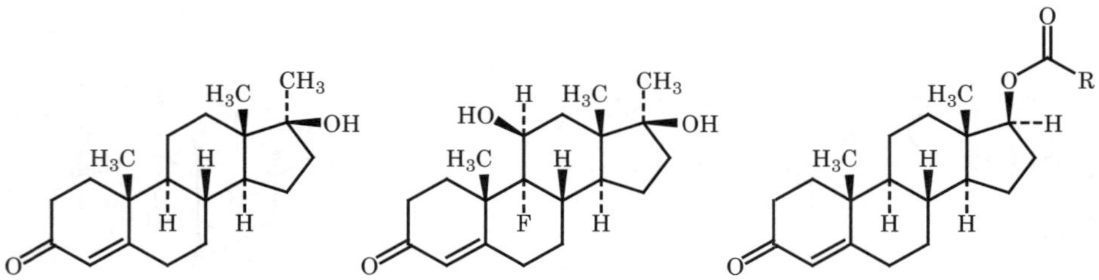

メチルテストステロン（局）
methyltestosterone

フルオキシメステロン（局）
fluoxymesterone

テストステロンプロピオン酸エステル（局）
R = C_2H_5 testosterone propionate
テストステロンエナント酸エステル（局）
R = C_6H_{13} testosterone enanthate

図 11.14　男性ホルモン薬

11.4.7　抗男性ホルモン薬

抗男性ホルモン薬には，ジヒドロテストステロンと男性ホルモン受容体との複合体形成を阻害し，男性ホルモンに拮抗する薬と，テストステロンより強力な作用を有するジヒドロテストステロンを合成する 5α-還元酵素を阻害する薬，さらにはアンドロゲン合成を阻害する薬がある．

アンドロゲン受容体拮抗薬には，ステロイド系誘導体として黄体ホルモンに類似した骨格をもつオキセンドロン oxendolone，クロルマジノン酢酸エステル chlormadinone acetate，ゲストノロンカプロン酸エステル gestonorone caproate があり，前立腺がん，前立腺肥大症や男性ホルモン過剰症に用いられる．非ステロイド系誘導体には，フルタミド flutamide，ビカルタミド bicalutamide やエンザルタミド enzalutamide があり，前立腺がん治療薬として用いられる．エンザルタミドは，アンドロゲン受容体のシグナル伝達を複数の段階，すなわち受容体との結合，核内移行，DNA との結合のそれぞれの段階を阻害する新規の抗アンドロゲン剤であり，去勢抵抗性前立腺がん castration-resistant prostate cancer 治療薬として用いられる（図 11.15）．

5α-還元酵素阻害薬のフィナステリド finasteride，デュタステリド dutasteride は，A 環 4 位に窒素原子が導入されアミド構造となった 4-アザステロイド化合物であり，17 位にもアミド基が導入された構造をもつ．アンドロゲン合成阻害薬のアビラテロン酢酸エステル abiraterone acetate は，精巣，副腎及び前立腺腫瘍組織内に発現している 17α-hydroxylase/C17,20-lyase（CYP17）を不可逆的かつ選択的に阻害し，プレグネノロン又はプロゲステロンからテストステロン前駆体であるデヒドロエピアンドロステロン又はアンドロステンジオンへの変換を阻害する（図 11.16）．

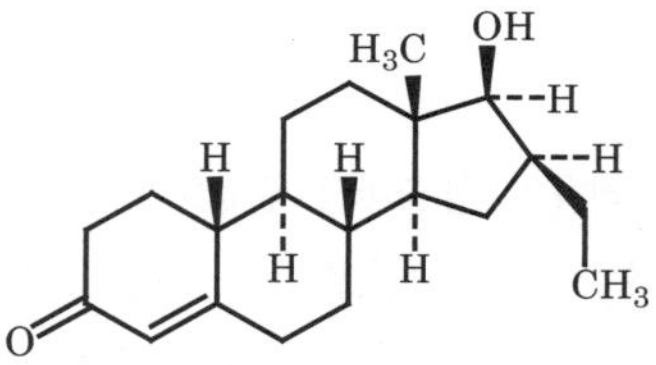

第 11 章 ホルモン及びその関連医薬品

オキセンドロン
oxendolone

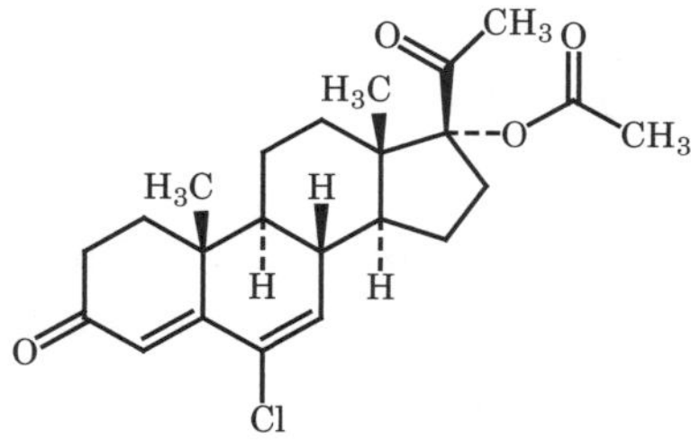

クロルマジノン酢酸エステル（局）
chlormadinone acetate

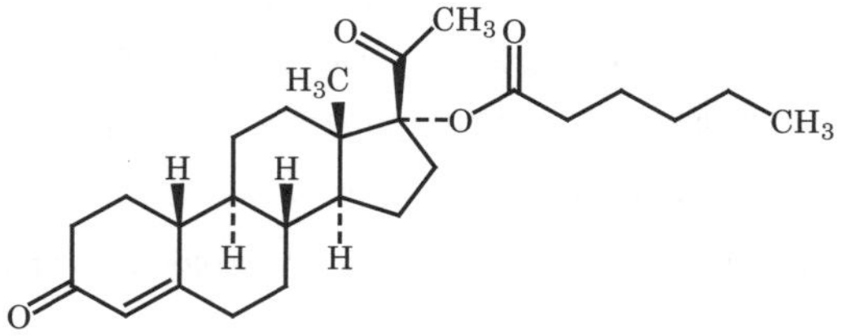

ゲストノロンカプロン酸エステル
gestonorone caproate

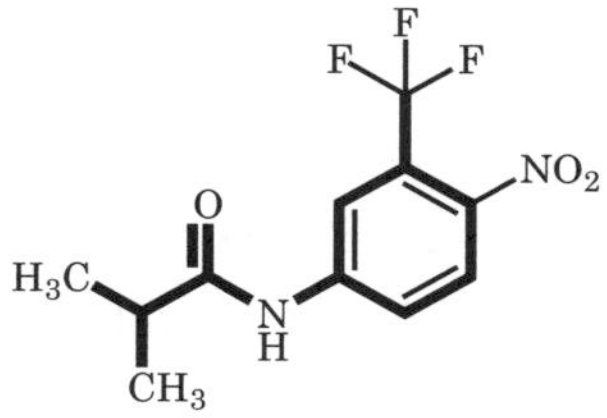

フルタミド（局）
flutamide

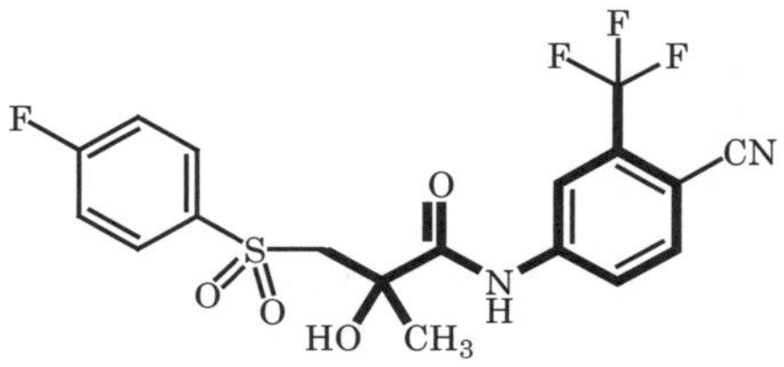

ビカルタミド
bicalutamide

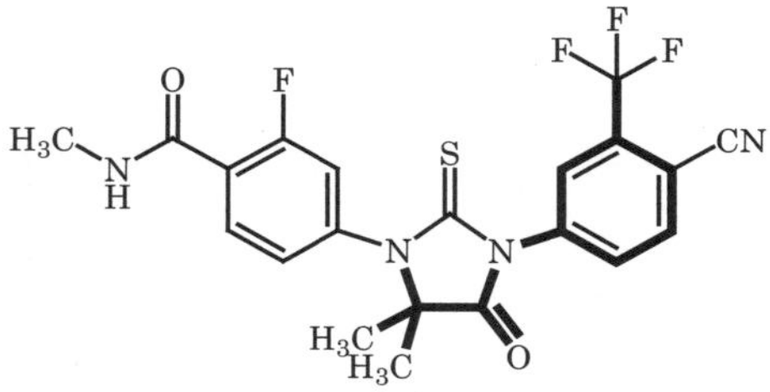

エンザルタミド
enzalutamide

図 11.15 抗男性ホルモン薬

5α-還元酵素阻害

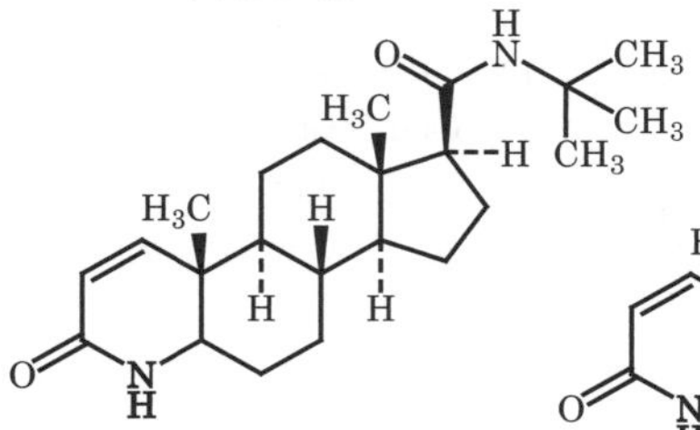

フィナステリド
finasteride

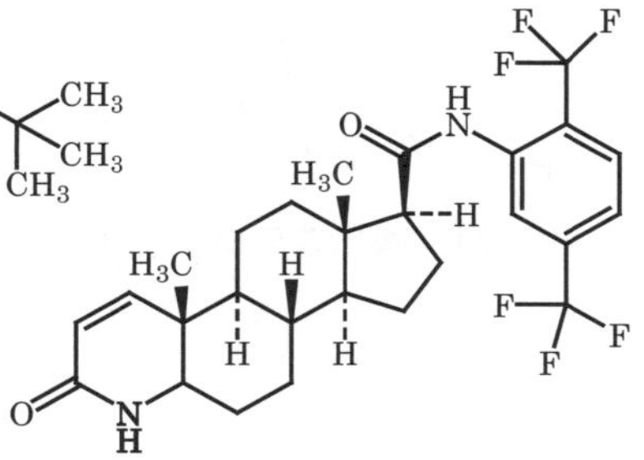

デュタステリド
dutasteride

CYP17 阻害

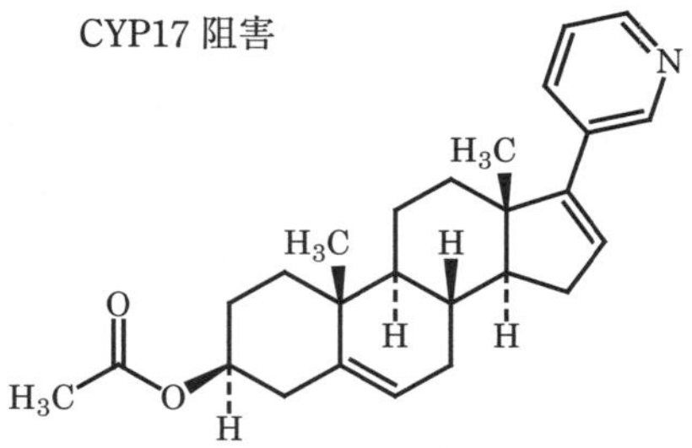

アビラテロン酢酸エステル
abiraterone acetate

図 11.16 ホルモン生合成に関与する酵素の阻害薬

248 　第2編　医薬品各論

11.4.8　タンパク同化ステロイド薬

　アンドロゲンは，男性ホルモン作用のほか，タンパク同化作用を有し筋肉の発達をよくする．タンパク同化ステロイドは，男性ホルモン作用を弱めタンパク同化作用を増強した合成ステロイドであり，骨粗鬆症あるいは術後消耗が激しい患者の体力回復などに用いられる（図11.17）．テストステロン誘導体として2位にホルミル基（エノール化している），17α位にメチル基が導入されたオキシメトロン oxymetholone や，17α位のアルキル化は肝障害の原因とされていることから17α位に置換基を導入せず，1位にメチル基及び1位と2位に二重結合を導入することにより男性ホルモンの異化作用と同化作用の分離に成功したメテノロン酢酸エステル metenolone acetate や持続性のメテノロンエナント酸エステル metenolone enanthate がある．また，筋肉強化を目的に，メスタノロン mestanolone やナンドロロンデカン酸エステル nandrolone decanoate などが使用される．

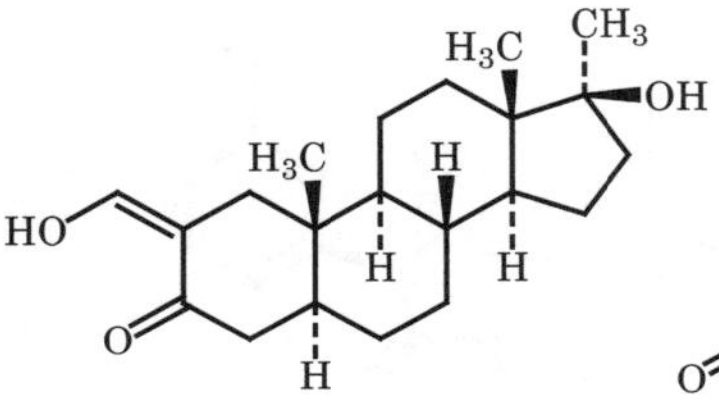

オキシメトロン（局）
oxymetholone

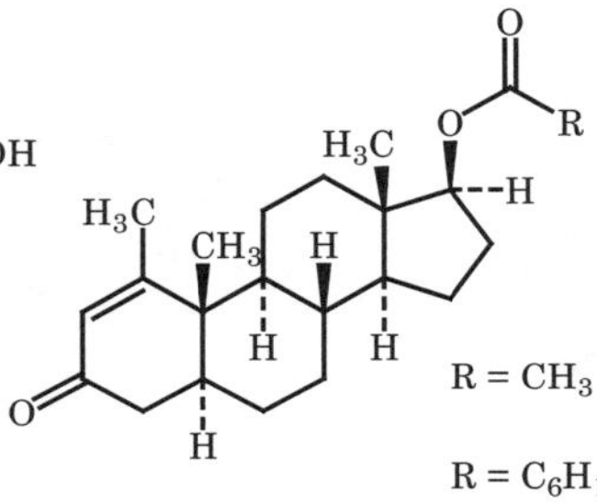

R = CH₃　メテノロン酢酸エステル（局）
metenolone acetate
R = C₆H₁₃ メテノロンエナント酸エステル（局）
metenolone enanthate

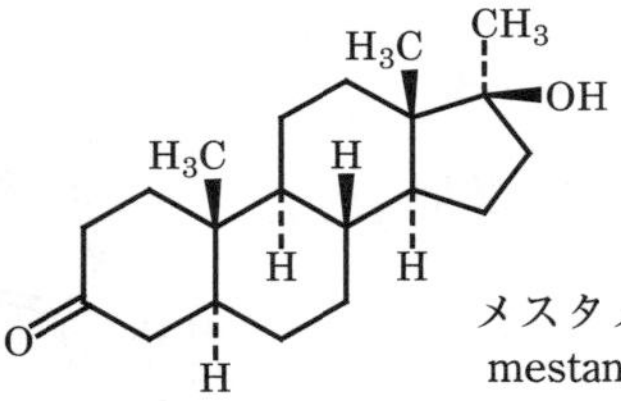

メスタノロン
mestanolone

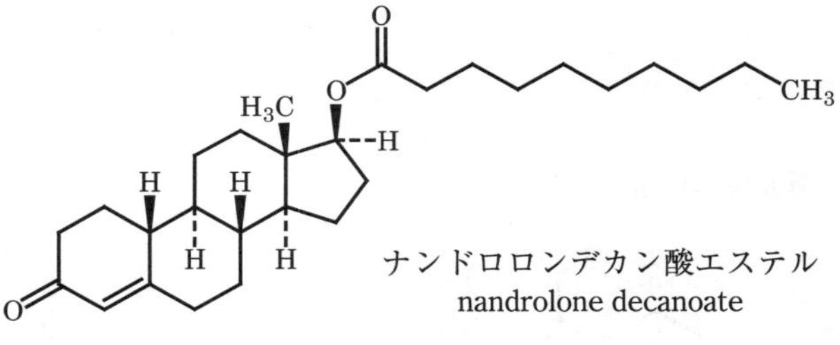

ナンドロロンデカン酸エステル
nandrolone decanoate

図11.17　タンパク同化ステロイド薬

11.4.9　鉱質コルチコイド薬

　天然の鉱質コルチコイドであるアルドステロンは（表3.3参照），レニン-アンギオテンシン系によっても支配され，アンギオテンシンⅡにより分泌が促進される．血漿 K^+ 濃度の上昇を受けても副腎皮質球状層から合成分泌され，さらに，副腎皮質以外の心臓，血管壁でも産生されることが明らかとなり，心血管系疾患における重要性が改めて認識されている．合成鉱質コルチコイドとしては，Na^+ 貯留作用が最強のフルドロコルチゾン酢酸エステル　fludrocortisone acetate がある（図11.18）．

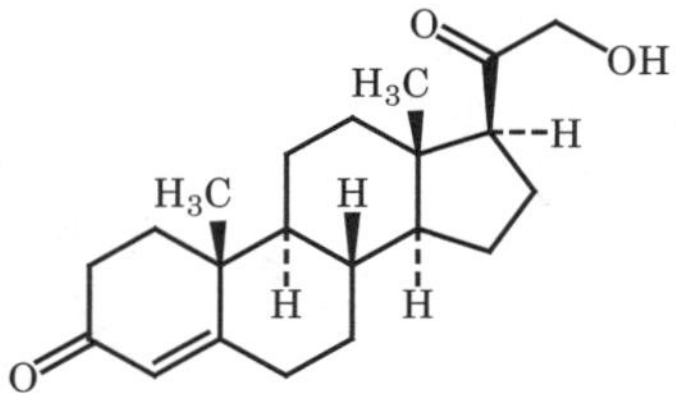

第 11 章　ホルモン及びその関連医薬品　　　*249*

デオキシコルチコステロン
desoxycorticosterone

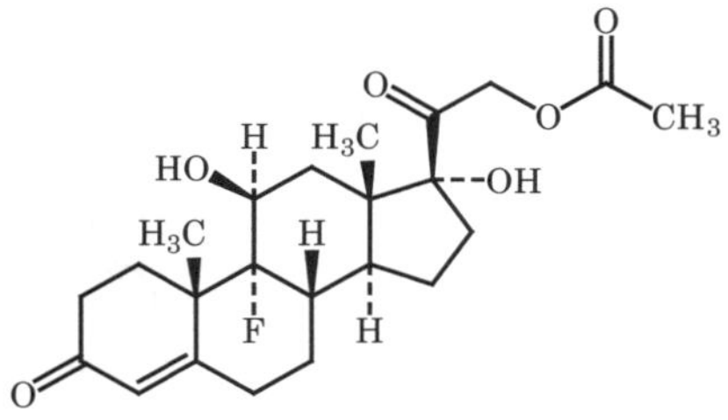

フルドロコルチゾン酢酸エステル（局）
fludrocortisone acetate

図 11.18　鉱質コルチコイド薬

11.4.10　鉱質コルチコイド拮抗薬

　スピロノラクトン spironolactone やカンレノ酸カリウム potassium canrenoate はアルドステロン受容体と結合してアルドステロンの作用に拮抗し，糖・尿酸代謝に影響しないカリウム保持性利尿薬として用いられる．カンレノ酸カリウムは生体内でスピロノラクトンの活性代謝物の 1 つであるカンレノン canrenone となり作用を発現する（資料 11.4.10-1 参照）．スピロノラクトン誘導体であるエプレレノン eplerenone は，鉱質コルチコイド受容体への選択性が高く，特に血圧上昇と臓器障害に関わるアルドステロンを選択的にブロックすることで降圧効果を発揮する世界初のアルドステロン受容体拮抗薬である（図 11.19）．

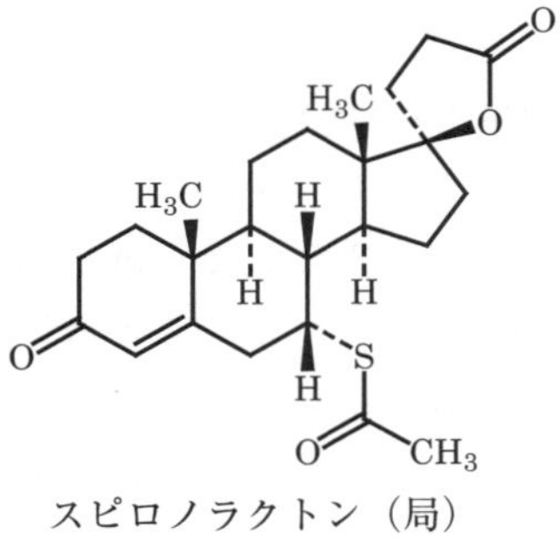

スピロノラクトン（局）
spironolactone

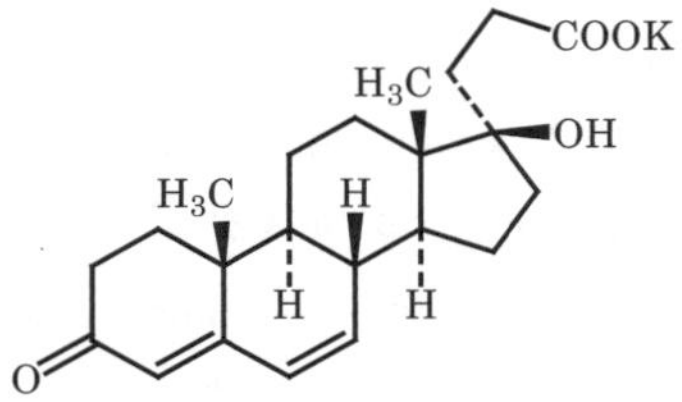

カンレノ酸カリウム（局）
potassium canrenoate

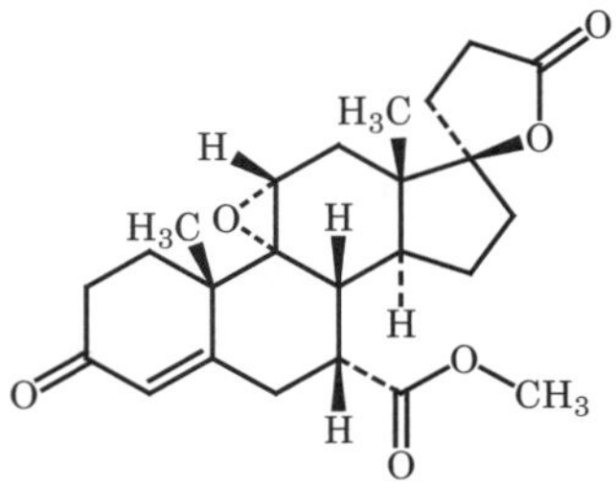

エプレレノン（局）
eplerenone

図 11.19　カリウム保持性利尿薬

11.4.11　糖質コルチコイド薬

　1949 年にコルチゾン cortisone がリウマチ性関節炎に非常に有効であること，またコルチゾンが生体内で代謝されて生成するヒドロコルチゾン hydrocortisone が活性本体であることが判明して以来，鉱質コルチコイド作用に基づく電解質代謝作用の少ない抗炎症薬の開発を目的に，天然ホルモンの化学修飾を中心とした構造活性相関の検討が活発に行われた．その結果以下のこ

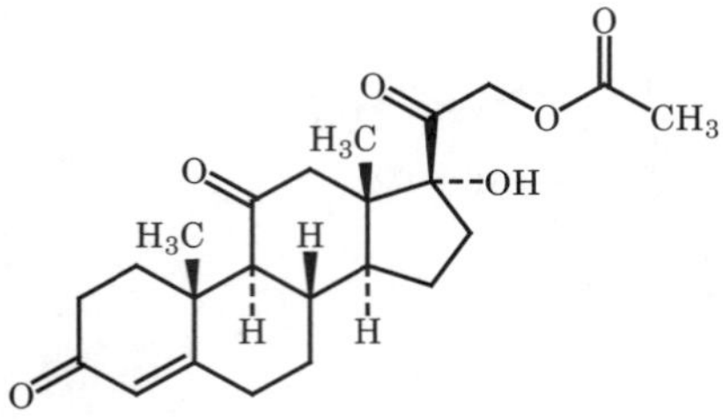

コルチゾン酢酸エステル（局）
cortisone acetate

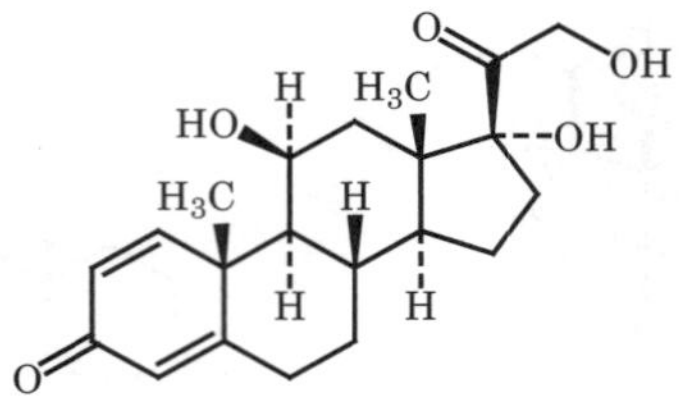

プレドニゾロン（局）
prednisolone

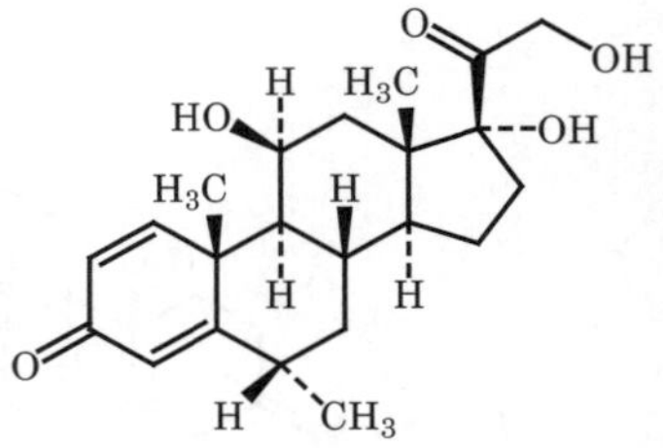

メチルプレドニゾロン（局）
methylprednisolone

16βメチル基

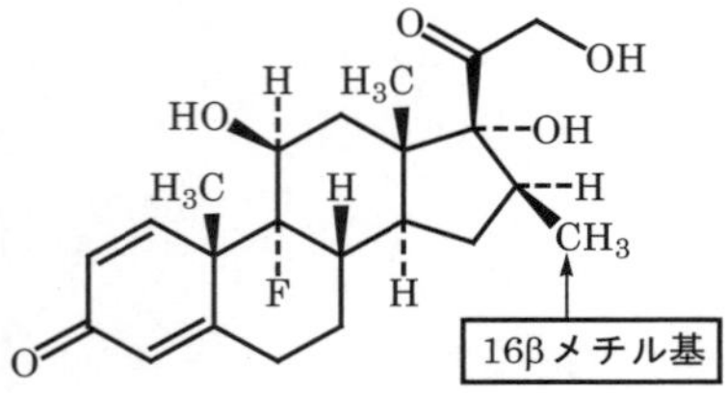

ベタメタゾン（局）
betamethasone

16αメチル基

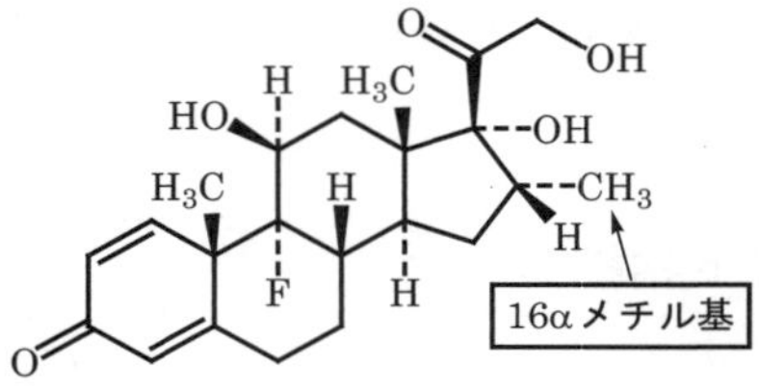

デキサメタゾン（局）
dexamethasone

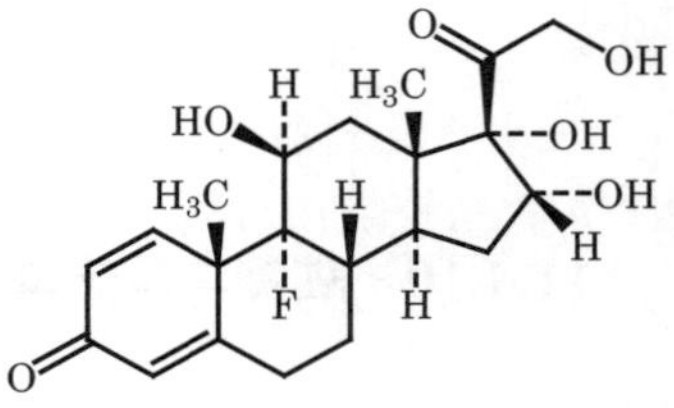

トリアムシノロン（局）
triamcinolone

図 11.20　抗炎症ステロイド薬

とが明らかとなり，ベタメタゾン betamethasone やデキサメタゾン dexamethasone をはじめと
して，クロベタゾールプロピオン酸エステル clobetasol propionate やジフロラゾン酢酸エステル
diflorasone diacetate，フルオシノニド fluocinonide，ジフルプレドナート difluprednate，アムシノ
ニド amcinonide，ジフルコルトロン吉草酸エステル diflucortolone valerate，デプロドンプロピオ
ン酸エステル deprodone propionate，フルオシノロンアセトニド fluocinolone acetonide，ハルシノ
ニド halcinonide，クロベタゾン酪酸エステル clobetasone butyrate，アルクロメタゾンプロピオ
ン酸エステル alclometasone dipropionate，ベクロメタゾンプロピオン酸エステル beclometasone
dipropionate，シクレソニド ciclesonide，ブデソニド budesonide，モメタゾンフランカルボン酸
エステル mometasone furoate，フルチカゾンプロピオン酸エステル fluticasone propionate，フル
チカゾンフランカルボン酸エステル fluticasone furoate など種々の医薬品が開発された（図 11.20
及び 資料 11.4.11-1 参照）．

① A 環の Δ^4-3-ケトンは必須であり，Δ^1-二重結合の導入は抗炎症作用を増強する．
② B 環の 6α 位にメチル基やフッ素基の導入は抗炎症作用を増強し，Na^+ の貯留作用を弱める．
　また，9α 位にフッ素原子や塩素原子の導入は両作用を増強する．
③ C 環の 11 位の酸素官能基は抗炎症作用発現に必須である．
④ D 環の 16α 位又は，16β 位へのメチル基の導入は，Na^+ の貯留を弱め，抗炎症作用を増強する．
　16α 位及び 17α 位水酸基は，鉱質作用のみ顕著に弱める．また，17α 位水酸基は消炎作用発現
　に重要である．

第11章　ホルモン及びその関連医薬品　　251

17位や21位水酸基の脂肪酸によるエステル化や，16位，17位水酸基のアセトニドへの変換は，活性が増強するとともに脂溶性が増大する．これら誘導体は，皮膚への浸透性がよく局所消炎作用が強くなるため，全身作用による副作用を軽減できることから外用薬として汎用されている．ステロイド外用薬は，皮膚への浸透性をもとに最強，かなり強い，強力，中程度，弱いと5段階に分類されている．なお，17位，21位に導入される脂肪酸の炭素数の総和は6〜7個が最適とされている．慢性的な炎症性気道疾患である喘息やアレルギー性鼻炎などには，吸入剤や噴霧用のステロイド製剤が使用され，速効性かつ緊急時の治療用には，21位水酸基にコハク酸エステルや非常に水溶性の高いリン酸エステルなどのナトリウム塩が導入された注射用水溶性剤が使用される（資料11.4.11-1参照）.

11.4.12　抗副腎皮質ホルモン薬（ステロイド合成阻害薬）

抗副腎皮質ホルモン薬は，副腎皮質機能亢進による副腎皮質がんやクッシング症候群等の治療に用いられる（図11.21）．メチラポン metyrapone はコルチコイド生合成酵素の1つである11β-ヒドロキシラーゼのはたらきを阻害し，ヒドロコルチゾン（コルチゾール）の産生を抑制する．ミトタン mitotane は，副腎皮質に対する選択的細胞毒性，及びコレステロールからのステロイド合成の多くの段階において阻害作用を示す．トリロスタン trilostane は，3β-ヒドロキシステロイド脱水素酵素を特異的かつ競合的・可逆的に阻害し，アルドステロン及びコルチゾン分泌過剰を抑制する．

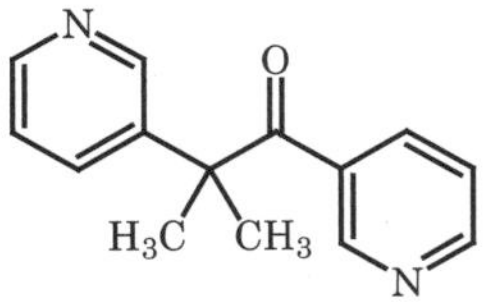

メチラポン（局）
metyrapone

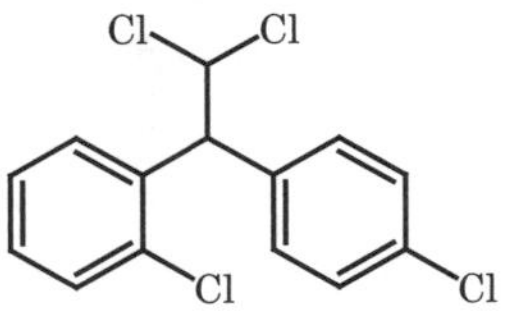

ミトタン
mitotane

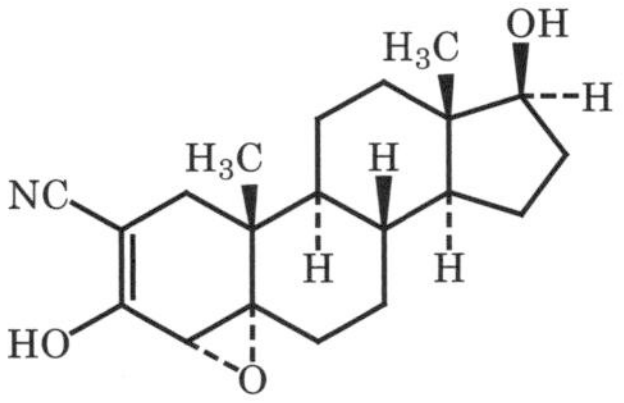

トリロスタン
trilostane

図11.21　抗副腎皮質ホルモン薬

11.4.13　その他

ステロイド構造の特性を利用し，細胞内への移行を向上させた医薬品の開発が行われている．アルキル化剤であるエストラムスチンリン酸エステルナトリウム水和物 estramustine phosphate sodium hydrate は，エストラジオールの3位水酸基にナイトロジェンマスタードをカルバメート結合させたハイブリッド型医薬品であり前立腺がん治療薬に用いられる．主代謝物エストラムスチンは，前立腺がん中に多く存在するエストラムスチン結合タンパクに結合してがん細胞内に蓄積され，微小管の重合を阻害し殺細胞作用を発揮する．また，代謝により生成するエストラジオールは，性腺刺激ホルモン，テストステロンの生合成及び5α-還元酵素を阻害し，抗アンドロゲ

ン作用を発揮する．これ以外に非脱分極性筋弛緩薬ベクロニウム臭化物 vecuronium bromide などがある（図11.22）．

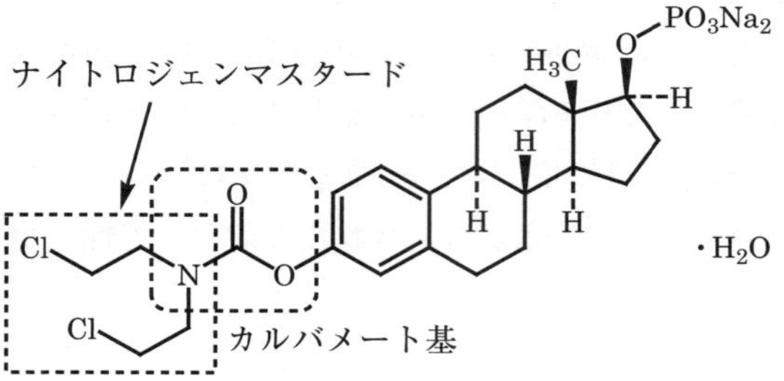

エストラムスチンリン酸エステルナトリウム水和物
estramustine phosphate sodium hydrate

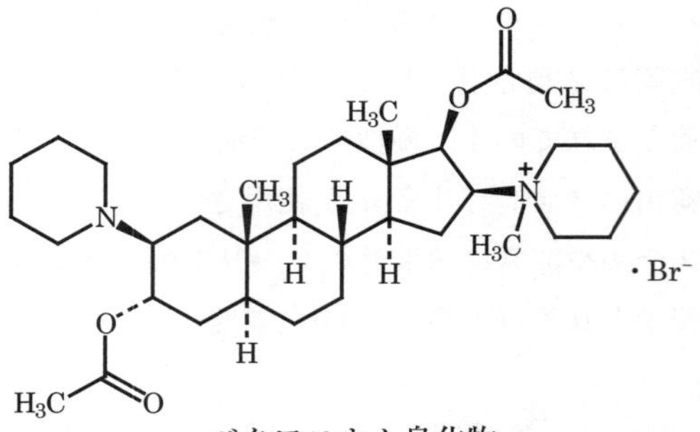

ベクロニウム臭化物
vecuronium bromide

図11.22　ステロイド骨格をもつその他の医薬品

参考文献

1) 野口，日比野　編（2002）医薬化学―生物学への橋かけ―　第3版，廣川書店
2) 辻，河島，重信，杉本　編（2007）薬剤師のための常用医薬品情報集，廣川書店
3) （財）日本医薬情報センター編集・発行（2017）JAPIC 医療用医薬品集 2017
4) 宮本謙一（2004）ステロイド薬－服薬指導のための Q&A，2004，pp.11-14．富士メディカル出版（丸善）
5) 香月，成田，川端　編（2015）詳解薬理学，廣川書店
6) 長友，篠塚，荻原，武田　編（2016）医療薬学最新薬理学，廣川書店
7) 竹内，岡　編（2011）最新基礎薬理学　第3版，廣川書店

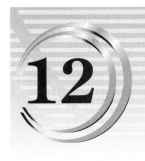

12 代謝系に関連する治療薬

　生体を構成するタンパク質や脂質などの生体関連物質は，生体内で恒常的に合成と分解を繰り返しており，それぞれ総量が変わらない動的定常状態にある．この合成と分解が同時に起こることによる生体関連物質の入れ替わりを代謝回転という．この代謝回転はさまざまな因子に影響をうけ，そのバランスがくずれると，結果として疾病につながる．本章では，代謝系に関わる疾病として，糖代謝に関わる糖尿病，脂質代謝に関わる高脂血症，骨代謝に関わる骨粗鬆症を取りあげる．これらの疾病は，それぞれの代謝バランスがくずれても症状として現れにくい．しかし，その状態が長く続くことにより，二次疾病を誘発するリスクが上昇する．このため，これらの疾病は，沈黙の病気（サイレントディジーズ）と呼ばれ，中でも自覚症状なく重篤な症状に陥る糖尿病，高脂血症，高血圧症などはサイレントキラーと呼ばれている．

12.1　糖尿病治療薬

　血糖はインスリン insulin によって調節されている．インスリンは膵臓のランゲルハンス島に存在するβ細胞において生合成されるペプチドで，標的細胞での糖の同化促進及び異化抑制により血糖を降下させる．インスリンが不足すると高血糖となり，血糖値が一定基準を上回ると糖尿病 diabetes mellitus と診断される．糖尿病はインスリン insulin が不足する要因により，1 型及び 2 型糖尿病に分類される（資料 12.1-1 参照）．

　糖尿病に対する治療法には，インスリン療法及び血糖降下薬を用いたものがある．インスリン療法には，遺伝子組換え技術により合成されたヒトインスリンや，一部アミノ酸配列の異なるインスリンアナログが用いられる．血糖降下薬としては様々な作用機序のものが開発されており，インスリン分泌促進薬，速効型インスリン分泌促進薬，ブドウ糖吸収阻害薬，インスリン抵抗性改善薬，インクレチン増強薬（GLP-1 作動薬），ナトリウム-グルコース共輸送体（SGLT2）阻害薬などがある．なお，1 型糖尿病はインスリン生産能が失われているため，インスリン産生を促す作用機序の経口血糖降下薬は効果がなく，ほかの作用機序による薬剤やインスリン療法が用いられる．

12.1.1 インスリン製剤

インスリンは2本のペプチド鎖（A鎖は21アミノ酸，B鎖は30アミノ酸）が2つのジスルフィド結合により連結した構造をもつ（資料12.1.1-1参照）．インスリンのアミノ酸配列は動物による種差があり，ウシやブタ由来のものとヒト由来のものでは，一部その配列が異なる．しかし，これらの差異があっても薬理活性にはほぼ影響がないため，古くからブタ又はウシの膵臓から抽出したインスリンが臨床的に用いられてきた．

一般的にインスリン分泌は，恒常的な基礎分泌と食後に分泌される追加分泌からなる．インスリン療法は，長時間作用型で基礎分泌，短時間作用型で食後の追加分泌を補うことによってインスリンの正常な血中濃度を再現する療法である．インスリン療法に用いるインスリン製剤は「作用発現に要する時間」，「作用のピーク時間」，「作用の持続時間」の観点から，超速効型，速効型，中間型，持効型に分類され，さらに速効型と中間型とを混合した混合型，及び超速効型と中間型とを混合した二相性製剤が設計された．インスリンはペプチドホルモンであり，消化管で消化されるため経口投与ができず，おもに皮下注射により投与される．これらの製剤の設計は，まず，インスリンそのものの薬物動態を制御することに着目して行われた．インスリンは注射液中において6量体で存在するが，皮下組織内で2量体，単量体へと変化し，これらが血管壁を通過し体内へと運ばれる．インスリンの持続性の向上を目的として，6量体を安定化する亜鉛イオンと塩基性タンパク質の一種であるプロタミンを懸濁して共存させた製剤や，無晶性ブタインスリンと結晶性ウシインスリンとを混合した二相性インスリン製剤が開発された．1980年代に入ると遺伝子工学の躍進によりヒトインスリン製剤の生産が開始され，純度の高い製剤が供給されるようになった．速効型のヒトインスリン insulin human は，遺伝子工学を利用して作られた初めての医薬品である．さらに遺伝子改変技術により，様々な特徴をもつインスリン製剤が開発された（資料12.1.1-2参照）．インスリンアスパルト insulin aspart は，単量体へと変換されやすいため吸収が速い，超速効型インスリンアナログ製剤である．またインスリンデグルデク insulin degludec は，マルチヘキサマー（連鎖した6量体）を安定化することで，皮下組織から単量体が徐々に解離することで作用を長時間持続するようにした持効型インスリンアナログである．同じく持効型インスリンアナログとして，生理的 pH で生じる沈殿物からの徐放を利用したインスリングラルギン insulin glargine，血中アルブミンとの親和性及びマルチヘキサマーの生成促進を利用したインスリンデテミル insulin detemir がある．

12.1.2 インスリン分泌促進薬

インスリン分泌促進薬は構造上の特徴からスルホニル尿素系（SU薬：sulfonylurea）とグリニド系に分類され，膵 β 細胞に蓄えられたインスリンを放出させる．膵 β 細胞の細胞膜には SU 受容体（ATP 感受性 K^+ チャネル）が存在し，これに薬剤が結合すると K^+ チャネルが閉口することで，細胞膜の脱分極が起こり，Ca^{2+} チャネルが開口する．これにより細胞質内の遊離 Ca^{2+} 濃度が上昇し，分泌顆粒に蓄えられたインスリンが細胞外に放出され，血糖降下作用を示す．

第 12 章　代謝系に関連する治療薬　　**255**

【1】 スルホニル尿素系薬剤

　スルホニル尿素系薬剤は，1950 年代，抗菌剤として開発されていたサルファ剤の副作用として現れた血糖降下作用をもとに開発され，その構造上の特徴からスルホニルウレア系薬剤（SU薬）と呼ばれる（図 12.1）．第一世代スルホニル尿素系薬剤としてトルブタミド，クロルプロパミド，アセトヘキサミド，グリクロピラミド，第二世代としてグリベンクラミド，グリクラジドなど，さらに第三世代としてグリメピリドなどが開発されてきた．活性は一般に第一世代より第二世代以降の方が強く，グリベンクラミドのインスリン分泌促進作用はスルホニル尿素系でもっとも強力である．第三世代のグリメピリドは，インスリン分泌促進作用は低いが，第二世代 SU薬と同等の血糖降下作用を示す．この血糖降下作用の一部は，インスリンの標的組織としての肝臓及び筋肉，脂肪組織等の末梢組織でのインスリン感受性が改善されることによるものと考えられている．

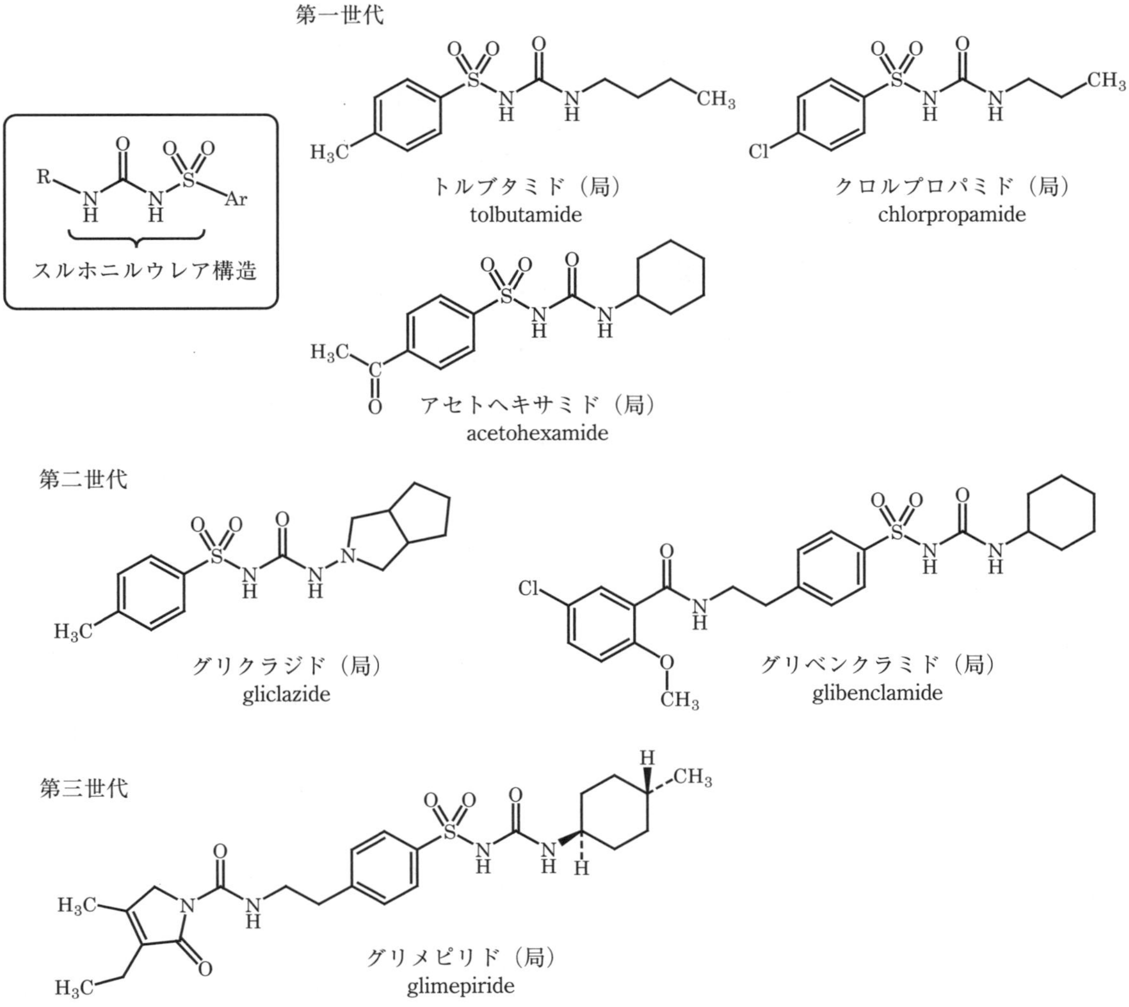

図 12.1　スルホニルウレア構造と SU 薬

【2】グリニド系薬剤

グリニド系薬剤は，アミノ酸誘導体が示す様々な薬理作用の中で，N-クロロアセチルロイシンが弱い血糖降下作用を示したことから開発が始まった．その後の検討でN-ベンゾイルフェニルアラニンをリードとした展開により，N-アシルフェニルアラニンに強力な血糖降下作用が認められ，グリニド系薬剤であるナテグリニド，ミチグリニドが誕生した（図12.2）．グリニド系薬剤は速効型であり，SU薬と同様の作用機序でインスリン促進作用を示す．これらの薬剤はSU薬との構造上の相関を見出すことは難しいが，ナテグリニドとミチグリニドの構造間には類似性が見られる．

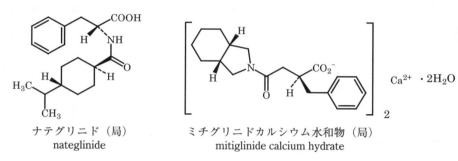

ナテグリニド（局）
nateglinide

ミチグリニドカルシウム水和物（局）
mitiglinide calcium hydrate

図 12.2　グリニド系血糖降下薬

12.1.3　インスリン抵抗性改善薬

2型糖尿病はインスリンの分泌不全あるいはインスリンの標的組織における感受性低下により発症する．インスリンの分泌を亢進しなくても，標的組織のインスリン感受性を回復すると血糖降下作用を示す．このような作用をもつ薬剤をインスリン抵抗性改善薬と呼び，ビグアナイド系薬剤及びチアゾリジン系薬剤が用いられている．これらの薬剤はインスリンの分泌作用をもたない．

【1】ビグアナイド系薬剤

古くからグアニジンに血糖降下作用があることが知られており，1926年にはグアニジン2分子をメチレン炭素で結合したジグアニジン化合物（ジンタリン等）の血糖降下作用が報告されたが，肝毒性が強かった．その後，2つのグアニジド基が直接結合したメトホルミンやブホルミン

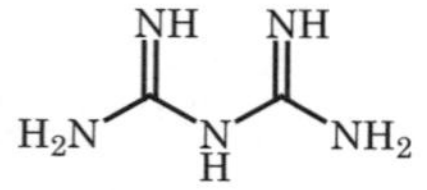

ビグアニジン

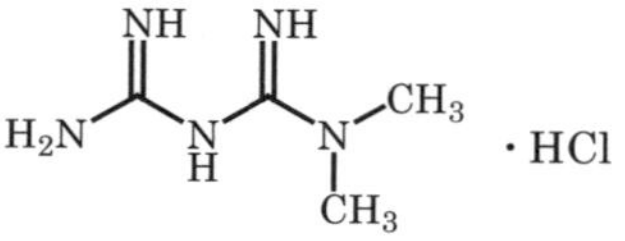

メトホルミン塩酸塩（局）
metformin hydrochloride

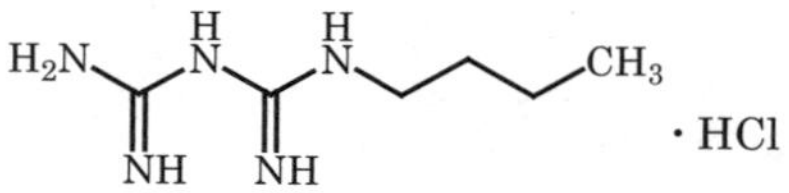

ブホルミン塩酸塩（局）
buformin hydrochloride

図 12.3　ビグアニジン骨格とビグアナイド系血糖降下薬

が開発された（図 12.3, 資料 12.1.3-1 参照）．ビグアナイド系薬剤は肝臓において AMP 活性化プロテインキナーゼを活性化し，グリセロール-3-リン酸デヒドロゲナーゼ 2 を阻害して糖新生を抑制する．また筋肉組織における糖の取り込みを促進し，小腸における糖吸収を抑制する．これらの作用により，インスリンが効きにくくなっている状態を改善し，結果として血糖を下げる．

【2】チアゾリジン系薬剤

糖尿病，高脂血症や動脈硬化に関与する過酸化脂質を低下させることを目的として α-トコフェロールを母核に合成された化合物群の中から，血糖降下作用を示すトログリタゾンが見出された．その後トログリタゾンは，強い肝毒性のため 2000 年に販売が中止された（資料 12.1.3-2 参照）．一方，クロフィブラートをもとにしたエステル誘導体に関する研究から，活性本体であるカルボキシ基を，生物学的に等価なチアゾリジンジオン環に変換した一連の化合物からピオグリタゾンが開発された（図 12.4, 資料 12.1.3-2 参照）．チアゾリジン系薬剤は，PPAR-γ（ペルオキシゾーム増殖剤応答性受容体-γ）を活性化することにより，各組織におけるグルコースの取り込みを亢進し，血糖を下げる．

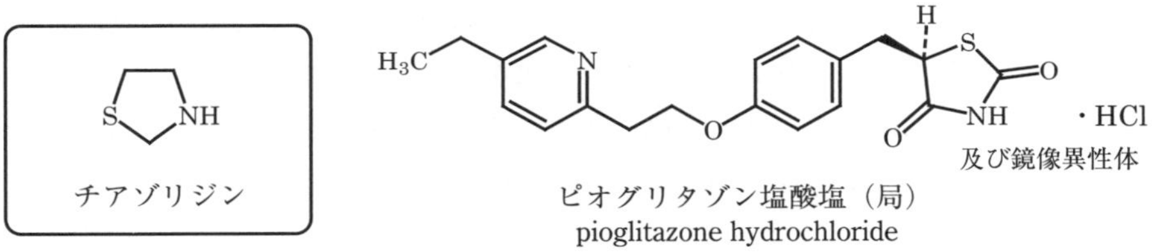

チアゾリジン

ピオグリタゾン塩酸塩（局）
pioglitazone hydrochloride
・HCl
及び鏡像異性体

図 12.4　チアゾリジン骨格とチアゾリジン系血糖降下薬

12.1.4　α-グルコシダーゼ阻害薬

血糖値は，おもに興奮時や食後に上昇する．食事から摂取されたデンプンは，α-アミラーゼにより加水分解されてオリゴ糖となり，さらに α-グルコシダーゼにより加水分解を受けて吸収されるため，これらの酵素を阻害すれば，食後の急激な血糖上昇を押さえることができる．1970 年代に微生物代謝産物から阻害作用をもつ化合物の探索が行われ，疑似アミノ糖バリエナミンをはじめとする疑似オリゴ糖類が次々と発見され，その中からアカルボースが治療薬として開発された（図 12.5）．一方，1980 年代に新規な疑似アミノ糖としてバリオールアミンが発見され，α-グルコシダーゼの中で二糖水解酵素（マルターゼ，スクラーゼ）を強く阻害したことから，バリオールアミンをリード化合物とした誘導体の合成研究が行われ，ボグリボースが創製され 1994 年に承認された．

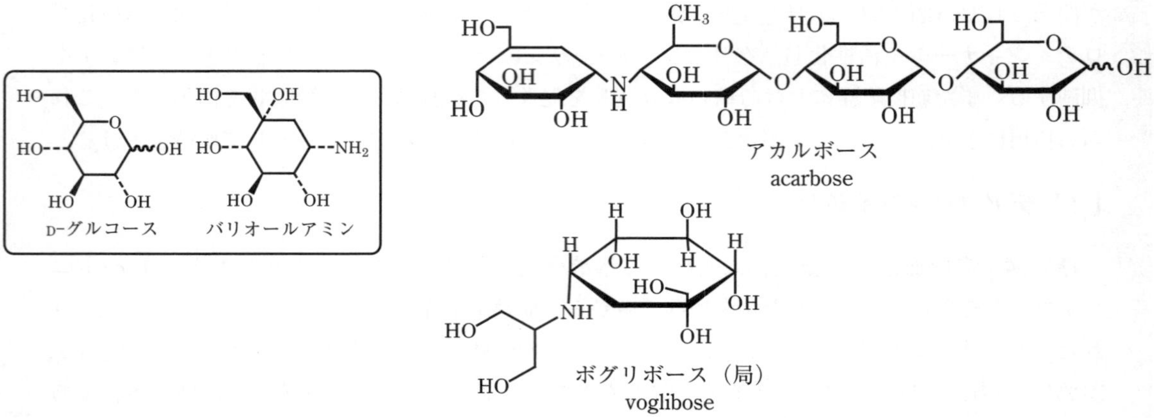

図 12.5　D-グルコース，バリオールアミンと α-グルコシダーゼ阻害薬

12.1.5　インクレチン関連薬

　食後，血糖が上昇すると小腸からインクレチンと呼ばれるホルモンが産生，放出され，膵臓の β 細胞に対して血糖濃度依存的にインスリン分泌を促す．インクレチンには GLP-1（グルカゴン様ペプチド-1）や GIP（グルコース依存性インスリン分泌刺激ポリペプチド）があり，これらを分解するのがインクレチン分解酵素（DPP-Ⅳ：ジペプチジルペプチダーゼ-Ⅳ）である（資料 12.1.5-1 参照）．

【1】GLP-1 受容体作動薬

　GLP-1 は DPP-Ⅳ により速やかに分解され作用が消失する．そこで，遺伝子工学的手法により GLP-1 を一部改変して分解されにくくしたリラグルチド，エキセナチド，リキシセナチドが開発された（資料 12.1.5-2 参照）．これらはペプチド薬であるが，インスリンとしての作用はもっていないため，2 型糖尿病に対してのみ用いられる．

【2】DPP-Ⅳ 阻害薬

　DPP-Ⅳ を阻害するとインクレチンが分解されなくなり，インスリン分泌が持続する．2009 年に最初の DPP-Ⅳ 阻害薬として triazolopiperazine 骨格をもつシタグリプチンが承認，発売された（図 12.6）．アログリプチンは pyrimidine 骨格，リナグリプチンはプリン骨格をもち，ビルダグリプチンやサキサグリプチンなどはアダマンタン骨格をもつ阻害薬である．

12.1.6　SGLT2 阻害薬

　尿中の糖は，腎臓における再吸収過程において，近位尿細管に存在するグルコーストランスポーター（SGLT2：Sodium-dependent Glucose Transporter 2）により認識されて血中に再吸収される．この Na^+/糖-共輸送体は，ナトリウムイオンの電気化学的勾配を利用して，グルコースを

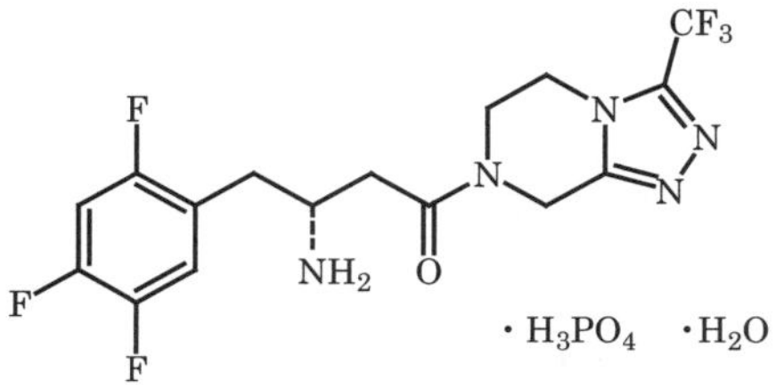

第 12 章　代謝系に関連する治療薬

シタグリプチンリン酸塩水和物
sitagliptin phosphate hydrate

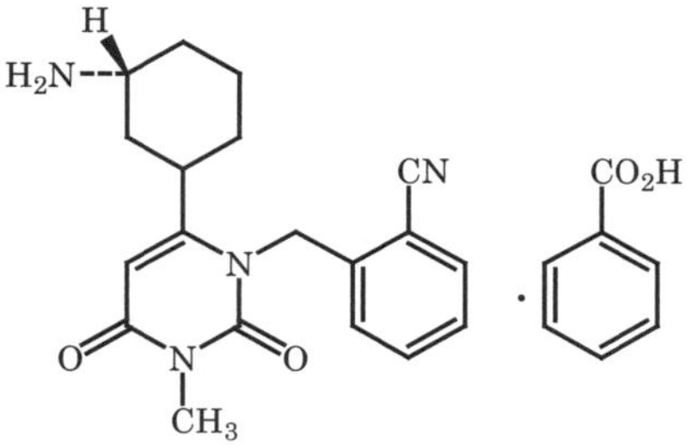

アログリプチン安息香酸塩
alogliptin benzoate

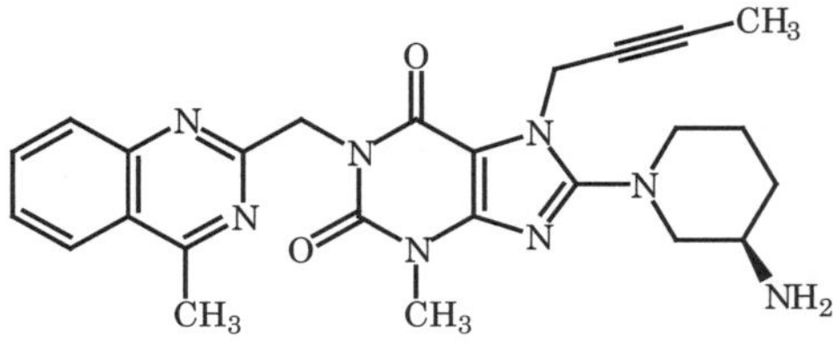

リナグリプチン
linagliptin

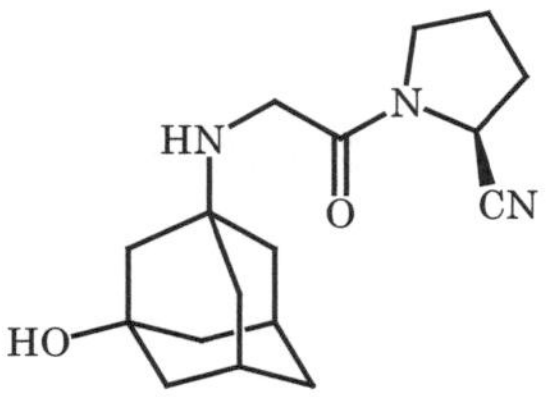

ビルダグリプチン
vildagliptin

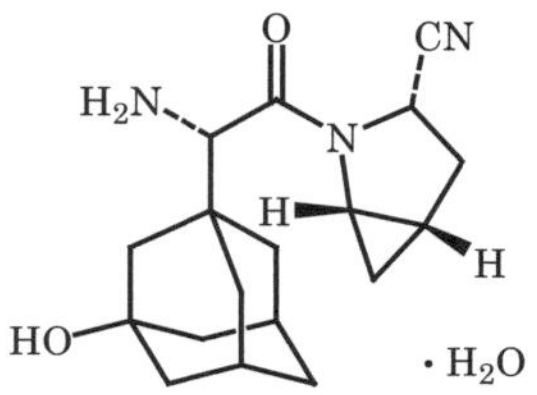

サキサグリプチン水和物
saxagliptin hydrate

図 12.6　DPP-Ⅳ阻害薬

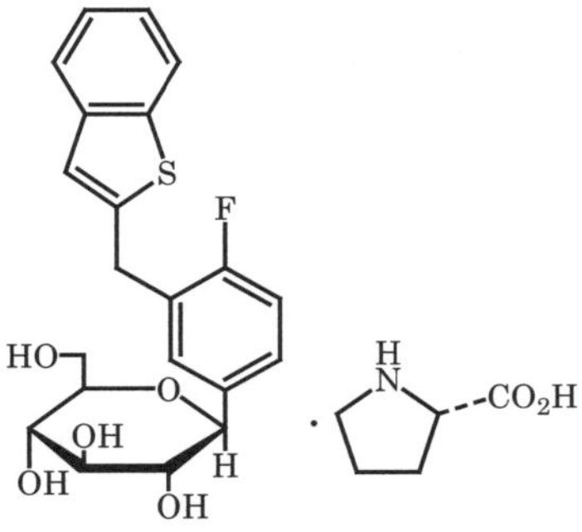

イプラグリフロジン L-プロリン
ipragliflozin L-proline

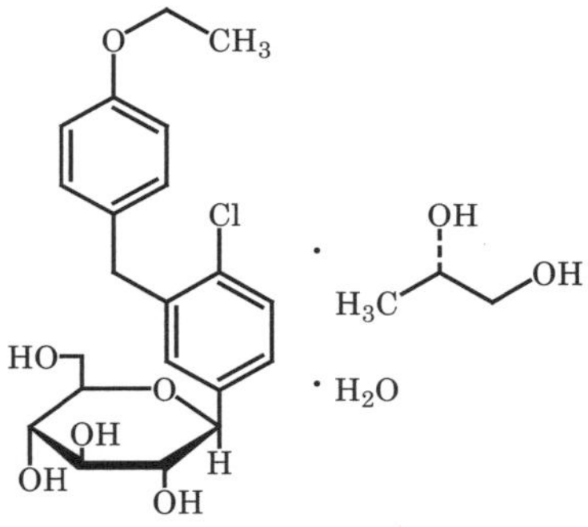

ダパグリフロジン プロピレングリコール水和物
dapagliflozin propylene glycolate hydrate

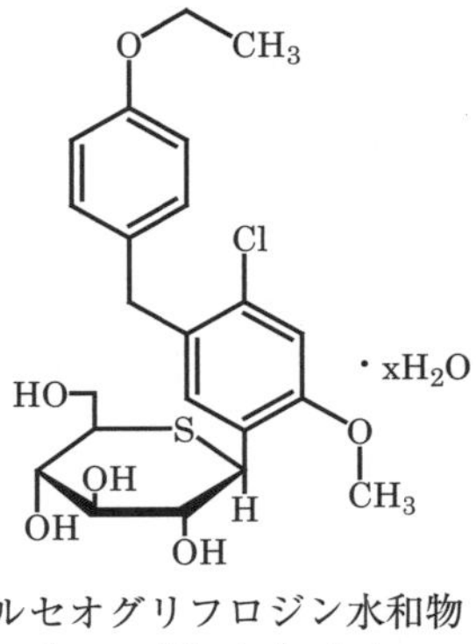

ルセオグリフロジン水和物
luseogliflozin hydrate

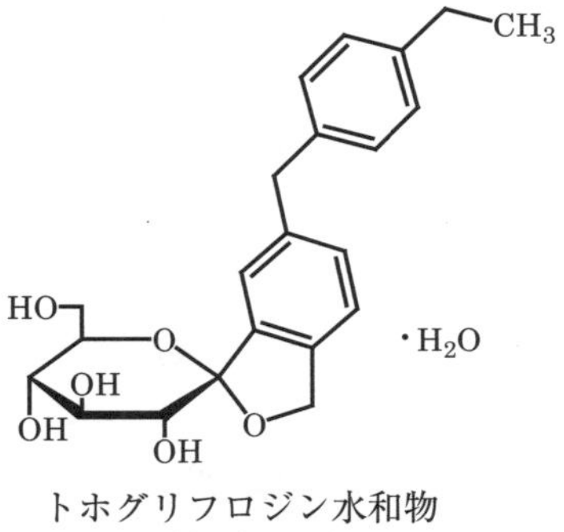

トホグリフロジン水和物
tofogliflozin hydrate

図 12.7　SGLT2 阻害薬

細胞内に取り込む．したがって SGLT2 を阻害することにより，糖の再吸収が阻害され，血中の糖濃度の上昇を抑えることができる．作用機序からも，インスリンの分泌に直接関与しない．このような SGLT2 阻害薬は新しく，2014 年にイプラグリフロジン，ダパグリフロジン，ルセオグリフロジン，トホグリフロジン，カナグリフロジン，エンパグリフロジンが相次いで承認された（図 12.7）．これらの化合物は共通して，C-グルコピラノシドあるいは C-グルコチオピラノシドとジアリールメタン（Ar-CH$_2$-Ar）骨格とからなる構造を有している．

12.1.7　糖尿病合併症治療薬

　その他，各種糖尿病性合併症治療薬も開発されてきている（資料 12.1.7-1 参照）．エパルレスタット epalrestat は，1992 年に糖尿病性末梢神経障害に対する治療薬として承認され，広く使用されている．また，心室性不整脈の治療に用いられるメキシレチン mexiletine，抗うつ薬のデュロキセチン，鎮痛薬のプレガバリンがそれぞれ異なる機構で糖尿病性末梢神経障害に伴う症状の改善に用いられている．

12.2　　脂質異常症（高脂血症）治療薬

　本来，脂質は細胞膜の成分として，また，エネルギーの貯蔵に重要な役割をもつ生体成分である．しかし，必要量以上の摂取により正常範囲を超えて血液中に脂質成分が増えた状態が継続すると，冠動脈疾患から心筋梗塞や脳梗塞を引き起こすなど，様々な疾患の発症リスクが高まることから，その状態は疾患として治療の対象となっている．脂質異常症は従来食生活習慣から欧米型の疾患と考えられていたが，日本人においても肉を中心とした食生活への変化や慢性的な運動不足によりその罹患率が上がっている．脂質異常症のうち血液中にコレステロールや中性脂肪（TG：トリグリセリド）が異常に増えた状態を高脂血症といい，その病型は増加するリポタンパク質の種類により 6 種類に分類されている（資料 12.2-1 参照）．

　抗高脂血症薬はコレステロール低下薬とトリグリセリド低下薬に大別される．コレステロール低下薬としてコレステロールの吸収阻害薬，異化促進薬，生合成阻害薬があり，トリグリセリド低下薬にはトリグリセリドの異化促進薬，生合成阻害薬，その他の機構によるものがある．それぞれ肝細胞での VLDL（very low density lipoprotein）産生抑制，LPL（lipoprotein lipase）の活性化，HDL（high density lipoprotein）の増加，胆汁酸排泄促進による体内コレステロールプールの減少などを目的とした薬剤であり，HMG-CoA 還元酵素阻害薬，フィブラート系薬剤，プロブコール，陰イオン交換樹脂，ニコチン酸製剤などがある．

12.2.1　HMG-CoA 還元酵素阻害薬

　生体内で必要なコレステロールは，食事からの吸収だけでなく，体内における生合成によりま

第 12 章　代謝系に関連する治療薬　　261

かなわれており，食事からの吸収が全体の約 2 割，生合成による供給が約 8 割を占めている．したがって，コレステロールの生合成を阻害する化合物は有効な抗高脂血症薬となる．微生物代謝産物からの阻害薬の探索研究により，1973 年に日本の製薬企業で，コレステロール生合成の律速酵素である HMG-CoA 還元酵素（4.2.3 参照）を強力かつ選択的に阻害する物質 ML-236B（メバスタチン又はコンパクチン）が，*Penicillium citrinum* の培養液から見出された（図 12.8）．その後の臨床試験で，メバスタチンは副作用により開発が中止されたが，メバスタチンを投与したイヌの尿より得た代謝産物から，より強力な阻害作用をもつプラバスタチンが発見され，1989 年に販売された．一方，米国でも 1987 年に *Aspergillius terreus* よりロバスタチンが発見され，さらにシンバスタチンが開発された．これらの 4 つのスタチン系薬剤は，脂溶性アンカーであるデカリン環部とデスメチルメバロン酸部とを含んでおり，プラバスタチンを除く 3 つの化合物はラクトン環がカルボン酸へと開環することで活性を発揮するため，これらはプロドラッグであるといえる．Stokker らの研究グループは，1986 年に HMG-CoA 還元酵素の阻害活性には，① デスメチルメバロン酸部，② デスメチルメバロン酸部から炭素 2 個を介した芳香環，③ この芳香環の両オルト位の置換基が重要であると報告した．さらに 2001 年には，Deisenhofer らのグループにより HMG-CoA 還元酵素とこれらスタチン類の複合体の X 線結晶構造解析から，スタチン類は基質の HMG-CoA と競合することが報告された．スタチン類のデスメチルメバロン酸部が阻害活性の発現において必須である一方で，脂溶性アンカーであるデカリン環部については，HMG-CoA の CoA 結合部とは必ずしも同一でないことが推測された．この脂溶性アンカーの構造が，阻害活性や化合物の性質を決める重要な部分と考えられ，種々の阻害剤が開発された（図 12.9）．

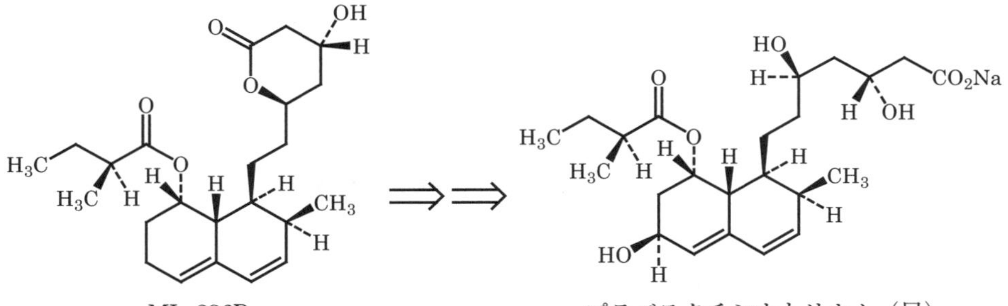

ML-236B
（mevastatin, compactin）

プラバスタチンナトリウム（局）
pravastatin sodium

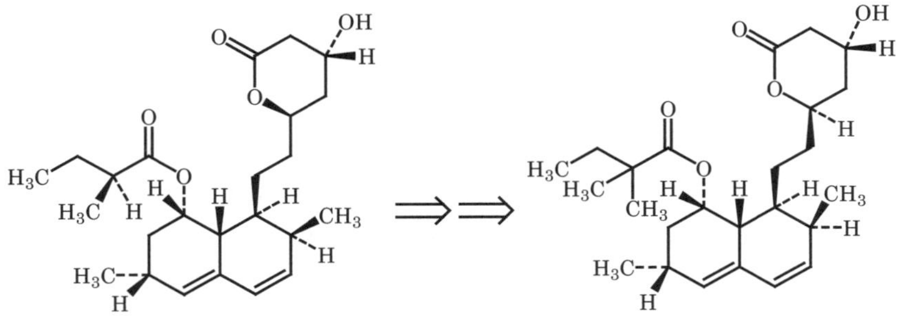

ロバスタチン
lovastatin

シンバスタチン（局）
simvastatin

図 12.8　HMG-CoA 還元酵素阻害薬の開発

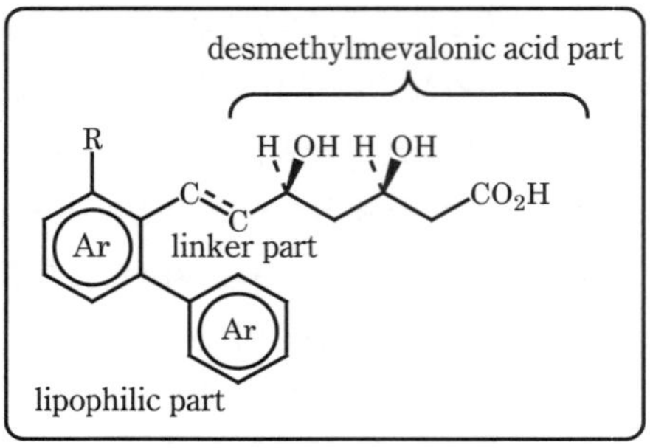

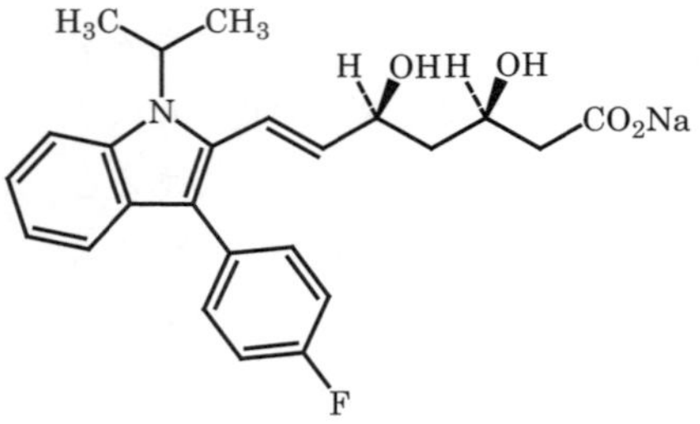

フルバスタチンナトリウム
fluvastatin sodium

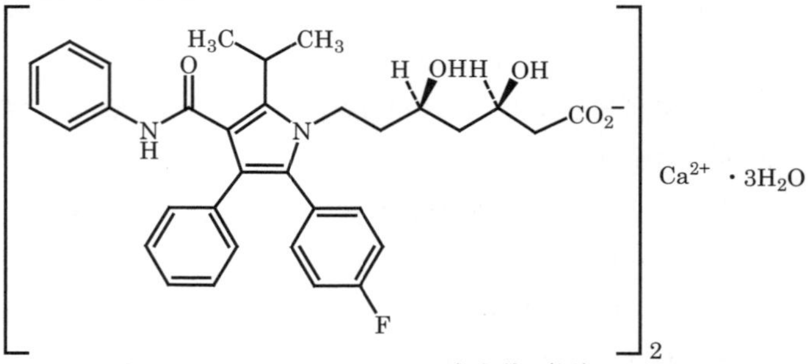

アトルバスタチンカルシウム水和物（局）
atorvastatin calcium hydrate

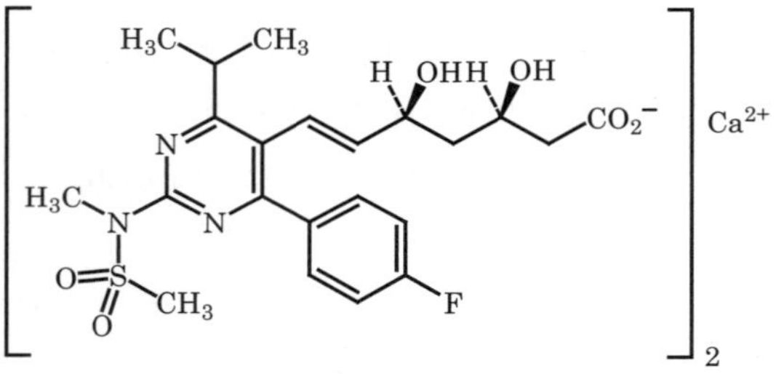

ロスバスタチンカルシウム
rosuvastatin calcium

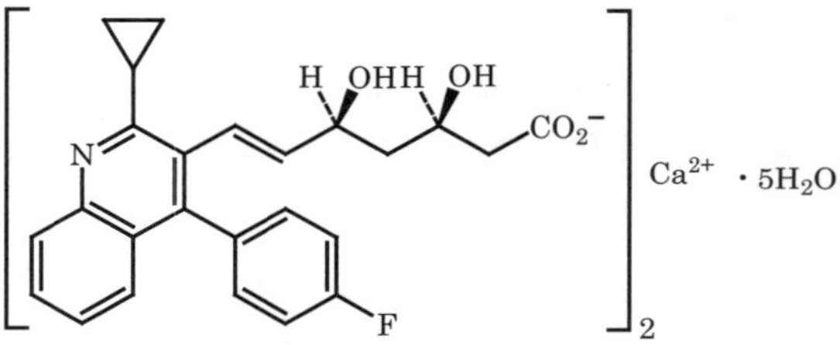

ピタバスタチンカルシウム水和物（局）
pitavastatin calcium hydrate

図 12.9　スタチン系抗高脂血症薬

12.2.2　フィブラート系薬剤

1965 年にクロフィブラートが承認されて以来，フィブラート系薬剤は高脂血症治療薬としてはもっとも長い歴史をもつ．フィブラート系薬剤（図 12.10）は TG の低下作用，HDL-C（HDL-コレステロール）の上昇作用に優れている．いずれの化合物もアリールオキシイソ酪酸を構造中に含み，転写因子である PPAR（peroxisome proliferators-activated receptor）α を活性化する．フィブラート系薬剤は，PPARα の活性化により，LPL，ApoA-Ⅰ（HDL の主要な構成タンパク質），ApoA-Ⅱ（LPL の補酵素）の産生を増加させる一方，ApoC-Ⅲ（LPL の活性抑制因子）の産生を抑制する．このため LPL に関しては，自身の産生亢進に加え，補酵素の増加と活性抑制因子の低下により，その活性は亢進する．ベザフィブラートは α だけでなく，γ，δ に対してもアゴニストとしてはたらくことが知られている．一方，フェノフィブラートは選択的 PPARα アゴニストである．

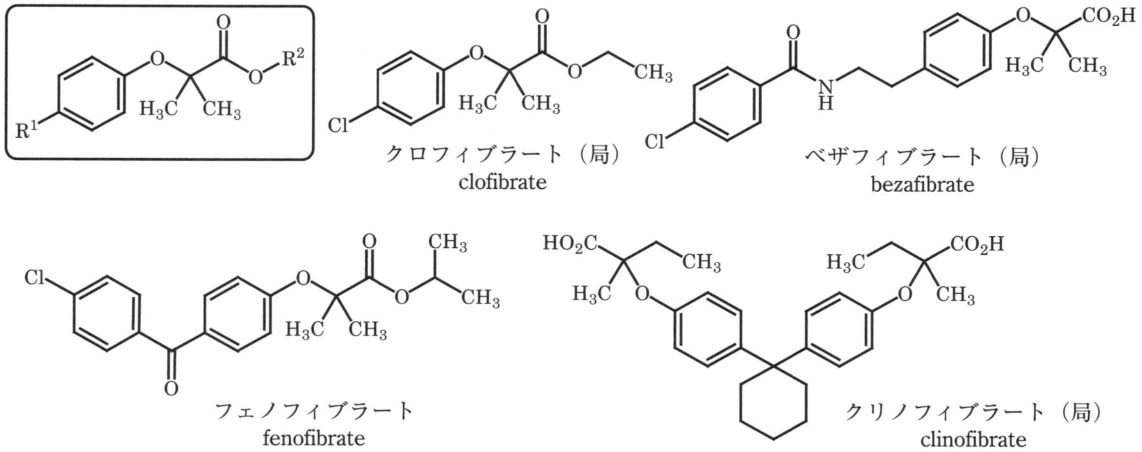

図 12.10　フィブラート系抗高脂血症薬

12.2.3　その他の抗高脂血症薬

その他の抗高脂血症治療薬を図 12.11 に示した（資料 12.2.3-1 参照）．プロブコールは，肝臓におけるコレステロールから胆汁酸への異化反応を促進する薬物である．また，胆汁酸に吸着することで，腸管に排泄された胆汁酸の再吸収を抑制する薬物として，コレスチラミンやコレスチミドなどの陰イオン交換樹脂がある．結果として，陰イオン交換樹脂はコレステロールから胆汁酸への異化反応を促進する．食事性及び胆汁性のコレステロールは，小腸に発現するコレステロールトランスポーター（NPC1L1：Niemann-Pick C1 like 1）により吸収される．エゼチミブは，このNPC1L1を選択的に阻害することで，コレステロールの吸収を抑制する．ほかにニコチン酸

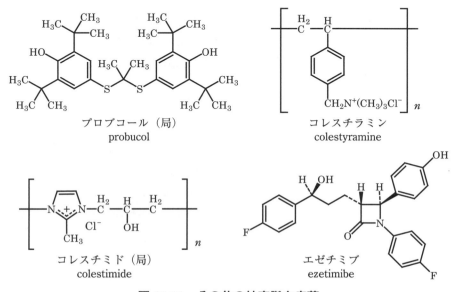

図 12.11　その他の抗高脂血症薬

系薬のトコフェロールニコチン酸エステル tocopherol nicotinate やニセリトロール niceritrol，ニコモール nicomol が，また近年ではプロタンパク質転換酵素サブチリシン/ケキシン 9（PCSK9）阻害薬のエボロクマブ evolocumab やアリロクマブ alirocumab がある．

12.3　骨粗鬆症治療薬

　骨粗鬆症 osteoporosis は，"骨強度の低下を特徴とし，骨折のリスクが増大した骨格疾患"である．骨強度は単位面積又は体積当たりのミネラル量を意味する骨密度と，骨の微細構造や骨代謝回転，微小骨折や骨組織の石灰化などで規定される骨質とで決まり，それぞれの骨強度に寄与する割合は約 7：3 とされている．正常な強度をもった健康な骨組織は，骨形成と骨吸収とがバランスよく行われることにより維持されており，これを骨のリモデリングという．ここで，骨吸収が骨形成を上回った状態が継続すると，骨は脆くなる．リモデリングの過程は 5 段階に分けられ，① 骨芽細胞による破骨細胞活性化因子の発現（活性化期）② 破骨細胞による骨吸収（吸収期），③ 破骨細胞の分化や機能発現の抑制及び骨芽細胞の分化や機能発現の促進（逆転期），④ 骨芽細胞による骨形成（形成期），⑤ 休止期，の繰り返しにより骨の新陳代謝が起こっている．骨粗鬆症は，老化や閉経，妊娠に伴って直接的に生じる原発性骨粗鬆症と，病気や薬の副作用，寝たきりなどに伴って間接的に生じる続発性骨粗鬆症に分けられ，原発性骨粗鬆症はさらに退行期骨粗鬆症と特発性骨粗鬆症に分類される．

　骨粗鬆症の治療に用いられる薬物は，骨吸収抑制薬，骨形成促進薬，腸管からのカルシウム吸収量を増加する薬に分類される．骨吸収抑制薬には，ビスホスホネート製剤，カルシトニン製剤，イプリフラボン製剤，エストロゲン製剤，選択的エストロゲン受容体モジュレーター（SERM：Selective estrogen receptor modulator），抗 RANKL（receptor activator for nuclear factor-κB ligand）抗体製剤があり，骨形成促進薬には，ビタミン K_2 製剤，副甲状腺ホルモン（PTH）製剤，タンパク同化ステロイド製剤などがある．また，腸管からのカルシウム吸収量を増加する薬として，カルシウム製剤や活性型ビタミン D_3 製剤などが用いられている．

12.3.1　ビスホスホネート製剤

　ビスホスホネート製剤は，ピロリン酸の P–O–P 結合を P–C–P に換えた構造をもつことにより分解されにくい性質をもつ．また，ピロリン酸との構造類似性からハイドロキシアパタイトに強い親和性をもち，骨表面に吸着する．骨吸収の際に破骨細胞に取り込まれ，分解されず代謝を阻害することにより破骨細胞の機能を抑制するため，強い骨吸収抑制作用を示す．骨吸収抑制作用は P–C–P 骨格の炭素原子上置換基により大きく異なり，第一世代のエチドロン酸に比べ，脂肪族アミン側鎖を導入した第二世代や含窒素芳香環側鎖を導入した第三世代では千倍から一万倍程度まで向上することが報告されている（図 12.12）．これらビスホスホネート製剤は，第一世代と第二・第三世代とで，作用機序が異なる．窒素残基をもたない第一世代のビスホスホネートは，

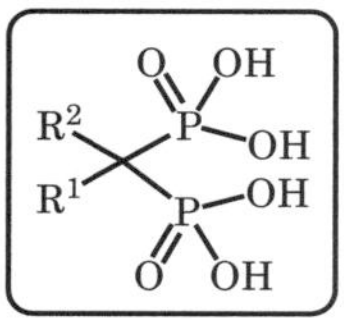

第一世代

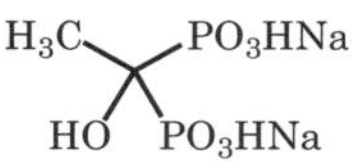

エチドロン酸二ナトリウム（局）
etidronate disodium

第二世代

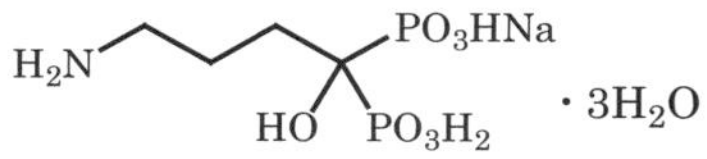

アレンドロン酸ナトリウム水和物（局）
alendronate sodium hydrate

第三世代

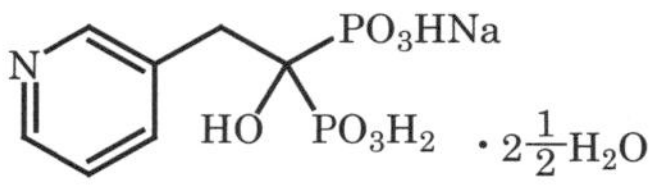

リセドロン酸ナトリウム水和物（局）
sodium risedronate hydrate

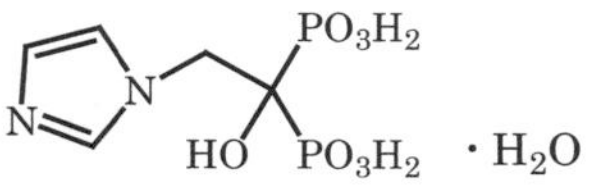

ゾレドロン酸水和物
zoledronic acid hydrate

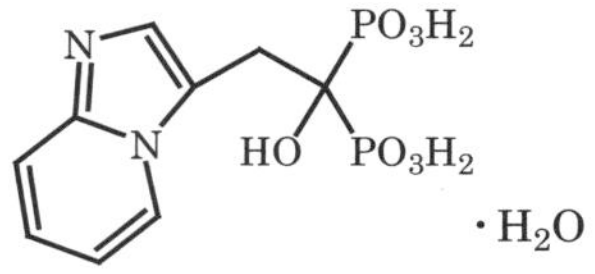

ミノドロン酸水和物
minodronic acid hydrate

図 12.12　ビスホスホネート製剤

破骨細胞に取り込まれたのち，エネルギー代謝に関連する ATP アナログを形成し細胞毒とし作用する．一方，窒素残基をもつ第二・第三世代のビスホスホネートは，破骨細胞のアポトーシス関連酵素を誘導する．第三世代のリセドロン酸やミノドロン酸は破骨細胞に取り込まれると，メバロン酸からコレステロールへの生合成経路にあるファルネシル二リン酸シンターゼが阻害され，ファルネシルピロリン酸やゲラニルゲラニルピロリン酸の産生が抑制される（4.2.3 参照）．この結果，細胞骨格の再構成や細胞内小移動を制御する低分子量 GTP 結合タンパク質のプレニル化が抑制される．これらの機序により，破骨細胞の機能低下やアポトーシスの誘導など，複数のメカニズムで骨吸収が抑制される．

12.3.2　選択的エストロゲン受容体モジュレーター（SERM）

加齢に伴う骨量減少は女性において著しいことから，骨量減少はエストロゲンの欠乏が原因であると考えられてきた．このため高齢女性へのエストロゲン補充療法は骨密度の上昇に有効であるとされるが，エストロゲンは乳がん，心血管障害，静脈血栓症などを増加させることも明らかになっているため，骨粗鬆症ではほかの治療法が推奨されている．そこで，標的とする（骨）組織のみ選択的に作用し，ほかの組織ではエストロゲン作用を阻害する選択的エストロゲン受容体モジュレーター（SERM：Selective estrogen receptor modulator）の概念が考えられ，代表的な医薬品としてラロキシフェンやバゼドキシフェンが開発された（図 12.13）．核内には 2 種類のエストロゲン受容体が存在するが，ラロキシフェンはそれら両方のエストロゲン受容体に対して高い親和性を示す．しかしラロキシフェンは，エストラジオールと異なる様式で受容体と結合していることが複合体結晶を用いた X 線結晶構造解析の結果から示されており，この違いにより骨組織ではアゴニストとして，一方，乳房や子宮ではアンタゴニストとして作用すると考えられている．

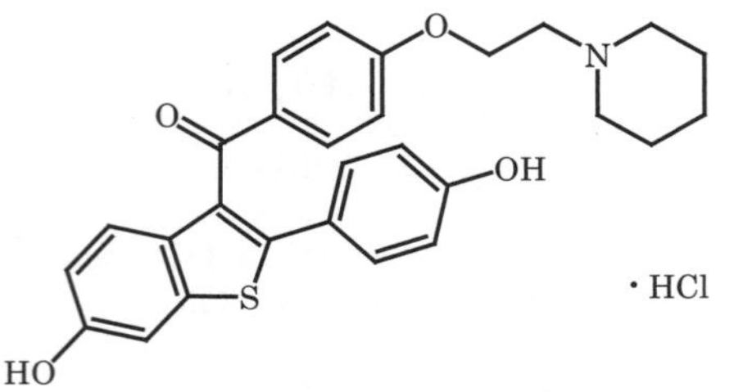

266 第2編 医薬品各論

ラロキシフェン塩酸塩
raloxifene hydrochloride

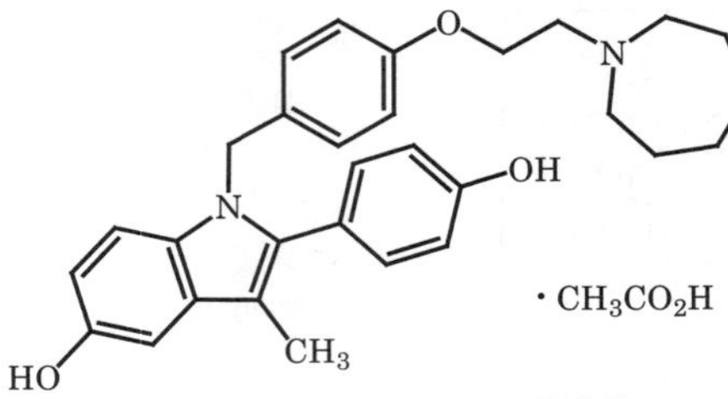

・HCl

バゼドキシフェン酢酸塩
bazedoxifene acetate

・CH₃CO₂H

図 12.13　選択的エストロゲン受容体モジュレーター

12.3.3　活性型ビタミン D₃ 及びビタミン K₂ 製剤

　活性型ビタミン D₃ 製剤は，腸管からのカルシウム吸収を促進し，カルシウム不足による骨量減少を抑制する．活性型ビタミン D₃ 製剤として，プロドラッグ的なアルファカルシドールや，活性体である 1α,25-ジヒドロキシコレカルシフェロール（カルシトリオール），また 2011 年に開発されたエルデカルシトールがある（図 12.14）．エルデカルシトールは骨代謝改善効果も併せもつため，従来の活性型ビタミン D₃ 製剤に比べて強力な骨密度上昇作用を有する．

　ビタミン K 摂取不足の高齢者では骨折リスクが上昇することから，ビタミン K₂ 製剤であるメナテトレノンが骨粗鬆症治療薬に使用されている（図 12.14）．

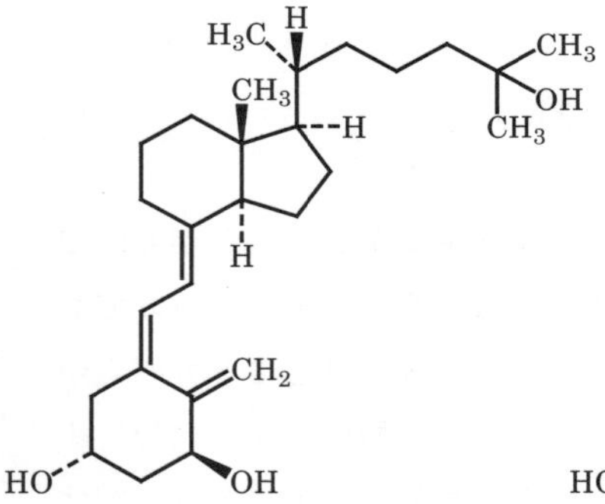

カルシトリオール
calcitriol

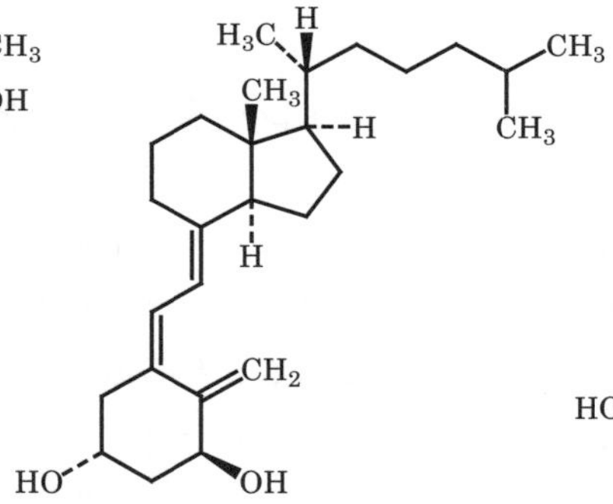

アルファカルシドール
alfacalcidol

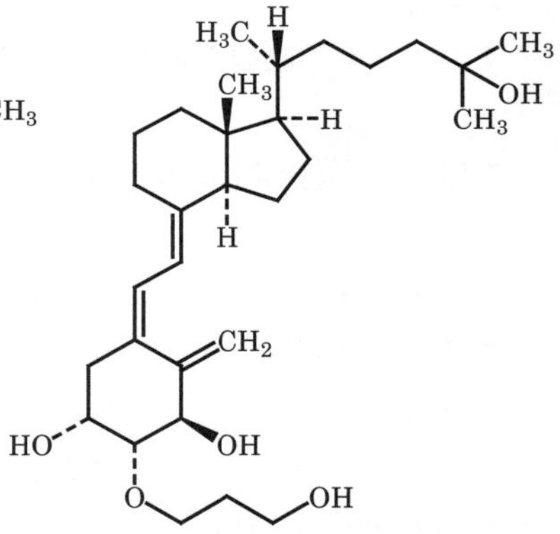

エルデカルシトール
eldecalcitol

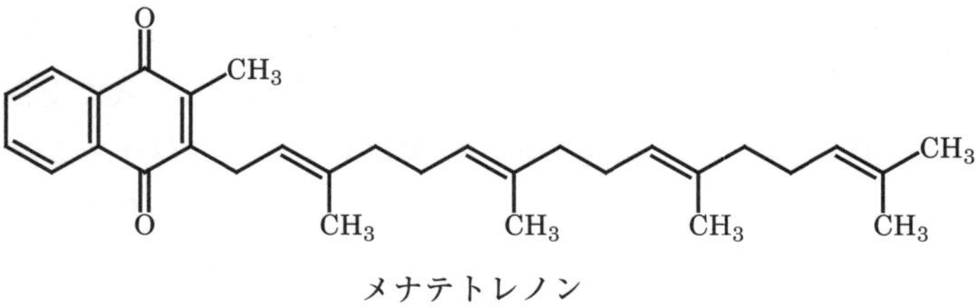

メナテトレノン
menatetrenone

図 12.14　活性型ビタミン D₃ 及びビタミン K₂ 製剤

12.3.4　その他の骨粗鬆症治療薬

　破骨細胞を抑制するカルシトニン製剤としては，エルカトニン elcatonin やカルシトニン（サケ）calcitonin salmon がある（11.2.7 参照）．抗 RANKL 抗体のデノスマブ denosumab は，RANKL に結合することで破骨細胞形成を抑制し，また骨吸収を抑制することで骨強度を増強させると考えられている．副甲状腺ホルモン（PTH：parathyroid hormone）製剤のテリパラチド teriparatide は，天然の 84 個のアミノ酸のうち 1 番目から 34 番目までのアミノ酸から構成されるヒト PTH（1-34）であり，骨形成を促進させる（11.2.7 参照）．

参考文献
1) 香月博志，成田年，川畑篤史編集（2015）詳解 薬理学，廣川書店
2) 長友孝文，篠塚和正，荻原政彦，武田弘志編集（2016）医療薬学最新薬理学　第 10 版，廣川書店
3) 骨粗鬆症の予防と治療ガイドライン作成委員会（委員長　折茂　肇）編集（2015）骨粗鬆症の予防と治療ガイドライン 2015 年版，一般社団法人 日本骨粗鬆学会

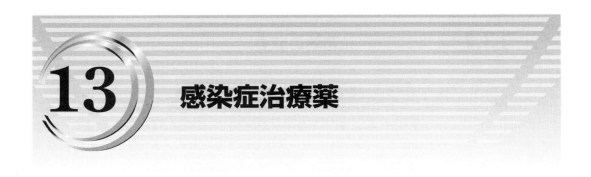

13 感染症治療薬

　感染症 infectious disease の治療薬は，生体に侵入又は寄生した病原体に作用し，これらを殺したりあるいは増殖を抑制して疾患を治療する薬物である．その治療薬の抗菌薬 antibacterials 及び抗ウイルス薬 antivirals は，病原体に作用するが宿主に対しては無害である，いわゆる選択毒性 selective toxicity にすぐれたものが理想である．そのため，新しい治療薬の開発は，宿主と病原体との代謝系の差異を見つけだすことから始まり，病原体の代謝系により強く作用する化合物から選出される（図 13.1）．

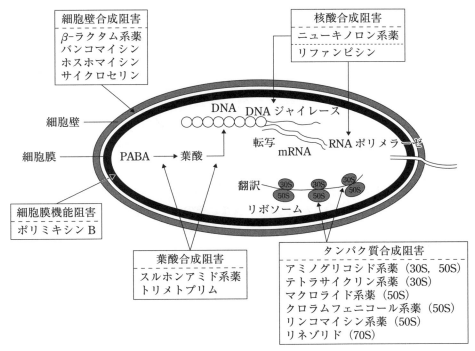

図 13.1　感染症治療薬とその作用点

13.1　抗菌薬の歴史

　微生物 microorganisms とヒトとの闘いは古代より続けられてきたが，微生物感染症に対して化学の光が当たるようになったのは，19世紀後半病原菌が次々に発見され，その感染症の病原菌をターゲットとした薬物によって治療しようとする動きが出てきたことによる．Koch の研究所で細菌学を修めた Ehrlich（1854～1915）は，アゾ色素が動物細胞には着色せず微生物のみ着色することに着目し，当時留学していた志賀潔（1870～1957）とともにこれらの色素の原虫に対する作用を検討した．その後，秦佐八郎（1873～1938）を共同研究者として，1910年に有機ヒ素化合物であるサルバルサンが梅毒スピロヘータに有効であることを見出し，1940年代まで梅毒治療に用いられた．ついで，Domagk（1895～1964）は，連鎖球菌感染マウスへの治療効果を指標として一連のアゾ色素を用いたスクリーニングを行い，1932年に強い抗菌作用を有する化合物プロントジルを見出した．この化合物は *in vitro* では効果を示さないが，*in vivo* の実験ではそれまでの化合物とは比較にならないほど強い抗菌活性を示した．この活性について，フランスのパスツール研究所の研究陣が，プロントジル中のアゾ基が生体内で還元的開裂を受け，その代謝物のスルファミンが活性本体であることを明らかにした（図13.2）．スルファミンの合成法は1908年にすでに報告されており，その製造法が簡単であったために各国の製薬会社でまたたく間に数千にも及ぶ誘導体が合成され，副作用の軽減，抗菌力の増強，抗菌スペクトルの拡大を目的とする改良研究が行われた．

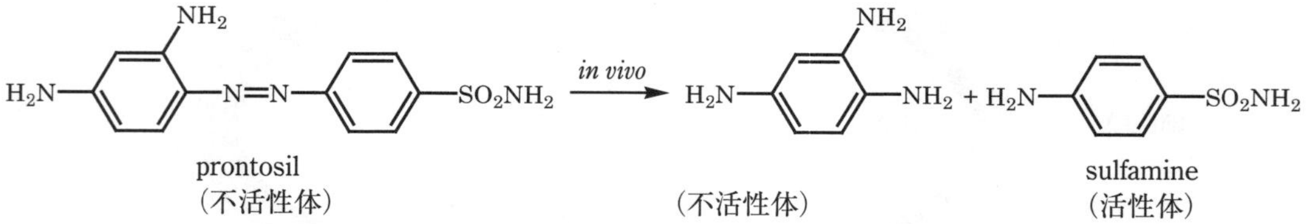

図 13.2　プロントジルとその活性本体

　微生物との闘いにおけるもう1つの重要な発見としてペニシリンがある．1928年，Fleming（1881～1955）はブドウ球菌の培養実験を行ったとき，たまたま青カビが混入したシャーレがあり，その青カビのコロニーの周りではブドウ球菌が繁殖していないことを見逃さなかった．これについて Fleming は「青カビの生産物中には抗菌性化合物が存在する」と考え，青カビ（*Penicillium* 属）の培養液の精査を開始し，抗菌活性を有する画分をペニシリンと名づけた．当時，大量培養の技術が確立されていなかったことと，スルファミン誘導体が脚光を浴びていたことから，ペニシリンの実用化は見送られた．およそ10年後，スルファミン誘導体の限界が見えたことと，第二次大戦中戦傷のために起こる破傷風や敗血症などに対処する必要から，新しい抗菌薬のニーズが高まってきた．オックスフォード大学の Florey 及び Chain は再びペニシリンに着目し，小規模培養でのペニシリンの単離精製に成功した．その後，Florey はアメリカに渡

第 13 章　感染症治療薬　　　*271*

り，さらに培養方法を改良しペニシリンの大量培養法を確立したことで，製品化がなされた．当時，肺炎を患ったイギリス首相チャーチルの命を救ったこともあり，ペニシリンは「奇跡の薬」として脚光を浴びることとなった．その後，ストレプトマイシンの発見に始まり，セファロスポリン系，テトラサイクリン系，クロラムフェニコールなど多数の抗菌性化合物が次々と実用化され，多くの感染症を克服できるようになった．しかし，抗菌性化合物には必ず耐性菌が出現することが問題であり，近年院内感染で大きな問題となっているメチシリン耐性黄色ブドウ球菌（MRSA：methicillin-resistant *Staphylococcus aureus*）などはこの例である．そのため耐性菌を克服する新しい抗菌性化合物の開発が要求され，細菌との闘いは限りなく続いている．

13.2　合成抗菌薬（サルファ剤，キノロン系抗菌薬）

抗生物質は微生物の産生物に由来するものが大半であるが，サルファ剤とキノロン系抗菌薬は，化学合成されたものであり合成抗菌薬とも呼ばれる．

13.2.1　サルファ剤の作用

葉酸は 6-ヒドロキシメチルプテリンとパラアミノ安息香酸（PABA：*p*-aminobenzoic acid）との反応によりプテロイン酸を生成し，さらにグルタミン酸との結合を経て生合成される（図 13.3）．

スルファミン sulfamine は葉酸の構成成分である PABA と構造が類似しているため細菌の葉酸合成系に取り込まれ，6-ヒドロキシメチルプテリンとスルファミンとの反応からスルホンアミド体が生成することで葉酸の生合成を阻害する．葉酸はジヒドロ葉酸還元酵素により還元されることで活性型のテトラヒドロ葉酸（THF）に変換される．THF はホルミル化を受けて N^{10}-ホルミル THF となり，さらに分子内脱水縮合及び還元反応を経て N^5, N^{10}-メチレン THF に変換される．N^{10}-ホルミル THF はプリン塩基の生合成に，N^5, N^{10}-メチレン THF はデオキシチミジル酸の生合成に関与する．トリメトプリム trimethoprim は細菌のジヒドロ葉酸還元酵素に強く結合することで酵素活性を阻害し，DNA 構成成分であるプリン塩基及びデオキシチミジル酸の生合成を阻害する．ヒトは葉酸の生合成系をもたず，葉酸を外部から摂取しているためサルファ剤 sulfa drug による葉酸合成阻害の影響を受けない．

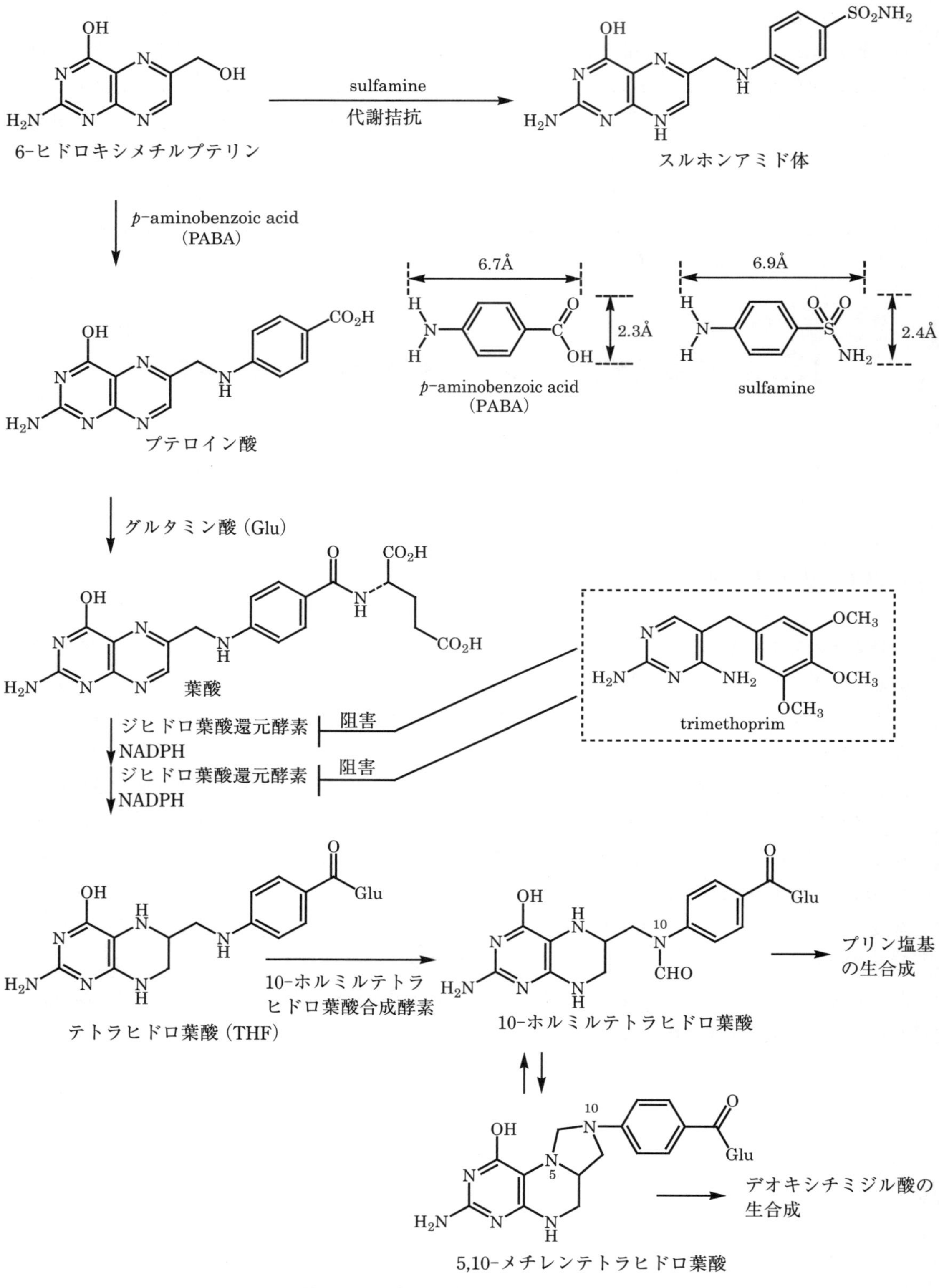

図 13.3　葉酸合成系とスルファミン

13.2.2　サルファ剤の構造的特徴

　サルファ剤は，ブドウ球菌，連鎖球菌，肺炎双球菌，淋菌などのグラム陽性菌から赤痢，サルモネラ，肺炎桿菌などのグラム陰性菌に及ぶ広い抗菌スペクトルを有している．

　サルファ剤は比較的簡単な反応でスルファミンから変換できることから，多くの誘導体が合成され，以下に示す構造と活性に関する知見が得られている（図13.4）．

　1）スルファミン（4-aminobenzenesulfonamide）はサルファ剤の原型であり，作用発現のために必須な最小構造である．また，N^4位アミノ基に置換基を導入すると活性を示さなくなる．

　2）そのベンゼン環上の1位及び，4位にある置換基以外の置換基を導入すると活性を失う．

　3）スルホンアミド部のN^1位置換基（R）は，抗菌スペクトル，血中濃度の持続時間，溶解性などに大きく影響する．本剤はpK_a値が6.8前後のときもっとも強い抗菌活性を示し，アルキル基などの電子供与性基をN^1位に有する場合には，スルホンアミド水素の酸性が減少するため抗菌活性が低下する．逆に複素環，アシル基などの電子吸引性基がN^1位に置換すると抗菌活性が増加する．

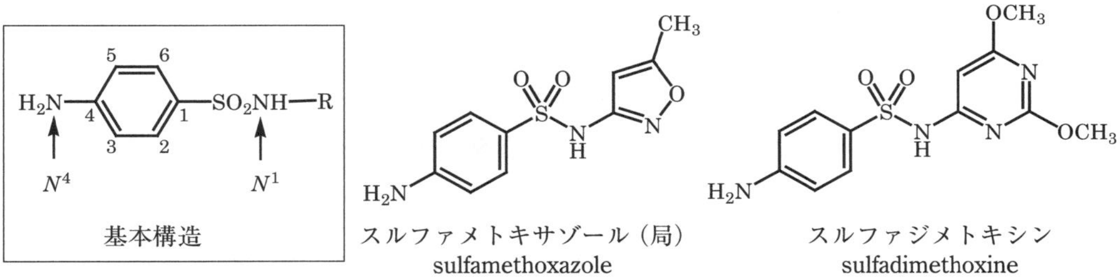

図13.4　サルファ剤の基本構造と代表的なサルファ剤

13.2.3　サルファ剤

　現在使用されているサルファ剤のおもなものを図13.4に示す．持続性サルファ剤として開発されたスルファメトキサゾールがトリメトプリムとの配合剤として使用されている．サルファ剤は副作用の1つに生体内で代謝を受けると，N^1及びN^4位のN-アセチル体又はグルクロン酸抱合体となるが，特にN^4アセチルは難溶性で尿路結石をつくりやすく，腎障害の原因となる．内服薬として使用する場合は，この副作用を防ぐために大量の水分の摂取や炭酸水素ナトリウムとの併用が行われる．

13.2.4　キノロン系抗菌薬の作用

　キノロン系抗菌薬の分子レベルでの作用機序は，細菌のDNA合成酵素系中のDNAジャイレースDNA gyraseの作用を特異的に阻害する（図13.5）．DNAは複製するとき，二本鎖DNAが

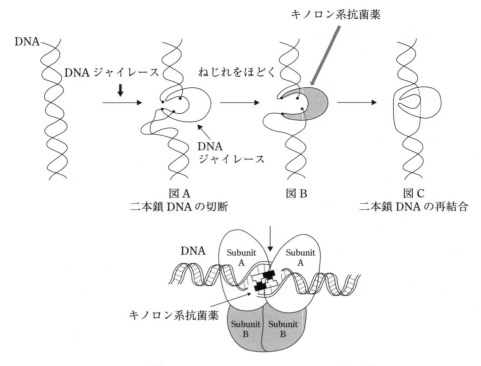

図 13.5　キノロン系抗菌薬の作用機序

複製点近くで一本鎖 DNA にほどける必要がある．DNA ジャイレースは弛緩型環状二本鎖 DNA に作用し，図 13.5 中の図 A のように一時的に切断することで，二重らせんを回転させずに DNA 分子のねじれをほどくことができるようにする（図 13.5 中の図 B）．そして，本酵素は再び切断部位で DNA を再結合させる役割を担っている（図 13.5 中の図 C）．本酵素は 2 つのサブユニット A，B からなる四量体構造をしており，キノロン系抗菌薬はそのサブユニット A と結合して切断された DNA 鎖の再結合を阻止すると考えられている．この DNA ジャイレースは細菌のような原核細胞にのみ存在し，動物細胞のような真核細胞では同様なはたらきをする酵素としてトポイソメラーゼ II が知られている．しかし，この両酵素には生物活性，分子構造などに大きな差があるため，通常キノロン系抗菌薬が DNA ジャイレース阻害作用を発現する程度の濃度ではトポイソメラーゼ II はほとんど影響を受けない．DNA ジャイレースとトポイソメラーゼ II のキノロン系抗菌薬に対する感受性の差がキノロン系抗菌薬の選択的毒性として現れているものと考えられる．

13.2.5　キノロン系抗菌薬の構造的特徴

キノロン系抗菌薬の基本構造は，4-ピリドン-3-カルボン酸 4-quinolone-3-carboxylic acid を必須構造とし，キノロン quinoline，ナフチリジン naphthyridine，ピリドピリミジン

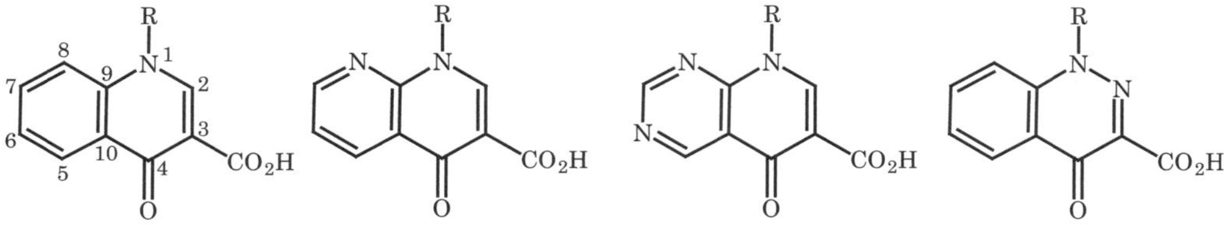

第 13 章　感染症治療薬　　275

図 13.6　キノロン系抗菌薬の基本構造

pyridopyrimidine, シンノリン cinnoline の大きく 4 種類に分類できる（図 13.6）.

キノロン系抗菌薬開発において, 構造と活性との相関に関して次の知見が得られている.

1）1 位置換基は抗菌性に大きな影響を与える. エチル基, シクロプロピル基などと同等の立体的かさ高さを有するものが高い活性を示す. 最近, 立体的には大きな置換基である 2,4-ジフルオロフェニル基も有効であることが報告されている.

2）6 位にフルオロ基の導入は, DNA ジャイレース阻害活性の増強や膜透過性の著しい上昇により抗菌スペクトルに大きな改善が見られた.

3）7 位にピロリジン, ピペラジンのような脂環式アミンの導入は, 分子全体として両性物質となり適度な脂溶性と水溶性をもつことで良好な体内動態を示すようになった.

4）4 位カルボニル基と 3 位カルボキシ基は, 2 つの官能基の組合せでキレート形成能をもち, DNA ジャイレース-DNA 複合体に作用し抗菌活性を示す必須部位である. この部位をほかの官能基へ変換した誘導体では抗菌活性を示さなくなる.

キノロン系抗菌薬は, 次の医薬品との併用により相互作用を示すことがある. ① NSAIDs（非ステロイド性抗炎症薬）との併用で痙攣が誘発されやすくなる. ② キレート形成能をもつ部分構造があるため, 制酸剤などの金属カチオン（Ca^{2+}, Mg^{2+}, Al^{3+}, Fe^{3+}）と複合体を形成し, 腸管からの吸収が阻害され血中濃度が低くなる. ③ テオフィリンの血中濃度を高めることがある.

13.2.6　キノロン系抗菌薬

1960 年代に入って, 抗マラリア薬 antimalarials の開発中にクロロキンの合成副産物から誘導されたキノロン系化合物にグラム陰性桿菌に対する強い抗菌作用が見出されたことから, 1964 年に最初のキノロン系抗菌薬としてナリジクス酸が発売された.

ナリジクス酸, ピロミド酸, ピペミド酸に代表される初期キノロン類（図 13.7）は, 主として大腸菌などのグラム陰性桿菌に有効であり, サルファ剤, 抗生物質 antibiotics との交叉耐性を示さないなどの特徴をもつが, 緑膿菌, グラム陽性菌には効果が低い. これらの中で, ピペミド酸は 3 位にカルボキシ基, 7 位にピペラジニル基を有し親水性の高い両性化合物であるため, 経口吸収性及び組織移行性にすぐれている. しかし, 一般に初期のキノロン系抗菌剤は経口投与により抗菌効果の発現に十分な血中濃度を維持できるが, 代謝されやすく, 血中から組織への移行性が低いなどの理由から, 全身性感染症の治療には利用できなかった. よって, 主として, 尿路, 消化器系などの局所感染症の治療に用いられた.

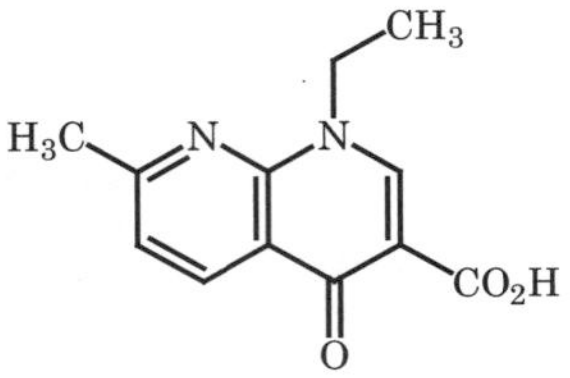

図 13.7 初期キノロン系抗菌薬

ナリジクス酸（局） nalidixic acid

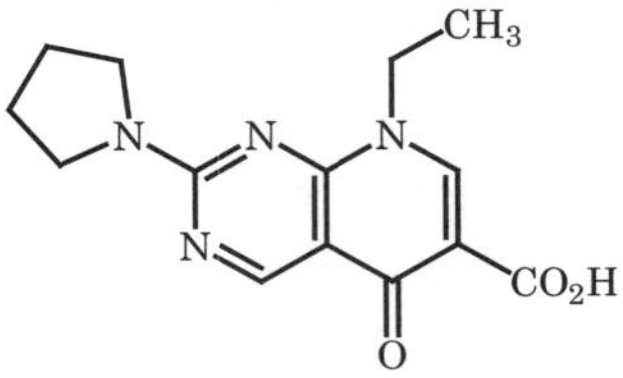

ピロミド酸 piromidic acid

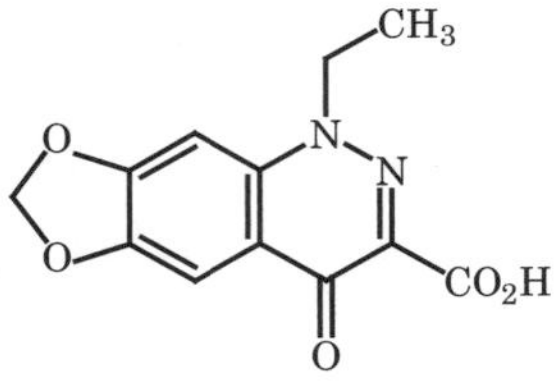

シノキサシン cinoxacin

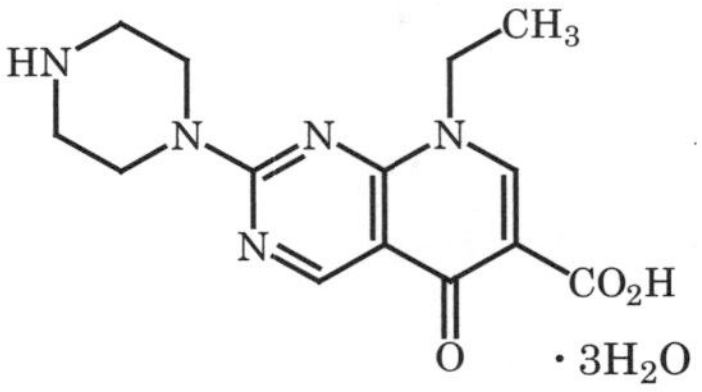

ピペミド酸水和物（局） pipemidic acid hydrate

1980 年，抗菌力がこれまでのキノロン系抗菌薬に比較して著しく増強され，グラム陰性及び陽性菌のいずれにも作用する広い抗菌スペクトルをもつノルフロキサシンが開発された．これ以降，同様の母核構造をもつ一連の化合物群が開発され，これらがニューキノロン系抗菌薬と総称されている（図 13.7）．ニューキノロン系抗菌薬は，一般にグラム陰性菌に対して活性をもち，β-ラクタム系抗生物質耐性菌，緑膿菌などにも有効である．代謝的に安定，組織への移行性にもすぐれていることから，呼吸器感染症，眼感染症，胆道感染症，皮膚感染症などの各種感染症治療に利用される．この中で，オフロキサシンがラセミ体医薬品として日本で開発されたが，その後，その一方の光学異性体であるレボフロキサシン（S-異性体）は，R-異性体に比べて，10 倍以上の強い抗菌活性を示し，また，ラセミ体のオフロキサシンよりも約 10 倍高い水溶性をもっていることが明らかになり，レボフロキサシンが抗菌薬としてキラルスイッチ（ラセミックスイッチともいう）され新しく発売された．図 13.8 に記載した医薬品以外にも，ガチフロキサシンやトスフロキサシン，ガレノキサシン，プルリフロキサシン，ロメフロキサシン，パズフロキサシンなどが用いられている（資料 13.2.6-1 参照）．

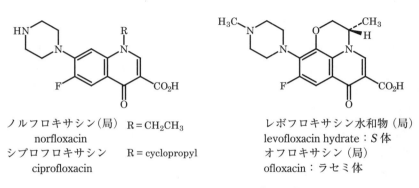

ノルフロキサシン（局） norfloxacin　R = CH₂CH₃
シプロフロキサシン ciprofloxacin　R = cyclopropyl

レボフロキサシン水和物（局） levofloxacin hydrate：S 体
オフロキサシン（局） ofloxacin：ラセミ体

図 13.8　ニューキノロン系抗菌薬

13.3 β-ラクタム系抗生物質

　β-ラクタム系抗生物質 β-lactam antibiotics は現在感染症の治療に広く用いられており，いずれも四員環ラクタム（β-ラクタム環）の単環あるいはそれを含むビシクロ環を基本構造としている．β-ラクタム系抗生物質はその構造上の特徴から大きく9系に分けることができる（図13.9）．ペニシリンが最初に開発されて以来，ペニシリン系，セフェム系を中心として，多くの化合物が開発されている．

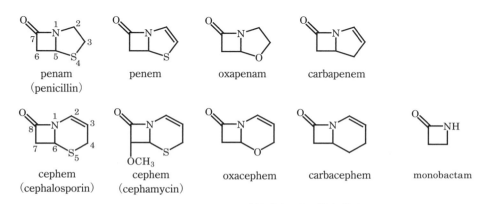

図 13.9　β-ラクタム系抗生物質の基本構造

13.3.1　β-ラクタム系抗生物質の作用機序

　すべてのβ-ラクタム系抗菌薬の作用機序は，細菌細胞がその形と堅さを維持するための細胞壁の主成分であるムレイン murein（ペプチドグリカン peptidoglycan）を生合成する最終段階を阻害することによる（図13.10）．動物細胞はこの細胞壁をもたないため，細菌のみが選択的にβ-ラクタム剤の作用を受けることになる．ブドウ球菌の細胞壁形成を例に説明すると，ペプチドグリカンは N-アセチルグルコサミン N-acetylglucosamine（GluNAc）とペンタペプチドをもった N-アセチルムラミン酸 N-acetylmuramic acid（MurNAc）で構成される．そのペプチドグリカン鎖のペプチド鎖末端の D-Ala-D-Ala 部をトランスペプチダーゼが認識し1個の D-Ala を切り離す．そのペプチド鎖末端の D-Ala と別のペプチドグリカン側鎖のペンタグリシン鎖の末端 Gly との間で架橋を形成させる．その結果，強固な網目構造のムレインがつくられる．
　図13.11に示すように，β-ラクタム系抗生物質が D-Ala-D-Ala 部の立体構造と類似していることと，一般のアミド結合と違って四員環環状アミドというゆがみのあるラクタム環を形成しているため，そのカルボニル基が電子的に活性となっている．そのβ-ラクタム環をトランスペプチダーゼの活性中心（求核性部位）が認識し，活性部位のセリン残基が環状アミド部分に求核攻撃

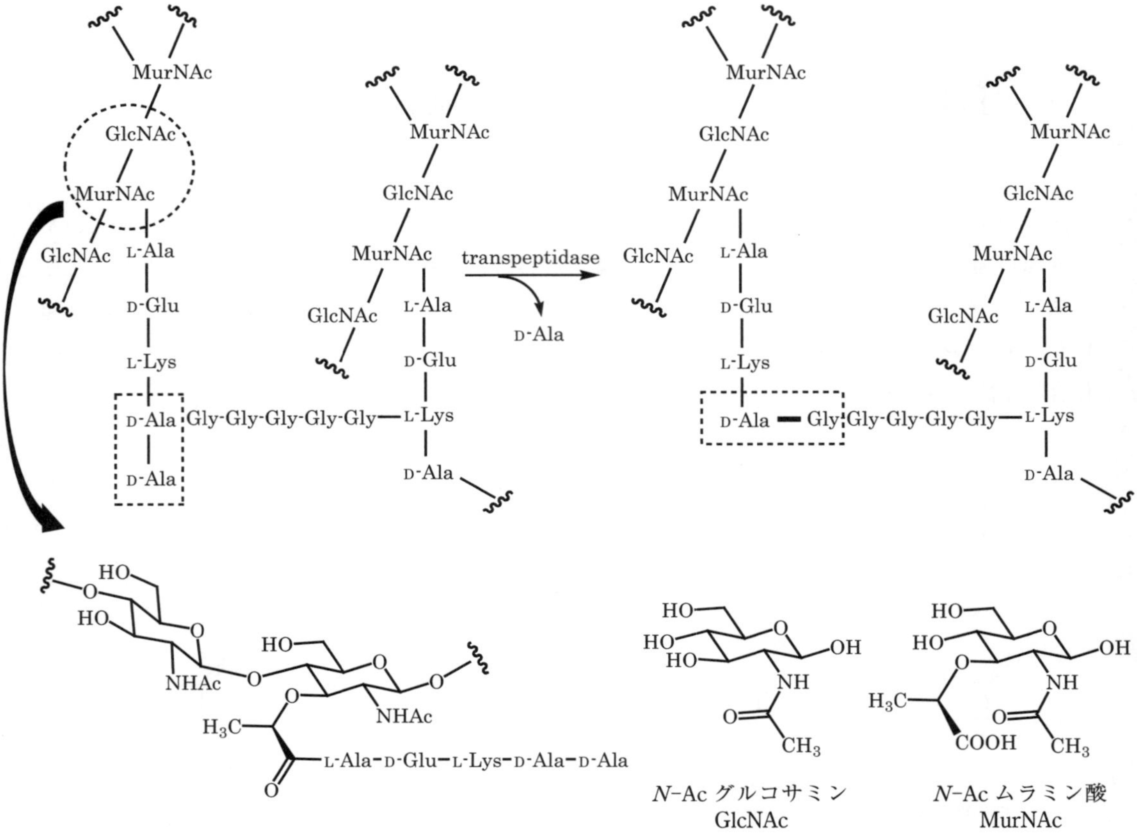

第2編　医薬品各論

MurNAc

GlcNAc
MurNAc
GlcNAc　L-Ala
　　　　D-Glu
　　　　L-Lys
　　　　D-Ala　Gly-Gly-Gly-Gly-Gly
　　　　D-Ala

MurNAc
GlcNAc
MurNAc
GlcNAc　L-Ala
　　　　D-Glu
　　　　L-Lys
　　　　D-Ala

transpeptidase → D-Ala

MurNAc
GlcNAc
MurNAc
GlcNAc　L-Ala
　　　　D-Glu
　　　　L-Lys
　　　　D-Ala ━ Gly Gly-Gly-Gly-Gly

MurNAc
GlcNAc
MurNAc
GlcNAc　L-Ala
　　　　D-Glu
　　　　L-Lys
　　　　D-Ala

L-Ala−D-Glu−L-Lys−D-Ala−D-Ala

N-Ac グルコサミン
GlcNAc

N-Ac ムラミン酸
MurNAc

図 13.10　ブドウ球菌細胞壁ムレインの生合成

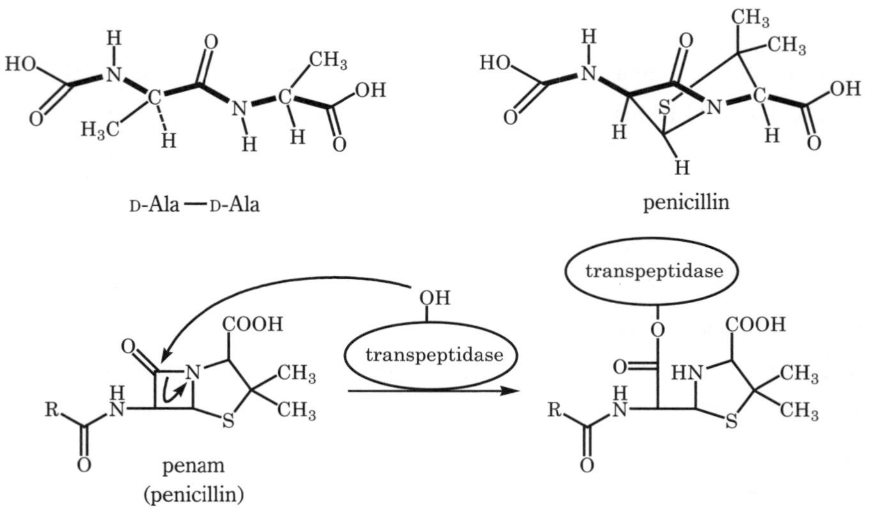

D-Ala ━ D-Ala

penicillin

penam
(penicillin)

transpeptidase

transpeptidase

図 13.11　ペニシリンと D-Ala-D-Ala の立体構造

第 13 章　感染症治療薬

しβ-ラクタム環が開裂する．その結果，酵素の求核性部位が不可逆的にアシル化されて失活し，細胞壁の生合成ができなくなった細菌は死滅することになる．グラム陰性菌は細胞壁の外側にさらに外膜といわれる脂質に富む膜が存在する．外膜からの透過はポーリン孔を通して行われるが，ペニシリン剤はこれを透過しないものが多い．透過してもその内部に存在するβ-ラクタマーゼβ-lactamase によりβ-ラクタム環が加水分解を受け失活するため，初期のペニシリン剤にはグラム陰性菌に効果の低いものが多い．

13.3.2　ペニシリン系抗生物質

　ペニシリン penicillin はペナム環 penam の 6α 位にアシルアミノ基を有する二環性のβ-ラクタム系抗生物質である（図 13.12）．一般にブドウ球菌，肺炎双球菌などのグラム陽性菌にすぐれた抗菌作用を示すが，大腸菌，サルモネラなどグラム陰性菌には無効である．耐性菌を生成しやすくβ-ラクタマーゼ生産菌には効果がないことと，胃酸で分解されるため経口投与ができないこと，アナフィラキシーショック anaphylactic shock を起こすことがある，などの欠点をもつ．

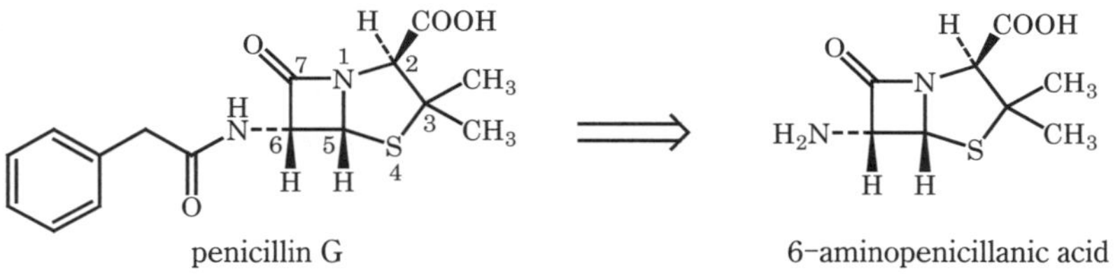

図 13.12　6-APA の合成

　ペニシリン系抗生物質の生物活性は 6 位置換基により大きく影響されることから，これらの修飾を中心としてペニシリン系抗生物質の欠点の改良を目的として多くの半合成ペニシリン剤が開発されている．半合成ペニシリン系抗生物質の製造原料である 6-アミノペニシラン酸 6-aminopenicillanic acid（6-APA）は，発酵法により工業的量産化が可能となったベンジルペニシリンより，6 位側鎖のアミド部分を選択的に脱アシル化する方法によって開発された（図 13.12）．6-APA の 6 位アミノ基へカルボン酸誘導体を反応させアシル基導入を行うことで多数の半合成ペニシリンが合成され，構造と活性の相関について多くの知見が得られている．

　1）立体的にかさ高いアシル基はβ-ラクタマーゼによるβ-ラクタム環の加水分解に抵抗する．メチシリン，クロキサシンなどはペニシリナーゼ（β-ラクタマーゼ）に抵抗性を有する．

　2）アミノ基，水酸基，カルボキシ基など親水性をもつアシル基は抗菌スペクトルの拡大をもたらし，グラム陰性菌，緑膿菌などにも効果を示すものが開発されている．

　3）電子吸引性アシル置換基は，β-ラクタム環の安定性に寄与し，β-ラクタマーゼや酸に対する抵抗性を増す．

　アンピシリンやアモキシリン，バカンピシリン，シクラシリン，タランピシリンなどの代表的な半合成ペニシリン系抗生物質を，図 13.13 と 資料 13.3.2-1 に示した．また，経口用ペネム penem のファロペネムが開発され，グラム陰性及びグラム陽性菌に強い抗菌活性を示す．

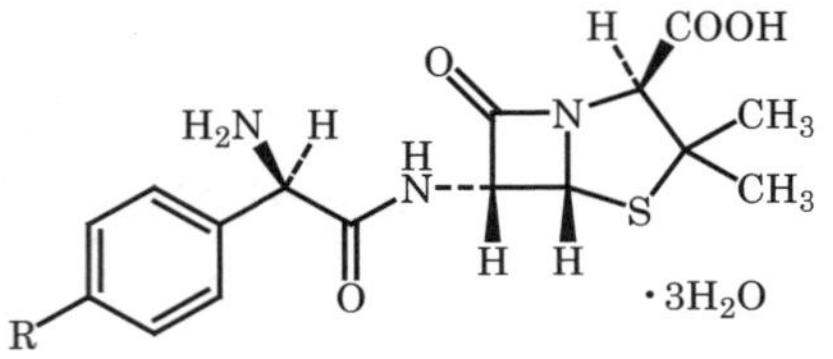

アンピシリン水和物（局）　R＝H
ampicillin hydrate

アモキシシリン水和物（局）　R＝OH
amoxicillin hydrate

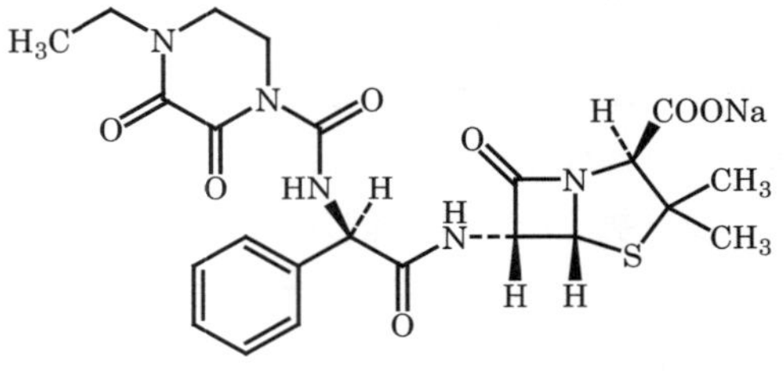

ピペラシリンナトリウム（局）
piperacillin sodium

図 13.13　半合成ペニシリン系抗生物質

13.3.3　セフェム系抗生物質

　ペニシリンが実用化されだした頃，1945 年にイタリアのサルジニア島で下水中の細菌群から *Cephalosporium* 属の菌株が分離され，これがグラム陽性及びグラム陰性菌の成長阻止作用を示すことが報告された．その主成分ペニシリン N とともに，少量ながら新規な骨格をもつセファロスポリン C が見出された．セファロスポリン C は β-ラクタム環にイオウを含む 6 員環が縮合したセフェム骨格 cephem をもち，ペニシリンと比較すると酸による加水分解に抵抗し，グラム陽性菌に対する抗菌力は弱いもののペニシリン耐性菌及び一部のグラム陰性菌に効力をもつことが示された．

　一方，1971 年アメリカで，*Streptomyces* 属菌株の産生物からセフェム骨格の 7 位にメトキシ基を有するセファマイシン A，B，C が発見された（図 13.14）．中でもセファマイシン C はグラム陰性菌に強い活性を有するのみでなく，β-ラクタマーゼに対してもきわめて安定であった．これは，7 位メトキシ基が β-ラクタマーゼに対する抵抗性を増強しているものと考えられた．これらセフェム構造がもつ化合物の特性から多くの研究が進められ，特にセフェム骨格の 3 位と 7

cephalosporin C

7-aminocephalosporanic acid

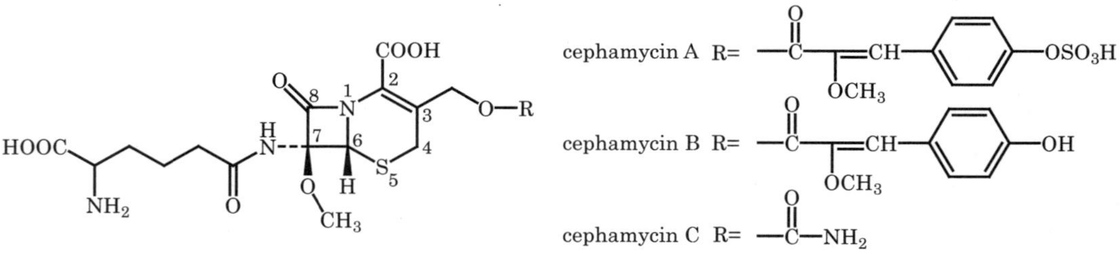

cephamycin A　R＝

cephamycin B　R＝

cephamycin C　R＝

図 13.14　セフェム系抗生物質の発見

位に変換可能な置換基を有することから，この部分の化学修飾を基に改良研究が検討された．

　半合成ペニシリン類同様，セフェム系抗生物質の開発に必要な原料である 7-アミノセファロスポラン酸 7-aminocepharosporanic acid（7-ACA）が，発酵法による工業的量産化が可能であったセファロスポリン C から 7 位側鎖のアミド部分を選択的に脱アシル化する方法によって開発された（図 13.14）．この 7-ACA を基に半合成セファロスポリン剤の開発が行われ，明確な分類は難しいものの，セフェム系抗生物質は抗菌スペクトルにより第一世代から第四世代に分類されている．

【1】第一世代セフェム

　7-ACA の 3 位と 7 位を種々化学修飾することで，セファロチンや経口投与を目指したセファレキシンなどが相次いで開発された（図 13.15）（資料 13.3.3-1 参照）．第一世代の医薬品は，ペニシリン耐性菌を含むグラム陽性菌やサルモネラ菌，大腸菌など一部のグラム陰性桿菌に有効である．しかし β-ラクタマーゼによる加水分解を受けやすく，グラム陰性菌に対するスペクトルはあまり広くない．

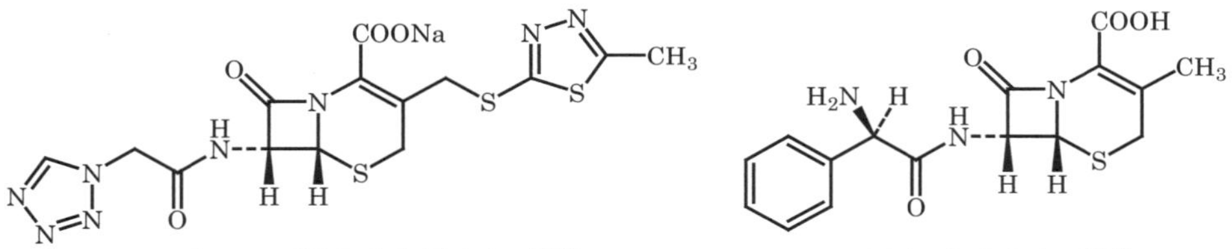

セファゾリンナトリウム（局）
cefazolin sodium

セファレキシン（局）
cefalexin

図 13.15　第一世代セフェム系抗生物質

【2】第二世代セフェム

　1970 年代に入って，グラム陽性菌に対する作用は弱くなったが，一次感染性グラム陰性菌（大腸菌，肺炎桿菌）に対するスペクトルが広がり，β-ラクタマーゼに対する安定性も改善された医薬品が開発された．プロドラッグ prodrug としてカルボキシ基をエステルへと変換したセフロキシムアキセチルなどの経口用セフェムが開発された（図 13.16）．（資料 13.3.3-2 参照）

　セフメタゾールのように 3 位側鎖に N-methyltetrazolylthio 基をもつセフェム系抗菌薬はアンタビュース様作用（嫌酒作用）が副作用として報告されている．これは，この側鎖の部分構造がジスルフィラムに類似していることに起因している．これ以降，N-methyltetrazolylthio 基を導入し開発された抗生物質には，副作用の強弱はあるもののアンタビュース作用をもっていることになる．

注射用 　　　　　　　　　　　　　　　　　経口用

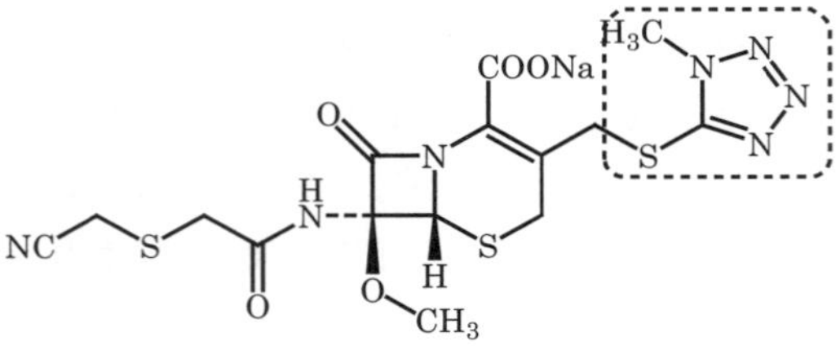

セフメタゾールナトリウム
cefmetazole sodium

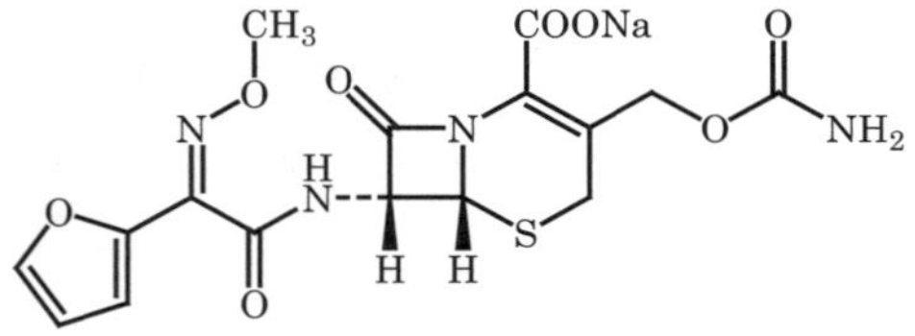

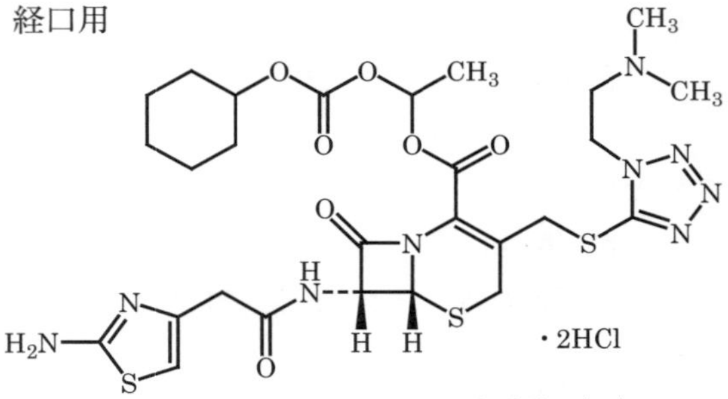

セフォチアム　ヘキセチル塩酸塩（局）
cefotiam hexetil hydrochloride

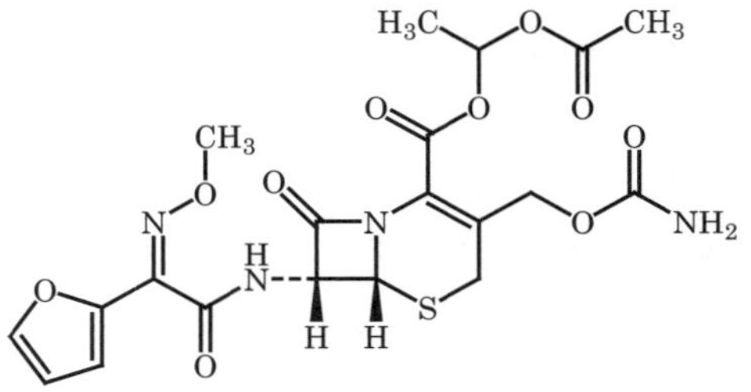

セフロキシムナトリウム
cefuroxime sodium

セフロキシム　アキセチル（局）
cefuroxime axetil

図 13.16　第二世代セフェム系抗生物質

【3】第三世代セフェム

　第三世代セフェムは，二次感染性グラム陰性菌（緑膿菌，インフルエンザ菌）に対する抗菌力の著しい増強及び抗菌スペクトルの拡張に大きな特徴をもっている（図 13.17）．（資料 13.3.3-3 参照）しかしながら，グラム陽性菌やブドウ球菌に対する効果の低下が見られる．また，この世代のセフェム薬の繁用により，メチシリン耐性黄色ブドウ球菌が急増したといわれている．

【4】第四世代セフェム

　グラム陰性菌及びグラム陽性菌に対する幅広い抗菌スペクトルを特徴とする医薬品が開発され第四世代セフェムと呼ばれている（図 13.18）．構造上の特徴は，いずれも 2 位カルボキシ基と 3 位側鎖の間で分子内塩を形成する双極イオンのベタイン構造を有していることにある．このベタイン構造をもつことで，親水性が増大し，グラム陰性菌の外膜にあるポーリン孔を容易に通過できるようになり，抗菌力が増強する．

第 13 章　感染症治療薬　　283

注射用　　　　　　　　　　　　　　　　　　　　　　　　経口用

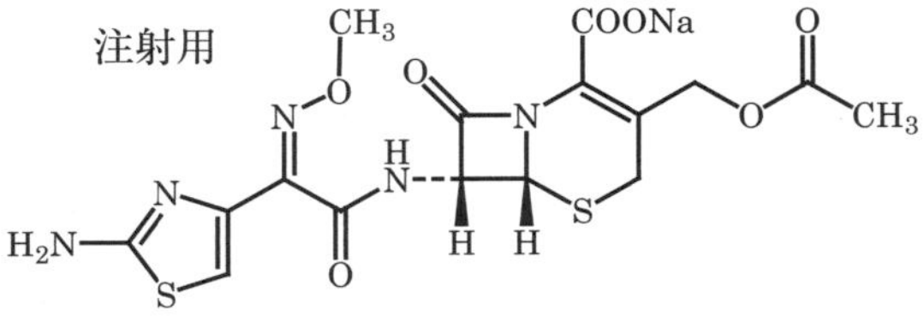

セフォタキシムナトリウム（局）
cefotaxime sodium

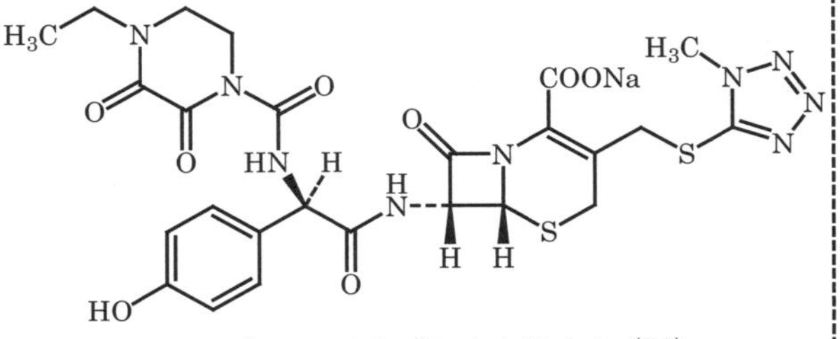

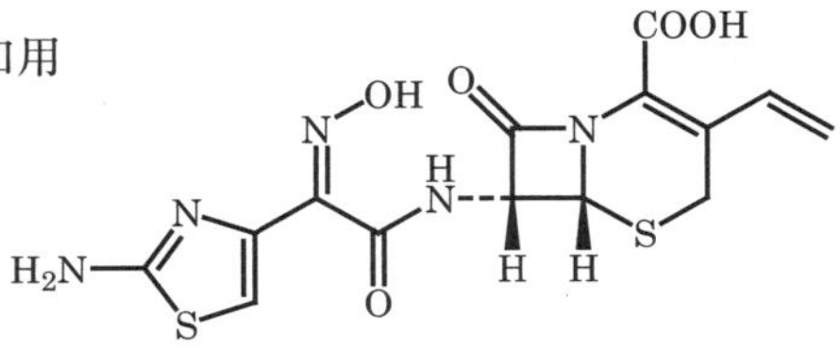

セフジニル（局）
cefdinir

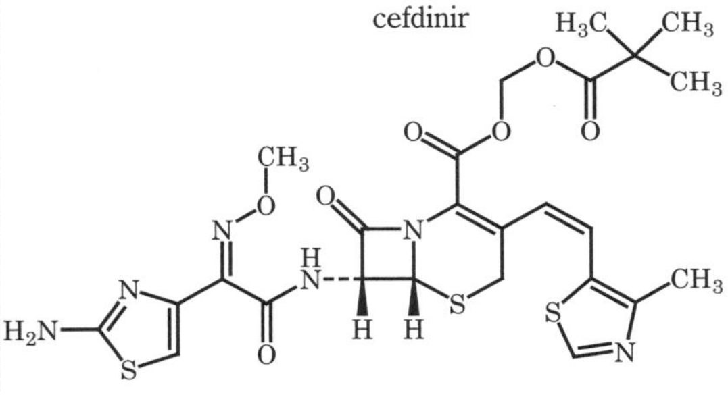

セフォペラゾンナトリウム（局）
cefoperazone sodium

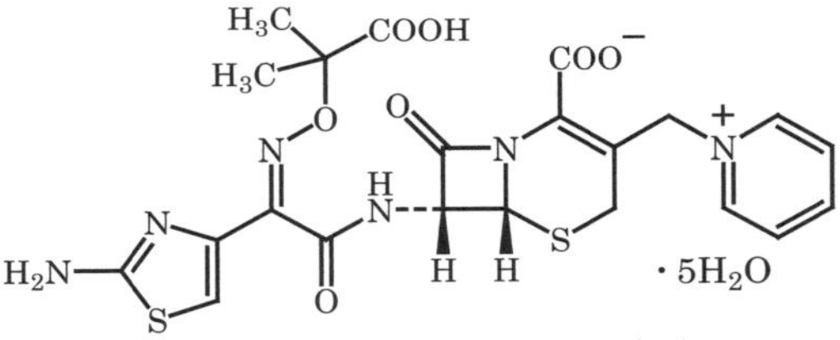

セフジトレン　ピボキシル（局）
cefditoren pivoxil

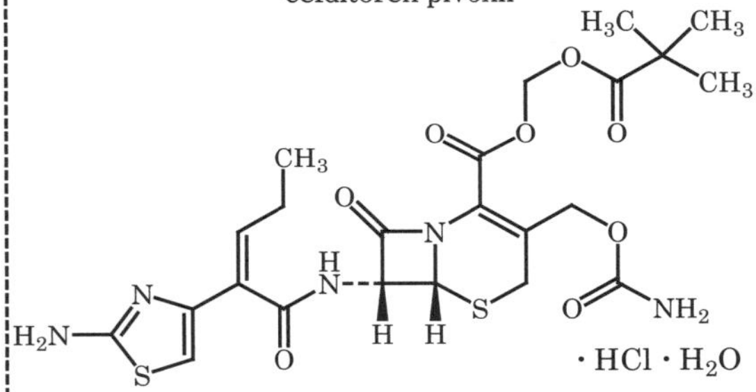

セフタジジム水和物（局）
ceftazidime hydrate

セフカペン　ピボキシル塩酸塩水和物
cefcapene pivoxil hydrochloride hydrate（CFPN-PI）

図 13.17　第三世代セフェム

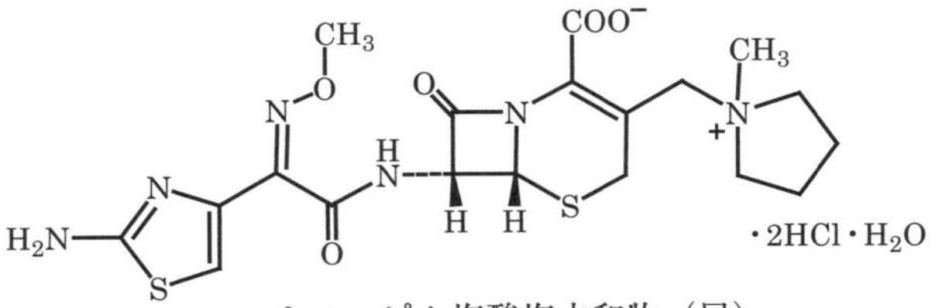

セフェピム塩酸塩水和物（局）
cefepime dihydrochloride hydrate

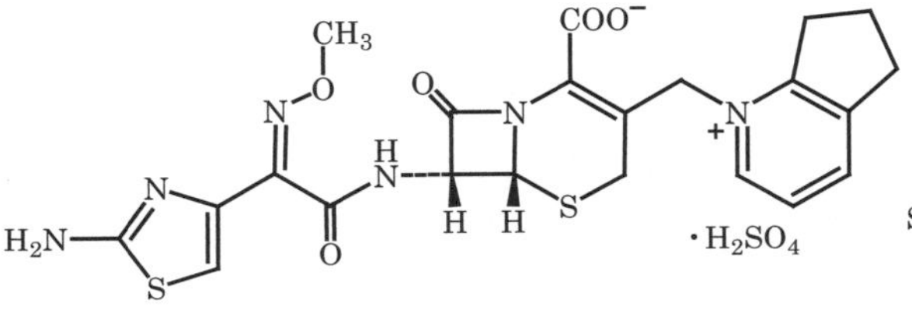

セフピロム硫酸塩（局）
cefpirome sulfate

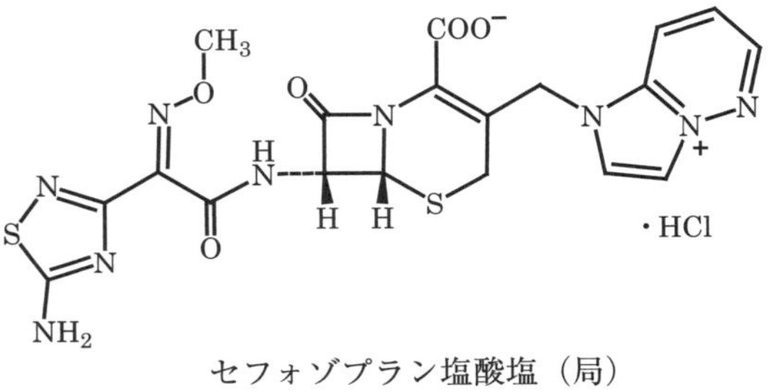

セフォゾプラン塩酸塩（局）
cefozopran hydrochloride

図 13.18　第四世代セフェム

13.3.4 オキサセフェム系抗生物質

セフェム環のイオウ原子を酸素に変換したオキサセフェム系化合物 oxacephem にすぐれた抗菌作用が見出された（図 13.19）．1974 年 Christensen らによって合成されたオキサセファロチンは，ラセミ体であるにも関わらずセファロスポリンと比較して同等かそれ以上の抗菌活性を示した．1970 年代後半になり塩野義製薬の研究グループは，ペニシリンを原料とする光学活性なオキサセフェム誘導体の合成法を開発し，系統的に抗菌活性を調べた．その結果，グラム陰性菌に対して特に抗菌活性を有するラタモキセフが開発された．これを改良したフロモキセフは，グラム陽性菌にも強い抗菌活性を示す．

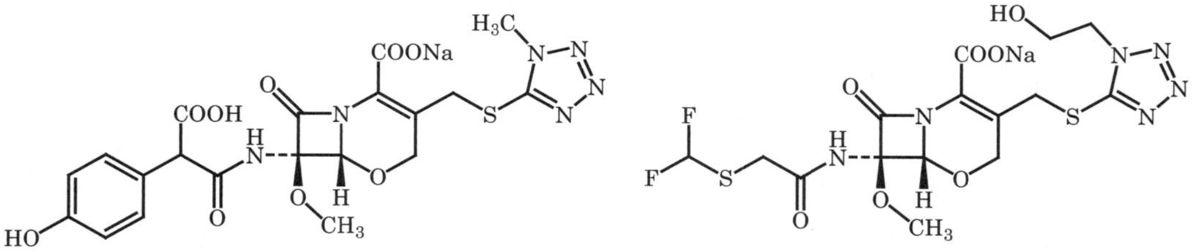

ラタモキセフナトリウム（局）
latamoxef sodium

フロモキセフナトリウム（局）
flomoxef sodium

図 13.19　オキサセフェム系抗生物質

13.3.5 カルバセフェム系抗生物質

セフェム系化合物の中で，もっとも新しい化合物としてセフェム環のイオウ原子を炭素で置換したカルバセフェム carbacephem 骨格を有する化合物の開発が行われている．ロラカルベフは，ブドウ球菌を含むグラム陽性菌に強い抗菌活性を有するが，グラム陰性菌に対する活性は低い．（資料 13.3.5-1 参照）

13.3.6 カルバペネム系抗生物質

カルバペネム carbapenem 骨格をもつチエナマイシンはきわめて強い抗菌力と緑膿菌まで含めた抗菌スペクトルを示したが，化学的に不安定なために実用化されるに至らなかった．チエナマイシンの 6 位のヒドロキシエチル基は β-ラクタマーゼ阻害作用に大きく影響しているものと考えられ，化学的に不安定であった 3 位側鎖上のアミノ基の化学修飾を行った結果，安定な化合物のイミペネムを見出した．ただし，このものは腎近位尿細管においてデヒドロペプチダーゼⅠ（DHP-Ⅰ）により加水分解され，その分解物によって腎毒性が現れることがある．そのためこの DHP-Ⅰ阻害剤シラスタチンを配合した製剤が用いられている（図 13.20）．その他のカルバペネム系抗生物質に，パニペネムやメロペネムなどがある（資料 13.3.6-1 参照）．

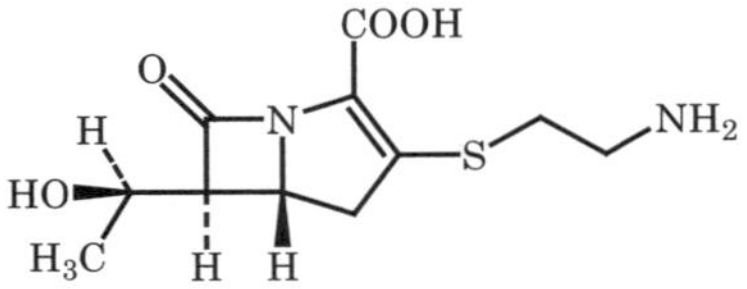

チエナマイシン
thienamycin

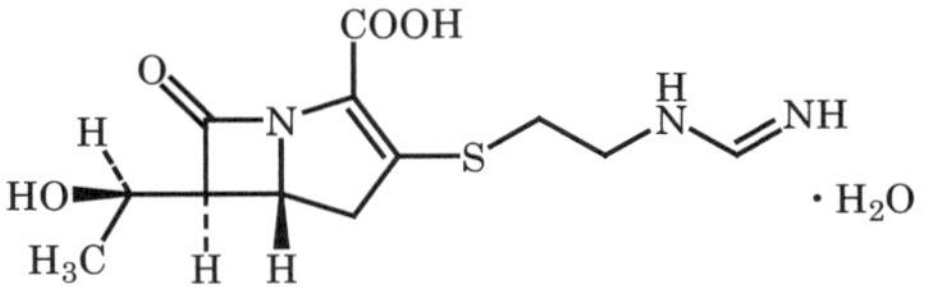

イミペネム水和物（局）
imipenem hydrate

＋

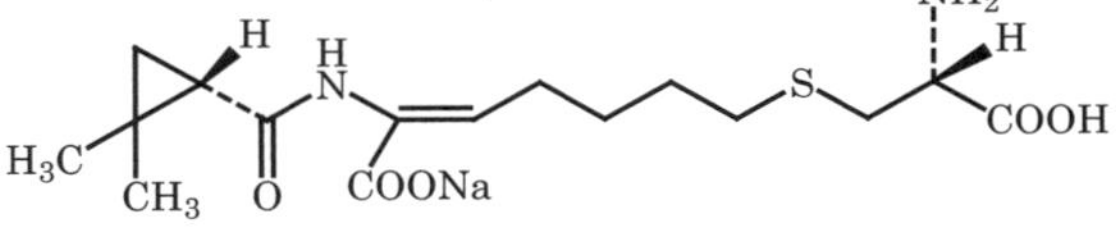

シラスタチンナトリウム（局）
cilastatin sodium

図 13.20　カルバペネム系抗生物質

13.3.7　モノバクタム系抗生物質

3-AMA を基本骨格とする単環系 β-ラクタム抗生物質（モノバクタム monobactam）としてノカルジシン A，スルファゼシンが単離されたが実用化には至らなかった．しかし，これらの基本構造を改良することによりアズトレオナムやカルモナムが開発された（図 13.21）．これらは緑膿菌を含むグラム陰性菌に対して第三世代セフェム系剤と同程度の抗菌力を示すと同時に，β-ラクタマーゼに対しても比較的安定である（資料 13.3.7-1 参照）．

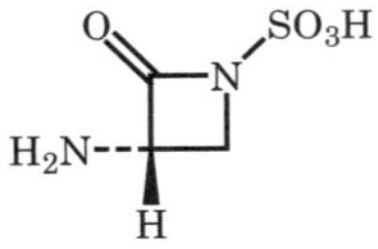

3-アミノモノバクタム酸
3-aminomonobactamic acid

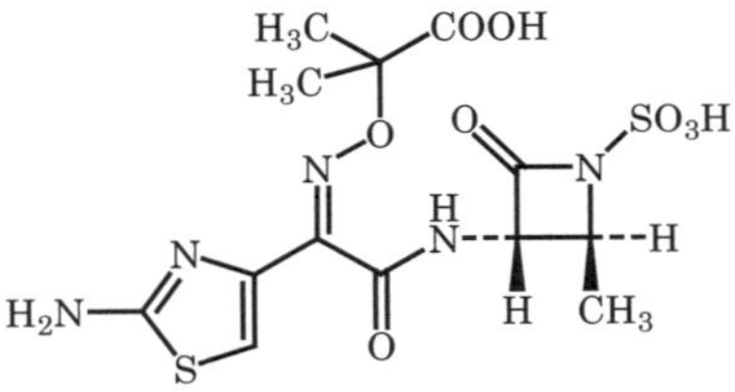

アズトレオナム（局）
aztreonam

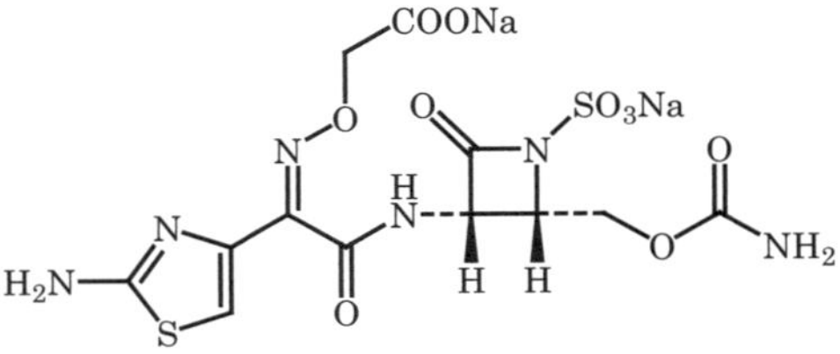

カルモナムナトリウム（局）
carumonam sodium

図 13.21　モノバクタム系抗生物質

13.3.8　β-ラクタマーゼ阻害剤

β-ラクタマーゼに安定でかつ広域抗菌スペクトルをもつ β-ラクタム系抗生物質の開発は難しい．β-ラクタマーゼに不安定な化合物でも β-ラクタマーゼ阻害作用をもつ薬剤との併用により十分な抗菌活性を示すことがある．オキサペナム系のクラブラン酸，ペナム系のスルバクタムなどは抗菌作用が弱く抗菌薬としての利用はできないが，強い β-ラクタマーゼ阻害活性を有する．

アモキシシリンとクラブラン酸，セフォペラゾンとスルバクタムをそれぞれ配合した製剤や，プロドラッグとしてアンピシリンとスルバクタムをエステル結合により架橋したスルタミシリンが実用化されている（図 13.22）．

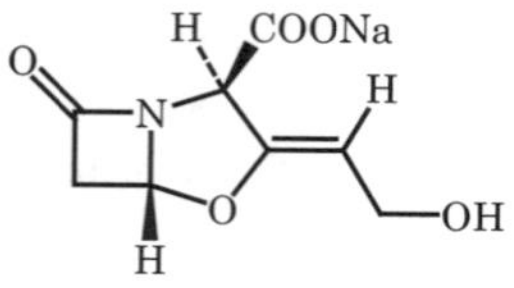

クラブラン酸カリウム（局）
potassium clavulanate

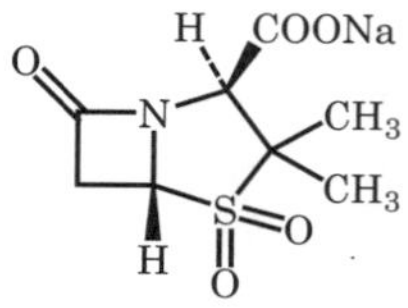

スルバクタムナトリウム（局）
sulbactam sodium

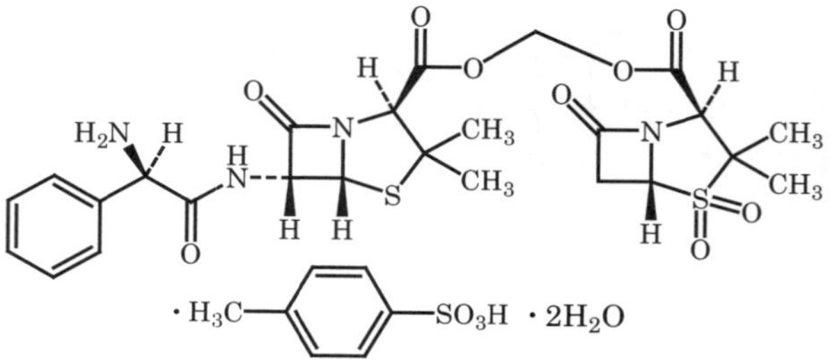

スルタミシリントシル酸塩水和物（局）
sultamicillin tosilate hydrate

図 13.22　β-ラクタマーゼ阻害剤

13.4　テトラサイクリン系抗生物質

　テトラサイクリン類 tetracycline は，4 つの六員環が連なった母核を基本構造とした抗生物質で，一般細菌だけでなく，マイコプラズマ，リケッチア，クラミジア，原虫などの微生物にも抗菌活性を有している（図 13.23）．最初に発見されたものは *Streptomyces* 属より単離され，その後テトラサイクリンを基本とした誘導体が合成されるようになり，その構造と活性の相関に関する知見が得られている．

1）1 位，3 位，11 位，12 位の 4 つのカルボニル基，2 位カルボニル側鎖及び 10 位の水酸基が活性発現には不可欠である．

2）4 位のジメチルアミノ基は，この立体配置が重要で，注射剤として使用する場合液性によってはエピマー化すると活性を消失する．

3）5 位と 7 位の置換基は活性に影響はない．

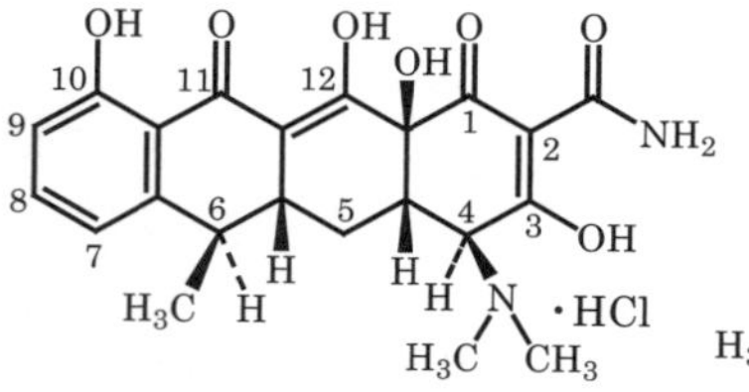

テトラサイクリン塩酸塩（局）
tetracycline hydrochloride

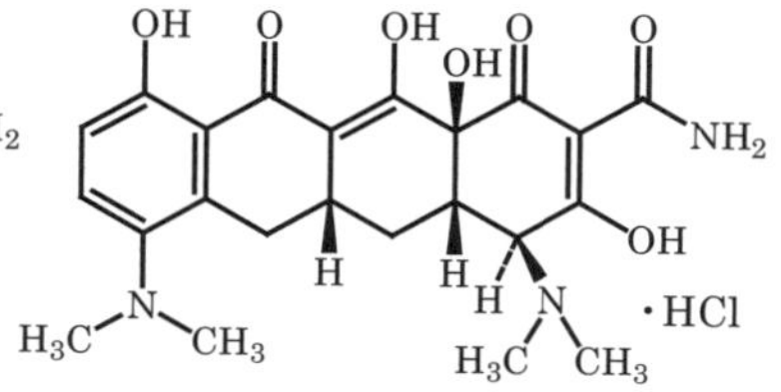

ミノサイクリン塩酸塩（局）
minocycline hydrochloride

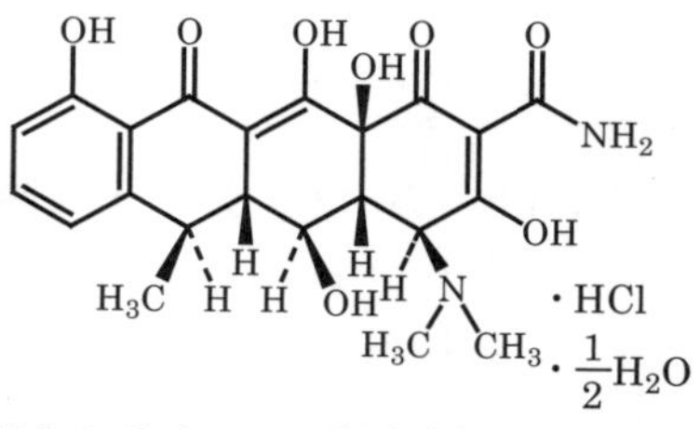

ドキシサイクリン塩酸塩水和物（局）
doxycycline hydrochloride hydrate

図 13.23　テトラサイクリン系抗生物質

第13章　感染症治療薬　　**287**

　本抗生物質の作用機序は，細菌リボソーム30S サブユニットに結合してタンパク質合成を抑制し，抗菌力を発揮するものと考えられている．ミノサイクリンとドキシサイクリンのようなテトラサイクリン系抗菌薬は脂溶性があるため細胞内移行性にもすぐれ，より広い抗菌力があるものと考えられる．

　副作用として，肝障害などが見られる．また，本剤はβ-ジカルボニル構造をもちCa^{2+}，Mg^{2+}とのキレート作用を有するため，骨の発育障害，歯の着色，爪の黄色変化が生じる．そのため，妊婦，新生児，乳児，幼児，小児への投与は慎重に行わなければならない．やむを得ない場合以外は，小児には使用しないことが望ましい．

13.5　クロラムフェニコール系抗生物質

　クロラムフェニコールはペニシリン，ストレプトマイシンについで実用化された抗生物質である（図 13.24）．本抗生物質は，細菌リボソーム50S サブユニットに結合してタンパク質合成を抑制する．グラム陽性，陰性菌，レプトスピラ，リケッチア，クラミジアに静菌的に作用する．

　この系の抗生物質は，クロラムフェニコールだけが天然物で，その化学構造が簡単であることから，発酵法よりも経済的な化学合成により製造されている．副作用として，再生不良性貧血，顆粒球減少，血小板減少などの骨髄障害を生じやすく，新生児ではグレイ症候群 Gray Syndromeが問題となり，使用が少なくなった．現在では，経口剤，筋注剤，外用剤として用いられる．クロラムフェニコールは強い苦味があるため，それを改善する目的で1級水酸基をパルミチン酸エステルへと誘導し内服薬としている．また，同様にコハク酸ナトリウムの誘導体とすることで，注射剤として開発されている．

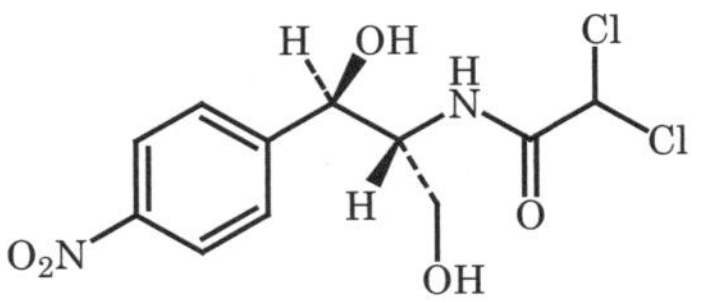

クロラムフェニコール（局）
chloramphenicol

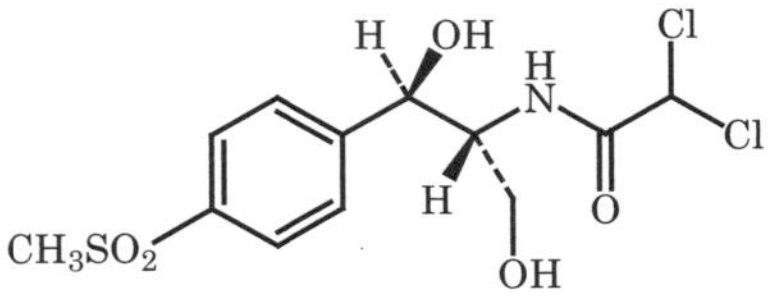

チアンフェニコール
thiamphenicol

図 13.24　クロラムフェニコール系抗生物質

第2編　医薬品各論

13.6　マクロライド系抗生物質

　マクロライド系抗生物質 macrolide antibiotics は，大環状ラクトンに糖がグリコシド結合した構造をもつ抗生物質の名称である．本剤は細菌リボソーム 50S サブユニットに結合してタンパク質合成を抑制し，グラム陽性，グラム陰性球菌，マイコプラズマ，クラミジア，リケッチア，レジオネラに対して抗菌力を有する抗生物質である．また，テトラサイクリン及びサルファ剤，ペニシリン系，ストレプトマイシンなどの耐性ブドウ状球菌にも有効である．ただし，作用機序は静菌的であるため，あくまでも増殖抑制にしかすぎない．マクロライド系抗生物質は，ラクトン環の炭素数の大きさに従って，2種に分類される．

【1】14員環系

　エリスロマイシンは，酸に対して不安定で6位，12位の2つの水酸基と9位カルボニル基の間でアセタールを形成し抗菌活性を示さなくなる．この点を改良したものがクラリスロマイシンやロキシスロマイシンである．また，エリスロマイシンの9位の C＝O を -CH_2N(CH_3)- に変えた15員環のアジスロマイシンが開発された（図13.25）．（資料13.6-1参照）この医薬品の特徴は，血中濃度半減期が長く1日1回服薬の3日間で服薬を終了するというものである．

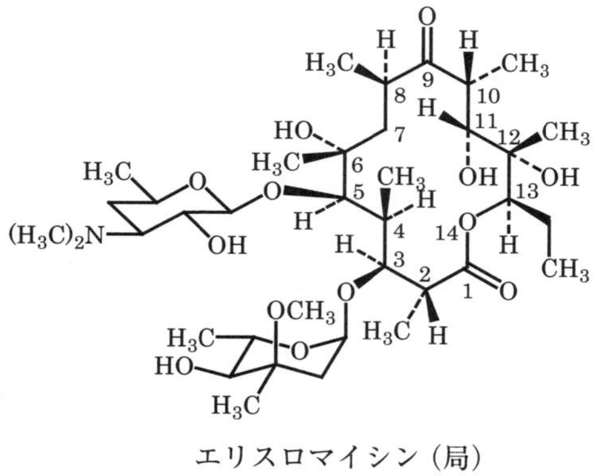

エリスロマイシン（局）
erythromycin

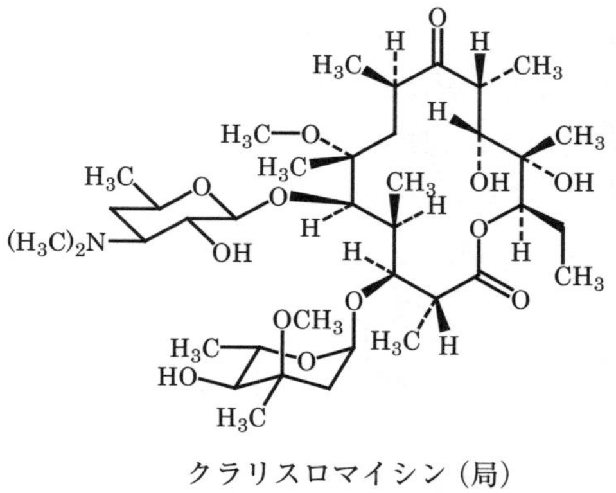

クラリスロマイシン（局）
clarithromycin

図 13.25　14員環系マクロライド系

【2】16員環系

　この系の抗生物質には，ジョサマイシン，ロキタマイシンのほかに数種が臨床で使用されている．どれも同じ16員環ラクトンと2つの糖が結合しており，その構造上にある5つの水酸基のいずれかに導入されているアシル基が異なるのみである（図13.26）．

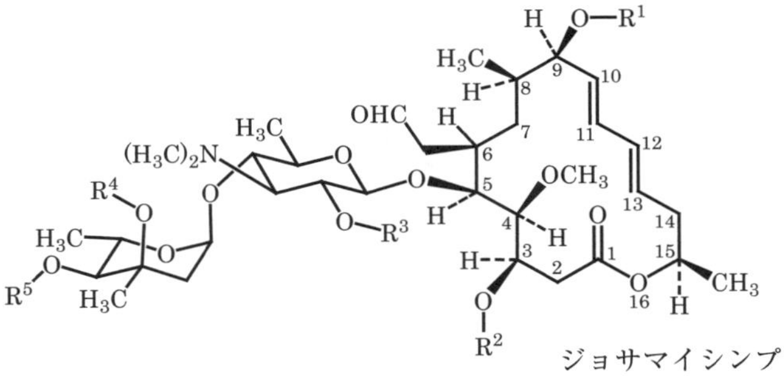

第13章　感染症治療薬

$$H_3C,\ OHC,\ H_3C,\ (H_3C)_2N,\ R^4,\ H_3C,\ R^5,\ H_3C,\ R^3,\ OCH_3,\ R^2$$

ジョサマイシンプロピオン酸エステル（局）
josamycin propionate（JM）
$R^1 = R^3 = R^4 = H,\ R^2 = COCH_3,\ R^5 = COCH_2CH(CH_3)_2$

ロキタマイシン（局）
rokitamycin（RKM）
$R^1 = R^2 = R^3 = H,\ R^4 = COCH_2CH_3,\ R^5 = COCH_2CH_2CH_3$

図13.26　16員環系マクロライド系

13.7 その他の抗菌薬

　ペプチド系抗菌薬は，ポリペプチド系とグリコペプチド系抗菌薬に大別され，グリコペプチド系抗菌薬については，13.10で後述する．ポリペプチド系抗菌薬には，ポリミキシンB，グラミシジン，コリステンがあり，いずれもグラム陰性菌にのみ有効で，細胞膜リン脂質に結合して細胞膜を破壊し抗菌活性を示す．現在では，経口剤，外用剤として用いられる．（資料13.7-1）参照）

13.8 抗 結 核 薬

　結核菌は抗酸性菌に属し，菌体は疎水性の高い皮膜に包まれているためにβ-ラクタム，サルファ剤などの抗菌薬には強い抵抗性を示す．1944年，Waksmannにより抗生物質であるストレプトマイシンが発見されて以降，抗結核薬 antitubercular agents の開発は大きな進展をとげた．抗結核薬は長期連用されることが多いため，耐性菌の出現を遅らせる必要があることから薬剤を併用して用いることが多い．現在用いられる抗結核薬は，抗生物質（ストレプトマイシン，カナマイシン，リファンピシン，サイクロセリン）及び合成抗結核薬（イソニアジド，エタンブトール，パラアミノサリチル酸，エチオナミド，ピラジナミド）に分類される．また，一次抗結核薬と二次抗結核薬にも分けられ，ストレプトマイシン，イソニアジド及びパラアミノサリチル酸を一次抗結核薬と呼び，その他を二次抗結核薬と呼ぶ（図13.27）．（資料13.8-1）参照）

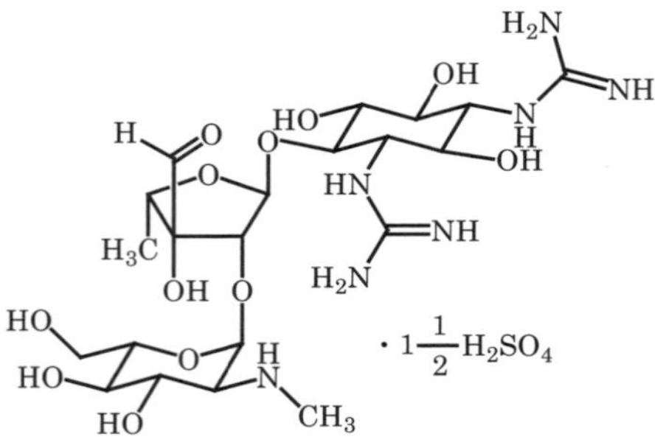

290　　　第 2 編　医薬品各論

ストレプトマイシン硫酸塩（局）
streptomycin sulfate

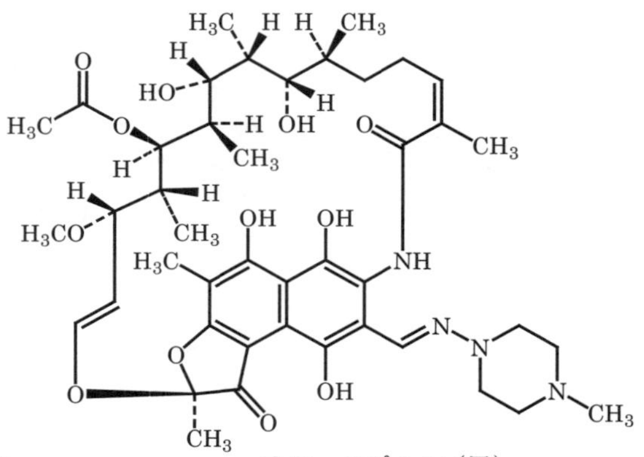

リファンピシン（局）
rifampicin

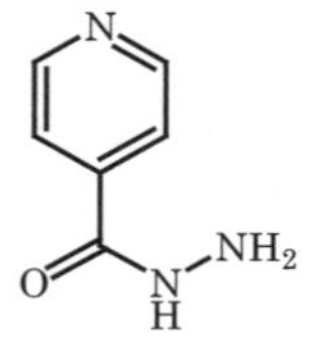

イソニアジド（局）
isoniazid

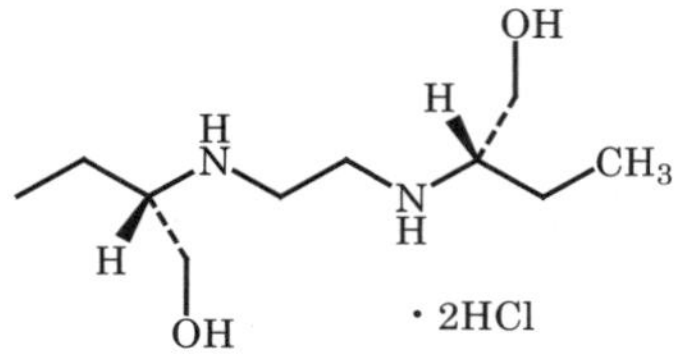

エタンブトール塩酸塩（局）
ethambutol hydrochloride

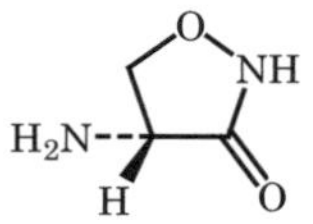

サイクロセリン（局）
cycloserine

図 13.27　抗結核薬

13.9　　　　　　　　抗 真 菌 薬

　カンジダ，アスペルギルス，クリプトコッカス，皮膚糸状菌などの真菌は真核生物に属し，感染部位により表在性真菌症と深在性真菌症に分けられる．今日，抵抗力の弱い高齢者や幼児への深在性真菌症が問題になっている．1939 年にグリセオフルビンが発見されて以降，多数の抗真菌薬 antifungal agent が開発されている（図 13.28）．代表的抗真菌薬として抗生物質であるグリセオフルビン，アムホテリシン B や合成抗真菌薬であるフルシトシン，ミコナゾール，イトコナゾール，フルコナゾールなどが用いられている．しかし，細菌が原核生物であるのに対して，真菌はヒトと同じ真核細胞であることから，真菌だけに選択毒性をもたせることが難しい．

13.10　　　グリコペプチド系抗菌薬

　グリコペプチド系抗菌薬には，いずれも放線菌 *Streptomyces orientalis* と *Actinoplanes teichomyceticus* から単離されたバンコマイシン（図 13.29）とテイコプラニンがある．（資料 13.10-1 参照）基本構造は，非天然型アミノ酸を含む 7 個のアミノ酸からなるペプチド骨格に糖が結合したグリコペプチド構造をしている．バンコマイシンは，内服してもほとんど吸収されないため，

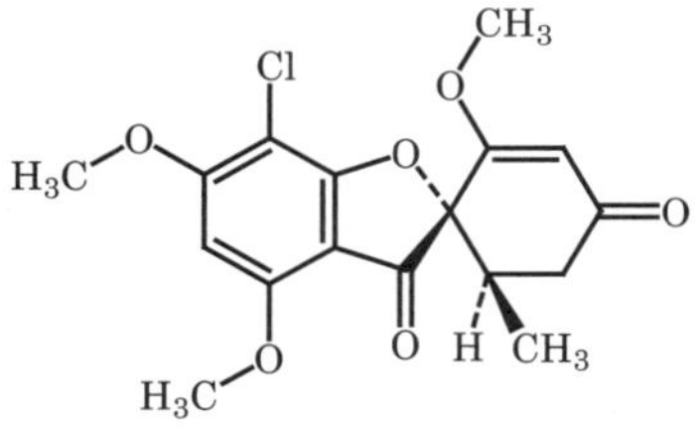

グリセオフルビン（局）
griseofluvin

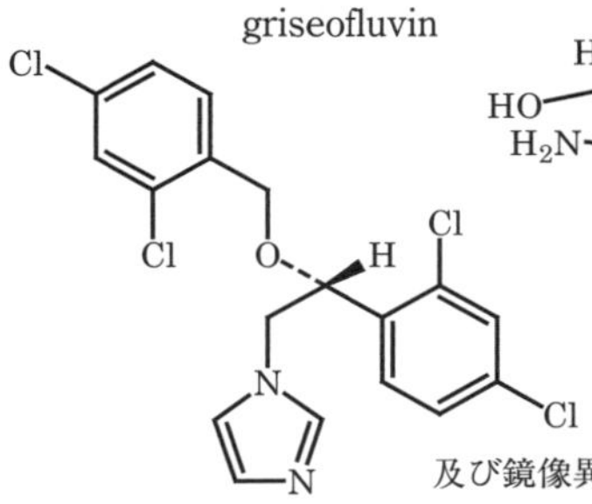

ミコナゾール（局）
miconazole

及び鏡像異性体

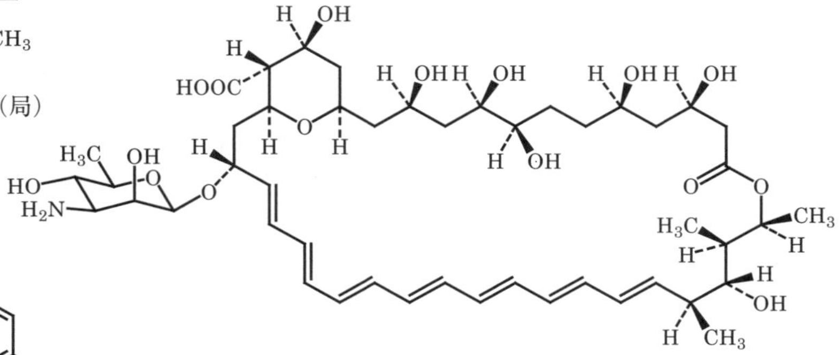

アムホテリシン B（局）
amphotericin B

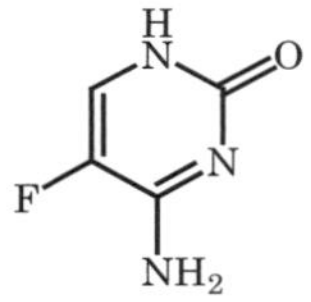

フルシトシン（局）
flucytosine

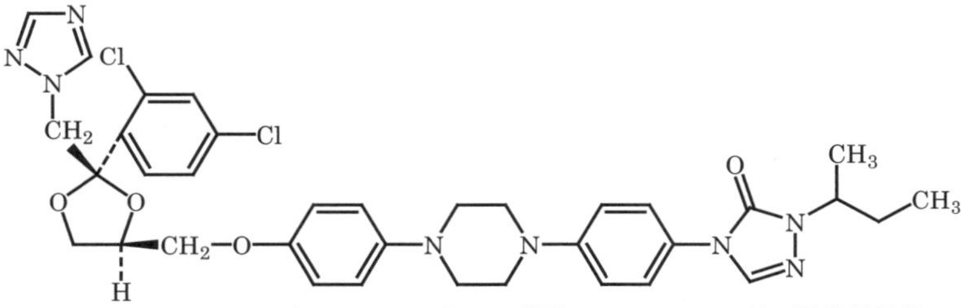

イトラコナゾール（局）
itraconazole

及び鏡像異性体

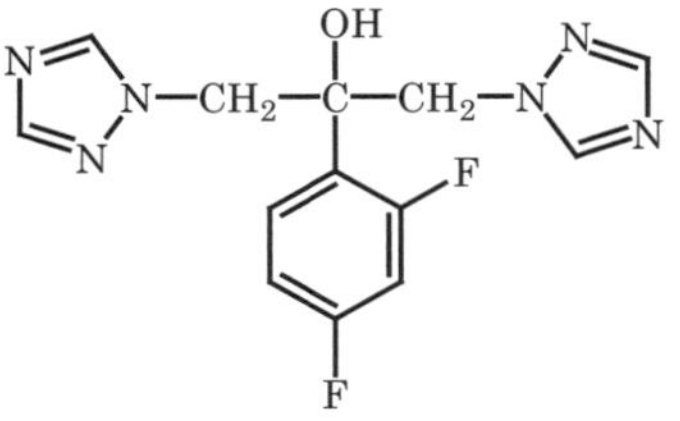

フルコナゾール
fluconazole

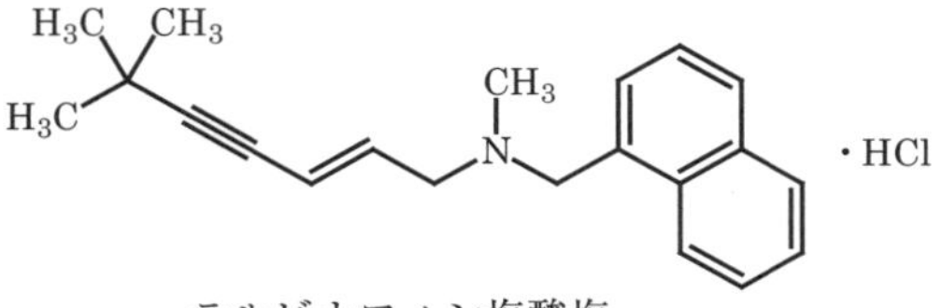

テルビナフィン塩酸塩
terbinafine hydrochloride

図 13.28　抗真菌薬

　偽膜性大腸炎や，骨髄移植時の消化管内殺菌用の経口薬や，注射剤として MRSA 感染症に用いられている．テイコプラニンは，注射剤として MRSA 感染症に用いられている．本剤は，グラム陽性菌には抗菌活性を示すが，グラム陰性菌の外膜は通過できないため抗菌活性を示さない．その作用機序は，β-ラクタム系抗菌薬と同様に細胞壁ペプチドグリカンの合成阻害である．しかし，作用点が異なりペプチドグリカン側鎖の D-Ala-D-Ala 部分に 5 か所の水素結合を介して直接強固に結合し，トランスペプチダーゼの D-Ala-D-Ala 部分への作用をブロックしてしまう（図13.29）．最近は，バンコマイシン耐性腸球菌による院内感染が問題になっている．

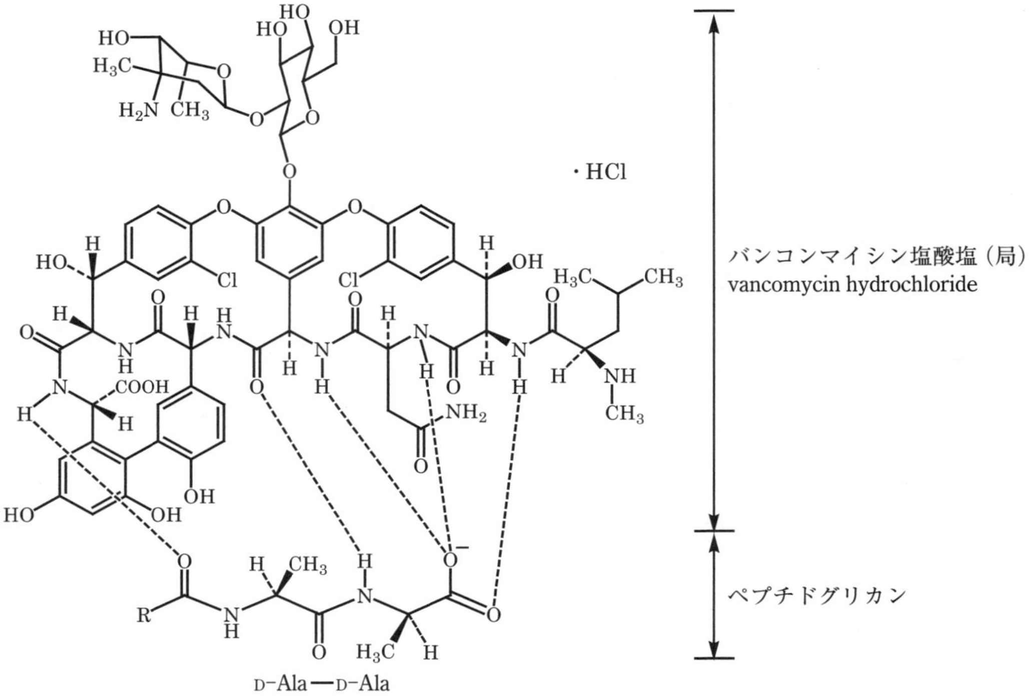

292　　第 2 編　医薬品各論

・HCl

バンコンマイシン塩酸塩（局）
vancomycin hydrochloride

ペプチドグリカン

D-Ala━D-Ala

図 13.29　バンコマイシン-D-Ala-D-Ala 複合体

13.11　ホスホマイシン系

　ホスホマイシン（FOM）は，エポキシ環とリン酸部分をもつ特徴的な化学構造のため，ほかの抗菌薬とは区別されている．ホスホマイシンは，グラム陽性菌，グラム陰性菌と幅広い抗菌スペクトルを有し，緑膿菌，変形菌，セラチアなどに対しても強い抗菌活性を示す．本剤の作用機序は，β-ラクタム系抗菌薬と同様に細胞壁ペプチドグリカンの合成阻害である．しかし，β-ラクタム系と作用点が異なり，ペプチドグリカンである N-アセチルムラミン酸生合成の初期の段階の反応を抑えて抗菌活性を示す．ホスホマイシンには Na 塩と Ca 塩があり，Na 塩は注射薬，Ca 塩は経口薬として使用されている（図 13.30）.

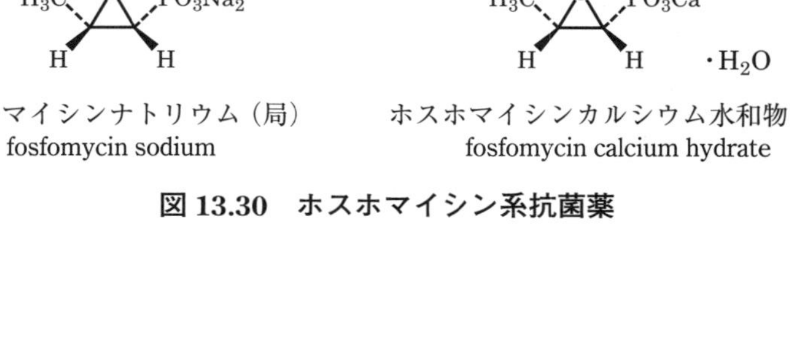

ホスホマイシンナトリウム（局）
fosfomycin sodium

ホスホマイシンカルシウム水和物（局）
fosfomycin calcium hydrate

図 13.30　ホスホマイシン系抗菌薬

13.12 抗ウイルス薬

13.12.1 抗ウイルス薬の作用

インフルエンザ，エイズ，がん，C型肝炎，日本脳炎，帯状疱疹などさまざまな疾患をひき起こすウイルスは宿主細胞に寄生し，生きている宿主細胞の中で増殖する．ウイルスは細胞膜上の受容体に結合する．受容体は細胞のための本来の役割を担っているものであるが，ウイルスはこうした受容体のうち，ある特定のものを認識し結合する．こうしてウイルスは宿主内へ侵入し脱殻後，ウイルスの核酸複製・転写，タンパク質の合成を行って複製する．

ウイルスのライフサイクルについて，エイズウイルス（HIV）を例にとって説明する．HIVは直径が100〜200 nm の球状をしており，中心部に遺伝子RNAと逆転写酵素，インテグラーゼ，プロテアーゼをもっている．HIVは，宿主となるヘルパーT細胞のもつCD4と呼ばれる糖タンパク質の受容体に吸着 adsorption し，宿主細胞に侵入 penetration して脱殻 uncoating する．ウイルスのゲノムであるRNAはウイルス自身のもつ逆転写酵素により，二本鎖DNAへと変換される．生成した二本鎖DNAは，ウイルスの酵素インテグラーゼの作用で宿主DNAに組み込まれ，この状態のウイルスDNAはプロウイルスと呼ばれる．これに宿主のDNA依存性RNAポリメラーゼIIによる転写が起こり，ウイルスmRNAとウイルスゲノムRNAとが生成する．ここで生成したウイルスゲノムRNAは，将来出芽するHIVに取り込まれるものである．一方，ウイルス

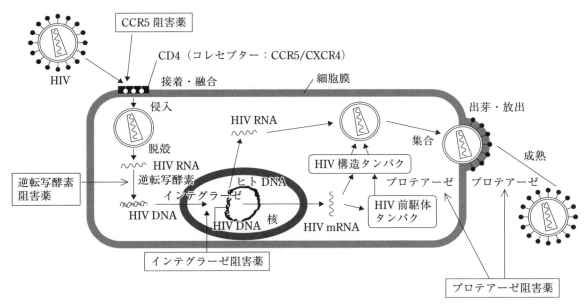

図 13.31　HIV のライフサイクル

mRNA は宿主のタンパク質合成装置によってタンパク質へと翻訳されるが，ここで生成するのは前駆体タンパク質であり，これがウイルスの酵素 HIV プロテアーゼにより切断されてウイルスタンパク質となる．このようにして産生された構成成分からウイルス粒子が作られ，宿主のヘルパーT細胞から出芽によって放出される．これがエイズウイルスのライフサイクルである（図13.31）．

13.12.2 抗ウイルス薬

抗 HIV 薬を含めた抗ウイルス薬 antivirals は，ウイルスのライフサイクルである，①吸着・侵入，②脱殻，③核酸の複製・転写，④タンパク質の合成，⑤ウイルス粒子の形成と細胞外への放出の5段階のいずれかの阻害を目的に開発され，以下のようなものがある．

【1】抗インフルエンザウイルス薬

アマンタジンは，ウイルスの感染の初めの吸着，侵入，脱殻のステップを阻止するもので，おもにインフルエンザ A 型の予防に用いられる．オセルタミビル（タミフル），ザナミビル（リレンザ）は，体内でのインフルエンザウイルスの増殖過程において，感染細胞からのインフルエンザウイルスの放出に必要な酵素ノイラミニダーゼを抑制することで，インフルエンザウイルスの増殖を抑制する（図13.32）．（資料13.12.2-1参照）

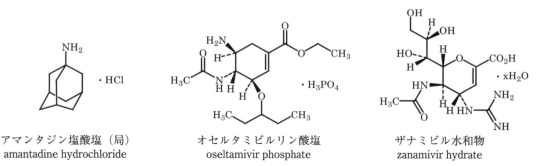

図 13.32 抗インフルエンザウイルス薬

【2】ウイルス DNA 合成阻害薬

1）抗ヘルペスウイルス薬

イドクスウリジン，ビダラビン，アシクロビル，バラシクロビルはウイルスの DNA 合成を阻害する薬物である（図13.33）．イドクスウリジンは，チミジンの類似化合物で単純ヘルペスウイルスによって起こる角結膜炎の局所的治療に用いられるが，毒性のため全身的には用いることができない．ビダラビンは1級水酸基部が三リン酸化されウイルスの DNA ポリメラーゼを競合的に阻害する．単純ヘルペスウイルス脳炎，水痘帯状疱疹ウイルス感染症の治療に全身投与される．アシクロビルは宿主の酵素によっては一リン酸化されないが，ヘルペスウイルスのチミジンキナーゼによって一リン酸化され，さらに宿主の酵素によって三リン酸化を受ける．アシクロビ

第 13 章　感染症治療薬　　**295**

ルの三リン酸化合物はウイルスの DNA ポリメラーゼを阻害するが宿主の DNA ポリメラーゼは阻害せず，選択毒性にすぐれている．新生児ヘルペス感染症に対してはアシクロビルが静脈注射による全身投与で用いられる．原発性陰部ヘルペス感染症にはアシクロビル局所用軟膏が用いられる．アシクロビルは経口投与が可能で，原発性及び再発性陰部ヘルペス感染症，粘膜皮膚単純ヘルペス，口腔口唇単純ヘルプス，帯状疱疹に用いられる．バラシクロビルはアシクロビルのプロドラッグとして開発されている（図 13.33）．

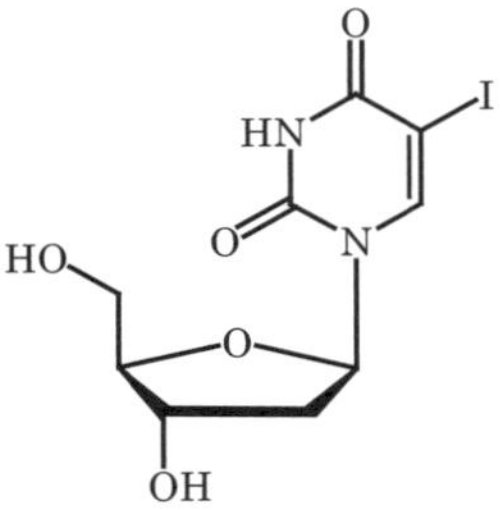

イドクスウリジン（局）
idoxuridine

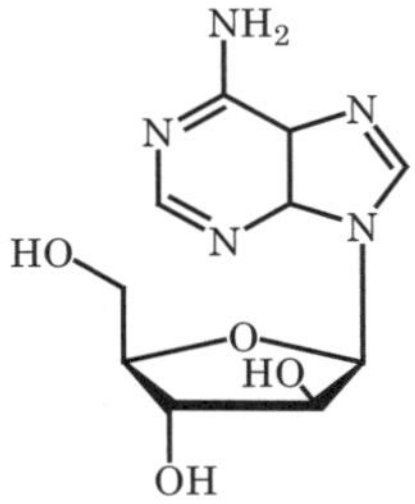

ビダラビン
vidarabine

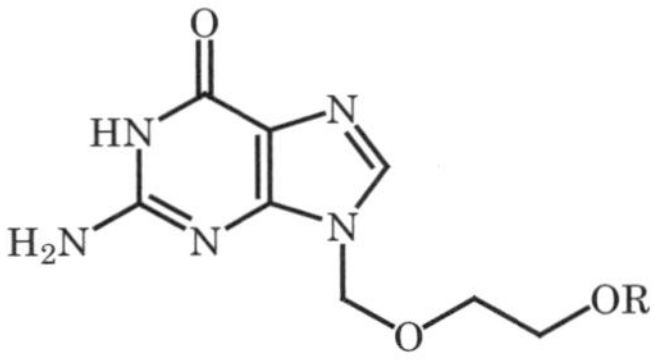

アシクロビル（局）
aciclovir
バラシクロビル塩酸塩（局）
valaciclovir hydrochloride

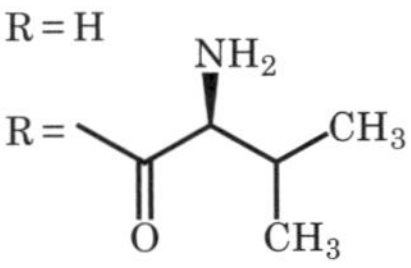

R = H

図 13.33　抗ヘルペスウイルス薬

2）抗サイトメガロウイルス薬

ガンシクロビルは活性型三リン酸化合物となりウイルスの DNA 合成を阻害する薬物である．経口投与では効果が低く，静脈注射でしか使用されない．ピロリン酸アナログであるホスカルネットは，ヌクレオチドのピロリン酸部と競合し，DNA ポリメラーゼを直接阻害する（図 13.34）．

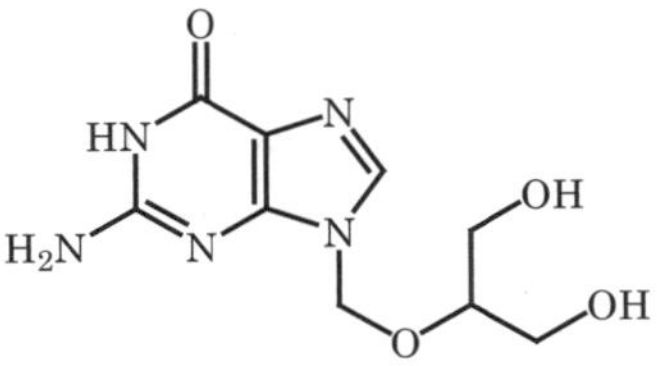

ガンシクロビル
ganciclovir

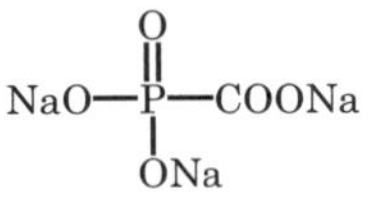

ホスカルネット
foscarnet

図 13.34　抗サイトメガロウイルス薬

【3】ウイルス RNA 合成阻害薬

リバビリンはプリンヌクレオシド類似体であり，1 級水酸基部が一リン酸化されて肝細胞内の GTP 量を減少させ間接的にウイルスの核酸合成を抑制する（図 13.35）．また，三リン酸化されてウイルス感染細胞に作用して mRNA の合成を阻害する．ヘルペスウイルスなどの DNA ウイルスからインフルエンザウイルスなどの RNA ウイルスにまで有効な広い抗ウイルススペクトルと比較的強い抗ウイルス作用を示す．エアロゾル投与による使用が許可されている．また，インターフェロンとの併用による C 型肝炎への効果が報告されている．

ファビピラビルも，リバビリンと同様に，細胞内で活性体である三リン酸化体へと変換され

る（図13.35）．この三リン酸化体は，RNA依存症RNAポリメラーゼを選択的に阻害することで，ウイルスの増殖を抑制する．

リバビリン（局）
ribavirin

ファビピラビル
favipiravir

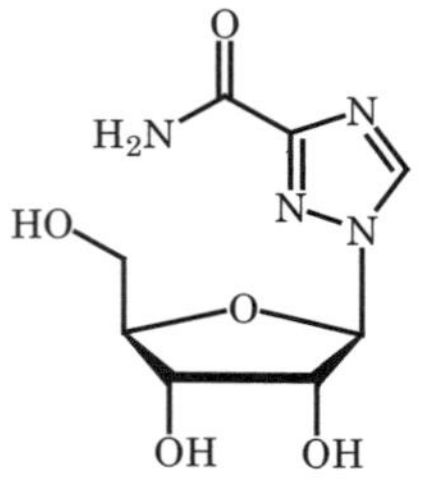

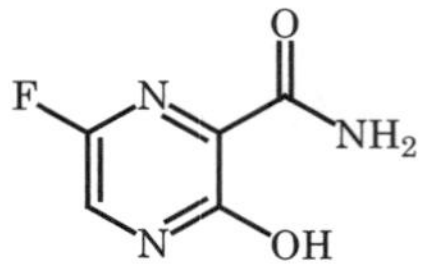

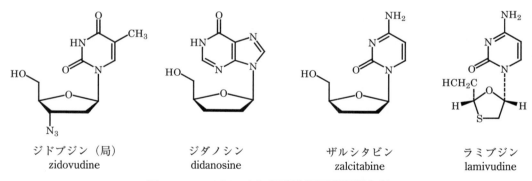

図13.35　ウイルスRNA合成阻害薬

【4】逆転写酵素阻害薬

逆転写酵素 reverse transcriptase はウイルスがもっているものであるから，これに対する阻害剤は有効な抗ウイルス薬となることが期待される．逆転写酵素阻害薬 reverse transcriptase inhibitor にはヌクレオシド系（図13.36）と非ヌクレオシド系（図13.37）に分けられる．ヌクレオシド系であるジドブジン（アジドチミジン：AZT），ジダノシン，ザルシタビン，ラミブジン

ジドブジン（局）
zidovudine

ジダノシン
didanosine

ザルシタビン
zalcitabine

ラミブジン
lamivudine

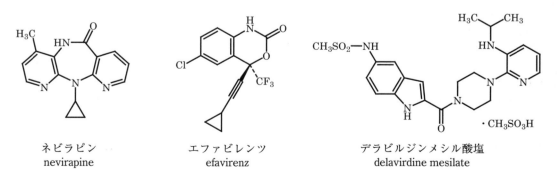

図13.36　ヌクレオシド系逆転写酵素阻害剤

ネビラピン
nevirapine

エファビレンツ
efavirenz

デラビルジンメシル酸塩
delavirdine mesilate

図13.37　非ヌクレオシド系逆転写酵素阻害剤

は，いずれも水酸基部分が三リン酸化されて逆転写酵素によって合成されている途上の DNA 鎖に取り込まれ，DNA 鎖の合成を終結させる．非ヌクレオシド系の抗 HIV 薬ネビラピン，エファビレンツ，デラビルジンは，細胞内でリン酸化を受けず，直接逆転写酵素に結合し本酵素の活性を抑制する．

【5】HIV プロテアーゼ阻害薬

HIV プロテアーゼ HIV protease も HIV に特有の酵素で，そのステップはウイルスの増殖に必須であることから，その阻害薬は抗 HIV 薬として期待される．これに対する阻害剤として開発されたインジナビル，サキナビル，リトナビル，ネルフィナビルが抗 HIV 薬として臨床的に使用されている（図 13.38）．HIV プロテアーゼはチロシン又はフェニルアラニンとプロリンとの間を切断するもので，サキナビル，インジナビル，ネルフィナビルは HIV プロテアーゼ阻害活性を調べていたペプチドをリード化合物とした非ペプチド性のアナログとして設計されたものである．

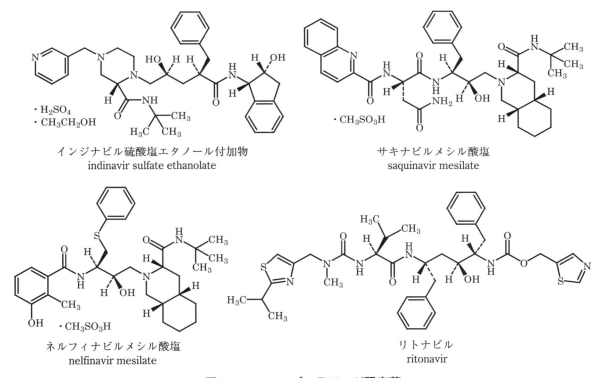

図 13.38 HIV プロテアーゼ阻害薬

【6】その他の阻害薬

インテグラーゼ阻害薬であるラルテグラビルは，2008 年に認可され，逆転写酵素によって合成された HIV の DNA が宿主細胞の DNA に取り込まれる際に機能するこの酵素を阻害することで感染を抑制する．CCR5 阻害薬マラビロクも 2008 年に認可され，宿主細胞への侵入時に必要

な CD4 とコレセプター（CCR5 あるいは CXCR4）のうち CCR5 と結合することで感染を抑制する．しかし，CCR5 指向性 HIV 以外には無効である（図 13.39）.

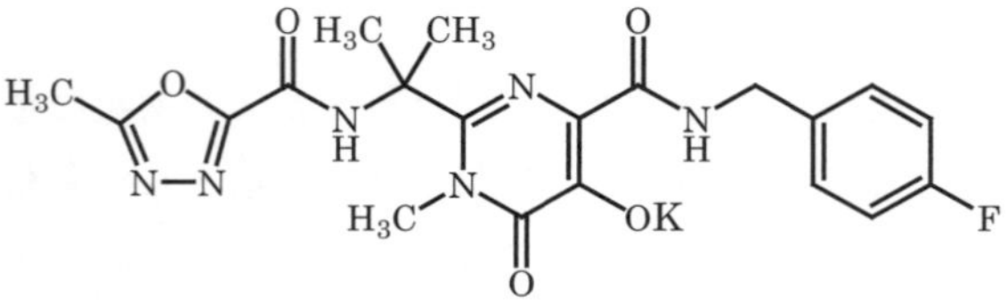

ラルテグラビルカリウム
raltegravir potassium

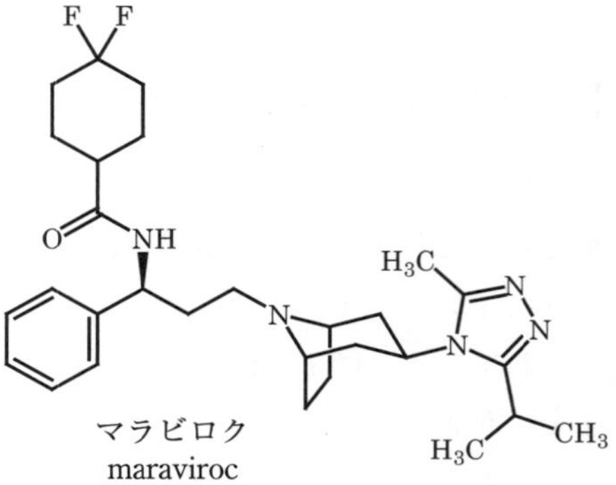

マラビロク
maraviroc

図 13.39　インテグラーゼ阻害薬と CCR5 阻害薬

【7】抗 HIV 薬の多剤併用療法

　これらの抗 HIV 薬は単独では HIV 感染に対して十分な効果をあげることができない．近年，HIV プロテアーゼ阻害剤，ヌクレオシド系逆転写酵素阻害剤と非ヌクレオシド系逆転写酵素阻害剤の 3 剤を組み合わせた HAART（highly active anti-retroviral therapy）と呼ばれる多剤併用療法がかなりの効果をあげている．

参考文献

1）　三木，野口，日比野監修・編集（2005）医薬化学第 3 版，第 10 章，廣川書店
2）　日本薬剤師会編（1999）薬の顔 構造活性相関の話，薬事日報社
3）　桑原章吾，山口恵三（1998）抗微生物薬の基礎知識，南山堂
4）　長友，篠塚，萩原，武田編集（2016）医療薬学　最新薬理学第 10 版，廣川書店
5）　香月，成田，川端編集（2015）詳解　薬理学，廣川書店
6）　日本薬学会編（2016）化学系薬学Ⅱ生体成分・医薬品の化学による理解，東京化学同人

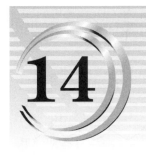

14 抗悪性腫瘍薬

生体の構成細胞が変異して自律的に増殖し（腫瘍化），過剰な組織を形成する細胞集団を腫瘍という．異常増殖した細胞集団が正常組織を圧迫するが，侵襲することはないものを良性腫瘍という．一方，腫瘍細胞が浸潤と転移能を獲得して周辺組織を侵襲・破壊し，全身に影響を及ぼすものを悪性腫瘍という．

抗悪性腫瘍薬（抗がん剤）とは，悪性腫瘍の薬物療法（化学療法，分子標的療法，ホルモン療法，免疫療法）に用いられる薬物をいう．本章では，抗悪性腫瘍薬の構造的特徴とその活性発現のメカニズムの関係を理解することが目的である．

14.1 化学療法薬

14.1.1 アルキル化剤

アルキル化剤は反応性の高いエチレンイミンやカルボニウムイオンなどの活性中間体を形成して，細胞内の核酸やタンパク質の求核部位をアルキル化する．核酸塩基のうちグアニンの7位は求核性が高く，アルキル化剤はDNAのグアニン塩基の7位のアルキル化によりDNA二本鎖間の架橋や誤った塩基対の形成によりDNA複製を阻害して，抗腫瘍活性を発現するものが多い．

毒ガスのマスタードガスから開発されたナイトロジェンマスタードが血液腫瘍に対する効果を示すことが見出され，最初の化学療法薬となった．ナイトロジェンマスタードの構造上の特徴はクロロエチルアミノ基を有することであり，毒性軽減と治療効果の向上を目標にして，種々のクロロエチルアミン誘導体が開発された（図14.1）．シクロホスファミド（オキサアザホスホリン-2-アミン 2-オキシド誘導体）は広範な腫瘍の標準治療薬として用いられる．肝ミクロソームP450（CYP）で代謝され4-ヒドロキシシクロホスファミドが生成し，非酵素的にアルドホスファミドを経て活性体であるホスホルアミドマスタードに変換され，最終的にノルナイトロジェンマスタードが生じる（図14.2）．アルドホスファミドのβ-脱離の副産物としてアクロレインが生成し，副作用の出血性膀胱炎の原因となる．メスナを併用することでアクロレインを無毒化する．

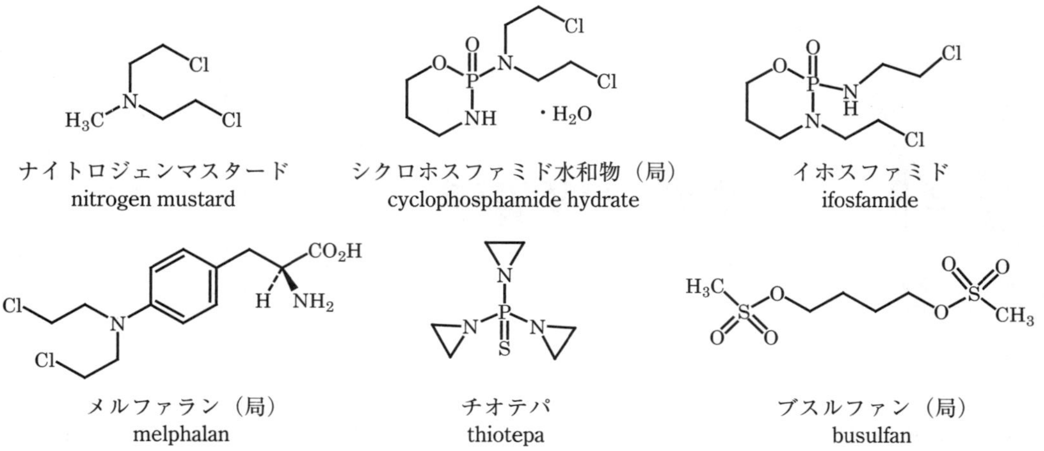

300　　　　　　　　　　　　第２編　医薬品各論

ナイトロジェンマスタード
nitrogen mustard

シクロホスファミド水和物（局）
cyclophosphamide hydrate

イホスファミド
ifosfamide

メルファラン（局）
melphalan

チオテパ
thiotepa

ブスルファン（局）
busulfan

図 14.1　クロロエチルアミン系とエチレンイミン系アルキル化剤
及びメタンスルホネート系アルキル化剤

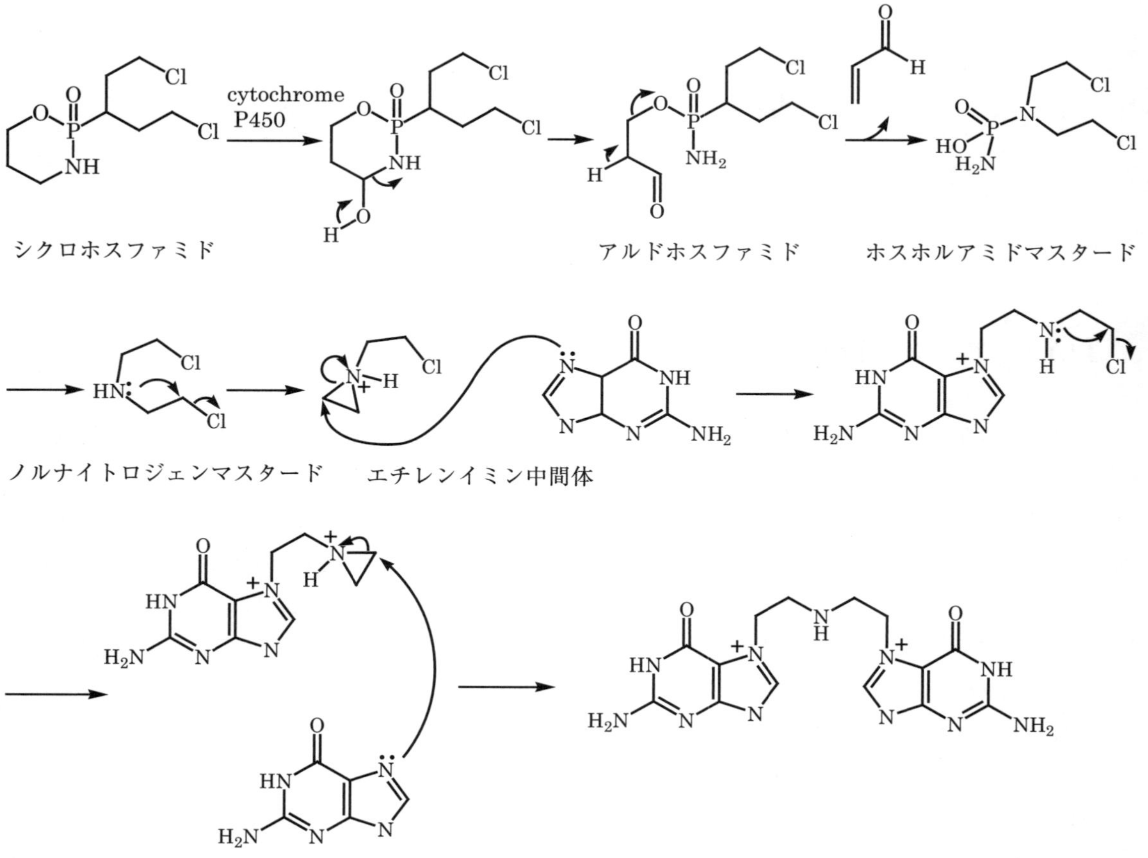

シクロホスファミド　　cytochrome P450

アルドホスファミド　　ホスホルアミドマスタード

ノルナイトロジェンマスタード　　エチレンイミン中間体

図 14.2　シクロホスファミドの活性化とアルキル化の機構

第 14 章　抗悪性腫瘍薬　　*301*

ノルナイトロジェンマスタードはエチレンイミンとなり，グアニン塩基の 7 位の求核的な付加反応が連続的に起こり，DNA の架橋が起こる．イホスファミドもシクロホスファミドと同じ作用機作で薬効を発現し，小細胞肺がん・子宮頸がんなどのほか肉腫に用いられる．メルファラン（フェニルアラニン誘導体）は，ノルナイトロジェンマスタードとフェニルアラニンが結合したマスタード系化合物で，シクロホスファミドと作用機作は同じである．チオテパ（アジリジン基を有するホスフィンスルフィド誘導体）は，DNA，RNA 及びタンパク質をアルキル化する．慢性リンパ性白血病，慢性骨髄性白血病，乳がん，卵巣がん，膀胱腫瘍に用いられる．ブスルファン（メタンスルホン酸エステル）はクロロエチル系薬物のハロゲン化アルキル基をメタンスルホン酸エステルに置換して副作用軽減を図ったものである．慢性骨髄性白血病や真性多血症に用いられる．

　N-ニトロソ（N–N=O）尿素系アルキル化剤として，ニムスチン塩酸塩とラニムスチンが知られている（図 14.3）．*N*-ニトロソ尿素系アルキル化剤は，生理的 pH においてジアゾヒドロキシドとイソシアナートに分解する（図 14.4）．ジアゾヒドロキシドは DNA–DNA，DNA–タンパク質間に架橋する．また，イソシアナートは，タンパク質のチオール基やアミノ基と反応して DNA ポリメラーゼを阻害する．高い脂溶性をもつため，血液脳関門を通過するものが多く，脳腫瘍の治療に用いられる．

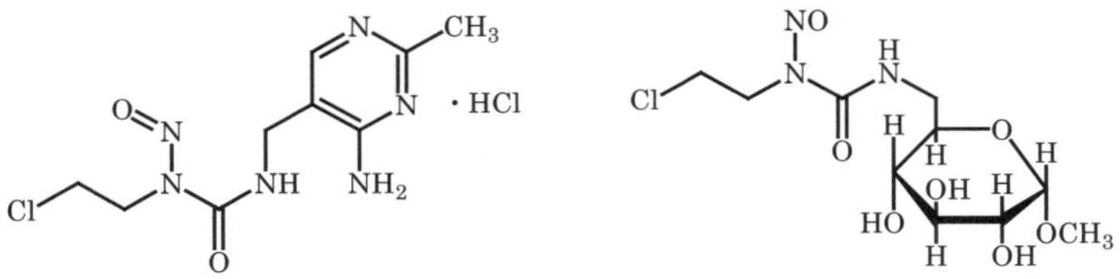

ニムスチン塩酸塩
nimustine hydrochloride

ラニムスチン
ranimustine

図 14.3　ニトロソ尿素系アルキル化剤

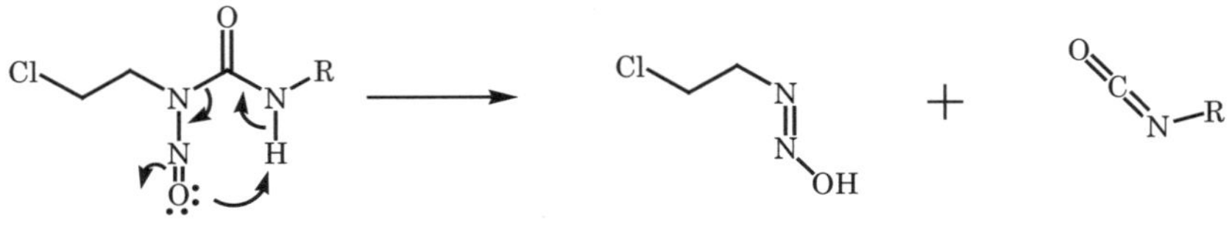

ニトロソウレア系アルキル化剤　　ジアゾヒドロキシド　　イソシアナート

図 14.4　ニトロソウレア系アルキル化剤の活性化

14.1.2　代謝拮抗剤

　DNA 合成に必要な基質などに類似する化学構造を有し，細胞内の代謝酵素に拮抗的に作用して腫瘍細胞に必要なタンパク質などの合成を阻害したり，発育・増殖に関わる分子の構成残基と置換してその機能を阻害したりして抗腫瘍作用を示すものを代謝拮抗剤という．

葉酸はアミノプテリン，パラアミノ安息香酸，グルタミン酸からなる構造を有し，B群ビタミンの1つとして細胞発育の必須因子としてはたらく（図14.5）．葉酸はジヒドロ葉酸還元酵素により7,8-ジヒドロ葉酸を経てテトラヒドロ葉酸にまで還元され，N^5,N^{10}-メチレンテトラヒドロ葉酸に変換される．デオキシウリジル酸 dUMP からチミジル酸 dTMP が生合成される際に，メチレンテトラヒドロ葉酸から C1 単位がメチル基としてウラシル5位に取り込まれ，チミジル酸 dTMP が合成される．葉酸の構造類似体であるメトトレキサート及びペメトレキシドナトリウムは，ジヒドロ葉酸還元酵素に結合して阻害し，デオキシウリジル酸からチミジル酸の合成を抑

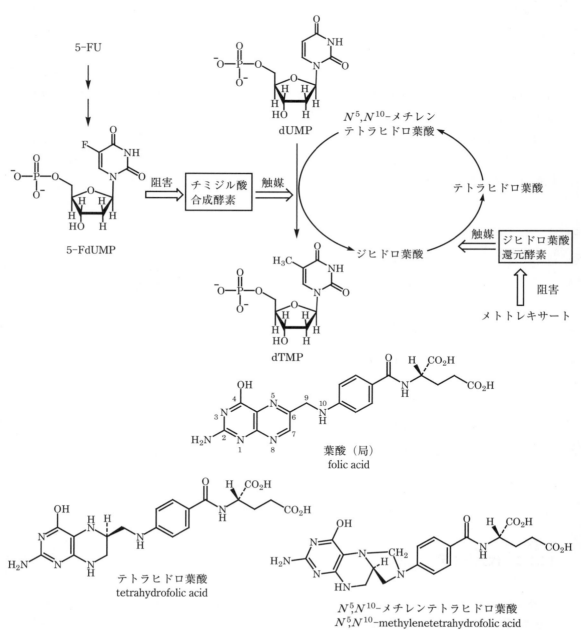

図14.5　チミジル酸の生合成と葉酸

第 14 章　抗悪性腫瘍薬　　　*303*

制し，結果的に DNA 合成を阻害する（図 14.5）．急性白血病，慢性リンパ性白血病，慢性骨髄性白血病に用いられる．レボホリナートカルシウムは，細胞内に取込まれて補酵素として作用する．抗腫瘍活性はもたないが，葉酸代謝拮抗薬の毒性軽減（ホリナート救援療法）やフルオロウラシルの抗腫瘍効果の増強（レボホリナート・フルオロウラシル療法）を目的に用いられる（図 14.6）．

　デオキシウリジル酸からチミジル酸が生合成されるとき，チミジル酸合成酵素がはたらく．フルオロウラシル（5-FU）は，生体内でフルオロデオキシウリジル酸（5-FdUMP）に変換されチミジル酸合成酵素を阻害し，チミジル酸の合成が阻害される（図 14.5，図 14.7）．胃がん，肝がん，直腸がん，乳がん，膵がん，子宮頸（体）がんあるいは卵巣がんなどに用いられる．テガフール（1 位にテトラヒドロフラン環が結合した 5-FU 誘導体）とドキシフルリジン（5′-デオキシ-5-フルオロウリジン誘導体）は 5-FU のプロドラッグである．テガフールは血中濃度の維持（持続時間延長）を目的としており，肝臓の P450 で代謝されて 5-FU に変換され，活性化される．カペシタビンはドキシフルリジンのプロドラッグ（4 位アミノ基がカーバメートで保護されたシチジン誘導体）で，吸収後，肝臓でドキシフルリジンに変換され，腫瘍細胞に取込まれて活性化する（図 14.7）．

　シタラビン（アラビノフラノシルシトシン）は生体内で三リン酸化され DNA ポリメラーゼを阻害する．急性白血病や悪性リンパ腫に用いられる．シタラビンはシチジンデアミナーゼの作用ですみやかにウラシルヌクレオシドとなり，不活性化される．エノシタビンはシチジンデアミナーゼに対する抵抗性を付加したシタラビンのプロドラッグである．ゲミシタビンはデオキシシチジンの 2′,2′-ジフルオロ誘導体で，体内でリン酸化されてゲムシタビン三リン酸となり DNA ポリメラーゼを阻害する．非小細胞肺がん，膵がん，胆道がんなどに用いられる（図 14.7）．

　メルカプトプリンは生体内で対応するチオイノシンとなり，さらに一リン酸化されてイノシン一リン酸脱水素酵素（IMPDH）を阻害して，イノシン酸からアデニル酸の合成を阻害する．急

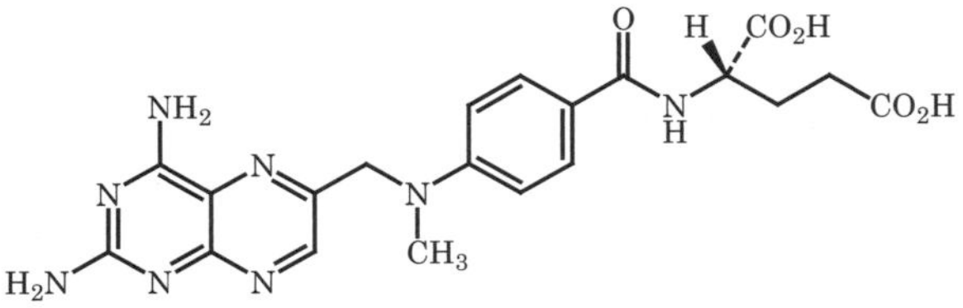

メトトレキサート（局）
methotrexate

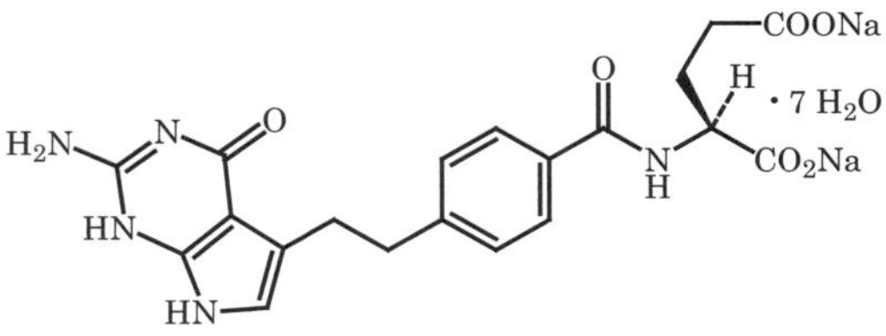

ペメトレキセドナトリウム水和物
pemetrexed sodium hydrate

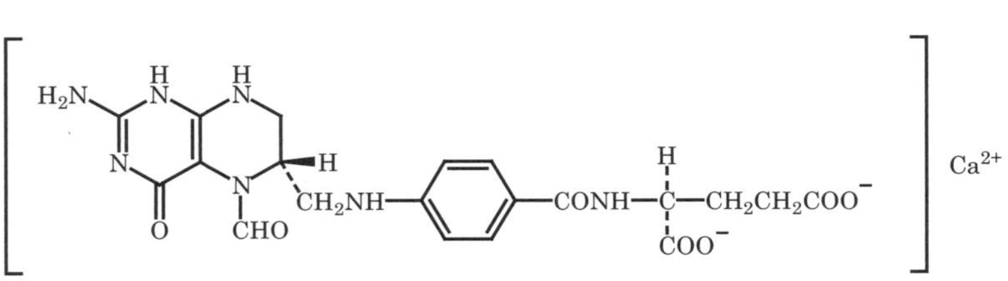

レボホリナートカルシウム
levofolinate calcium

図 14.6　葉酸代謝拮抗薬及び活性葉酸

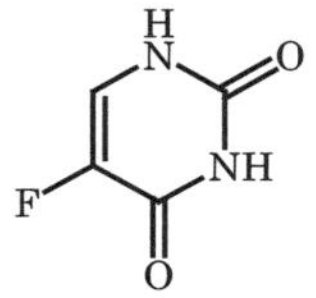

第 2 編　医薬品各論

フルオロウラシル（局）
fluorouracil

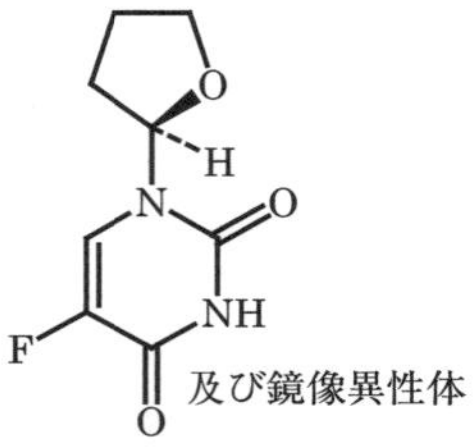

テガフール（局）
tegafur
及び鏡像異性体

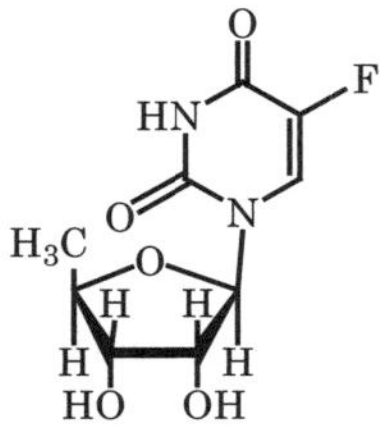

ドキシフルリジン（局）
doxifluridine

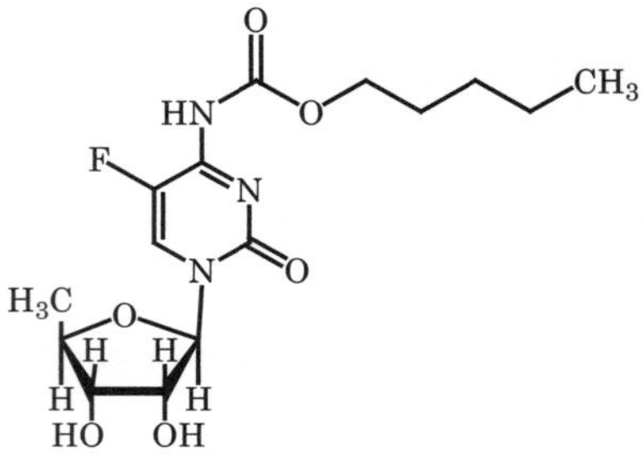

カペシタビン
capecitabine

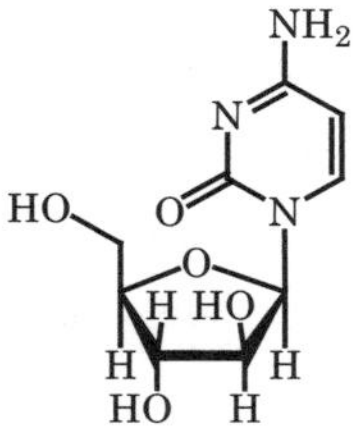

シタラビン（局）
cytarabine

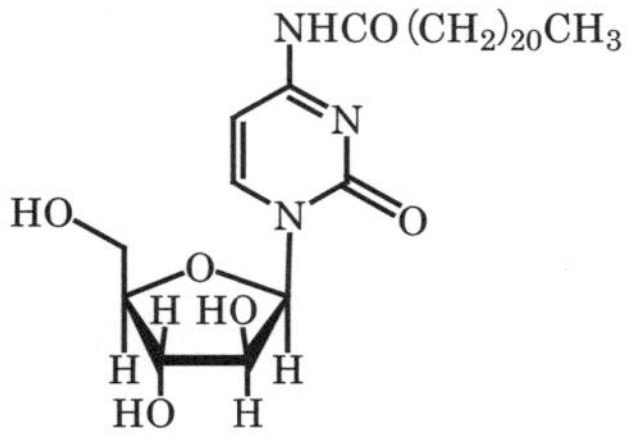

エノシタビン
enocitabine

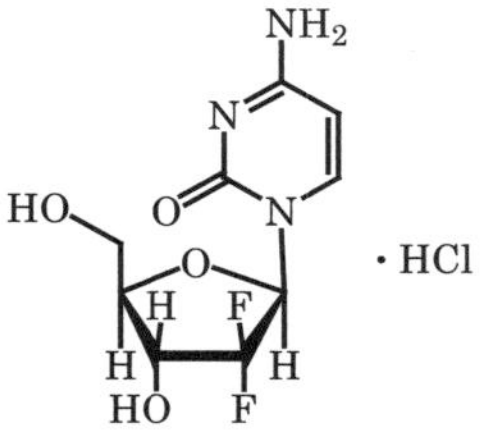

ゲムシタビン塩酸塩
gemcitabine hydrochloride

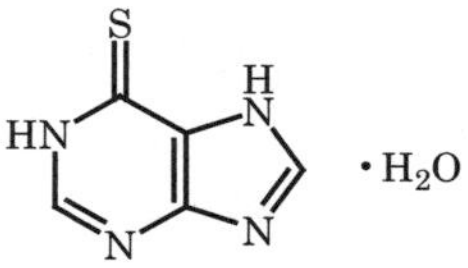

メルカプトプリン水和物（局）
mercaptopurine hydrate

図 14.7　核酸（プリン，ピリミジン）代謝拮抗薬

性白血病及び慢性骨髄性白血病に用いられる（図 14.7）.

14.2　抗がん性抗生物質

　微生物が産生する物質で，腫瘍細胞の DNA と結合あるいは DNA 塩基対間に挿入して，DNA
合成阻害や DNA 切断作用により抗腫瘍作用を示すものをいう.

14.2.1　インターカレーター

　インターカレーターintercalater とは，二本鎖 DNA の塩基対との間で安定な複合体を形成する
平面多環構造の化合物群である．四環性芳香族化合物であるアントラサイクリン（テトラヒドロ
テトラセン誘導体）をアグリコンとする配糖体であるドキソルビシン，ダウノルビシン及びアク
ラルビシンは塩基対間にインターカレート（挿入）し，DNA，RNA ポリメラーゼ及びトポイソ
メラーゼⅡを阻害して DNA，RNA 合成を抑制する（図 14.8）. ドキソルビシンは，悪性リンパ
腫や肺がん，消化器がん，乳がんあるいは骨肉腫に，ダウノルビシンは急性白血病に，そしてア
クラルビシンは胃がん，肺がん，乳がん，卵巣がん，悪性リンパ腫及び急性白血病に用いられる.
アクチノマイシン D は 3-オキソフェノキサジン環に環状ペプチドが結合しており，DNA の塩基

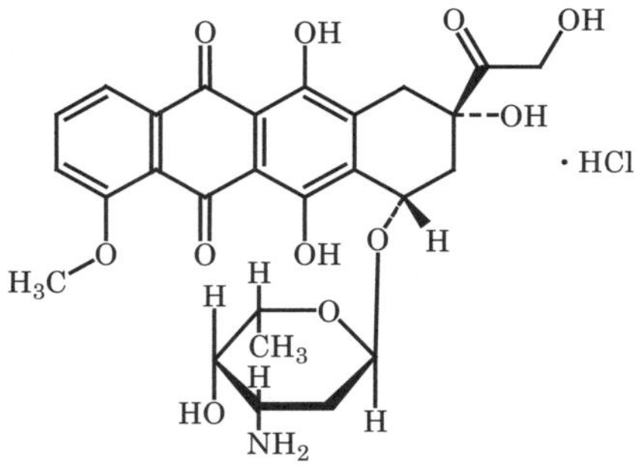

ドキソルビシン塩酸塩（局）
doxorubicin hydrochloride

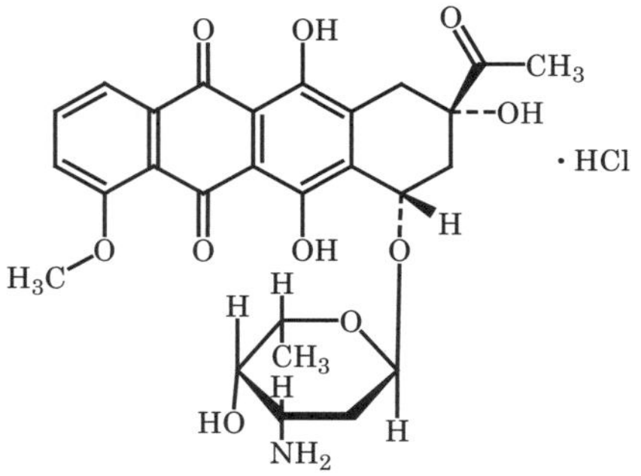

ダウノルビシン塩酸塩（局）
daunorubicin hydrochloride

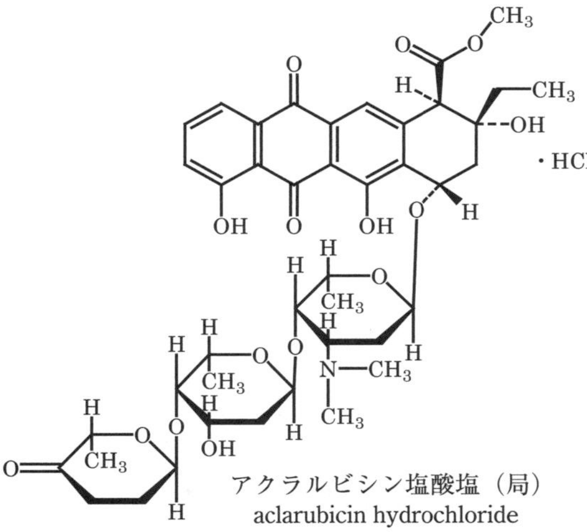

アクラルビシン塩酸塩（局）
aclarubicin hydrochloride

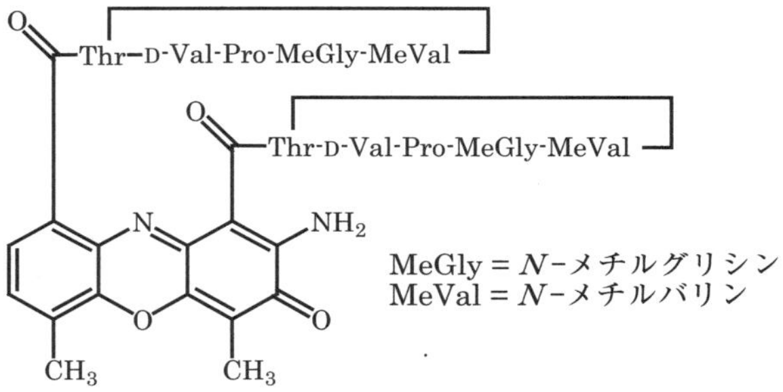
Thr-D-Val-Pro-MeGly-MeVal
Thr-D-Val-Pro-MeGly-MeVal
MeGly = N-メチルグリシン
MeVal = N-メチルバリン

アクチノマイシン D（局）
actinomycin D

図 14.8　インターカレーター

対間に架橋して（グアニン塩基との水素結合により）RNA ポリメラーゼによる転写を阻害する．ウイルムス肉腫や絨毛上皮種に用いられる．

14.2.2　DNA を架橋する抗がん性抗生物質

マイトマイシン C はその構造中にキノン部，ウレタン部及びアジリジン部を含んでおり，これらがマイトマイシン C の機能に関与している（図 14.9）．嫌気的環境下で，マイトマイシン C のキノン部位が還元酵素により活性化され，メトキシ基が脱離することによりウレタン部位が活性化される．こうして生じた活性種のアジリジン部位とウレタン部位がアルキル化剤として作用し，DNA の架橋を引き起こす（グアニン O^6 位をアルキル化）．慢性リンパ性白血病，慢性骨髄性白血病，胃がん，結腸・直腸がん，肺がん，膵がんあるいは肝がんなどに用いられる．

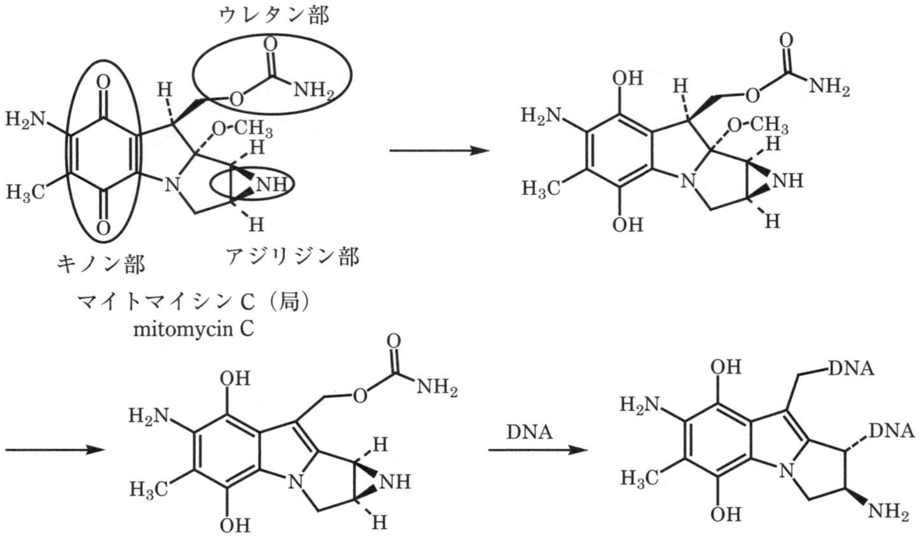

図 14.9　マイトマイシン C とその活性化

14.2.3　DNA を切断する抗がん性抗生物質

　ブレオマイシンはグリコペプチド系抗生物質で，鉄と酸素の存在下に DNA を切断する（図 14.10）．ブレオマイシンは N-末端のアミノアラニン，ピリミジンからヒスチジンにかけての部位の 5 つの窒素原子で鉄キレートを形成し，この鉄キレートによって酸素分子を活性化して活性酸素種を発生する．一方，C 末端に近いビチアゾールと末端アミドの部位で DNA のグアニン塩基を認識して結合する．こうして，ブレオマイシンは DNA のグアニン塩基の近傍を活性酸素種によって酸化的に切断する．皮膚がん，頭頸部がん，肺がんあるいは食道がんに用いられる．

　エンジイン系抗腫瘍薬として知られているジノスタチン スチマラマーは，ネオカルチノスタチンをクロモフォアに有する薬剤である（図 14.11）．ネオカルチノスタチンは，生体内のチオール化合物との反応などが引き金となり，エンジイン部分から炭素中心のビラジカルが生成し，これが DNA のデオキシリボースから水素を引き抜くことにより DNA ラジカルを発生させた後，DNA 鎖の切断を起こす．肺細胞がんに用いられる．

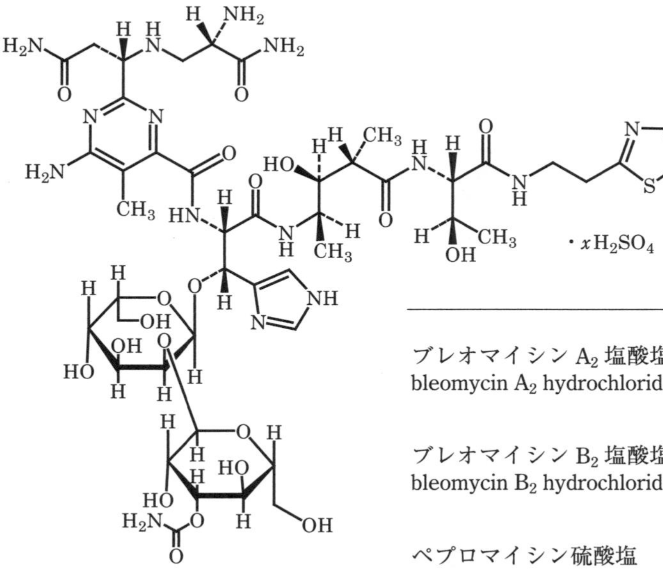

第 14 章　抗悪性腫瘍薬

· xH$_2$SO$_4$

ブレオマイシン硫酸塩（局）
bleomycin sulfate

	R
ブレオマイシン A$_2$ 塩酸塩 bleomycin A$_2$ hydrochloride	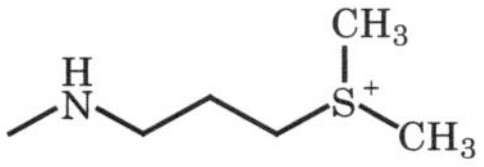
ブレオマイシン B$_2$ 塩酸塩 bleomycin B$_2$ hydrochloride	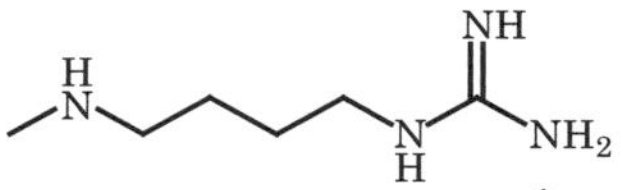
ペプロマイシン硫酸塩 peplomycin sulfate	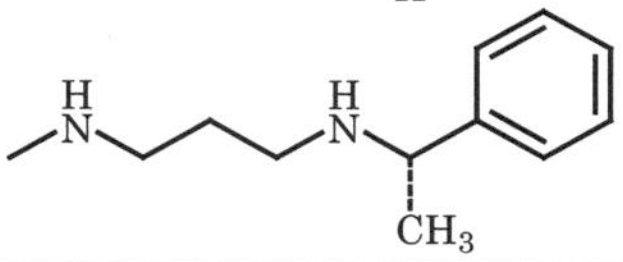

· xHCl

DNA 結合部位

酸素活性化

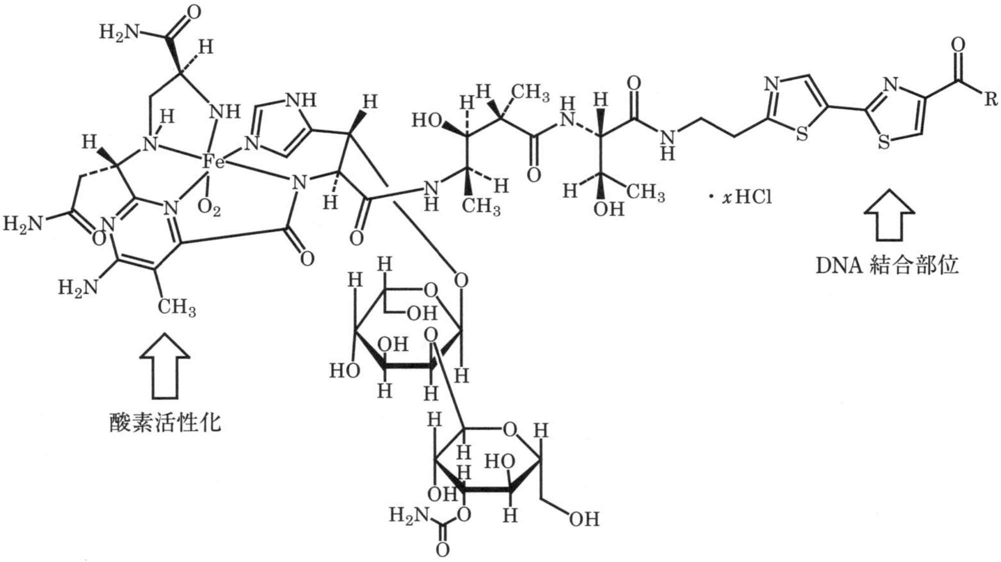

図 14.10　ブレオマイシンとその制がん機構

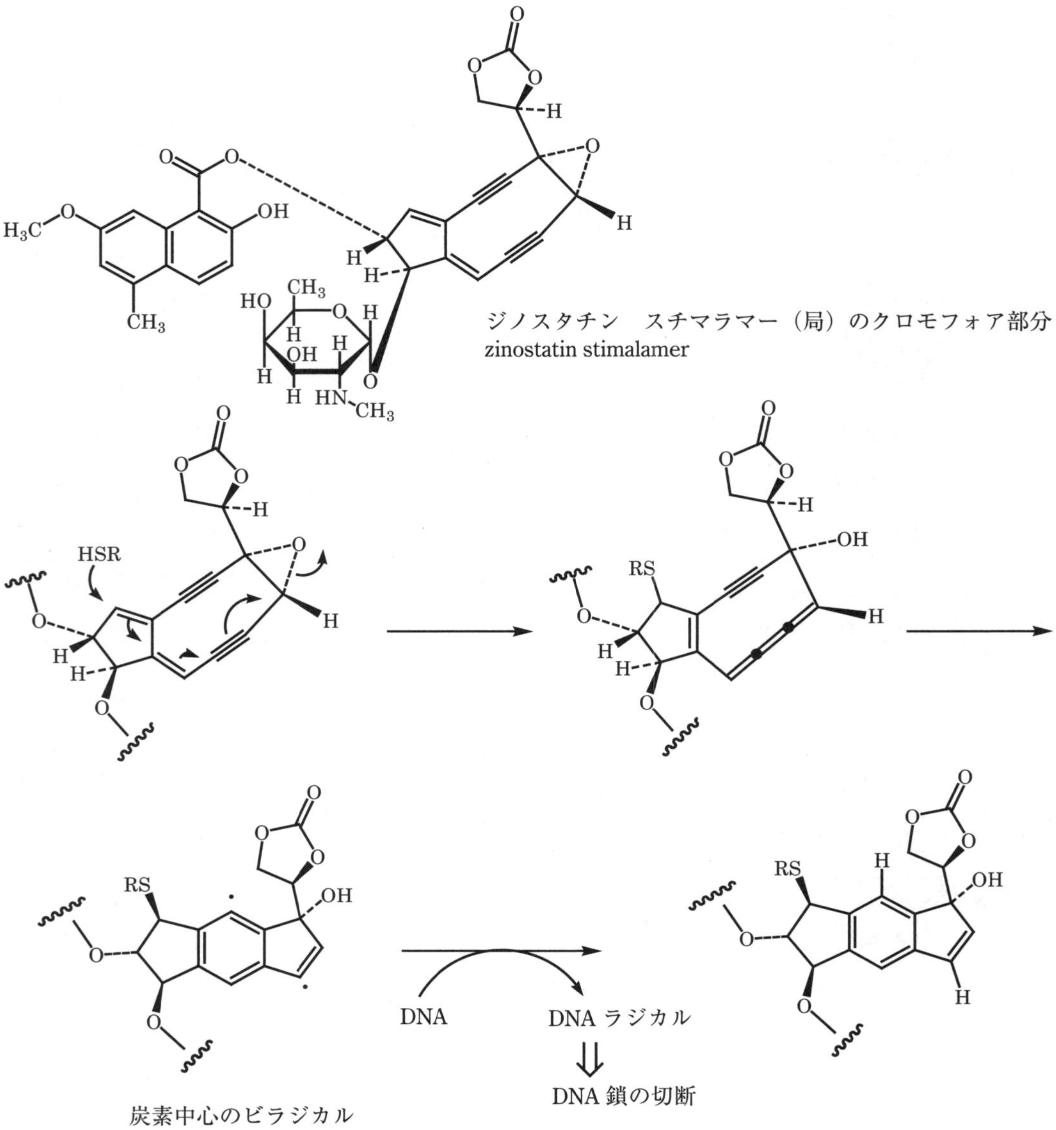

ジノスタチン　スチマラマー（局）のクロモフォア部分
zinostatin stimalamer

HSR

RS

RS

DNA　　　　DNA ラジカル

⇓

DNA 鎖の切断

炭素中心のビラジカル

図 14.11　エンジイン系抗腫瘍薬と DNA 切断

第 14 章　抗悪性腫瘍薬

14.3　白金錯体化合物

　シスプラチンは２つのアンモニアと２つの塩素がそれぞれシスに配位した白金錯体であり，睾丸腫瘍，膀胱がん，前立腺がんあるいは卵巣がんに用いられる．カルボプラチンはシクロブチルマロン酸が塩素の代わりに配位した構造を有し，頭頸部がん，肺小細胞がん，睾丸腫瘍あるいは卵巣がんに用いられる．オキサリプラチンはシュウ酸と（$1R,2R$）-シクロヘキサン-1,2-ジアミンが配位した構造を有しており，シスプラチンの副作用である腎毒性や嘔吐の軽減を目指して開発されたものである（図 14.12）．白金錯体の DNA 架橋形式は，同一の DNA 鎖内の隣接するグアニン残基に配位結合する（鎖内架橋）ことが多く，２本の DNA 鎖をまたいでの架橋形成（鎖間架橋）は少ない（図 14.12）．

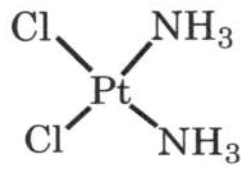

シスプラチン（局）
cisplatin

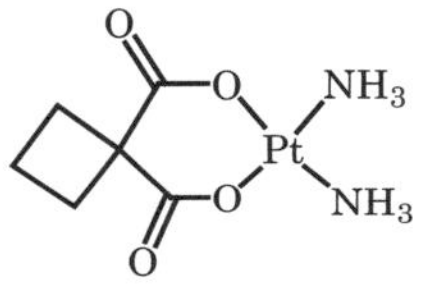

カルボプラチン（局）
carboplatin

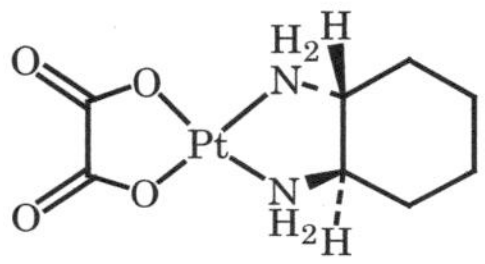

オキサリプラチン
oxaliplatin

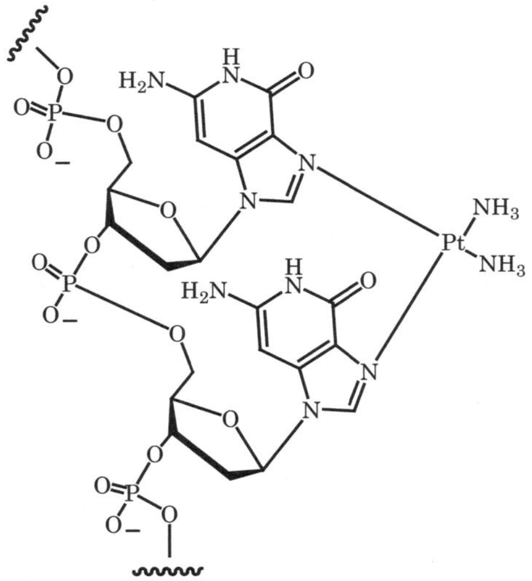

図 14.12　抗腫瘍白金錯体とシスプラチンによる DNA 架橋形成様式

310 第2編 医薬品各論

14.4 その他の抗悪性腫瘍薬

14.4.1 有糸分裂阻害薬

　ビンクリスチン，ビンブラスチンはニチニチソウから単離されたビスインドールアルカロイドで，チューブリンに結合して重合を阻止することにより微小菅形成を阻害して有子分裂中期で細胞分裂を停止させる（図 14.13）．ビンブラスチンは悪性リンパ腫や絨毛がんに，ビンクリスチンは白血病や悪性リンパ腫に用いられる．ビンクリスチンは末梢神経毒性が主な副作用で，白血球減少の毒性はほとんどないが，ビンブラスチンは白血球減少がおもな副作用で，神経毒性は少

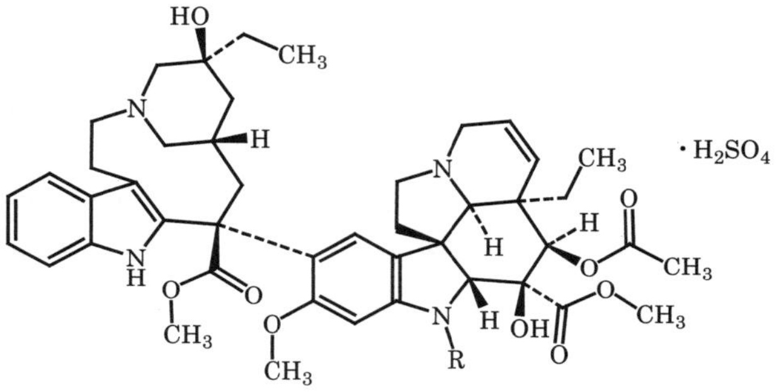

R = CH$_3$： ビンブラスチン硫酸塩（局）
vinblastine sulfate

R = CHO：ビンクリスチン硫酸塩（局）
vincristine sulfate

図 14.13　ビンブラスチン，ビンクリスチン

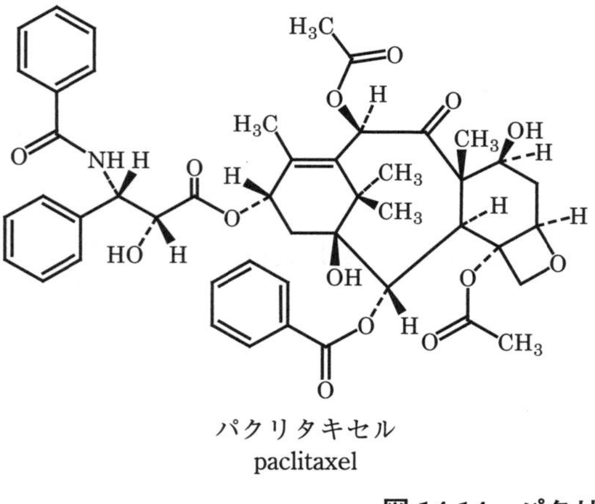

パクリタキセル
paclitaxel

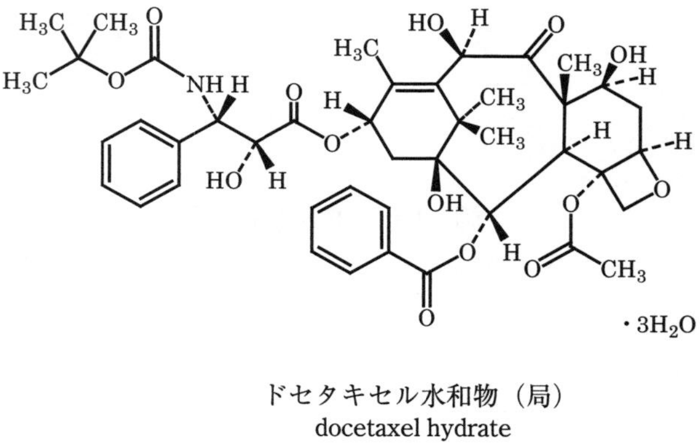

ドセタキセル水和物（局）
docetaxel hydrate

図 14.14　パクリタキセル，ドセタキセル

第 14 章　抗悪性腫瘍薬　　311

ない.

　パクリタキセルは西洋イチイから単離された植物成分で9-オキソタキセン骨格を有するセスキテルペンで, ドセタキセルは半合成品である (図14.14). 微小管のチューブリンに結合して重合を促進し, 微小管の脱重合を抑制し安定化することにより有子分裂を阻害し, G₂/M期で細胞分裂を停止させる. パクリタキセルとドセタキセルは卵巣がん, 非小細胞肺がん, 乳がんあるいは胃がんに用いられる.

14.4.2　トポイソメラーゼ阻害薬

　イリノテカンは中国原産植物である喜樹から単離されたキノリンアルカロイドであるカンプトテシンの毒性軽減を目指して開発され, トポイソメラーゼ I と安定な複合体を形成し, 酵素活性を阻害する (S期特異的). イリノテカンは生体内でカルボキシエステラーゼにより活性本体である SN-38 に変換され, UDP-グルクロン酸転移酵素でフェノール性水酸基がグルクロナイドとなり代謝される. 小細胞肺がん, 非小細胞肺がん, 子宮頸がん, 卵巣がん, 胃がん, 直腸・結腸がんあるいは乳がんなどに用いられる (図14.15).

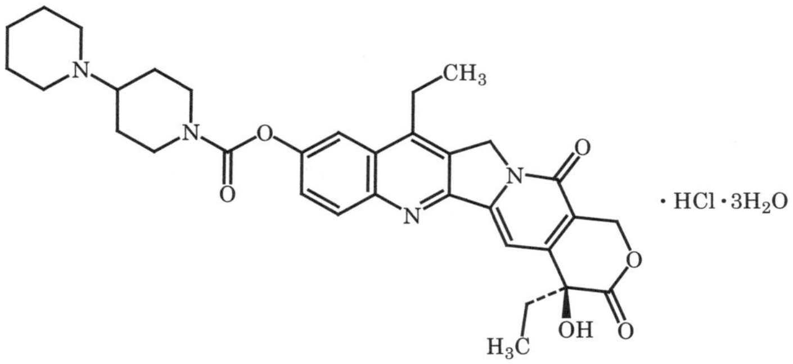

イリノテカン塩酸塩水和物
irinotecan hydrochloride hydrate

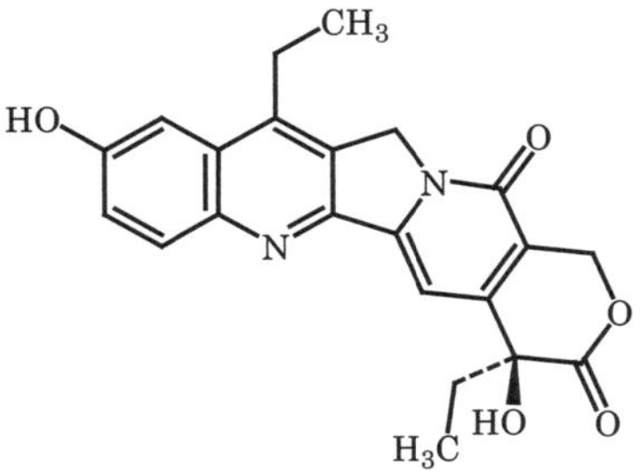

SN-38
(活性代謝体)

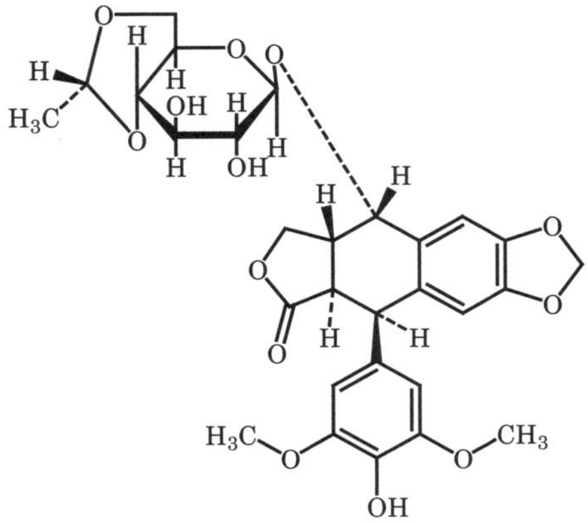

エトポシド (局)
etoposide

図 14.15　トポイソメラーゼ阻害薬

Podophyllum 属の植物から得られるエトポシドは，グルコース配糖体である．DNA に結合したトポイソメラーゼⅡと複合体を形成して，トポイソメラーゼⅡの DNA 切断・再構成作用を阻害し，DNA 複製を阻止する（S 期及び G_2 期に作用）．肺小細胞がん，悪性リンパ腫，急性白血病，睾丸腫瘍あるいは膀胱がんなどに用いられる（図 14.15）．

14.5　分子標的治療薬

　がんの増殖・浸潤・転移の制御に関与する分子のうち，① 正常細胞には存在せず，腫瘍細胞にのみ発現する特異的な分子，② 正常細胞の分子に類似するが，同一ではない分子，③ 正常細胞と腫瘍細胞に共通するが，その重要性が異なる分子を標的とした抗悪性腫瘍薬を分子標的薬という．分子標的薬は，細胞内シグナル伝達を修飾する小分子標的薬とモノクローナル抗体薬がある．

14.5.1　小分子（シグナル伝達修飾）標的薬

【1】チロシンキナーゼ阻害薬

　細胞の分化・増殖に関連する細胞内の情報伝達には種々のチロシンキナーゼがはたらいている．チロシンキナーゼには，受容体型と細胞質型があり，それぞれに対する阻害薬が開発されている．

1）　受容体型キナーゼ阻害薬

　増殖因子はチロシンキナーゼ活性を有する酵素内蔵型受容体に結合して，細胞増殖シグナルを発信する．増殖因子が受容体に結合すると内蔵するチロシンキナーゼが活性化され，受容体のチロシン残基をリン酸化する．このリン酸化反応が細胞内増殖シグナルを発動するので，チロシンキナーゼを阻害することにより細胞増殖が抑制される．

　ゲフィチニブとエルロチニブは上皮成長因子受容体（EGFR）のチロシンキナーゼを阻害し，EGFR 遺伝子変異陽性の手術不能又は再発非小細胞肺がんに用いられる（図 14.16）．

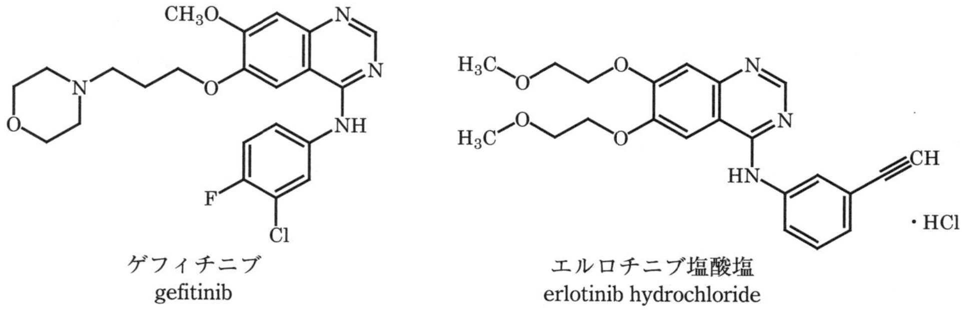

ゲフィチニブ
gefitinib

エルロチニブ塩酸塩
erlotinib hydrochloride

図 14.16　チロシンキナーゼ阻害薬

2) マルチキナーゼ阻害薬

ソラフェニブ及びスニチニブは血管内皮増殖因子受容体（VEGFR），血小板由来増殖因子受容体（PDGFR），幹細胞因子受容体（KIT），コロニー刺激因子受容体（CSF-1R）などの複数の受容体チロシンキナーゼを阻害する．これにより，腫瘍組織の血管新生（VEGFR と PDGFR が関与）と腫瘍細胞の増殖を抑制する（図14.17）.

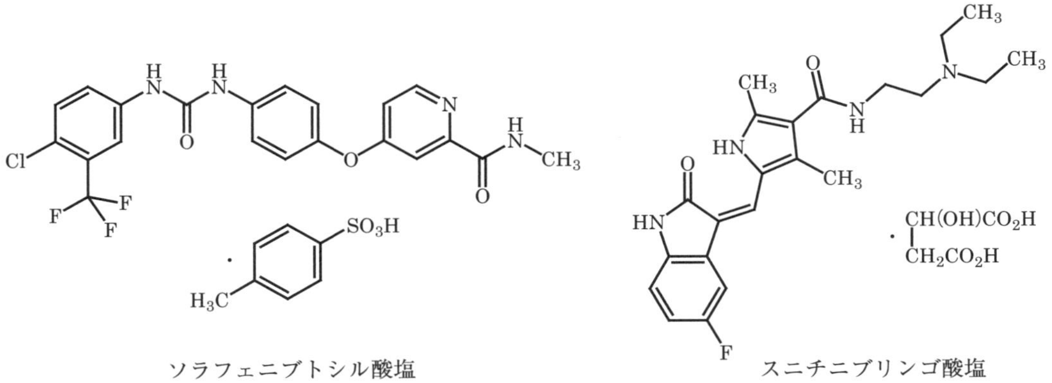

ソラフェニブトシル酸塩
sorafenib tosilate

スニチニブリンゴ酸塩
sunitinib malate

図 14.17　マルチキナーゼ阻害薬

3) 細胞質型キナーゼ阻害薬

① Bcr-Abl チロシンキナーゼ阻害薬

フィラデルフィア染色体上にあるキメラ（Bcr-Alb）遺伝子由来のタンパク質は，活性型チロシンキナーゼで，慢性骨髄性白血病や急性白血病の引き金となる．イマチニブ，ニロチニブ及びダサチニブは Bcr-Alb チロシンキナーゼを阻害することにより，慢性骨髄性白血病やフィラデルフィア染色体陽性急性リンパ性白血病に奏効する（図14.18）.

② ALK チロシンキナーゼ阻害薬

クリゾチニブは転座融合遺伝子 EML-4-Alk 遺伝子産物である活性化されたチロシンキナーゼの酵素活性を阻害することにより，Alk 融合遺伝子陽性の切除不能な進行・再発の非小細胞肺がんの治療に用いられる（図14.19）.

【2】セリン・スレオニンキナーゼ阻害薬

セリン・スレオニンキナーゼの一種である mTOR（mammalian target of rapamycin）が恒常的に活性化されると，腫瘍細胞の異常増殖や腫瘍血管増殖を生じる．エベロリムスとテムシロリムスはマクロライド系（大環状ラクトン）抗生物質であり，この活性化された酵素を阻害して根治切除不能又は転移性の腎細胞がんに対して抗腫瘍効果を発現する（図14.20）.

【3】分化誘導薬

トレチノインはビタミン A（レチノール）が酸化されたカルボン酸誘導体である．大量でレチノイン酸受容体 RARα（retinoic acid receptor α）を刺激し，分化を誘導する（腫瘍細胞は，分化により成熟してアポトーシスにより死滅する）．急性前骨髄球性白血病に用いられる（図14.21）.

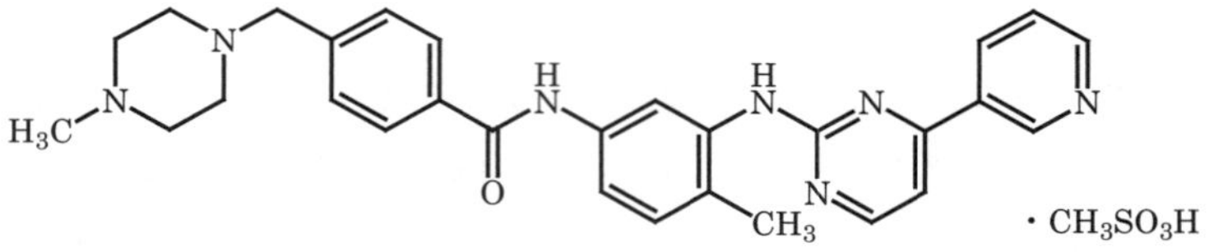

314　　　　　　　　第2編　医薬品各論

イマチニブメシル酸塩
imatinib mesilate

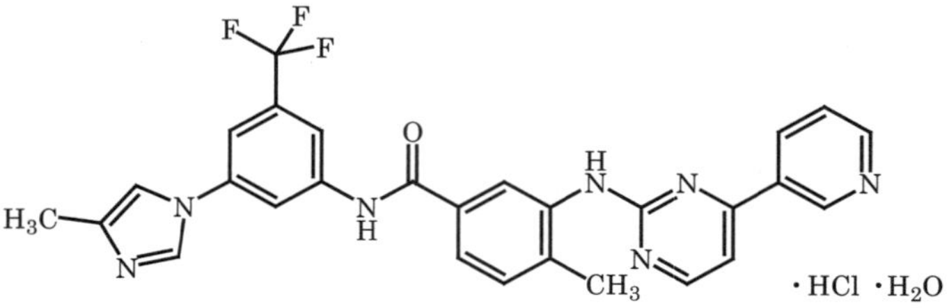

ニロチニブ塩酸塩水和物
nilotinib hydrochloride hydrate

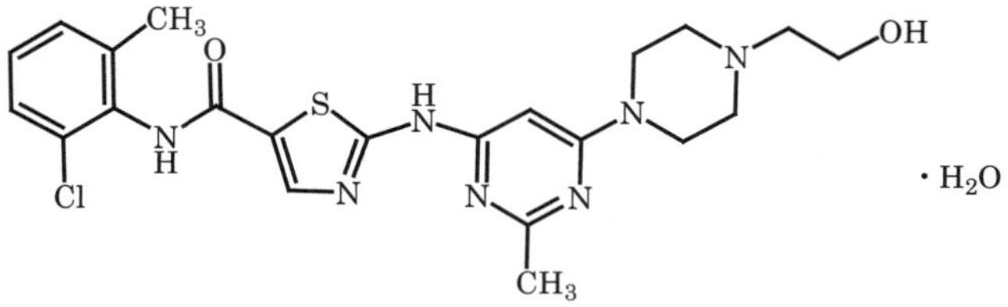

ダサチニブ水和物
dasatinib hydrate

図 14.18　Bcr-Abl キナーゼ阻害薬

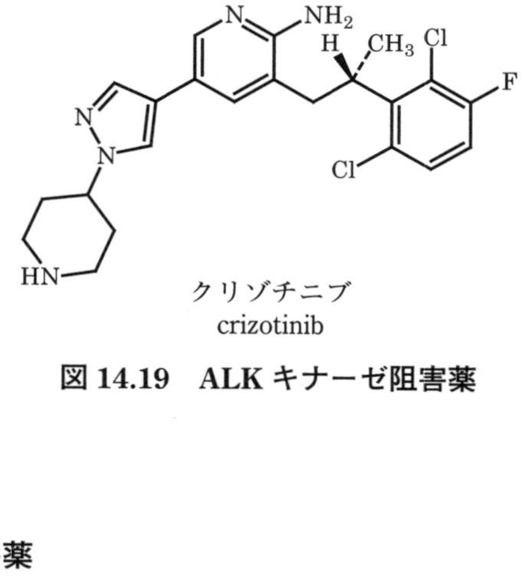

クリゾチニブ
crizotinib

図 14.19　ALK キナーゼ阻害薬

【4】プロテアソーム阻害薬

　ボルテゾミブは複素環としてピラジンを有するボロン酸誘導体で，プロテアソームを阻害して細胞増殖や細胞死に関わる調節因子の分解を抑制し，増殖の抑制，アポトーシスの誘導等により抗腫瘍作用を発現し，多発性骨髄腫に用いられる（図 14.22）．

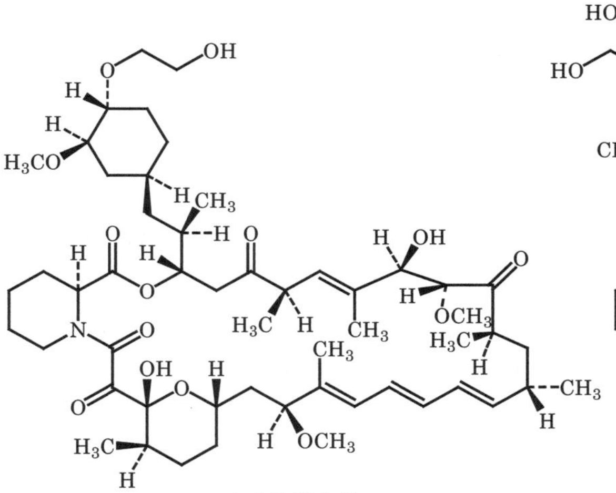

第 14 章 抗悪性腫瘍薬

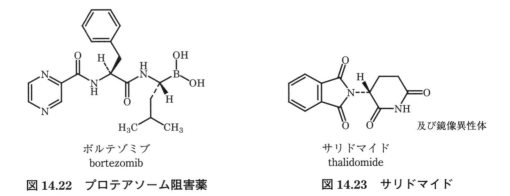

エベロリムス
everolimus

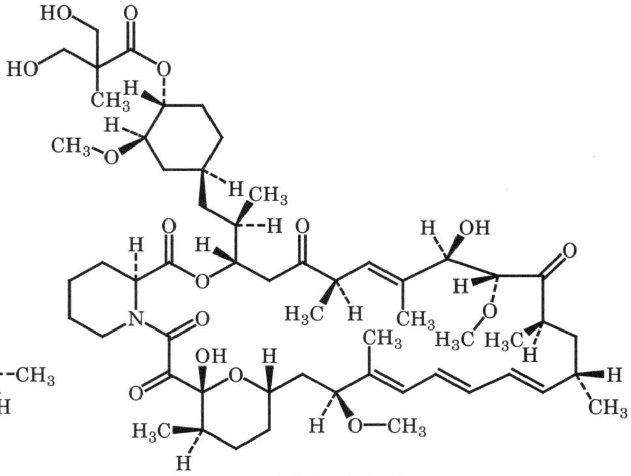

テムシロリムス
temsirolimus

図 14.20 セリン・スレオニンキナーゼ阻害薬

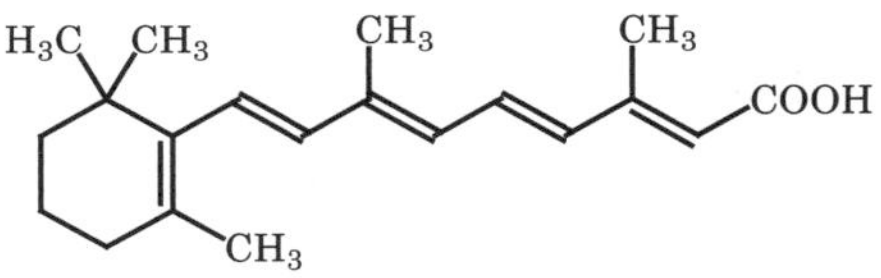

トレチノイン
tretinoin

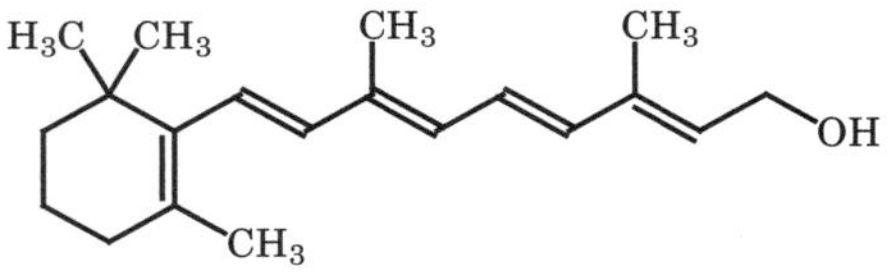

ビタミン A（レチノール）
vitamin A (retinol)

図 14.21 分化誘導薬

ボルテゾミブ
bortezomib

サリドマイド
thalidomide

及び鏡像異性体

図 14.22 プロテアソーム阻害薬　　**図 14.23 サリドマイド**

【5】その他

サリドマイドは，ジオキソピペリジンを有するイソインドリン-1,3-ジオン誘導体で，ラセミ体として用いられている．血管新生，サイトカイン産生抑制，細胞増殖抑制，免疫調節など多様な作用により再発又は難治性の多発性骨髄腫に用いられる（図 14.23）．

14.5.2　モノクローナル抗体分子標的薬

　腫瘍細胞に存在する増殖因子受容体，細胞膜抗原，増殖因子を標的としたモノクローナル抗体は，これらの分子を発現する悪性腫瘍の治療に応用されている（資料14.5.2-1参照）．

　トラスツズマブ trastuzumab（アミノ酸残基440個の重鎖2分子とアミノ酸残基214個の軽鎖2分子からなる糖タンパク質），ペルツズマブ pertuzumab（アミノ酸残基449個の重鎖2分子とアミノ酸残基214個の軽鎖2分子からなる糖タンパク質）はヒト上皮成長因子受容体の一種であるHER2に対するヒト化モノクローナル抗体である．HER2陽性の手術不能又は再発乳がんに用いられる．

　リツキシマブ rituximab（アミノ酸1328個からなるタンパク質）はBリンパ球表面に存在するCD20に対するヒト-マウスキメラモノクローナル抗体である．

　セツキシマブ cetuximab（アミノ酸449個の重鎖2分子とアミノ酸残基214個の軽鎖2分子からなる糖タンパク質）とパニツムマブ panitumumab（アミノ酸445個の重鎖2分子とアミノ酸残基214個の軽鎖2分子からなる糖タンパク質）はヒト上皮成長因子受容体（EGFR）のモノクローナル抗体である．治癒切除不能な進行・再発の直腸，結腸がんに用いられる．

　ベバシズマブ bevacizumab（アミノ酸残基453個の重鎖2分子とアミノ酸残基214個の軽鎖2分子からなる糖タンパク質）は血管内皮細胞成長因子（VEGF）に対するヒト化モノクローナル抗体である．根治切除不能又は進行性・再発の結腸・直腸がんなどに適用される．

14.6　ホルモン療法

　腫瘍細胞の増殖が，性ホルモンに依存する場合，ホルモン受容体作用薬，遮断薬，ホルモン合成阻害薬，あるいはフィードバック機構を介するホルモン分泌抑制薬を用いたホルモン療法が用いられる．

14.6.1　抗エストロゲン薬（受容体拮抗薬）

　タモキシフェンとトレミフェンは1,2-ジフェニルブテニル基を有するフェノキシエチルジメチルアミンである．非ステロイド性の拮抗薬で，乳がんの治療に用いられる（11.4.2 参照）．

14.6.2　アロマターゼ阻害薬

　アナストロゾールとレトロゾールはアロマターゼ阻害薬であり，テトラゾール基を有するニトリル誘導体である．閉経後乳がんの治療に用いられる（11.4.3 参照）．

14.6.3　抗アンドロゲン薬

前立腺がん組織のアンドロゲン受容体を遮断して腫瘍に対する増殖刺激を遮断する．フルタミドは体内で速やかにヒドロキシ化体（活性本体）に代謝されてアンドロゲン受容体に結合・遮断する．ビカルタミドはラセミ体製剤であるが，R 体が活性体である．前立腺がんに用いられる（11.4.7 参照）．

14.7　免疫療法と免疫チェックポイント阻害薬

免疫療法に用いられるテセロイキン teceleukin は 134 個のアミノ酸からなるポリペプチドで，腎がんや血管肉腫に適応がある．

免疫チェックポイント阻害薬であるイピリムマブ ipilimumab（抗ヒト CTLA-4 モノクローナル抗体）は，448 個のアミノ酸残基からなる H 鎖（γ1 鎖）2 本及び 215 個のアミノ酸残基からなる L 鎖（κ 鎖）2 本で構成される糖タンパク質である．根治切除不能な悪性黒色腫に適用されている．ヒト型抗ヒト PD-1 モノクローナル抗体であるニボルマブ nivolumab（アミノ酸残基 440 個の重鎖 2 分子とアミノ酸残基 214 個の軽鎖 2 分子からなる糖タンパク質）やペムブロリズマブ pembrolizumab（アミノ酸残基 447 個の H 鎖 2 本とアミノ酸残基 218 個の L 鎖 2 本とからなる糖タンパク質）は根治切除不能な悪性黒色腫，切除不能な進行・再発の非小細胞肺がん，根治切除不能あるいは転移性の腎細胞がんに適用される．

参考図書
1)　香月，成田，川畑　編（2015）詳解　薬理学，廣川書店
2)　長友，篠塚，荻原，武田　編（2016）医療薬学　最新薬理学第 10 版，廣川書店

第3編
医薬品の名称

　本編では，既存の医薬品の名称を系統的に学ぶ．多くの医薬品は，その薬効や作用機序，構造的特徴を基に命名される．そこで，医薬品の命名法を通じて，医薬品のコア構造について学ぶ．

15 医薬品の名称

　毎年多くの新薬が生み出され，現在医療の場に供される医薬品の数は膨大になっている．したがって，これら多くの医薬品を識別し，誤りなく使用するために，医薬品名称の作成についての方法を系統的に把握理解することは，医療現場に携わるものにとって必要不可欠の事項である．医薬品の名称については，およそ次のように大別することができる．
① 日本薬局方 名称
② 国際一般名（INN）
③ 化学名
④ 商品名
⑤ その他の名称

15.1　日本薬局方 名称 Japanese Pharmacopeia Name

　第17改正日本薬局方（日局17）では，原薬については日本医薬品一般名称（JAN：Japanese Accepted Names for Pharmaceuticals）あるいは国際一般名（INN：International Nonproprietary Name）が採用される．医薬品各条では，医薬品の構造式とともに，その日本名，英名，組成式，化学名，CAS登録番号などが記載されている．別名を有するものもあり，また，生薬では，ラテン名を国際名として英名の次に掲げる．日局17は基本的にはINNの規定に基づいた名称を音訳して作成される．

　日本薬局方における原薬の日本名の名称作成の代表的方法を下記に要約する．
1）薬効本体がアミンであり，原薬がその無機又は有機酸塩の場合は，「〇〇〇＃＃＃塩」とする名称を使用する．

322　　第3編　医薬品の名称

例）

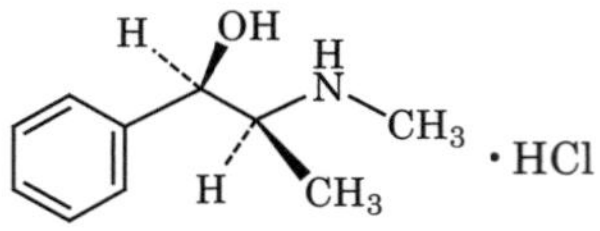

エフェドリン塩酸塩（局）
ephedrine hydrochloride

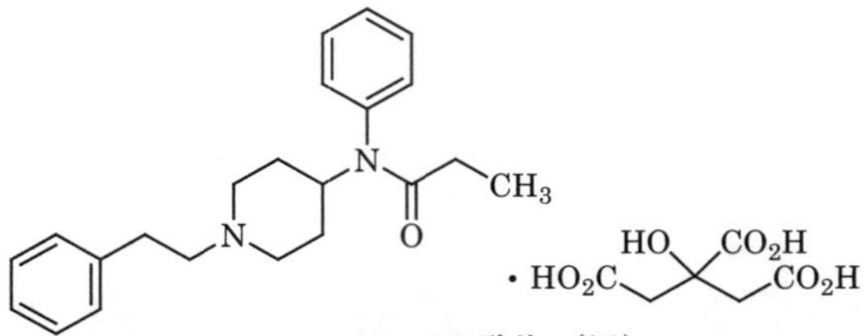

フェンタニルクエン酸塩（局）
fentanyl citrate

2）薬効本体が四級アンモニウムイオンであり，原薬がその塩の場合は，「〇〇〇＃＃＃化物」とする名称を使用する．

例）

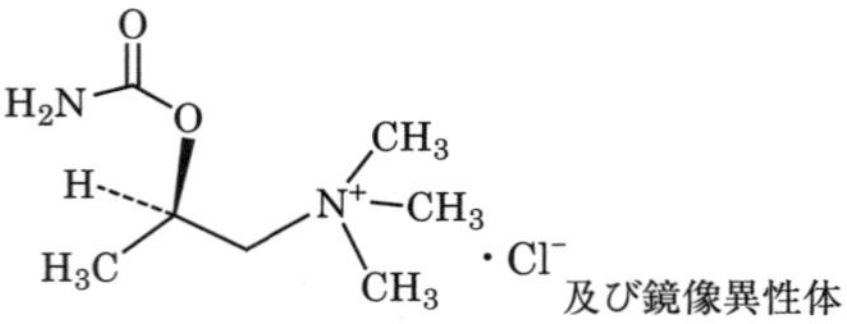

ベタネコール塩化物（局）
bethanechol chroride

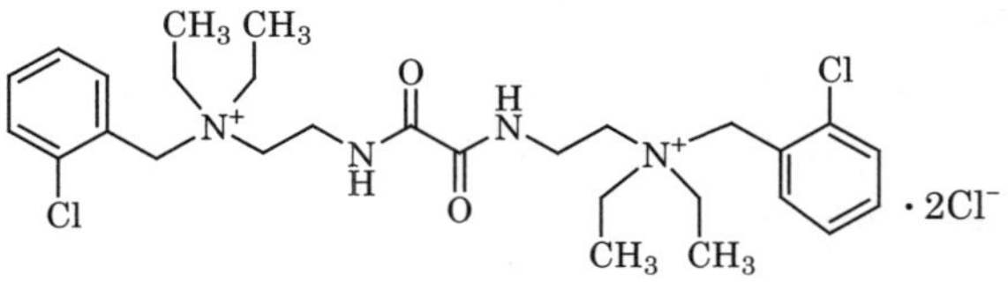

アンベノニウム塩化物（局）
ambenonium chloride

3）薬効本体がアルコールであり，原薬がそのエステル誘導体の場合は，「〇〇〇＃＃＃エステル」とする名称を使用する．

例）

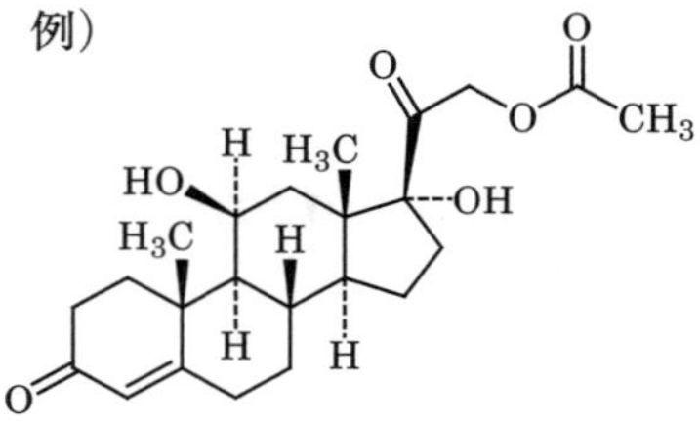

ヒドロコルチゾン酢酸エステル（局）
hydrocortisone acetate

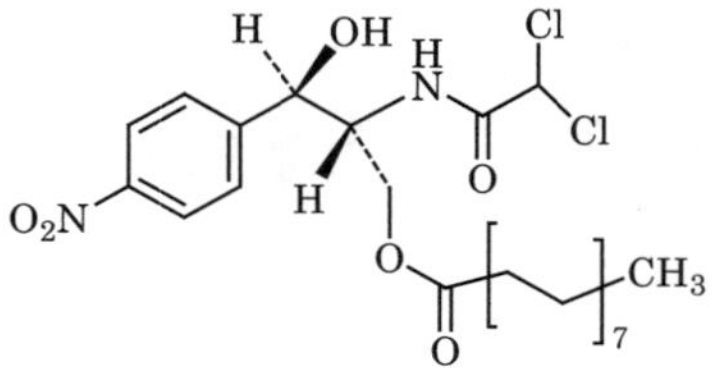

クロラムフェニコールパルミチン酸エステル（局）
chloramphenicol palmitate

4）薬効本体がカルボン酸であり，原薬がそのエステル誘導体の場合は，エステル置換基名として INN が定めた短縮名を用い，カルボン酸の名称「〇〇〇」とエステル置換基の名称「＃＃＃」をスペースつきの2語表記して「〇〇〇　＃＃＃」とする．

例）

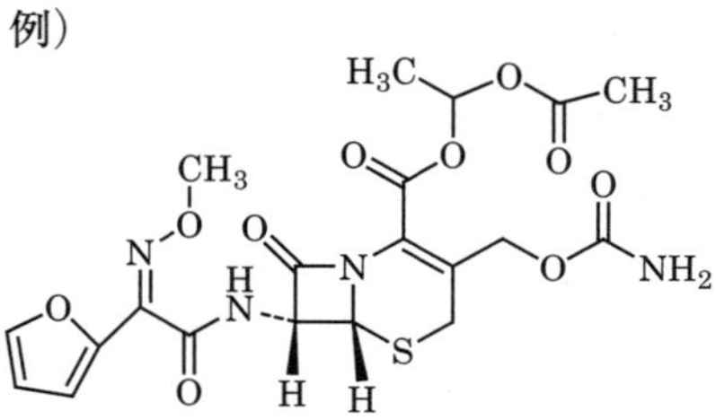

セフロキシム　アキセチル（局）
cefuroxime axetil

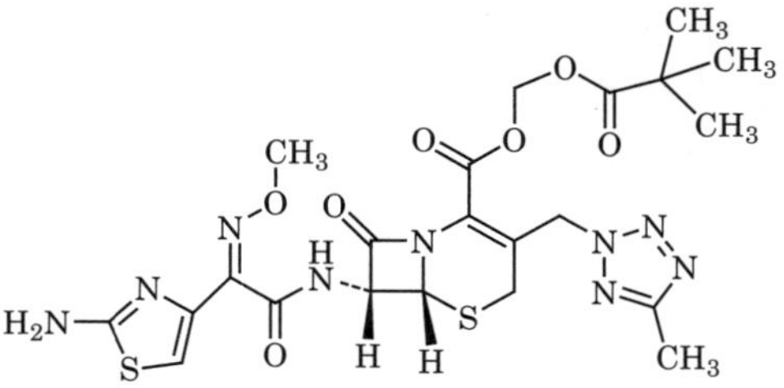

セフテラム　ヒポキシル（局）
cefteram pivoxil

5) 原薬が水和物の場合は，「○○○水和物」と記載する．ただし，一水和物でない場合（二水和物や三水和物など）であっても水和物の数は記載しない．結晶水をもたない薬物は「無水」を表記しないのが原則である．無水という名称を有する薬物の表記には例外があるので注意を要する（例えば，無水アンピシリン，無水カフェイン，無水クエン酸など）．

例）

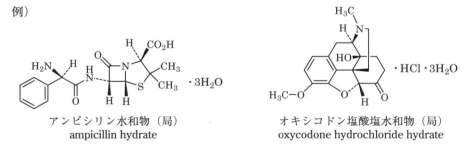

アンピシリン水和物（局）　　　　　オキシコドン塩酸塩水和物（局）
ampicillin hydrate　　　　　　　　oxycodone hydrochloride hydrate

6) 原薬が薬効本体の包接体の場合は，ゲストである薬効本体の名称とINNが定めたホスト化合物の名称をスペースでつないで命名する．

例）

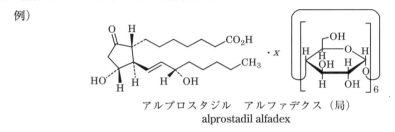

アルプロスタジル　アルファデクス（局）
alprostadil alfadex

15.2　国際一般名（INN）

　国際一般名とは，国連内の世界保健機構（WHO）により命名の規則に基づいて選定された国際的に共通に使用できる名称である．INNを選定する際の代表的な原則のいくつかについて下記に要約する．

1) INNの名称は，発音や綴りで明確に区別できるものが好ましく，いたずらに長い名称や，その名称で混乱を生じることがないように作成される．また，薬理学的に関連のある医薬品名は，その関連が適切にわかるものとする（後述するステムの項参照）．また，医薬品を投与される患者のことも配慮して，解剖学的，生理学的，病理学的，あるいは治療目的を暗示させるような名称を避けて作成される．
2) 酸や塩基のいずれであっても，INNは活性本体が名称のはじめに使用される．例えば，piperacillin（ピペラシリン），indometacin（インドメタシン）はINN名であり，対応するナトリウム塩であるpiperacillin sodium（ピペラシリンナトリウム），indometacin sodium（イ

ンドメタシンナトリウム）は修飾一般名（modified INN）と呼ばれる名称である.

3) INN を容易にするために，名称作成に際して，名称のスペルに関しても取り決められた事項がある．例えば，"ph"や"th"の代わりに，"f"や"t"が用いられ，"y"の代わりに"i"を用いるなどがその一例である.

4) 従来から使用している天然物由来の医薬品において，すでに一般化している慣用名についてはその名称を INN 名として使用する例が許されている.

例）morphine（モルヒネ），ephedrine（エフェドリン），papaverine（パパベリン）など

5) 新たに開発された薬物に対しては，その化学名を基に短縮あるいは化学名の一部分を取り入れて INN を作成することが多い.

例）ニフェジピン（nifedipine）の INN 名称は次の化学名の一部を利用して作成されている．フェニルの"ph"は　前述のスペルに関する取り決めにより"f"が用いられる.
dimethyl 2,6-dimethyl-4-(2-<u>nitrophenyl</u>)-1,4-<u>dihydropyridine</u>-3,5-dicarboxylate（nifedipine）
クロルプロマジン（chlorpromazine）の INN 名称は次の化学名一部分を基に作成されている．2-<u>chloro</u>-10(3-<u>dimethylaminopropyl</u>) phenoth<u>iazine</u>（chlorpromazine）
クロルジアゼポキシド（chlordiazepoxide）は次の化学名の一部を短縮して作成されている.
7-<u>chloro</u>-2-methylamino-5-phenyl-3*H*-1,4-benzo<u>diazepin</u>-4-<u>oxide</u>（chrodiazepoxide）
プロプラノロール（propranolol）は次の化学名の一部を基に作成されている.
1-(1-iso<u>propylamino</u>-3-(1-naphthalenyl<u>oxy</u>)-2-<u>propanol</u>（propranolol）

6) INN では，同様な薬理学的関連性を有する薬物については，その INN 名称にステム stem を利用することが推奨される（表15.1参照）．ステムは INN 名称（英語名）の一部（接頭，中間あるいは接尾語）に共通して使用される語幹である．ステムによって医薬品の薬理作用，作用機序，あるいは共通の化学構造などを想起することができる．年々開発される新薬のため，WHO の新しいステムが追加作成されている．ステムを利用した代表的 INN の例を表15.1に示す．表中には記載してはいないが，光学活性体医薬品の名称で，levo- あるいは dextro- などの接頭語も，INN 名称に使用されることもある．例えば，levo- を使用した例として，levofloxacin（レボフロキサシン），levodopa（レボドパ），levomepromazine（レボメプロマジン）など，dextro- の例として dextromethorphan（デキストロメトルファン），dextropropoxyphene（デキストロプロポキシフェン）などに見ることができる．また，絶対配置を明示するステムも準備されており，例えば，es- は *S* 体の絶対配置を有する化合物に使用され，エソメプラゾール esomeprazole，エスゾピクロン eszopiclone などに見られる.

また，近年新薬開発の著しいバイオ関連医薬品の INN 名称についても，細かなステムの定義づけが行われている．例えば，遺伝子組換えにより創出したモノクローナル抗体医薬品類アダリムマブ adalimumab，インフリキシマブ infliximab，リツキシマブ rituximab，あるいはニボルマブ nivolumab などは，モノクローナル抗体（<u>mono</u>clonal <u>antib</u>ody）の基本ステムである -mab を利用して INN 名称が作成されている．さらにモノクローナル抗体がヒト型の場合に u で表記した -umab，キメラ型の場合 xi で表記した -ximab を使用して名称が作成されている．バイオ医薬品についてもステムの重要性を確認する必要がある.

第15章 医薬品の名称　325

表 15.1　代表的語幹（ステム）の例

ステム（語幹）	薬理学的グループ及び医薬品例（INN 名称）
–ac	イブフェナク関連抗炎症薬：ibufenac（イブフェナク），diclofenac（ジクロフェナク），felbinac（フェルビナク）など
–astine	抗ヒスタミン薬：clemastine（クレマスチン），azelastine（アゼラスチン），epinastine（エピナスチン）など
–azepam	ジアゼパム系抗不安薬や睡眠薬：diazepam（ジアゼパム），nitrazepam（ニトラゼパム），bromazepam（ブロマゼパム），lorazepam（ロラゼパム）など
–azosin	プラゾシン系降圧薬：prazosin（プラゾシン），terazosin（テラゾシン），bunazosin（ブナゾシン），doxazosin（ドキサゾシン）など
–caine	局所麻酔薬：procaine（プロカイン），lidocaine（リドカイン），mepivacaine（メピバカイン），ropivacaine（ロピバカイン）など
cef–	セファロスポリン系（cefem 系）の抗生物質：cefmetazole（セフメタゾール），cefaclor（セファクロル），cefdinir（セフジニル）など
–cillin	6-アミノペニシリン酸誘導体（penam 系）の抗生物質：benzylpenicillin（ベンジルペニシリン），ampicillin（アンピシリン），piperacillin（ピペラシリン）など
–conazole	ミコナゾール系合成抗真菌薬：miconazole（ミコナゾール），lanoconazole（ラノコナゾール），itraconazole（イトラコナゾール），fluconazole（フルコナゾール），voriconazole（ボリコナゾール）など
–coxib	選択的シクロオキシゲナーゼ阻害薬：celecoxib（セレコキシブ），rofecoxib（ロフェコキシブ）など
–cycline	テトラサイクリン系抗生物質：tetracycline（テトラサイクリン），minocycline（ミノサイクリン），doxycycline（ドキシサイクリン）など
–dipine	ジヒドロピリジン系カルシウム拮抗薬：nifedipine（ニフェジピン），nicardipine（ニカルジピン），benidipine（ベニジピン），nisoldipine（ニソルジピン），amlodipine（アムロジピン）など
gli–	血糖降下薬：glibenclamide（グリベンクラミド），gliclazide（グリクラジド），glimepiride（グリメピリド）など
–glifrogin	SGLT2 阻害薬：ipragliflozin（イプラグリフロジン），dapagliflozin（ダパグリフロジン），luseogliflozin（ルセオグリフロジン），tofogliflozin（トホグリフロジン），canagliflozin（カナグリフロジン），empagliflozin（エンパグリフロジン）など
–glyptin	DPP-4 阻害薬：sitagliptin（シタグリプチン），alogliptin（アログリプチン），vildagliptin（ビルダグリプチン）など
–lucast	ロイコトリエン受容体拮抗薬：pranlukast（プランルカスト），montelukast（モンテルカスト）など
–metacin	インドメタシン関連抗炎症薬：indometacin（インドメタシン），acemetacin（アセメタシン）など
–mycin	*Streptmyces* 属の産生する抗生物質：streptomycin（ストレプトマイシン），kanamycin（カナマイシン）など
–olol	β アドレナリン受容体遮断薬「-alol の語尾を有する関連薬物もある」：propranolol（プロプラノロール），pindolol（ピンドロール），carteolol（カルテオロール），「labetalol（ラベタロール），amosulalol（アモスラロール）」など
–oxacin	ナリジクス酸系の抗菌薬：levofloxacin（レボフロキサシン），norfloxacin（ノルフロキサシン），pazufloxacin（パズフロキサシン），gatifloxacin（ガチフロキサシン），enoxacin（エノキサシン）など

326　　第 3 編　医薬品の名称

表 15.1　つづき

ステム（語幹）	薬理学的グループ及び医薬品例（INN 名称）
–pril	アンギオテンシン変換酵素（ACE）阻害薬：captopril（カプトプリル），enalapril（エナラプリル），cilazapril（シラザプリル），trandorapril（トランドラプリル）など
–sartan	アンギオテンシン受容体拮抗薬：losartan（ロサルタン），candesartan（カンデサルタン），olmesartan（オルメサルタン），valsartan（バルサルタン），losartan（ロサルタン）など，
–setron	5-HT$_3$ 受容体拮抗薬：granisetron（グラニセトロン），ondansetron（オンダンセトロン），azasetron（アザセトロン）など
–statin	HMG-CoA 還元酵素阻害薬：pravastatin（プラバスタチン），rosuvastatin（ロスバスタチン），pitavastatin（ピタバスタチン），atorvastatin（アトルバスタチン）など
–stigmine	コリンエステラーゼ阻害薬：neostigmine（ネオスチグミン），pyridostigmine（ピリドスチグミン），distigmine（ジスチグミン）など
–tidine	シメチジン系のヒスタミン H$_2$ 受容体遮断薬：cimetidine（シメチジン），famotidine（ファモチジン），ranitidine（ラニチジン）など
–triptan	5-HT$_1$（1B/1D）受容体作動薬（偏頭痛治療薬）：sumatriptan（スマトリプタン），zolmitriptan（ゾルミトリプタン），rizatriptan（リザトリプタン）など
vin-/-vin-	Vinca-アルカロイド類（抗悪性腫瘍薬）：vinblastine（ビンブラスチン），vincristine（ビンクリスチン）など

15.3　　化学名 Chemical Name

　化学名は「国際純正及び応用化学連合（IUPAC）の系統的命名法（IUPAC 命名法）に基づいて作成された名称で，化学構造を正確かつ合理的に表現している．研究などの学術分野では，国際的に広く利用される名称である．IUPAC 命名法による化合物の名称は，通常，長い名称となりがちであるため，薬剤師が日常の業務で用いる名称としての実用性は少ない．日局 17 には，医薬品の化学名とともに，CAS 登録番号も記載されている．

15.4　　商品名 Trade Name

　医薬品を開発した各社が発売に伴って適宜作成する名称であり，作成の規則はない．化学名，性質，あるいは薬理作用などに由来した名称，単に言い回しのよい覚えやすい名称など，作成に際しては各社さまざまな方法をとる．さらに，特許期限を過ぎた薬物には，ジェネリック医薬品と呼ばれる同一の有効成分からなる後発医薬品が登場する．したがって，同一の有効成分からなる薬剤で複数の商品名を有する医薬品が存在する場合，薬剤師の実務を考えると，INN，日本薬局方名のみならず複数の商品名を覚えるには相当な努力が必要に思える．このような理由から厚

生労働省からの通達で，現在後発医薬品（ジェネリック医薬品名）の商品名は「一般名（Generic Name）を基本として命名」されることになっている．具体的には，語幹となる一般名＋剤形＋規格（含量）＋「屋号」の形式順で命名される．剤形については，原則として，日本薬局方の製剤総則に収載された剤形を記裁する．規格（含量）は，例えば，錠剤，カプセル剤等の場合は，当該品日中の有効成分の含量を記載する．屋号の記載については，原則4文字以内で漢字，ひらがな，カタカナ，アルァベットを用いることができ，括弧括り（「」，（），【】等）を原則とする．例えば，レボフロキサシン（商品名はクラビット）の後発医薬品の名称は，レボフロキサシン錠100 mg「ヒロカワ」のような医薬品名になる．INNの重要性と，処方箋で使用される名称が欧米型に近づき，INNで使用する場合が多くなることに対応している．

15.5　その他の名称

上記の名称以外に日本薬局方に収載されていない薬物などは，日本医薬品一般名称（JAN）による医薬品の名称を有する．日本における医薬品一般名称（JAN）の命名の基本はINNであり，これに基づいてJANが決められる．また，医薬品開発時に使用されることの多いコード番号は，各社様々であるが，企業名，会社特有のコード番号，会社のイニシャルなどがよく使用される．例えば，Ro 15-1788（Roはロッシュ社の略）はINN名ではベンゾジアゼピン系薬物の拮抗薬 flumazenil（フルマゼニル）である．

その他汎用されるものとして，アセチルコリン（Ach），ノルアドレナリン（NAd），セロトニン（5-HT），γ-aminobutyric acid（GABA）など多くの化学伝達物質や，生体内物質がしばしば略記名で使用される．薬理学などの生物化学領域を含め，医薬品化学（創薬化学）の多くの書籍中で使用される略記名なども重要な名称の1つと考えることができる．

15.6　医薬品の名称例

医薬品の名称について，例を示す．

例1）抗不安薬：ジアゼパムは下記の構造式を有する薬物である．

化学名：7-chloro-1-methyl-5-phenyl-1,3-dihydro-2*H*-1,4-benzodiazepin-2-one

国際一般名（INN）：diazepam

日本薬局方 名称：ジアゼパム（日本名）diazepam（英名）

先発商品名：10 mg セルシン錠（武田テバ），ホリゾン錠 5 mg（丸石）など

ジェネリック医薬品：ジアゼパム錠 10 mg「ツルハラ」，ジアゼパム錠 2 mg「アメル」など

同じステムを有する薬物例：bromazepam（ブロマゼパム），lorazepam（ロラゼパム），
nitrazepam（ニトラゼパム）など（表 15.1 参照）

例 2）ジヒドロピリジン系カルシウム拮抗薬：ニフェジピンは下記の構造式を有する．

化学名：dimethyl 2,6-dimethyl-4-(2-nitrophenyl)-1,4-dihydropyridine-3,5-dicarboxylate

国際一般名（INN）：nifedipine

日本薬局方 名称：ニフェジピン（日本名）nifedipine（英名）

先発商品名：アダラート L 錠 10 mg（バイエル），セパミット-R カプセル 10（MSD）など

ジェネリック医薬品：ニフェジピン L 錠 10 mg「サワイ」，ニフェジピン L 錠 10 mg「日医
工」，ニフェジピン L 錠 10 mg「トーワ」など

同じステムを有する薬物例：nicardipine（ニカルジピン），benidipine（ベニジピン），
amlodipine（アムロジピン）など（表 15.1 参照）

参考文献

1) "The use of stems in the selection of International Nonproprietary Names（INN）for pharmaceutical substances", WHO（2013）

2) *"The Practice of Medicinal Chemistry"*（Forth edition）. Edited by Camille Georges Wermuth, David Aldous, Pierre Raboisson, Didier Rognan, Academic Press（2015）

日本語索引

ア

アイソザイム　66, 85, 184
アイソフォーム　137
アウエルバッハ神経叢　176
亜鉛　60, 61
亜鉛イオン　96
亜鉛フィンガー　61
亜鉛フィンガータンパク質　61
亜鉛フィンガーモチーフ　62
青カビ　270
アカルボース　257, 258
アクアポリン2　239
悪性黒色腫　317
悪性腫瘍　299
悪性リンパ腫　303, 304, 310, 312
アクチノマイシンD　304
アクラルビシン　304
アグリコン　45, 304
アクリジン　20
アクロレイン　299
アゴニスト　98, 153, 157, 229, 262, 265
アゴニスト活性　166
アザグリシン　238
アザセトロン　176
アザピロン誘導体　141
亜酸化窒素　133, 134
アシクロビル　294, 295
アシクロビル局所用軟膏　295
アジスロマイシン　288
アジドチミジン　296
亜硝酸アミル　223, 224
アジリジン　20
アジリジン基　301
アシルアデニル酸　73
アシル化　73
アシル化反応剤　28
アシル基　71
アシル基転移酵素　92
アシルキャリヤータンパク質　80
アジルサルタン　211, 213
アシルCoA　71, 74, 82, 80
アジン類の塩基性度　25
アズトレオナム　285
アスパラギン　40, 47
アスパラギン酸　40, 77
アスパラギン酸プロテアーゼ　97
アスピリン　4, 15, 178, 186, 189, 228
アスペルギルス　290

アセタゾラミド　205, 206
アゼチジン　20
アセチルコリン　105, 106, 107, 117, 118, 119, 120, 122, 125, 160, 161, 171, 172, 327
　anti配座　118
　syn配座　118
　生合成と代謝　117
アセチルコリンエステラーゼ　95
アセチルコリン作動性神経　157, 158
アセチルコリン受容体　118, 119
アセチルコリントランスフェラーゼ　160
アセチル転移酵素　82
アセチル尿素系　142, 143
アセチルフェネトライド　142, 143, 144
アセチル抱合　89, 92
アセチル基転移酵素　92
アセチルCoA　56, 74, 82, 81, 92, 117
アセチルCoA部分　81
アセトアセチルCoA　82
アセトヘキサミド　255
アセナピン　148
アセナピンマレイン酸塩　147
アセブトロール　215, 221
アセブトロール塩酸塩　224
アセメタシン　187, 188
アゼラスチン　167
アゼラスチン塩酸塩　199, 200
アゼルニジピン　214, 215
アゾ基　89
アゾ基還元酵素　89
アゾ色素　270
アゾセミド　208
アゾール　85
アゾール環　85
アゾール類の塩基性度　22
アゾール類の酸性度　22
アダラートL錠　328
アダリムマブ　8, 324
アデニル酸　74, 303
アデニル酸シクラーゼ　216, 229
アデニル酸シクラーゼ活性　228
アデニン　50, 72
アデノシルコバラミン　61
アデノシン　72, 225
アデノシン一リン酸　72
アデノシン三リン酸　71, 222, 223
アデノシン受容体　162

アデノシン二リン酸　72, 228
アテノロール　115, 116, 215, 221, 224
アトピー型　197
アトピー性皮膚炎　195, 198, 202
アトルバスタチン　8
アトルバスタチンカルシウム水和物　262
アドレナリン　71, 105, 106, 107, 108, 109, 127, 167
　生合成経路　107
アドレナリン作動神経　106
アドレナリン作用薬　110
アドレナリン受容体　106, 108, 110, 113, 221
アドレナリンα作動薬　110, 111
アドレナリンα受容体拮抗薬　113, 114
アドレナリンα受容体作動薬　110
アドレナリンα_1受容体拮抗薬　216
アドレナリンα, β受容体拮抗薬　116
アドレナリンβ作動薬　110, 112
アドレナリンβ受容体拮抗薬　32, 113, 115, 116, 215, 221, 224
アドレナリンβ受容体作動薬　110
アドレナリンβ受容体遮断薬　224
アドレナリンβ_1受容体　216
アドレナリンβ_3受容体　126
アドレナリンβ_3受容体作動薬　125
アドレノクロム　227
アドレノクロムモノアミノグアニジンメシル酸塩水和物　227
アトロピン　122, 123, 124, 171, 222
アトロピン硫酸塩　122
アトロピン硫酸塩水和物　123, 223
アナストロゾール　100, 244, 316
アナフィラキシー　167
アナフィラキシーショック　195, 279
アノマー　45
アノマー構造　45
アノマー炭素　45
アピキサバン　232
アビラテロン酢酸エステル　246,

247
アプリンジン　219
アプリンジン塩酸塩　220
アフロクアロン　130
アヘン　4, 150
アヘンチンキ　4
アポトーシス関連酵素　265
アポモルヒネ　158
アポモルヒネ塩酸塩水和物　159
アマンタジン　158, 294
アマンタジン塩酸塩　159, 294
アミオダロン塩酸塩　221
アミダーゼ　90
アミド型局所麻酔薬　128
アミド型構造　90
アミド基　35
アミド等価体　34, 35
アミトリプチリン　150
アミトリプチリン塩酸塩　149
アミトリプチン　148
アミノアルキルエーテル系　167
アミノアルコール　55
アミノアルコール類　124
p-アミノ安息香酸　80
アミノ安息香酸エチル　128
アミノエーテル系化合物　168, 199
アミノ基　77
アミノ基転移酵素　76
アミノ基転移反応　76, 77, 78
アミノ基の酸化的脱離反応　108
アミノグリコシド系薬　269
アミノ酸　39
　立体構造　40
アミノ酸系ホルモン　235, 240
アミノ酸ステム　52
アミノ酸代謝　80
アミノ酸配列　61
7-アミノセファロスポラン酸　281
アミノフィリン　205
アミノフィリン水和物　206
アミノプテリン　80, 302
アミノプロパノール構造　125
6-アミノペニシラン酸　279
3-アミノモノバクタム酸　285
アミロース　46, 47
アミロペクチン　46, 47
アミン　321
アミンの解離平衡　18
アムシノニド　250
アムホテリシンB　290, 291
アムリノン　218
アムロジピン　8, 214, 215, 328
アムロジピンベシル酸塩　215
アモキシシリン　286

アモキシシリン水和物　280
アモキシリン　279
アモスラロール塩酸塩　115, 116
アモバルビタール　89, 135
アラキドン酸　53, 178, 180, 181, 183
アラキドン酸カスケード　178, 181, 183
アラセプリル　210, 211
アラニン　40
アラビノフラノシルシトシン　303
アラントイン　193
アリスキレン　214
アリスキレンフマル酸塩　214
アリピプラゾール　147, 148
アリル　86
アリルアミン系抗真菌薬　84
アリル位酸化　89
アリルオキシプロパノールアミン骨格　115
アリール酢酸　188
アリール酢酸誘導体　189
アリロクマブ　264
アルガトロバン　231
アルガトロバン水和物　231
アルカロイド　119, 127
アルギニン　40, 65
L-アルギニン　66
アルキルアミン系　167, 199
アルキルアミン系化合物　168
アルキル化剤　299, 305
アルキルカルバミン酸誘導体　120
アルキル基
　ヒドロキシ化　86, 89
アルキルジアミン系　199
アルクロメタゾンプロピオン酸エステル　250
アルコキシドイオン　74
アルコール　70, 322
　酸化　86
アルコール脱水素酵素　89
アルツハイマー型認知症　161
アルツハイマー型認知症治療薬　133, 160, 161
アルツハイマー病　160, 186
アルデヒド基　44
アルデヒド脱水素酵素　166
アルドース　44
アルドステロン　57, 58, 59, 208, 248, 249, 251
アルドステロン受容体　207, 208, 249
アルドステロン受容体拮抗薬　249

アルドトリオース　44
アルドヘキソース　44
アルドホスファミド　300
アルファカルシドール　266
アルプラゾラム　140, 141
アルプレノロール塩酸塩　224
アルプロスタジル　182
アルプロスタジル　アルファデクス　323
アレルギー　167, 183, 195
アレルギー疾患　167
アレルギー性炎症　197
アレルギー性疾患　195
アレルギー性鼻炎　167, 195, 198, 199, 201, 202
アレルギー反応　195, 198, 202
アレルゲン　195, 196, 197
アレンドロン酸ナトリウム水和物　265
アログリプチン　258
アログリプチン安息香酸塩　259
アロステリックアンタゴニスト　99
アロチノロール　221
アロチノロール塩酸塩　115, 116, 224
アロプリノール　194, 195
アロマターゼ　58, 100, 101, 244
アロマターゼ阻害薬　244, 316
アンギオテンシン受容体AT$_1$受容体　210
アンギオテンシン変換酵素　95, 96, 210, 211
アンギオテンシン変換酵素阻害薬　210
アンギオテンシンI　95, 96, 210
アンギオテンシンII　95, 96, 210, 211, 248
アンギオテンシンII受容体拮抗薬　34, 210, 211, 213
安全性薬理試験　11
安息香酸エステル　241
安息香酸部分　128
アンタゴニスト　98, 157, 265
アンタビュース様作用　281
アンチ型　51
アンチコドン　52, 53
アンチトロンビン　226
アンチトロンビンIII　230
安定化フィブリン　225
安定配座　50
アントラサイクリン　304
アントラニル酸　186, 187
アントラニル酸系　186
アントラニル酸系抗炎症薬　187
アンドロゲン　59, 100, 244, 246,

248
アンドロゲン合成阻害薬　246
アンドロゲン作用　246
アンドロゲン受容体　246, 317
アンドロゲン受容体拮抗薬　246
アンドロスタ-1,4-ジエン-3,17-
　ジオン　101
アンドロスタン骨格　59
アンドロステロン　57, 245
アンドロステンジオン　100, 246
アンピシリン　37, 279, 286
アンピシリン水和物　280, 323
アンピロキシカム　190, 191
アンフェタミン　113, 162
アンフェタミン塩酸塩　162
アンフェタミン類　162
アンベノニウム塩化物　120, 121,
　322
アンミビスナガ　198
アンレキサノクス　198, 199
α 鎖　179
α 酸化　86
α 遮断薬　113, 114, 210
α 受容体　108, 109
α 炭素原子　41
α ヘリックス　15, 42, 43
α-アスパラギン酸　78
α-アミノ酸　39, 77
α-アミラーゼ　257
α-グルコシダーゼ　257
α-グルコシダーゼ阻害薬　257
α-グルタミン酸　78
α-ケトグルタル酸　77, 78
α-ケト酸イミン　77
α-シクロデキストリン包接化合
　物　182
α-トコフェロール　65, 257
α-メチルドパミン　110
α-メチルノルアドレナリン　110
α-メチルヒスタミン　166
1α,25-ジヒドロキシコレカルシフ
　ェロール　266
5α-還元酵素　251
5α-還元酵素阻害　247
5α-還元酵素阻害薬　246
α_1 サブユニット　137
α_1 遮断薬　216
α_1 受容体　108, 109, 114, 216
α_2 アドレナリン受容体作動薬
　130
α_2 受容体　108, 110, 114
α_2 受容体選択的作動薬　110
$\alpha_{2,3,5}$ サブユニット　137
α, β 遮断薬　221
α, β-不飽和カルボニル部分　80
α, β-不飽和カルボニル構造　80

aldol 型　82
anti 型　50
anti 型コンホメーション　118
Ia 群　219
Ib 群　219
IgE 抗体　196
IgE 産生抑制薬　202
IgE 受容体　196, 197
IgE 受容体保有細胞　196
IUPAC 命名法　326
RNA 依存症 RNA ポリメラーゼ
　296
RNA ポリメラーゼ　269, 304, 305
R 配置　109

イ

イオウ　70
イオウ化合物　70, 71
イオウ原子
　電子配置　70, 71
イオン形　17
イオン結合　13, 17, 30, 42, 93
イオン-双極子相互作用　14, 96
イオンチャネル　60, 219, 222
イオンチャネル型受容体　117
イオンチャネル内蔵型受容体
　175
異化促進薬　260
異化反応　263
胃がん　303, 304, 305, 311
胃酸　170
胃酸分泌促進作用　168
胃酸分泌抑制作用　171
胃酸分泌抑制薬　170
いす形配座　45
イズロン酸　230
イソアロキサジン　75
イソインドリン-1,3-ジオン誘導
　体　315
イソキノリン　20
イソシアナート　301
イソソルビド　208, 209
イソニアジド　289, 290
イソフルラン　133, 134
イソプレナリン　115, 221, 222
l-イソプレナリン　109
イソプレナリン塩酸塩　110
l-イソプレナリン塩酸塩　112
イソプロテレノール　109
l-イソプロテレノール　109
イソペンテニル二リン酸　83
イソメラーゼ　83
イソロイシン　40
依存性　153

I 型アレルギー　197
　発症機序　196
I 型アレルギー発症機序　196
I 型アレルギー反応　197
1 型糖尿病　4, 253
一次抗結核薬　289
一次構造　42
一次メッセンジャー　60
一重項酸素　62, 63, 64
一水和物　323
1 電子還元　64
一リン酸化　303
一酸化窒素　59, 65, 223
一酸化窒素供与薬　223
一酸素原子添加酵素　85
一般毒性試験　11
一般名　327
一本鎖 DNA　274
遺伝暗号　39, 51
遺伝子組換え　324
遺伝子組換え型ヒト t-PA 製剤ア
　ルテプラーゼ　233
遺伝子組換えタンパク質　5
遺伝子発現　98
遺伝情報　29
遺伝性代謝疾患　193
イドクスウリジン　294, 295
イトコナゾール　290
イトラコナゾール　291
イヌサフラン　194
胃粘膜局所麻酔薬　128
イノシン　193
イノシン一リン酸脱水素酵素
　303
イノシン酸　193, 303
イピリムマブ　317
イブジラスト　201, 202
異物の代謝反応　85
イブフェナク　189
イブフェナク関連抗炎症薬　325
イブプロフェン　189
イプラグリフロジン　260
イプラグリフロジン L-プロリン
　259
イプラトロピウム臭化物　122
イプラトロピウム臭化物水和物
　123
イプリフラボン製剤　264
イホスファミド　300, 301
イマチニブ　4, 5, 313
イマチニブメシル酸塩　314
イミダゾリン　130
イミダゾリン環　110
イミダゾール　20
イミダゾールアセトアルデヒド
　166

イミダゾール環 169
イミダゾール酢酸 165, 166
イミダプリル塩酸塩 212
イミド構造 142
イミド誘導体 143
イミノジベンジル系化合物 148
イミプラミン 148
イミプラミン塩酸塩 149
イミペネム 284
イミペネム水和物 285
イミン 76, 77
医薬品
　名称 321
医薬品医療機器総合機構 11
医薬品医療機器等法 11
医薬品開発のコンセプト 6
医薬品開発のプロセス 3
医薬品開発の歴史 3
医薬品規制調和国際会議 11
医薬品研究開発の流れ 9
医薬品製造 12
医薬品製造業者 6
医薬品の化学構造 30
医薬品の製造管理, 品質管理の基
　準 6
医薬品の創製 3
医薬品の有効性の証明 6
医薬分子 94
イリノテカン 311
イリノテカン塩酸塩水和物 311
イルベサルタン 211, 213
陰イオン交換樹脂 260, 263
インクレチン 258
インクレチン関連薬 258
インクレチン増強薬 253
インクレチン分解酵素 258
インジセトロン 175
インジナビル 297
インジナビル硫酸塩エタノール付
　加物 297
インスリン 4, 253, 254, 256
インスリンアスパルト 254
インスリンアナログ 253
インスリン感受性 255, 256
インスリングラルギン 8, 254
インスリン製剤 8, 254
インスリン促進作用 256
インスリン抵抗性改善薬 253,
　256
インスリンデグルデク 254
インスリンデテミル 254
インスリン分泌 254, 258
インスリン分泌促進作用 255
インスリン分泌促進薬 253, 254
インスリン様成長因子 236
インスリン療法 253, 254

インターカレーター 304
インターカレート 304
インダパミド 206, 207
インターフェロン 295
インターロイキン 197
インテグラーゼ 293
インテグラーゼ阻害薬 293, 297,
　298
インデノロール塩酸塩 224
インドメタシン 187, 188, 323
インドメタシンナトリウム 323
インドメタシンファルネシル
　187, 188
インドール 20
インドール骨格 187
インドール酢酸 187
インドール酢酸系 187
インドール酢酸系抗炎症薬 187
インドール誘導体 187
インバースアゴニスト 99
インフォームドコンセント 6
インフリキシマブ 8, 324
インフルエンザ 293
インフルエンザウイルス 294,
　295
インフルエンザ A 型 294
EML-4-Alk 遺伝子 313
ES 複合体 96

ウ

ウイルス 293, 296
ウイルスゲノム RNA 293
ウイルス DNA 293
ウイルス DNA 合成阻害薬 294
ウイルス mRNA 293
ウイルス RNA 合成阻害薬 295,
　296
ウイルムス肉腫 305
うっ血性心不全 205
うつ病 148
ウナギ
　カルシトニン 239
ウラシル 50
ウラシルヌクレオシド 303
ウラピジル 114, 216
売上高上位医薬品 8
ウレイド構造 142
ウロキナーゼ 226, 232
ウロン酸 230
運動失調改善 237
運動神経 127
運動ニューロン 163

エ

永久双極子 14
永久双極子-永久双極子相互作用
　14
エイコサノイド 165, 177, 183
エイコサノイド関連医薬品 182
エイコサノイド関連薬 177
エイズ 293
エイズウイルス 293
英名 321
エキセナチド 258
エキセメスタン 100, 101, 244
エキソメチレン 80
エキソメチレン型 80
エスシタロプラム 138, 150
エスシタロプラムシュウ酸塩
　149
エスゾピクロン 324
エスタゾラム 136
エステラーゼ 90
エステル 90
エステル型医薬品 90
エステル型局所麻酔薬 128
エステル置換基 322
エステル等価体 35
エステル誘導体 322
エストラジオール 57, 58, 59,
　241, 242, 244, 251, 265
エストラジオール安息香酸エステ
　ル 241, 242
エストラムスチン 251
エストラムスチンリン酸エステル
　ナトリウム水和物 251, 252
エストリオール 57, 58, 241
エストロゲン 58, 100, 244, 245,
　265
エストロゲン依存性乳がん治療薬
　244
エストロゲン受容体 242, 243,
　244, 265
エストロゲン受容体拮抗薬 244
エストロゲン製剤 264
エストロゲン補充療法 265
エストロン 57, 58, 241, 244
エスモロール 221
エゼチミブ 263
エソメプラゾール 8, 172, 324
エソメプラゾール マグネシウム
　水和物 32
エタクリン酸 207, 208
エタノールアミン 115
エタンブトール 289
エタンブトール塩酸塩 290
エチオナミド 289

エチゾラム　136, 141
エチドロン酸　264
エチドロン酸二ナトリウム　265
エチニルエストラジオール　241, 242, 245
エチニル基　241
エチルアミド　238
エチレフリン　109, 110
エチレンイミン　301
エチレンイミン系アルキル化剤　300
エチレンイミン中間体　300
エチレンジアミン系　167
エチレンジアミン系化合物　168
エーテル　70, 134
エテンザミド　91, 186
エドキサバン　232
エドキサバントシル酸塩水和物　232
エトスクシミド　142, 143, 144
エトトイン　144
エトドラク　184, 191, 192
エトポシド　311, 312
エトルフィン　155
エトルフィン塩酸塩　155
エドロホニウム塩化物　120, 121
エナラプリラート　210
エナラプリル　210
エナラプリルマレイン酸　212
エナンチオマー　31, 32
エネルギー産生　62
エネルギー準位　63
エネルギー通貨　72
エノシタビン　303, 304
エノラート　74
エノラートアニオン　80, 81, 82
エノール酸　190
エノール酸抗炎症薬　190
エノール性水酸基　190
エバスチン　167, 199, 200
エパルレスタット　260
エピチオスタノール　244
エピナスチン　167
エピナスチン塩酸塩　199, 200
エピネフリン　106, 107, 109
エピマー化　286
エピリゾール　192
エファビレンツ　296, 297
エフェドリン　113, 167, 324
l-エフェドリン　113
エフェドリン塩酸塩　113, 322
エプタゾシン　153
エプタゾシン臭化水素酸塩　153
エプレレノン　208, 209, 249
エペリゾン　130
エペリゾン塩酸塩　130

エベロリムス　313, 315
エポエチン α　8
エポキシ化　83
エホニジピン　214
エボロクマブ　264
エメダスチン　167
エメダスチンフマル酸塩　199, 200
エモルファゾン　192
エリスロマイシン　288
エリトロ体　113
エルカトニン　239, 240, 267
エルゴステロール　85
エルデカルシトール　266
エルヒネ　157
エルロチニブ　312
エルロチニブ塩酸塩　312
遠位尿細管　206, 208
塩基スタッキング　15
塩基性　22, 25
塩基性アミノ酸　17, 42
塩基性官能基　17
塩基性抗炎症薬　192
塩基性非ステロイド性抗炎症薬　192
塩基性 NSAID　192
塩基のスタッキング　51
エンケファリン　31, 156
エンザルタミド　246, 247
エンジイン系抗腫瘍薬　306, 308
炎症　183
炎症過程　196
炎症性サイトカイン　183
エンタカポン　158, 159
エンタルピー　93
エンドトキシン　66
エンドルフィン類　156
エントロピー　15, 93
エンパグリフロジン　260
エンフルラン　133, 134
ACE 阻害薬　4, 210, 211, 212, 215
AChE 阻害作用　161
AChE 阻害薬　161
ACTH 分泌予備機能検査　238
ADP 受容体　228, 229
ADP 受容体拮抗薬　229
aldol 型　83
ALK キナーゼ阻害薬　314
ALK チロシンキナーゼ阻害薬　313
Alk 融合遺伝子　313
AMP 活性化プロテインキナーゼ　257
AMPA 型グルタミン酸受容体　143
AT$_1$ 受容体　211

ATP 感受性 K$^+$ チャネル　254
ATP 受容体 K$^+$ チャネル　224
azole 系化合物　85
5-FU 誘導体　303
H$^+$, K$^+$-ATPase 阻害剤　15
H$^+$, K$^+$-ATPase プロトンポンプ　170
H$_1$, H$_2$, H$_3$ 受容体　166
HDL-コレステロール　262
HIV ゲノム　97
HIV 構造タンパク　293
HIV 前駆体タンパク　293
HIV のライフサイクル　293
HIV 複製　97
HIV プロテアーゼ　97, 294, 297
HIV プロテアーゼ阻害剤　97, 98, 298
HIV プロテアーゼ阻害薬　297
HMG-CoA 還元酵素　82, 83, 261
HMG-CoA 還元酵素阻害薬　260, 261
HMG-CoA 合成酵素　83
HMG-CoA レダクターゼ阻害剤　97
H$_1$ 受容体　166
H$_2$ 拮抗薬　170
H$_2$ 受容体　166
H$_2$ 受容体拮抗薬　4, 166, 169, 171
H$_3$ 受容体　166
5-HT 受容体　229
5-HT$_2$ 受容体　174, 229
5-HT$_2$ 受容体拮抗薬　174, 228, 229
5-HT$_{2A}$・D$_2$ 拮抗薬　147
5-HT$_{2A}$ 拮抗薬　174
5-HT$_{2A}$ 受容体　147, 150
5-HT$_{2A}$ 受容体拮抗薬　175
5-HT$_3$ 拮抗薬　176
5-HT$_3$ 受容体　175
5-HT$_3$ 受容体拮抗薬　175
5-HT$_3$ 受容体拮抗作用　175
5-HT$_4$ 受容体　176
5-HT$_4$ 受容体作動薬　176
5-HT$_4$ 受容体刺激薬　176
L 糖　44
LT 受容体拮抗作用　202
LT 受容体拮抗薬　197, 201
LT 生合成　180
MRSA 感染症　291
N 原子
　酸化　88
N-アシル化反応　28
N-アセチルガラクトサミン　48
N-アセチルグルコサミン　48, 277
N-アセチル転移酵素　92

N-アセチルムラミン酸　277
N-アセチルムラミン酸生合成
　292
N-アセチル-D-グルコサミン　46
N-アリル基　151
N-アルキル化　28
N-オキシド体　87
N-グリコシド結合　48
N-グリコシド結合型糖鎖　49
N-シクロプロピルメチル基　151
N-脱アルキル化　86, 88
N-脱メチル化　88
N-ニトロソ尿素系アルキル化剤
　301
N-フェニルアントラニル酸　186
N-メチル化系　165
N-メチル基　190
N-メチルトランスフェラーゼ
　166
N-メチル-D-アスパラギン酸
　160
N-β-グリコシド結合　48
N-Ac グルコサミン　278
N-Ac ムラミン酸　278
N^τ-メチルイミダゾールアセトア
　ルデヒド　166
N^τ-メチルイミダゾール酢酸
　165, 166
N^τ-メチルヒスタミン　166
N^5, N^{10}-メチレンテトラヒドロ葉
　酸　302
Na$^+$チャネル遮断　208
Na$^+$チャネル遮断薬　219
Na$^+$チャネル阻害薬　219
Na$^+$/糖-共輸送体　258
NIH シフト　87
NMDA 受容体拮抗薬　160, 161
NO 合成酵素　65
NS5B RNA 依存性 RNA ポリメラ
　ーゼ　38
S 原子
　酸化　88
S 配置　109
S-アシル CoA　92
S-アデノシルメチオニン　71, 78
S-異性体　276
S-グルタチオン抱合体　92
SGLT2 阻害薬　258, 259, 260
sp^2 混成軌道　25
SU 受容体　254
SU 薬　254, 255

オ

黄体形成ホルモン　59, 238
黄体形成ホルモン放出ホルモン
　238
黄体ホルモン　57, 59, 238, 244
黄体ホルモン薬　244, 245
黄体ホルモン・卵胞ホルモン混合
　薬　245
嘔吐中枢　175
オキサアザホスホリン-2-アミン
　2-オキシド誘導体　299
オキサセファロチン　284
オキサセフェム系化合物　284
オキサセフェム系抗生物質　284
オキサゾラム　140, 141
オキサゾリジンジオン系　142
オキサゾール　20
オキサトミド　167, 199, 200
オキサプロジン　189, 190
オキサペナム系　285
オキサリプラチン　309
オキサロ酢酸　77, 78
オキシカム系　190, 192
オキシカム系抗炎症薬　191
オキシカム系 NSAID　191
オキシカム誘導体　191
オキシコドン　157
オキシコドン塩酸塩水和物　151,
　323
2-オキシ酸　77
オキシダーゼ　166
オキシトシン　239
オキシドスクアレン　83
オキシトロピウム臭化物　122,
　123
オキシブチニン塩酸塩　125
オキシブチリン塩酸塩　126
オキシプリノール　194, 195
オキシメトロン　248
オキシラン　20
オキセサゼイン　128, 129
オキセタン　20
オキセンドロン　246, 247
3-オキソフェノキサジン環　304
5-オキソプロリン　237
オクトレオチド　236
オクトレオチド酢酸塩　236
オザグレル　228
オザグレル塩酸塩水和物　201
オザグレルナトリウム　228
オセルタミビル　294
オセルタミビルリン酸塩　294
オータコイド　165, 174, 235
オピオイド　150
オピオイドアゴニスト　150
オピオイド系化合物　157
オピオイド系物質　157
オピオイド受容体　31, 155, 157
オピオイド鎮痛薬　134

オピオイドペプチド　30
オピオイドローテーション　154
オーファン・ドラッグ　9
オフロキサシン　276
オメプラゾール　15, 32, 172, 173
　阻害機構　173
オランザピン　8, 147, 148
オリゴ糖　257
オリゴヌクレオチド構造　50
オルプリノン　218
オルプリノン塩酸塩水和物　218
オルメサルタン　211
オルメサルタン　メドキソミル
　213
オレイン酸　53
オレキシン受容体拮抗薬　137
オロパタジン塩酸塩　199, 200
オンダンセトロン　175, 176
ω 鎖　179
ω 酸化　86
ω-1 酸化　86, 89
O-グリコシド結合　48
O-脱アルキル化　86, 88, 91
O-メチル化　107, 152
O-α-グリコシド結合　48

カ

外因性凝固反応　225
外因性リガンド　98
開環反応　19
介在ニューロン　163
開発　9, 11
開発候補化合物　9, 11
開発部門　9
潰瘍治療　171
解離症　137
解離定数　93
解離平衡　17
化学構造　39
化学種　65
化学受容器引金帯　175
化学伝達物質　327
化学名　321, 326, 328
化学療法　299
化学療法剤　89
化学療法薬　299
過活動膀胱　125
過活動膀胱治療薬　122, 125
可逆的酵素阻害剤　95
可逆的阻害　94, 95
角結膜炎　294
核酸　49
核酸塩基　15, 29, 30, 80
核酸塩基の構造　29, 50
核酸合成阻害　269

核酸代謝拮抗薬　304
核酸分子　39
革新的医薬品　4
覚せい剤　113
覚醒剤取締法　162
拡張期血圧　210
化合物ライブラリー　10, 36
過酸化脂質　65
過酸化水素　62, 64
過酸化物　65
下垂体 LH 分泌機能検査薬　238
下垂体巨人症　236
下垂体後葉　235, 236, 239
下垂体後葉ホルモン　236, 239
下垂体性小人症治療薬　236
下垂体成長ホルモン分泌機能
　236
下垂体性尿崩症　239
下垂体前葉　59, 235, 236, 237, 238
下垂体前葉ホルモン　236
下垂体プロラクチン分泌機能検査
　237
下垂体ホルモン　236
下垂体 TSH　237
加水分解　90
加水分解反応　96
ガストリン　172
ガストリン受容体　170
ガストリン受容体拮抗薬　171
ガストリン CCK2 受容体拮抗薬
　170
ガストリン CCK2 受容体遮断作
　用　171
カタラーゼ　60, 65
カチオン中間体　23
カチオン-π 相互作用　16
ガチフロキサシン　276
活性型三リン酸化合物　295
活性型第 V 因子　225
活性型第 X 因子　225
活性型第 XIII 因子　225
活性型チロシンキナーゼ　313
活性型トロンビン　230
活性型ビタミン D_3　240
活性型ビタミン D_3 製剤　264, 266
活性酸素　59, 62, 65
活性酸素種　63, 64, 306
活性体　37, 270
活性代謝物　85
活性葉酸　303
活性硫酸　91
活動電位持続時間　219
カテコールアミン　41, 107, 109,
　111, 162
カテコールアミン系強心薬　216,
　217, 218

カテコールアミン系神経伝達物質
　107
カテコールアミン類　39
カテコール環　107, 109, 113
カテコール-O-メチル転移酵素
　107, 108
カナグリフロジン　260
カナマイシン　289
ガニレリクス　239
ガバペンチン　143, 144
カーバメート　303
かび毒　87
カフェイン　162, 205
カプトプリル　4, 210, 211
花粉症　195
カペシタビン　303, 304
カベルゴリン　158, 159, 237
可溶型グアニル酸シクラーゼ
　223
ガラクトース　46, 48
カラバル豆　120
ガランタミン　161
ガランタミン臭化水素酸塩　161
カリウムイオン競合型アシッドブ
　ロッカー　172, 173
カリウム保持性利尿薬　207, 208,
　209, 249
顆粒球減少　287
カルシウム拮抗作用　126
カルシウム拮抗薬　210, 214, 215,
　223, 225
カルシウム製剤　264
カルシトニン　239, 240, 267
カルシトニン関連医薬品　240
カルシトニン製剤　264, 267
カルシトリオール　240, 266
カルテオロール　115, 215, 221
カルテオロール塩酸塩　224
カルバコール塩化物　119
カルバセフェム　284
カルバセフェム系抗生物質　284
カルバゾクロム　227
カルバゾクロムスルホン酸ナトリ
　ウム水和物　227
カルバペネム　284
カルバペネム系抗生物質　284,
　285
カルバマゼピン　143, 144
カルバメート　119
カルバメート結合　251
カルビドパ　158
カルビドパ水和物　159
カルビノキサミン　168
カルベジロール　115, 116
カルボカチオン　84
カルボカチオン中間体　24

カルボキシ基の等価体　22
カルボニル酸素原子　96
カルボニル炭素　97
カルボプラチン　309
カルボン酸　322
カルボン酸系 NSAID　190
カルボン酸等価体　35
カルボン酸の解離平衡　17
カルモジュリン　60
カルモナム　285
カルモナムナトリウム　285
ガレノキサシン　276
がん　293
環拡大反応　138
肝がん　303, 305
眼感染症　276
ガングリオシド　55
冠血管拡張薬　223, 225
還元型　76
還元型ビタミン K　231
還元酵素　89
還元的代謝　90
還元糖　46
幹細胞因子受容体　313
ガンシクロビル　295
カンジダ　290
肝疾患　205
間質細胞刺激ホルモン　59
環状アセタール　45
環状アデノシン-3′,5′-リン酸
　216
環状共役系　25
環状スルホンアミド構造　205
環状ヌクレオチド　70
環状ヘミアセタール　45
環状ペルオキシド構造　180
間接型アドレナリン α 作動薬
　113
間接作用型アドレナリン α 作動
　薬　110, 113
間接作用型アドレナリン α 作用
　薬　113
感染症　269, 270
感染症治療薬　269
肝臓　227
含窒素複素環　17
カンデサルタン　シレキセチル
　211, 213
官能基　18, 30
カンプトテシン　311
がん分子標的薬　5
肝ミクロソーム　89
含量　327
カンレノ酸　208
カンレノ酸カリウム　209, 249
カンレノン　249

緩和医療　154
γ グルタミン酸転移酵素　92
γ-アミノ酪酸　39,135
κ オピオイド受容体　151, 153, 157
κ オピオイド受容体アゴニスト　157

キ

規格　327
気管支拡張作用　113, 198
気管支拡張薬　113, 205
気管支収縮　197
気管支喘息　167, 195, 197, 199, 201, 202
気管支喘息薬　197
気管支平滑筋拡張　108
気管支平滑筋拡張薬　111
気管支平滑筋収縮　197
ギ酸　80
キサンチン　193, 195
キサンチンオキシダーゼ　195
キサンチン誘導体　162, 198
疑似オリゴ糖類　257
基質アナログ　95, 96, 97
基質ステロイド　100
基質遷移状態　97
基質特異性　96, 100
基質ペプチド　97
喜樹　311
技術開発　10
希少疾病用医薬品　9
希少疾病用医療機器　9
キチン　46, 47
拮抗薬　98, 327
吉草酸エステル　241
基底状態　97
気道炎症　197
キナーゼ　217
キナーゼ阻害剤　5
キナゾリン　20
キナゾリン誘導体　114
キナプリル塩酸塩　212
キニジン　219
キニジン硫酸塩水和物　220
キニナーゼ　211
キヌクリジン　20
キヌクリジン環　219
機能性タンパク質　94
キノキサリン　20
キノホルム　7
キノリン　20, 219
キノリンアルカロイド　311
キノロン　274
キノロン形　26

キノロン系抗菌薬　271, 273, 274, 275, 276
　基本構造　275
　作用機序　274
キノン型　76
揮発性麻酔薬　133
キーフォーバー・ハリス医薬品改正法　6
ギブズエネルギー　96
ギブズエネルギー変化　94
ギブズエネルギー変化量　93
偽膜性大腸炎　291
キメラ　313
キメラ型　324
偽薬　12
逆アミド　35
逆転写酵素　293, 296, 297
逆転写酵素阻害薬　293, 296
逆 Claisen 反応　82
求核攻撃　97
求核試薬　26, 27
求核置換反応　27, 28
　ピリジン　28
求核付加　77
急性心不全　216, 218
急性前骨髄球性白血病　313
急性白血病　303, 304, 312, 313
急性発作治療薬　193
求電子攻撃　23
求電子試薬　23, 26
求電子置換反応　23, 24
　ナフタレン　27
吸入ステロイド薬　197, 202, 203
吸入ステロイド・β_2 刺激薬配合剤　202
吸入・注射ステロイド薬　198
吸入麻酔薬　133, 134
凝固因子　227
競合性筋弛緩薬　130
競合阻害　95
競合阻害剤　96, 97
凝固カスケード　225
凝固系　228, 230, 231
凝固・線溶系　227
強心作用　216, 218
狭心症　221, 223, 224
強心ステロイド類　56
強心配糖体　216, 217
強心薬　216
強迫性障害　137
恐怖症　137
共鳴安定化　24
共鳴エネルギー　22, 25
共鳴構造式　23
共役付加反応　80
共有結合　15, 42, 43, 74

局所麻酔　128
局所麻酔作用　197
局所麻酔薬　127, 175
極性アミノ酸　17
極性官能基　17
虚血性心疾患　223, 225
虚血性心疾患治療薬　205, 223
去勢抵抗性前立腺がん　246
キラリティー　107
キラル　71
キラルスイッチ　32, 199, 276
キレート作用　287
近位尿細管　206
筋固縮　157
筋弛緩　133
筋弛緩薬　127, 134
金属イオン　60
金属カチオン　275
筋肉型ニコチン受容体　117
GABA 作動性神経　143
GABA トランスアミナーゼ　143
GABA$_A$ 受容体　135, 136, 137
GABA$_B$ 受容体作動薬　130
QSAR 解析　33
QSAR モデル　34

ク

クアゼパム　136
グアナベンツ酢酸塩　110, 111
グアニジノ基　169, 65
グアニジン　110, 256
グアニル酸シクラーゼ　66
グアニン　50
グアニン塩基　301, 305
グアノシン三リン酸　223
空間配置　30
クエチアピン　148
クエチアピンフマル酸塩　147
クエン酸回路　62
クッシング症候群　251
グラニセトロン　175, 176
クラビット　327
クラブラン酸　285
クラブラン酸カリウム　286
グラミシジン　289
グラム陰性桿菌　275
グラム陰性菌　273, 279, 280
グラム陽性菌　273, 279
クラリスロマイシン　288
グリクラジド　255
グリクロピラミド　255
グリコーゲン　46
グリコシド　45
グリコシド結合　46, 288
グリコペプチド系抗菌薬　289,

290
グリコペプチド系抗生物質　306
グリコペプチド構造　290
グリシン　40, 92, 238
グリシン受容体拮抗薬　163
グリシン抱合　92
グリセオフルビン　290, 291
グリセリン　52
グリセルアルデヒド　39, 44
D-グリセルアルデヒド　44
L-グリセルアルデヒド　44
グリセロリン脂質　54
グリセロール　54
グリセロール-3-リン酸デヒドロ
　ゲナーゼ 2　257
クリゾチニブ　313, 314
グリニド系血糖降下薬　256
グリニド系薬剤　256
クリノフィブラート　263
クリプトコッカス　290
グリベンクラミド　255
グリメピリド　255
グルカゴン様ペプチド-1　258
グルクロン酸　90, 230
グルクロン酸抱合　90, 139
グルクロン酸抱合体　91
グルコサミン　230
グルコース　44, 46
D-グルコース　44, 45, 258
L-グルコース　44
グルコース依存性インスリン分泌
　刺激ポリペプチド　258
グルコーストランスポーター
　258
グルタチオン　91, 92
グルタチオン抱合　86, 91, 92
グルタチオン S-転移酵素　92
グルタミン　40
グルタミン酸　40, 77, 80, 92, 271,
　272, 302
グルタミン酸作動神経　143
グルタミン酸作動性神経　143
グルタミン酸受容体　161
グルタミン抱合　92
グレイ症候群　287
クレンブテロール塩酸塩　111,
　112
クロキサシン　279
クロキサゾラム　140, 141
クロザピン　147, 148
クロチアゼパム　140, 141
クロナゼパム　143, 144
クロニジン　130
クロニジン塩酸塩　110, 111
クロバザム　143, 144
クロピドグレル　8

クロフィブラート　257, 262, 263
クロベタゾールプロピオン酸エス
　テル　250
クロベタゾン酪酸エステル　250
クロミフェン　243
クロミフェンクエン酸塩　242,
　243
クロミプラミン　150
クロミプラミン塩酸塩　149
クロモグリク酸ナトリウム　198
クロモフォア　306, 308
クロラゼプ酸二カリウム　141
クロラムフェニコール　271, 287
クロラムフェニコール系抗生物質
　287
クロラムフェニコール系薬　269
クロラムフェニコールパルミチン
　酸エステル　322
クロルジアゼポキシド　138, 140,
　141, 324
クロルフェニラミンマレイン酸塩
　167
d-クロルフェニラミンマレイン酸
　塩　168
クロルフェネシン　130
クロルフェネシンカルバミン酸エ
　ステル　130
クロルプルマジン　88
クロルプロパミド　255
クロルプロマジン　4, 5, 87, 146,
　324
クロルプロマジン塩酸塩　146
クロルマジノン酢酸エステル
　245, 246, 247
クロロエチルアミン系　300
クロロエチルアミン誘導体　299
クロロエチル系薬物　301
クロロキン　7, 275
クロロチアジド　205, 206
クロロフィル　61
クーロン力　13
Claisen 型縮合　81
Claisen 型縮合反応　81

ケ

経口吸収性　35
経口血糖降下薬　253
経口脊髄小脳変性症治療薬　237
経口第 Xa 因子阻害薬　232
経口避妊薬　245
経口用セフェム　281
痙攣毒　161
ケシ　3, 150
ゲストノロンカプロン酸エステル
　246, 247

血圧の上昇　108
血液凝固　226
血液凝固因子　225
血液脳関門　120, 133, 156, 161,
　301
結核菌　289
血管拡張作用　178, 218, 223, 228,
　229
血管強化薬　227
血管収縮作用物質　174
血管新生　313, 315
血管透過性　227
血管内皮細胞　66
血管内皮細胞成長因子　316
血管内皮細胞由来血管弛緩物質
　65
血管内皮増殖因子受容体　313
血管肉腫　317
血管平滑筋　66, 109
月経困難症　245
結合次数　65
結合親和性　31, 93, 99
結合親和性向上　99
結合性軌道　63
血色素ヘモグロビン　60
結晶性ウシインスリン　254
血小板　178, 228
血小板活性化因子　55, 197
血小板凝集　175, 228, 230
血小板凝集抑制　178
血小板凝集抑制作用　186, 228,
　229
血小板凝集抑制薬　228
血小板減少　287
血小板由来増殖因子受容体　313
血栓　228
血栓形成　230
血栓形成抑制　228
血栓溶解薬　223, 228, 232
血中アルブミン　254
血中好塩基球　165
結腸　305
結腸がん　311, 316
血糖　253
血糖降下作用　254, 255, 256, 257
血糖降下薬　253
血糖値　257
解毒剤　122
ケトース　44
ケトチフェン　167
ケトチフェンフマル酸塩　199,
　200
ケトフェニルブタゾン　190, 191
ケトプロフェン　189
ケトヘキソース　44
ケトン基　44

ゲノム　293
ゲフィチニブ　312
ケミカルバイオロジー　157
ケミカルメディエーター　178,
　　183, 196, 197, 198
ケミカルメディエーター遊離抑制
　　作用　167, 199, 202
ケミカルメディエーター遊離抑制
　　薬　196, 197, 198
ゲムシタビン　303
ゲムシタビン塩酸塩　304
ゲムシタビン三リン酸　303
ゲラニルゲラニルピロリン酸
　　265
ゲラニル二リン酸　83
原核細胞　274
原核生物　290
研究開発　9
研究部門　9
原子団　30
嫌酒作用　281
原発性陰部ヘルペス感染症　295
原発性骨粗鬆症　264
原薬　321, 322, 323
K⁺チャネル　254
K⁺チャネル開口薬　224
K⁺チャネル阻害薬　221
K⁺チャネル抑制作用　221

コ

五員環芳香族複素環化合物　19
抗悪性腫瘍薬　8, 30, 80, 175, 299
抗アセチルコリン作用　145
降圧薬　4, 8, 37, 210
降圧利尿薬　206
抗アドレナリン作用薬　113
抗RANKL抗体　264, 267
抗アルドステロン薬　208
抗アレルギー薬　166, 183, 195,
　　196, 197, 198
　　作用点　196
抗アレルギー薬・気管支喘息薬
　　198
抗アンドロゲン剤　246
抗アンドロゲン作用　251
抗アンドロゲン薬　317
抗インフルエンザウイルス薬
　　294
抗ウイルス作用　295
抗ウイルススペクトル　295
抗ウイルス薬　4, 30, 269, 293,
　　294, 296
抗うつ薬　133, 148, 149, 150, 260
抗エストロゲン作用　242
抗エストロゲン薬　244, 316

高エネルギー化合物　72, 74
高エネルギーリン酸結合　72
好塩基球　196
抗塩基球　197
抗炎症作用　178
抗炎症ステロイド薬　250
抗炎症薬　4, 183
抗HIV薬　294, 297, 298
　　多剤併用療法　298
抗潰瘍薬　4, 8
光学異性体　71
光学活性化合物　39
光学活性体　31, 90
光学活性体医薬品　324
抗ガストリン薬　170, 171
口渇　171
抗がん剤　12, 299
睾丸腫瘍　309, 312
交感神経　105
交感神経系　105
交感神経興奮薬　110
交感神経遮断薬　113
交感神経節後線維　113
交換神経節後線維終末　113
抗がん性抗生物質　304
抗凝血薬　228, 230
抗狭心症効果　224
抗菌剤　255
抗菌作用　279
抗菌スペクトル　273, 279
抗菌薬　269
口腔口唇単純ヘルプス　295
抗痙攣作用　153
高血圧　205, 210, 221
高血圧症　210, 224, 253
高血圧治療薬　110, 114, 210, 214,
　　215
抗結核薬　289, 290
抗血小板薬　8
抗血栓薬　205, 228
抗原　195
抗原抗体反応　195
抗原提示細胞　196
抗高血圧薬　205, 216
抗高脂血症治療薬　263
抗高脂血症薬　8, 260, 261
抗甲状腺薬　240
抗コリン　167
抗コリン作用　197
抗コリン作用薬　122, 125
抗サイトメガロウイルス薬　295
抗酸化剤　65
好酸球　196
好酸球遊走因子　197
高脂血症　253, 260
高脂血症治療薬　260, 262

鉱質コルチコイド　57, 59, 208,
　　237, 248
鉱質コルチコイド拮抗薬　249
鉱質コルチコイド受容体　249
鉱質コルチコイド薬　248, 249
抗腫瘍アルキル化剤　15
抗腫瘍活性　299, 303
抗腫瘍作用　301, 304
抗腫瘍白金錯体　309
抗腫瘍白金錯体化合物　15
甲状腺機能亢進症　240
甲状腺機能低下症　240
甲状腺刺激ホルモン　237
甲状腺刺激ホルモン放出ホルモン
　　237
甲状腺ホルモン　237, 240, 241
甲状腺ホルモン合成阻害薬　240
抗真菌薬　85, 290, 291
合成アゾ色素　89
構成型COX　184
合成カルシトニン誘導体　240
合成局所麻酔薬　128, 129
合成抗菌薬　271
合成抗結核薬　289
合成抗コリン作用薬　122, 124
合成鉱質コルチコイド　248
合成抗トロンビン薬　231
向精神薬　4
合成糖質コルチコイド　184
合成ヒト型CRH　238
抗生物質　4, 275, 287
合成卵胞ホルモン　241
抗セロトニン　167
抗喘息薬　8
抗線溶薬　226
酵素　10, 39, 69, 74
酵素インテグラーゼ　293
構造　51
構造活性相関　30, 31, 99
構造最適化　99
構造の類似性　31
酵素阻害剤　94, 95
酵素タンパク質　15
酵素内蔵型受容体　312
酵素反応　96
抗体医薬　5
抗体医薬品　7
抗男性ホルモン薬　246, 247
好中球遊走因子　197
抗てんかん薬　133, 142, 143
高尿酸血症　193, 195
高尿酸血症治療薬　193, 194
後発医薬品　10, 327
抗ヒスタミン作用　145, 167
抗ヒスタミン薬　148, 167, 168,
　　197, 199

日本語索引　339

抗ヒト CTLA-4 モノクローナル
　抗体　317
抗不安薬　133, 137, 327
抗副腎皮質ホルモン薬　251
抗不整脈　127
抗不整脈作用　221
抗不整脈薬　205, 218, 219, 221
抗プラスミン薬　226
高プロラクチン値　148
抗ヘルペスウイルス薬　294, 295
候補化合物の選定　9
硬膜外麻酔　127
抗マラリア薬　275
抗卵胞ホルモン薬　242, 243
抗リウマチ作用　186
抗リウマチ薬　8
抗利尿作用　239
抗利尿ホルモン　239
コカイン　127, 128, 175
コカイン塩酸塩　127, 175
固化フィブリン　226
コカ葉　127
語幹　325, 327
コキシブ　191
コキシブ系　192
呼吸器感染症　276
呼吸興奮作用　163
国際一般名　321, 323, 328
国際純正及び応用化学連合　326
ゴセレリン　239
ゴセレリン酢酸塩　238
固体フィブリン　226
五炭糖　44, 49
骨格筋弛緩薬　129
骨吸収抑制作用　264
骨吸収抑制薬　264
骨形成促進薬　264
骨髄障害　287
骨粗鬆症　240, 253, 264
骨粗鬆症治療薬　240, 264, 266
骨粗鬆症薬　244
骨代謝　253
骨肉腫　304
コデイン　87, 88, 150, 154, 157
コデインリン酸塩水和物　151
コドン　39, 51, 52
ゴナドトロピン　242
ゴナドレリン　238
ゴナドレリン酢酸塩　238
コバルト　61
互変異性　26, 50, 51
互変異性体　26, 50
コリステン　289
孤立電子対　86
コリン　61, 117
コリンアセチルトランスフェラー

ゼ　117
コリンエステラーゼ　117, 119,
　120, 122
コリンエステラーゼ再賦活薬
　122
コリンエステラーゼ阻害薬　119,
　120, 121, 160
コリンエステル類　119
コリン仮説　161
コリン作動神経　106
コリン作動神経末端　117
コリン作動性アルカロイド　119,
　120
コリン作動性アルカロイド類
　119
コリン作動性効果　120
コリン作動性神経　158
コリン作用薬　119
コルチコイド生合成酵素　251
コルチコトロピン　237
コルチコレリン　238
コルチゾール　4, 251
コルチゾン　57, 58, 183, 249
コルチゾン酢酸エステル　250
コルヒチン　4, 194
コレスタン骨格　55
コレスチミド　263
コレスチラミン　263
コレステロール　55, 56, 58, 85,
　251, 260, 263, 265
　生合成　82
　生合成経路　82, 84
コレステロール吸収阻害薬　260
コレステロール生合成　74
コレステロール低下薬　260
コレステロールトランポーター
　263
コレセプター　298
コロニー刺激因子受容体　313
コンセンサス配列　48
コンパクチン　261
コンピュータ支援薬物設計　99
COMT 阻害薬　158, 159
COX 阻害　186
COX 阻害作用　184
COX-2 阻害薬　191, 192

サ

細菌リボソーム 30S サブユニッ
　ト　287
細菌リボソーム 50S サブユニッ
　ト　287, 288
サイクロセリン　269, 289, 290
剤形　327
再生不良性貧血　287

サイトカイン　66
サイトカイン産生抑制　315
催乳ホルモン　236, 237
再発性陰部ヘルペス感染症　295
再発非小細胞肺がん　312
催不整脈作用　219
細胞応答　98
細胞質型キナーゼ阻害薬　313
細胞性免疫型　195
細胞増殖シグナル　312
細胞増殖抑制　315
細胞増殖抑制作用　101
細胞毒性　12
細胞内シグナル伝達　312
細胞壁合成阻害　269
細胞壁合成阻害薬　4
細胞壁ペプチドグリカン　291,
　292
細胞膜　54
細胞膜機能阻害　269
細胞膜抗原　316
細胞膜脂質二重層　54
細胞膜リン脂質　181
催眠鎮静薬　133, 135
催眠薬　135
サイレントキラー　253
サイレントディジーズ　253
サキサグリプチン　258
サキサグリプチン水和物　259
サキナビル　297
サキナビルメシル酸塩　297
酢酸　117
錯体　59, 60
サケ　239
左旋性　46
殺菌作用　64
作動性ニューロン　135
作動薬　98
ザナミビル　294
ザナミビル水和物　294
ザフィルルカスト　201
サブタイプ　108
サブユニット　44
作用性抗うつ薬　149
作用薬　98
サリシン　186
サリチル酸　186
サリチル酸系　186
サリチル酸系抗炎症薬　186
サリチル酸ナトリウム　186
サリドマイド　5, 315
サリドマイド事件　5
サリン　95, 121, 122
ザルシタビン　296
ザルトプロフェン　189, 190
サルバルサン　270

サルファ剤　89, 205, 255, 271, 273, 275
　基本構造　273
サルブタモール硫酸塩　111, 112
サルポグレラート　174, 229
サルポグレラート塩酸塩　175, 229
サルメテロール　8
サルメテロールキシナホ酸塩　111, 112
サルモネラ　273, 279
酸化　139
酸解離定数 K_a　17
酸化型　76
酸化還元電位　70
酸化系　165
酸化剤　64
酸化的脱離反応　107
酸化的リン酸化　62
三環系抗うつ薬　148, 149
三環性抗うつ薬　148, 150
三級アルキルアミン型　145
三次構造　43
三重項　63, 64
三重項酸素　63
三水和物　323
酸性　22
酸性アミノ酸　18
酸性 NSAID　184, 192
酸性官能基　17
酸性非ステロイド性抗炎症薬　184
酸素　63
酸素原子　63, 65
酸素添加酵素　84
酸素分子　63
三炭糖　44
散瞳　171
散瞳剤　125
散瞳薬　124
三リン酸　72
三リン酸化合物　295

シ

次亜塩素酸塩　64
ジアステレオマー　45
ジアセチルモルヒネ　151
ジアゼパム　138, 139, 140, 141, 143, 327
ジアゼパム錠　328
ジアゾヒドロキシド　301
シアノ基　35
シアノグアニジン　169
ジアミン　166
ジアリールヘテロ環構造　184

シアル酸　48
ジエチルスチルベストロール　241, 242
ジエチルスチルベストロール誘導体　242
ジェネリック医薬品　10, 326, 328
ジェネリック医薬品名　327
ジエノゲスト　245
1,3-ジエン　22
1,4-ジオキサン　20
ジオキソピペリジン　315
弛緩型環状二本鎖 DNA　274
ジギタリス製剤　216, 217
ジギタリス葉　216
ジギトキシン　216, 217
子宮頸がん　301, 311
子宮頸（体）がん　303
糸球体　206
子宮内膜症　245
ジグアニジン化合物　256
シグナル伝達　98
シグナル分子　98
シクラシリン　279
シクレソニド　202, 203, 250
シクロオキシゲナーゼ　178, 183
シクロオキシゲナーゼ阻害剤　15
シクロスポリン　4, 5
シクロデキストリン　182
シクロバルビタール　89
ジクロフェナクナトリウム　188
ジクロフェナミド　205, 206
シクロフェニル　242
シクロブチルマロン酸　309
シクロヘキサン環　45
シクロペンタン環　178
シクロペントラート塩酸塩　124, 125
シクロホスファミド　299, 300, 301
シクロホスファミド水和物　300
ジクロロイソプレナリン　115
刺激ホルモン　236
止血薬　205, 225, 227
持効型インスリンアナログ　254
ジゴキシン　216, 217
脂質　260
脂質異常症　260
脂質異常症治療薬　260
脂質代謝　108, 253
脂質二重層　54
脂質二分子膜　55
脂質ペルオキシラジカル　64
脂質ラジカル　65
視床下部　235
視床下部-下垂体-副腎系機能検査　238

視床下部性性腺機能低下症治療薬　238
視床下部ホルモン　235
シスチン　42
システイン　40, 42, 71, 172
システイン残基　80
シスプラチン　15, 175, 309
ジスルフィド　71
ジスルフィド架橋　43
ジスルフィド結合　42, 71, 91, 172, 254
ジスルフィラム　281
姿勢発射障害　157
持続性サルファ剤　273
ジソピラミド　219, 220
シタグリプチン　8, 258
シタグリプチンリン酸塩水和物　259
ジダノシン　296
シタラビン　303, 304
シタロプラム　150
シチジンデアミナーゼ　303
シチジン誘導体　303
失語　160
失行　160
失認　160
至適投与量　12
シード化合物　10
シトクロム類　61
シトクロム c　60
シトクロム P450　37, 85
シトクロム P450 酵素　100
シトシン　50
ジドブジン　30, 296
L-シトルリン　66
ジドロゲステロン　244, 245
シナプス　105, 106, 107
シナプス小胞　106, 107, 108, 117, 165
シナプス前部　107
シナプス前 α_2 自己受容体　150
シノキサシン　276
ジノスタチン　スチマラマー　306, 308
ジノプロスト　182
ジノプロストン　182
市販後調査　11
ジヒドロコデイン　151
ジヒドロコデインリン酸塩水和物　151
ジヒドロテストステロン　57, 245, 246
ジヒドロピリジン環　214
ジヒドロピリジン系　214
ジヒドロピリジン系カルシウム拮抗薬　214, 328

ジヒドロピリジン系降圧薬 214
ジヒドロピリジン系 Ca²⁺ 拮抗薬 214, 215, 222
ジヒドロピリジン系 Ca²⁺ チャネル阻害薬 214
ジヒドロ葉酸 302
7,8-ジヒドロ葉酸 79, 302
ジヒドロ葉酸還元酵素 80, 271, 272, 302
ジピリダモール 225
ジフェニルアミン 186
ジフェニルブチル誘導体 146
ジフェンヒドラミン塩酸塩 168
1,2-シフト 87
2′,2′-ジフルオロ誘導体 303
ジフルコルトロン吉草酸エステル 250
ジフルプレドナート 250
シプロフロキサシン 276
ジフロラゾン酢酸エステル 250
ジペプチジルペプチダーゼ-Ⅳ 258
ジベンズアゼピン環 148
ジベンズアゼピン骨格 143
ジベンゾジアゼピン誘導体 148
ジベンゾシクロヘプタン系化合物 148
シベンゾリン 219
シベンゾリンコハク酸塩 220
脂肪酸 52, 81
　代謝反応 80
　代謝分解 82
脂肪酸合成酵素 81
脂肪族 17
脂肪族複素環化合物 19, 20
シメチジン 4, 5, 169, 171
ジメチルアリル二リン酸 83
ジメモルファン 152
ジメモルファンリン酸塩 153
ジモルホラミン 163
弱オピオイド 151
遮断薬 98
自由エネルギー 15
自由回転 41
収縮期血圧 210
重症筋無力症治療薬 120
修飾一般名 324
臭素化 23
　ピリジン 27
絨毛がん 310
絨毛上皮種 305
14員環系マクロライド系 288
16員環系マクロライド系 289
主溝 51
出血性膀胱炎 299
腫瘍細胞 299

受容体 10, 39, 98
受容体型キナーゼ阻害薬 312
受容体親和性 222
受容体との水素結合 155
循環器系 205
瞬間双極子-誘起双極子相互作用 14, 15
昇圧薬 110
消炎鎮痛作用 90
消炎鎮痛薬 4
消化管吸収性 36
消化器がん 304
消化性潰瘍 170
消化性潰瘍治療薬 166, 169, 170, 171
笑気ガス 133
小細胞肺がん 301, 311
硝酸アセチル 23
硝酸イソソルビド 223, 224
硝酸薬 223, 224
常磁性 65
上室性頻脈 218
上室性頻脈性不整脈 222
脂溶性アンカー 261
小児肺炎球菌ワクチン 8
承認・審査 9
承認申請 9
上皮小体ホルモン 239
上皮成長因子受容体 312
商品名 321, 326
小分子標的薬 312
小胞体 85, 228
情報伝達系 60
静脈麻酔薬 134
初期キノロン系抗菌薬 276
食道がん 306
触媒機能 74
植物油 52
食物アレルギー 195
ジョサマイシン 288
ジョサマイシンプロピオン酸エステル 289
女性ホルモン 57, 58, 238
ショ糖 46
徐脈 218
徐脈性不整脈 218
徐脈性不整脈治療薬 222
シラザプリル水和物 212
シラスタチン 284
シラスタチンナトリウム 285
ジラゼプ 225
ジラゼプ塩酸塩水和物 225
自律神経 105, 106
自律神経系 105
ジルチアゼム 214, 224
ジルチアゼム塩酸塩 222

シルニジピン 214
シロスタゾール 228, 229
シロドシン 114
真核細胞 274
真核生物 290
シン型 51
腎がん 317
心機能亢進 108
心筋梗塞 186, 223
真菌 290
神経型ニコチン受容体 117
神経線維 105
神経伝達物質 105, 106, 107, 174, 235
神経毒性 310
神経変性疾患 157
深在性真菌症 290
腎細胞がん 313, 317
腎疾患 205
心室性頻脈 218
心室性頻脈性不整脈 219
心室性不整脈 260
浸潤 299
浸潤麻酔 127
親水性 18, 51
新生児ヘルペス感染症 295
真性多血症 301
腎性貧血 244
腎性貧血治療薬 8
心性浮腫 205
振戦 157
身体表現性障害 137
ジンタリン 256
浸透圧 60
浸透圧性利尿薬 208
浸透圧利尿薬 207
腎毒性 309
侵入 293
シンノリン 20, 275
シンバスタチン 8, 261
心不全 216
心不全治療薬 205, 216
蕁麻疹 167, 195
親薬物 37
C 型肝炎 293, 295
C 型肝炎寛解 5
C 型肝炎治療薬 8
C 末端ジペプチド 96
C-H 結合 16
Ca 代謝ホルモン 239
cAMP 濃度 218
cAMP ホスホジエステラーゼ阻害作用 225
CAS 登録番号 321, 326
Ca²⁺ 拮抗薬 214
Ca²⁺ チャネル 60, 254

Ca^{2+} チャネル遮断薬　222, 224
Ca^{2+} チャネル阻害薬　222, 224
Ca^{2+} チャンネル遮断薬　224
Ca^{2+}-ATP アーゼ　60
CCR5 阻害薬　293, 297
CD 包接化された PG 製剤　182
cGMP 依存性プロテインキナーゼ　223
CH-π 相互作用　16
Claisen 型　82
Claisen 型縮合　82
CYP17 阻害　247
C1 ユニット　80
C1 ユニットの代謝反応　78
G タンパク質共役型受容体　117
GABA 神経　158
GABA トランスポーター　143
GLP-1 受容体作動薬　258
GLP-1 作動薬　253
Gn-RH 拮抗薬　239
Gn-RH 作動薬　238, 239
Schiff 塩基　76
syn 型　50
syn 型コンホメーション　118

ス

膵がん　303, 305
水酸化酵素　107
5-水酸化酵素　174
水素結合　15, 17, 30, 42, 50, 51, 93
水素結合供与体　35
水素結合受容体　35
錐体外路症状　146
水痘帯状疱疹ウイルス感染症　294
膵 β 細胞　254
睡眠・鎮静薬　5
睡眠薬　163
水溶性　23, 25
水溶性化合物　85
水溶性ビタミン　74
水和物　323
スキサメトニウム　130, 131
スキサメトニウム塩化物水和物　131
スクアレン　56, 83
スクアレンエポキシダーゼ　83, 84
スクシンイミド　143
スクシンイミド系　142
スクラーゼ　257
スクロース　46
スコピン　122, 123
スコポラミン　122, 123, 134
スコポラミン臭化水素酸塩水和物

123
スタチン　261
スタチン系抗高脂血症薬　262
スタチン系薬剤　261
スチリペントール　144
ステアリン酸　52, 53
ステム　323, 324, 325
ステロイド　56, 241
ステロイド医薬品　241
ステロイド外用薬　251
ステロイド系ホルモン　235
ステロイド合成阻害薬　251
ステロイド骨格　55, 241, 244
ステロイド性抗炎症薬　183, 187
ステロイドホルモン　56, 57
　生合成経路　58
ステロイドホルモン類　56
ステロイド薬　196, 202
ストリキニーネ　4, 161, 163
ストレプトマイシン　7, 271, 287, 289
ストレプトマイシン硫酸塩　290
スニチニブ　313
スニチニブリンゴ酸塩　313
スーパーオキシド　62, 64, 65
スーパーオキシドアニオンラジカル　64
スーパーオキシドジスムターゼ　64
スーパーコイル　52
スピロノラクトン　208, 209, 249
スピロノラクトン誘導体　245, 249
スフィンゴシン　54, 55
スフィンゴ糖脂質　54, 55
スフィンゴミエリン　54
スフィンゴリン脂質　54, 55
スプラタストトシル酸塩　202
スボレキサント　137
スリンダク　184, 187, 188
スルタミシリントシル酸塩水和物　286
スルチアム　144
スルバクタム　285
スルバクタムナトリウム　286
スルピリド　146
スルファジメトキシン　273
スルファゼシン　285
スルファニルアミド　89
スルファミン　270, 271, 273
スルファミン誘導体　270
スルファメトキサゾール　273
スルフィド　70, 71, 172
スルフェンアミド　172, 173
スルフェン酸　173
スルホキシド　70, 71, 87, 172

スルホナール　135
スルホニウム塩　71
スルホニルウレア系薬剤　255
スルホニルウレア構造　255
スルホニル尿素系　254
スルホニル尿素系薬剤　255
スルホン　71
スルホンアミド基　184
スルホンアミド系化合物　143
スルホンアミド系薬　269
スルホンアミド体　271, 272
スルホン化　23, 25, 26
スルホン基　190

セ

生活習慣病　193
制がん剤　4
生合成　56, 107
生合成阻害薬　260
製剤開発　9
精子形成促進作用　59
性腺刺激ホルモン　238, 242, 251
性腺刺激ホルモン放出ホルモン　238
精巣間質細胞　59
製造販売承認　12
生体アミン　39, 41
生体関連物質　253
生体内物質　327
生体内リガンド　156
生体の恒常性　235
生体反応　69
生体分子　39
生体防御反応　183
生体膜　54
成長ホルモン　236
成長ホルモン受容体拮抗薬　236
成長ホルモン放出ホルモン　236
成長ホルモン放出抑制ホルモン　236
静電的相互作用　13
制吐薬　175
生物学的前駆体　37
生物学的等価性　30, 34
生物学的等価体　17, 30, 35, 99
生物学的評価　12
生物活性　31, 99
生物活性物質　9
性ホルモン　238, 316
生命維持　105
西洋イチイ　311
世界保健機構　323
セカンドメッセンジャー　60, 69
脊髄興奮薬　161, 163
脊髄小脳変性症　237

脊椎麻酔 127
赤痢 273
セスキテルペン 311
セチプチリンマレイン酸塩 149
セチリジン 167
セチリジン塩酸塩 199, 200
セツキシマブ 316
節後線維 105, 106
節前線維 105, 106
絶対配置 324
切迫流早産 244
セトロレリクス 239
セパミット-R カプセル 10 328
セファゾリンナトリウム 281
セファマイシン C 280
セファレキシン 281
セファロスポリン 284
セファロスポリン系 271
セファロスポリン C 280, 281
セファロチン 281
セフェピム塩酸塩水和物 283
セフェム環 284
セフェム系化合物 284
セフェム系抗生物質 280, 281
セフェム骨格 280
セフェム薬 282
セフォゾプラン塩酸塩 283
セフォタキシムナトリウム 283
セフォチアム　ヘキセチル塩酸塩 282
セフォペラゾン 286
セフォペラゾンナトリウム 283
セフカペン　ピボキシル塩酸塩水和物 283
セフジトレン　ピボキシル 283
セフジニル 283
セフタジジム水和物 283
セフテラム　ピボキシル 322
セフピロム硫酸塩 283
セフメタゾール 281
セフメタゾールナトリウム 282
セフロキシムアキセチル 281
セフロキシム　アキセチル 282, 322
セフロキシムナトリウム 282
セボフルラン 133, 134
セミキノン型 76
セラチア 292
セラトロダスト 201
セラミド 54, 55
セリプロロール塩酸塩 224
セリン 40, 47
セリン残基 15
セリン・スレオニンキナーゼ 313
セリン・スレオニンキナーゼ阻害

薬 313, 315
セリンプロテアーゼ活性 226
セリンプロテアーゼ阻害作用 231
セルシン錠 328
セルトラリン塩酸塩 149
セルロース 46, 47
セレギニン 158
セレギリン塩酸塩 159
セレコキシブ 184, 191, 192
セレブロシド 54
セレン 65
セロトニン 39, 141, 148, 165, 174, 175, 187, 197, 228, 327
　受容体 174
　生合成と代謝 174
セロトニン仮説 145, 147
セロトニン関連薬 174
セロトニン拮抗作用 188
セロトニン脱炭酸酵素 174
セロトニン・ノルアドレナリン再取込み阻害薬 148, 149
セロトニン 5-HT$_{1A}$ 受容体作動薬 137
セロトニン 5-HT$_{2A}$ 受容体 147
セロビオース 46
遷移状態 97
遷移状態アナログ 95, 96, 97
遷延性意識障害 237
全オピオイド受容体 (μ, δ, κ) の拮抗薬 151
前駆体タンパク質 97
旋光性 44
旋光度 44, 45
線条体 158
全身麻酔 133
全身麻酔薬 133
喘息 197
喘息治療 202, 205
喘息発作 197
選択的アゴニスト 110
選択的エストロゲン受容体モジュレーター 242, 264, 266, 265
選択的セロトニン再取込み阻害薬 137, 148, 149
選択的モノアミン酸化酵素阻害薬 158
選択的 β_1 遮断薬 215
選択的 β_1 受容体遮断薬 221, 224
選択的 COX-2 阻害薬 184, 191
選択的 PPARα アゴニスト 262
選択毒性 269
先端肥大症 236
先発医薬品 10
先発商品名 328
全般性不安障害 137

全般てんかん 142
線溶系 226, 228
前立腺 177
前立腺がん 246, 309, 317
前立腺がん治療薬 246, 251
前立腺肥大症 114, 246

ソ

双極子-双極子相互作用 14
双極子相互作用 30
双極子モーメント 14
双極子-誘起双極子相互作用 14
増殖因子受容体 316
造精機能障害 246
相対的空間配置 31
相補的塩基対 50
相補的塩基対形成 52
相補的な塩基対 51
創薬研究 9, 10
創薬プロジェクト 10
阻害様式 94
即時型過敏反応 178
続発性骨粗鬆症 264
組織型-PA 226
組織トロンボプラスチン 226
組織プラスミノーゲン活性化因子 232
疎水性 18, 51
疎水性基 15
疎水性コア 15, 42
疎水性相互作用 15, 30, 42, 43, 93
組成式 321
蘇生薬 161, 163
ソタロール塩酸塩 221
速効型インスリン分泌促進薬 253
ゾニサミド 143, 144
ゾピクロン 137
ソホスブビル 4, 5, 8, 38
ソマトスタチン 236
ソマトスタチン-14 236
ソマトレリン 236
ソマトロピン 236
ソラフェニブ 313
ソラフェニブトシル酸塩 313
ソリフェナシンコハク酸塩 125, 126
ソリブジン 7
ゾルピデム 137
ゾルピデム酒石酸塩 137
ゾレドロン酸水和物 265

タ

第一世代抗ヒスタミン薬 197

第一世代スルホニル尿素系薬剤 255
第一世代セフェム 281
第一世代セフェム系抗生物質 281
第一世代 H_1 受容体拮抗薬 168
第一世代 SERM 243
第 I 相試験 11
第 I 相反応 85
体液性免疫型 195
大環状ラクトン 288
大気汚染物質 65
退行期骨粗鬆症 264
第三世代セフェム 282, 283, 285
第 III 相試験 11
代謝 107
代謝回転 253
代謝活性化 38, 90
代謝拮抗 272
代謝拮抗剤 301
代謝酵素 301
第 Xa 因子 232
第 17 改正日本薬局方 321
第 XII 因子 225
帯状疱疹 293, 295
耐性菌 271
体性神経系 127
耐性ブドウ状球菌 288
代替モルヒネ 154
大腸がん 186
大腸菌 279
第 VII 因子 225
第 II 群 221
第二次性徴 59
第二世代 SERM 243
第二世代 SU 薬 255
第二世代抗ヒスタミン薬 167, 197
第二世代セフェム 281
第二世代セフェム系抗生物質 282
第二世代ヒスタミン H_1 受容体拮抗薬 200
第 II 相試験 11
第 II 相反応 85, 90
大脳皮質興奮薬 161, 162
ダイノルフィン類 156
ダイノルフィン A 157
第 4 級アンモニウム塩 69
第四世代セフェム 282, 283
第 IV 相試験 11
ダウノルビシン 304
多環式芳香族複素環化合物 19
多機能酵素複合体 80
多元受容体標的化抗精神病薬 147

多幸感 157
多剤併用療法 298
ダサチニブ 313
ダサチニブ水和物 314
タザノラスト 198, 199
多シナプス反射 130
脱アルキル化 86
脱アルキル化反応 88
脱顆粒現象 197
脱穀 293
脱水素反応 75
脱炭酸 76
脱炭酸酵素 107, 166
脱炭酸反応 76
脱分極性筋弛緩薬 130
脱メチル 139
脱メチル化 87
脱メチル化反応 85
脱離基 28, 74
多糖類 46
ダパグリフロジン 260
ダパグリフロジン プロピレングリコール水和物 259
多発性骨髄腫 314, 315
多発性骨髄腫治療薬 8
ダビガトラン 231
ダビガトランエテキシラートメタンスルホン酸塩 231
タペンタドール 154
タペンタドール塩酸塩 154
タミフル 294
タムスロシン塩酸塩 114
タモキシフェン 243, 316
タモキシフェンクエン酸塩 242, 243
タランピシリン 279
タリペキソール 158
タリペキソール塩酸塩 159
タルチレリン 237
タルチレリン水和物 237
単環系 β-ラクタム抗生物質 285
炭酸脱水酵素阻害 205
短時間作用型バルビツール誘導体 134
短時間作用性 β_2 刺激薬 198
男子性腺機能不全 246
単シナプス反射 130
男子不妊症 246
胆汁酸 263
胆汁酸排泄促進 260
胆汁酸類 56
単純化 152
単純ヘルペスウイルス 294
単純ヘルペスウイルス脳炎 294
男性ホルモン 57, 59, 238, 244, 245

異化作用 248
男性ホルモン過剰症 246
男性ホルモン作用 248
男性ホルモン受容体 246
男性ホルモン薬 245, 246
炭素アニオン 77
炭素陰イオン 76
炭素-窒素二重結合 21
炭素環化合物 19
耽溺性 151, 157
胆道がん 303
胆道感染症 276
単糖類 44
タンドスピロン 141
ダントロレン 131
ダントロレンナトリウム水和物 131
タンパク質 39
　リン酸化と脱リン酸化 73
タンパク質合成阻害 269
タンパク質分解酵素 92
タンパク質リン酸化 47, 72, 73
タンパク同化作用 59, 248
タンパク同化ステロイド 248
タンパク同化ステロイド製剤 264
タンパク同化ステロイド薬 248
単量体フィブリン 226
Taft の立体因子 33

チ

チアジド系利尿薬 205, 206, 207, 215
チアジド系類似薬 206
チアゾリジン 257
チアゾリジン系血糖降下薬 257
チアゾリジン系薬剤 256, 257
チアゾリジン骨格 257
チアゾリジンジオン環 257
チアゾール 20, 76, 169
チアプロフェン酸 189, 190
チアマゾール 240, 241
チアミラールナトリウム 134
チアミン 76, 77
チアミン二リン酸 76, 77
チアミンピロリン酸 76
チアラミド塩酸塩 192
チアンフェニコール 287
チエナマイシン 284, 285
チオイノシン 303
チオエステル 71, 73
チオエステル化 80
チオエステル結合 69, 71, 73, 81, 82
チオエステル交換反応 81

チオテパ　300, 301
チオバルビツール酸誘導体　135
チオフェノール　70
チオフェン　20
チオペンタールナトリウム　134
チオラートアニオン　85
チオラートイオン　74
チオール　70, 71
置換安息香酸の解離定数　33
チクロピジン　229
チクロピジン塩酸塩　229
治験　11
治験計画　11
チザニジン　130
チザニジン塩酸塩　130
チチバビン反応　28
窒素原子　65
窒素酸化物　65
知的財産　10
チミジル酸　79, 80, 302, 303
チミジル酸合成酵素　79, 80, 302, 303
チミジン　294
チミジンキナーゼ　294
チミン　50
チモロールマレイン酸塩　115, 116
中枢神経　105, 133
中枢神経興奮薬　133, 161
中枢性筋弛緩薬　129, 130
中枢性 α_2 受容体作動薬　134
中枢抑制作用　197
中枢抑制薬　163
中性脂肪　260
チューブリン　310
長鎖脂肪酸　74, 81, 82
長鎖脂肪酸の生合成　80
長時間作用性 β_2 刺激薬　197
超速効型インスリンアナログ製剤　254
超らせん構造　52
直腸　311
直腸がん　303, 305, 316
貯蔵多糖　46
チロキシン　240
チロシン　40, 156, 189
L-チロシン　107, 107
チロシンキナーゼ　312, 313
チロシンキナーゼ阻害薬　312
チロトロピン　237
鎮咳作用　152
鎮痛　133
鎮痛活性　157
鎮痛作用　151, 154, 156
鎮痛薬　260

ツ

痛風　193
痛風治療薬　30, 193, 194
痛風発作　193
痛風発作治療薬　193, 194
ツボクラリン　130
ツボクラリン塩化物塩酸塩水和物　131
ツロブテロール　111, 112

テ

定型抗精神病薬　145, 146, 147
　構造的特徴　145
抵抗性先端巨大症　236
テイコプラニン　290, 291
低分子量 GTP 結合タンパク質　265
定量的構造活性相関　32
定量的モデル　34
デオキシウリジル酸　79, 80, 302, 303
デオキシコルチコステロン　249
デオキシシチジン　303
デオキシチミジル酸　271
デオキシバルビツール酸系　142, 143
5′-デオキシ-5-フルオロウリジン誘導体　303
デオキシリボ核酸　49
テオフィリン　162, 205, 206, 275
テオブロミン　162
テガフール　303, 304
デカメトニウム　130
適応障害　137
デキサメタゾン　184, 250
デキストロプロポキシフェン　324
デキストロメトルファン　152, 324
デキストロメトルファン臭化水素酸塩水和物　153
デクスメデトミジン　134
デスアルキルフルラゼパム　136
テストステロン　57, 58, 244, 245, 246, 251
テストステロンエナント酸エステル　246
テストステロン前駆体　246
テストステロンプロピオン酸エステル　246
テストステロン誘導体　248
デスフルラン　133, 134
デスモプレシン　239

デスモプレシン酢酸塩水和物　239
デスラノシド　216, 217
テセロイキン　317
デソゲストレル　245
鉄　60
鉄イオン　60
鉄錯体　60
テトラカイン　128
テトラカイン塩酸塩　129
テトラコサクチド　237
テトラコサクチド酢酸塩　238
テトラサイクリン塩酸塩　286
テトラサイクリン系　271
テトラサイクリン系抗菌薬　287
テトラサイクリン系抗生物質　286
テトラサイクリン系薬　269
テトラサイクリン類　286
テトラゾリル基　17
1,2,3,4-テトラゾール　20
テトラゾール環　199
テトラゾール基　316
テトラヒドロテトラセン誘導体　304
テトラヒドロピラン　20, 178
テトラヒドロプテリジン　80
テトラヒドロプテロイン酸　80
テトラヒドロフラン　20
テトラヒドロフラン環　152, 303
テトラヒドロ葉酸　78, 271, 272, 302
テトロース　44
テニルジアミン　168
デノスマブ　267
デノパミン　111, 112, 216, 217
テバイン　150, 155
デヒドロエピアンドロステロン　246
デヒドロゲナーゼ　75
デヒドロペプチダーゼ I　284
デプロドンプロピオン酸エステル　250
テムシロリムス　313, 315
テモカプリル塩酸塩　212
デュタステリド　246, 247
デュロキセチン　260
デュロキセチン塩酸塩　149
テラゾシン　216
テラゾシン塩酸塩　114
テラゾシン塩酸塩水和物　114
デラビルジン　297
デラビルジンメシル酸塩　296
デラプリル塩酸塩　212
テリパラチド　240, 267
テリパラチド酢酸塩　240

テルグリド　237
テルビナフィン　84
テルビナフィン塩酸塩　291
テルフェナジン　199
テルブタリン硫酸塩　111, 112
テルミサルタン　211, 213
転移能　299
転化　46
電荷移動　15
電荷移動相互作用　15
転化糖　46
てんかん　142
てんかん治療　206
電気陰性度　34
電気双極子　14
転座融合遺伝子　313
電子求引性　21, 34
電子吸引性アシル置換基　279
電子供与体　15
電子受容体　15
電子伝達　74
電子伝達系　75
電子配置　69
転写因子　61, 98
伝導（伝達）麻酔　127
天然コルチコイド　184
天然物由来抗コリン作用薬　122, 123
天然プロゲステロン　244
デンプン　46
δオピオイド受容体　157
D糖　44
DHP-I　284
DHP-I阻害剤　284
Diels-Alder反応　22
DNA依存性RNAポリメラーゼII　293
DNA合成酵素系　273
DNAジャイレース　269, 273, 274
DNAジャイレース阻害活性　275
DNAジャイレース阻害作用　274
DNAジャイレース-DNA複合体　275
DNAヌクレオシド　30
DNAポリメラーゼ　294, 295, 303
DNAラジカル　308
DPP-IV阻害薬　258, 259
D_2受容体　147, 148
π-スタッキング　16
THF誘導体　79, 80
Th2サイトカイン阻害薬　196, 197, 202
Th2細胞　196
trans-ジオール体　86
trans-スチルベン構造　241
TXA_2合成酵素阻害薬　197, 199

TXA_2合成阻害薬　196
TXA_2受容体拮抗薬　201, 196, 197

ト

銅　60
同化作用　248
頭頸部がん　306, 309
瞳孔散大　108
統合失調症　146
統合失調症治療薬　8, 133, 145, 147
糖脂質　54
糖質コルチコイド　57, 59, 183, 237
糖質コルチコイド薬　249
糖質代謝　59
陶酔感　151
糖代謝　253
糖タンパク質　47
疼痛緩和医療　154
疼痛の治療薬　240
糖尿病　253
糖尿病合併症治療薬　260
糖尿病性合併症治療薬　260
糖尿病性末梢神経障害　260
糖尿病治療薬　8, 253
糖尿病薬　4
糖尿病領域　186
動物性脂肪　52
糖類　44
ドキサゾシン　216
ドキサゾシンメシル酸塩　114
ドキサプラム　163
ドキサプラム塩酸塩水和物　163
ドキシサイクリン　287
ドキシサイクリン塩酸塩水和物　286
ドキシフルリジン　303, 304
ドキソルビシン　304
毒ガス　299
特殊毒性試験　11
毒性試験　11
毒性試験等　11
特発性骨粗鬆症　264
トコフェロールニコチン酸エステル　264
トスフロキサシン　276
ドセタキセル　311
ドセタキセル水和物　310
特許　10
特許の出願　9
ドネペジル　160, 161
ドネペジル塩酸塩　121, 161
ドパ　107
L-ドパ　107, 158

ドパ脱炭酸酵素　110
ドパ脱炭酸酵素阻害薬　158, 159
L-ドパ補充　159
ドパミン　107, 148, 158, 162, 216, 237
ドパミンアゴニスト　158
ドパミン塩酸塩　217
ドパミン仮説　145, 146
ドパミン作動性神経　158
ドパミン・システムスタビライザー　147
ドパミン受容体　158
ドパミン受容体拮抗薬　237
ドパミン代謝酵素　158
ドパミンニューロン　158
ドパミン放出促進薬　159
ドパミンD_2拮抗薬　175
ドパミンD_2受容体　146, 147
ドパミンD_2受容体作動薬　158
ドパミンD_2受容体遮断　146
トピラマート　144
トピロキソスタット　194, 195
ドブタミン　216
ドブタミン塩酸塩　111, 112, 217
トポイソメラーゼ阻害薬　311
トポイソメラーゼI　311
トポイソメラーゼII　274, 304, 312
トホグリフロジン　260
トホグリフロジン水和物　259
トラスツズマブ　4, 8, 316
トラセミド　208
トラゾドン塩酸塩　149
トラニラスト　198, 199
トラネキサム酸　226, 227
トラピジル　225
トラマドール　154
トラマドール塩酸塩　154
トランスファーRNA　52
トランスフェリン　60
トランスペプチダーゼ　94, 95, 277, 291
トランドラプリル　212
トリアシルグリセロール　52
トリアゾラム　136
1,2,4-トリアゾール　20
トリアゾロピリジン系抗うつ薬　148
トリアムシノロン　250
トリアムテレン　208, 209
トリエステル　52
トリオース　44
トリグリセリド　52, 260
トリグリセリド低下薬　260
トリクロルメチアジド　206, 207, 215

トリパミド 206, 207
トリプトファン 40, 174
L-トリプトファン 174
トリプトファン代謝物 187
トリフルオロメチル基 35
トリヘキシフェニジル 158
トリヘキシフェニジル塩酸塩 124, 125, 159
トリペプチド配列 48
トリペレナミン 168
トリメタジオン 142, 143, 144
トリメタジジン 225
トリメタジジン塩酸塩 225
トリメトキノール塩酸塩 111
トリメトキノール塩酸塩水和物 112
トリメトプリム 269, 271, 273
トリヨードチロニン 240
トリロスタン 251
トルテロジン酒石酸塩 125, 126
トルバプタン 209, 210, 239
トルブタミド 255
トレオニン 40, 47
トレチノイン 313, 315
トレミフェン 316
トレミフェンクエン酸塩 242, 243
ドロキシドパ 110, 111, 158, 159
トログリタゾン 257
ドロスピレノン 245
トロパ酸 122, 124
l-トロパ酸 123
トロパン 20
トロパン骨格 122, 127
トロピカミド 124, 125
トロピセトロン 175, 176
トロピン 122, 123, 124
ドロペリドール 134
トロンバン酸 178, 179
トロンビン 225, 226, 231, 232
トロンボキサン 177, 196, 197
　化学構造 178
トロンボキサン A_2 182, 228
トロンボキサン A_2 産生抑制薬 228
トロンボキサン A_2（TXA_2）受容体拮抗薬 199
トロンボキサン合成酵素 181

ナ

ナイアシン 74
ナイアシンアミド 74
内因性オピオイド 157
内因性凝固反応 225
内因性卵胞ホルモン 242

内因性リガンド 98
ナイトロジェンマスタード 15, 251, 299, 300
内部エネルギー 72
内分泌 235
ナテグリニド 256
ナトリウム-グルコース共輸送体阻害薬 253
ナドロール 224
ナファゾリン塩酸塩 110, 111
ナファレリン 239
ナファレリン酢酸塩 238
ナフタレン環 110
ナフチリジン 274
1,8-ナフチリジン 20
ナフトピジル 114
ナブメトン 188
ナプロキセン 189
ナリジクス酸 275, 276
ナロキソン 151, 156, 157
ナロキソン塩酸塩 151
ナロルフィン 151, 157
ナンドロロンデカン酸エステル 248

二

2型糖尿病 253, 256, 258
ニカルジピン 214, 328
二環性骨格 95
二級アミン 150
肉腫 301
ニコチン 117, 118
ニコチンアミド 74
ニコチンアミドアデニンジヌクレオチド 74
ニコチンアミドアデニンジヌクレオチドリン酸 74
ニコチンアミドモノヌクレオチド 74
ニコチン酸 74
ニコチン酸系薬 263
ニコチン酸製剤 260
ニコチン受容体 106, 117
ニコチン性 118
ニコチン性受容体 118
ニコチン性ACh受容体 161
ニコモール 264
ニコランジル 224
二次抗結核薬 289
二次構造 15, 43
二次性高血圧 210
二重鎖DNA 29
二重盲検比較試験 12
二重らせん 51, 52, 274
二重らせん構造 29, 52

二水和物 323
ニセリトロール 264
二相性インスリン製剤 254
ニソルジピン 214
ニチニチソウ 310
日局17 321, 326
日本名 321
二糖水解酵素 257
二糖類 46
ニトラゼパム 136, 328
ニトリル誘導体 316
ニトレンジピン 214
ニトロ化 23, 24, 25, 26, 27
ニトロ基 89
ニトロ基還元酵素 89
ニトログリセリン 223
ニトロソウレア系アルキル化剤 301
ニトロソ尿素系アルキル化剤 301
2配位化合物 70
ニフェカラント塩酸塩 221
ニフェジピン 214, 215, 224, 324, 328
ニフェジピンL錠 328
ニボルマブ 317, 324
日本医薬品一般名称 321, 327
二本鎖DNA 273
日本脳炎 293
日本薬局方
　名称 321, 328
日本薬局方名 326
ニムスチン塩酸塩 301
乳がん 301, 303, 304, 311, 316
乳がん治療薬 244
乳酸 75
乳酸デヒドロゲナーゼ 75
乳糖 46
ニューキノロン系抗菌薬 276
ニューキノロン系薬 269
ニュートラルアンタゴニスト 99
尿酸 193, 195
尿酸産生抑制薬 193, 194, 195
尿酸排泄促進薬 193, 195
尿酸分解薬 193
尿の生成機構 207
二量体化した酸化型 91
二リン酸 72
ニルバジピン 214
ニロチニブ 313
ニロチニブ塩酸塩水和物 314
妊娠 264
妊娠促進薬 242
認知機能障害 160

ヌ

ヌクレオシド 30, 49, 72
ヌクレオシド塩基 50
ヌクレオシド系 296
ヌクレオシド系逆転写酵素阻害剤 296, 298
ヌクレオチド 49, 69, 295
ヌクレオチドリン酸化酵素 38

ネ

ネオカルチノスタチン 306
ネオスチグミンメチル硫酸塩 121
ネオスチグミン硫酸塩 120
ネビラピン 296, 297
ネフロン 206
ネルフィナビル 297
ネルフィナビルメシル酸塩 297
粘膜皮膚単純ヘルペス 295

ノ

ノイラミニダーゼ 294
ノイラミニダーゼ阻害剤 97
脳幹 163
脳幹興奮薬 161, 163
脳梗塞 186
脳腫瘍 301
脳内コリン作動性神経 161
脳内ノルアドレナリン 110
ノカルジシン A 285
ノスカピン 150
ノルアドレナリン 71, 105, 106, 107, 108, 109, 110, 113, 114, 125, 148, 150, 154, 158, 327
ノルアドレナリン作動性・特異的セロトニン作動性抗うつ薬 148
ノルアドレナリン作用性・特異的セロトニン 149
ノルエチステロン 244, 245
ノルエピネフリン 106, 107, 109, 110
ノルゲストレル 244
ノルトリプチリン 150
ノルトリプチリン塩酸塩 149
ノルドレナリン
　代謝 108
ノルナイトロジェンマスタード 300, 301
ノルフロキサシン 276

ハ

配位結合 15
肺炎桿菌 273
肺炎球菌結合型ワクチン 8
肺炎双球菌 273, 279
バイオアイソスター 30, 34
バイオプレカーサー 37
肺がん 304, 305, 306
肺細胞がん 306
肺小細胞がん 309, 312
梅毒スピロヘータ 270
ハイドロキシアパタイト 264
排尿障害 171
ハイブリッド型医薬品 251
バカンピシリン 279
パーキンソン病 110, 157
パーキンソン病治療薬 125, 133, 157, 158, 159
麦芽糖 46
パクリタキセル 310, 311
バクロフェン 130
破骨細胞 265, 267
破骨細胞形成 267
パズフロキサシン 276
バセドウ病 240
バゼドキシフェン 265
バゼドキシフェン酢酸塩 243, 266
バソプレシン 209, 239
バソプレシン受容体拮抗薬 209, 210
バソプレシン V_2 受容体 209
バソプレシン V_2 受容体拮抗薬 239
麦角系アルカロイド 158
発がんイニシエーター 87
発がん物質アフラトキシン B_1 87
白金錯体 309
白金錯体化合物 309
白血球 180
白血球減少 310
白血病 310
パニック障害 137
パニツムマブ 316
パニペネム 284
パパベリン 150, 324
パラアミノ安息香酸 271, 302
パラアミノサリチル酸 289
バラシクロビル 294, 295
バラシクロビル塩酸塩 295
パラチオン 95, 121, 122
パラトルモン 239, 240
パラメータ 32
バリエナミン 257

ハ（続き）

バリオールアミン 257, 258
パリペリドン 147, 148
バリン 40
バルサルタン 211, 213
ハルシノニド 250
バルビタール 135
バルビツール酸 142, 143
バルビツール酸系 142
バルビツール酸系化合物 135
バルビツール酸誘導体 136
バルビツール類 89
バルプロ酸ナトリウム 143, 144
パルミチン酸 52, 53
パルミトレイン酸 53
パロキセチン 138
パロキセチン塩酸塩水和物 149
ハロゲン化 23, 25, 26
ハロゲン化エーテル類 133
ハロゲン原子 34
ハロタン 133, 134
パロノセトロン 175
ハロペリドール 146
反結合性軌道 63, 64, 65
半合成セファロスポリン剤 281
半合成ペニシリン系抗生物質 279, 280
半合成ペニシリン剤 279
半合成ペニシリン類 281
バンコマイシン 269, 290
バンコマイシン耐性腸球菌 291
バンコマイシン-D-Ala-D-Ala 複合体 292
バンコンマイシン塩酸塩 292
パントテイン 73
パントテン酸 73
反応中間体 23, 24
π オピオイド受容体 155
π 過剰系複素環 21
π 過剰系複素環化合物 23
π 欠如系の六員環化合物 28
π 欠如系複素環 21
π 電子過剰 21
π 電子過剰系 23, 24
π 電子過剰系複素環化合物 19, 23
π 電子過剰系複素環化合物の性質 22
π 電子過剰系複素環化合物の反応性と配向性 23
π 電子雲 16
π 電子系 16
π 電子欠如系 21
π 電子欠如系複素環化合物 21
　性質 25
　配向性 26
　反応性 26

π 電子密度 19
6π 電子系 19, 21
π–π 相互作用 14, 15, 155, 160
Hammett の置換基定数 33
Hansch の疎水性置換基定数 33
Hansch－Fujita 法 32, 33
Hansch－Fujita モデル 33
Haworth 式 45

ヒ

非アトピー型 197
ピオグリタゾン 257
ピオグリタゾン塩酸塩 257
ビオチン 78
非可逆的アンタゴニスト 99
ビカルタミド 246, 247
ビカルタミド 317
非還元性二糖 46
非競合阻害 95
非共有結合 42, 74
非共有結合性 13
非共有結合性相互作用 42, 44
非共有電子対 19, 24
非局在化 23
ビグアナイド系血糖降下薬 256
ビグアナイド系薬剤 256, 257
ビグアニジン 256
ビグアニジン骨格 256
ピクロトキシン 163
被験薬 12
ビシクロ環 277
非小細胞肺がん 303, 311, 313,
　317
ビスインドールアルカロイド
　310
ヒスタミン 39, 165, 166, 167,
　172, 196, 197
　作用と受容体 166
　作用と受容体の分類 166
　生合成と代謝 166
ヒスタミン作動性神経 166
ヒスタミン受容体 166
ヒスタミンの代謝 165
ヒスタミン遊離抑制 166
ヒスタミン H_1 受容体拮抗作用
　199
ヒスタミン H_1 受容体拮抗薬
　167, 196, 197, 199, 200
ヒスタミン H_2 受容体拮抗薬
　168, 170, 171
ヒスタミン H_2 受容体 170
ヒスタミン H_2 受容体遮断薬 171
ヒスチジン 40, 165, 166
ヒスチジン残基中 22
ヒスチジン脱炭酸酵素 165

非ステロイド性抗炎症薬 35,
　183, 184, 275
ビスホスホネート 265
ビスホスホネート製剤 264, 265
微生物 270
微生物感染症 270
非選択的 β 遮断薬 215
非選択的 β 受容体遮断薬 221
非脱分極性筋弛緩薬ベクロニウム
　臭化物 252
ピタバスタチンカルシウム水和物
　262
ビタミン 74
ビタミン A 313, 315
ビタミン B_1 76
ビタミン B_2 75
ビタミン B_{12} 61, 62
ビタミン E 65
ビタミン K 226, 227, 231, 266
ビタミン K 依存性カルボキシラ
　ーゼ 231
ビタミン K エポキシド 231
ビタミン K 欠乏症 228
ビタミン K 製剤 227
ビタミン K_1 228
ビタミン K_2 228
ビタミン K_2 製剤 264, 266
ビダラビン 294, 295
ヒダントイン 142
ヒダントイン系 142
ヒット化合物 10
非定型抗精神病薬 145, 147
ヒトインスリン 253, 254
ヒト型抗ヒト PD-1 モノクローナ
　ル抗体 317
ヒト化モノクローナル抗体 316
ヒト上皮成長因子受容体 316
ヒト–マウスキメラモノクローナ
　ル抗体 316
ヒドリドイオン 75, 80
ヒドリド転位 84
ヒドロキシアミン 122
5-ヒドロキシインドール酢酸
　174
ヒドロキシエチルアミノ構造
　98, 97
3-ヒドロキシ–N–メチルモルヒナ
　ン 153
ヒドロキシ化 87
ヒドロキシ化体 317
5-ヒドロキシトリプタミン 174
5-ヒドロキシトリプトファン
　174
4-ヒドロキシベンゾチアジンカル
　ボキサミド 191
6-ヒドロキシメチルプテリン

271, 272
3-ヒドロキシ–N–メチルモルフィ
　ナン 152
ヒドロキシラジカル 62, 64, 65
ヒドロキノン型 76
ヒドロクロロチアジド 206, 207,
　215
ヒドロコルチゾン 57, 58, 184,
　249, 251
ヒドロコルチゾン酢酸エステル
　322
ヒドロペルオキシゲナーゼ 181
ヒドロペルオキシラジカル 64
ヒト PTH 267
非ヌクレオシド系 296
非ヌクレオシド系逆転写酵素阻害
　剤 296, 298
非麦角系アルカロイド 158
皮膚がん 306
皮膚感染症 276
皮膚糸状菌 290
皮膚疾患 167
非プリン型選択的 XOD 阻害薬
　195
ピペミド酸 275
ピペミド酸水和物 276
非ヘム鉄タンパク質 60
ピペラジニル基 275
ピペラシリン 323
ピペラシリンナトリウム 280,
　323
ピペラジン 20, 275
ピペラジン型 145
ピペラジン系 167
ピペリジン 20
ピペリジン型 145
ピペリジン環 146
ビペリデン 158
ビペリデン塩酸塩 124, 125, 159
非ベンゾジアゼピン系抗不安薬
　141
非ベンゾジアゼピン系催眠鎮静薬
　137
非ベンゾジアゼピン系催眠薬
　135
ヒポキサンチン 193, 195
非麻薬性オピオイド系鎮痛薬
　150, 157
非麻薬性鎮痛薬 153
肥満細胞 165, 170, 196, 197
ピモベンダン 218
病原菌 270
表在性真菌症 290
標準自由エネルギー変化 72
標的酵素 95, 97
標的タンパク質 17

標的分子　93, 94, 98, 99
漂白作用　64
表面麻酔　127, 128
dl-ヒヨスチアミン　122
l-ヒヨスチアミン　122
ピラジカル　308
ピラジナミド　289
ピラジン　20, 314
ピラゾリジンジオン　190, 191
ピラゾリジンジオン系エノール酸
　抗炎症薬　191
ピラゾール　20
ピラノ酢酸誘導体　192
ピラノース　45
ピリジニウムイオン　75
ピリジン　20, 172
ピリジン環　75
ピリジンの共鳴構造　21
ピリジンの分子軌道　21
ピリダジン　20
ピリドキサミン 5′-リン酸　78
ピリドキサール 5′-リン酸　76, 78
ピリドスチグミン臭化物　120,
　121
ピリドピリミジン　274
ピリミジン　20
ピリミジン塩基　50, 51
ピリミジン骨格　29
非臨床開発　10
非臨床試験　9, 10, 11
ピル　245
ピルシカイニド　219
ピルシカイニド塩酸塩水和物
　220
ビルスマイヤー反応　24
ビルダグリプチン　258, 259
ピルビン酸　75, 76, 77, 78
ピルメノール　219
ピルメノール塩酸塩水和物　220
ピレタニド　208
ピレンゼピン　171
ピレンゼピン塩酸塩水和物　124,
　125, 171
ピロカルピン　119
ピロカルピン塩酸塩　120
ピロキシカム　184, 190, 191
ピログルタミン酸　237, 238
ピロミド酸　275, 276
ピロリジン　20, 275
ピロリン酸　264
ピロリン酸アナログ　295
ピロリン酸部　295
ピロール　20
ピロールの共鳴構造　23
ピロールの共鳴構造式　21
ピロールの分子軌道　21

ビンクリスチン　310
ビンクリスチン硫酸塩　310
品質管理　12
ピンドロール　115, 116, 221, 224
ビンブラスチン　310
ビンブラスチン硫酸塩　310
頻脈　218
頻脈性不整脈　218, 219
非 H_1 受容体　168, 169
非 H_1 受容体拮抗作用　169
B 群ビタミン　302
B 細胞　196
B リンパ球表面　316
Bcr-Abl キナーゼ阻害薬　314
Bcr-Alb チロシンキナーゼ　313
Bcr-Abl チロシンキナーゼ阻害薬
　313
parathyroid hormone 製剤　267
Penicillium 属　270
PG 関連医薬品　182
PG 合成阻害作用　190
PG 産生抑制　186
PGE_1 製剤　182
$PGEB_2$ 製剤　182
PGI_2 受容体　229
P450
　エポキシ化　87

フ

ファビピラビル　295, 296
ファーマコフォア　30, 99
ファモチジン　169
ファルネシル二リン酸　83
ファルネシル二リン酸シンターゼ
　265
ファルネシルピロリン酸　265
ファロペネム　279
不安障害　137
ファンデルワールス　93
ファンデルワールス相互作用
　14, 42
フィゾスチグミン　120, 121
フィトナジオン　227, 228
フィナステリド　246, 247
フィブラート系抗高脂血症薬
　263
フィブラート系薬剤　260, 262
フィブリノーゲン　225, 226, 230,
　231
フィブリン　225, 226, 230, 231,
　232
フィラデルフィア染色体　313
フェキソフェナジン塩酸塩　199,
　200
フェニトイン　142, 143, 144

フェニラミン　168
フェニルアラニン　40, 189, 301
フェニルアラニン誘導体　301
フェニルアルキルアミン系　214,
　222
フェニルエーテル型アミノ化合物
　167
フェニル酢酸　188
フェニル酢酸系　188
フェニル酢酸系抗炎症薬　188
フェニルピペラジン誘導体　114
4-フェニルピペリジン　154
フェニルピペリジン系　152
フェニルピペリジン系化合物
　153, 154
フェニルブタゾン　188, 190, 191
フェニルプロピオン酸　189
フェニレフリン　109, 110
フェニレフリン塩酸塩　110, 111
フェネチルアミン構造　162
フェノキシエチルジメチルアミン
　316
フェノチアジン　20
フェノチアジン環　145, 148
フェノチアジン系　145, 146, 167
フェノチアジン系化合物　145
　構造的特徴　145
フェノチアジン系薬物　148
フェノチアジン骨格　87, 145
フェノバルビタール　135, 142,
　143, 144
フェノフィブラート　262, 263
フェノール　70
フェノール化　86
フェノール性水酸基　17
フェノール性ヒドロキシ基　31
フェブキソスタット　194, 195
フェリチン　60
フェルビナク　188
フェロジピン　214
フェンタニル　134, 154, 157
フェンタニルクエン酸塩　154,
　322
フェンブフェン　188
不可逆的酵素阻害剤　94
不可逆的阻害　94
付加体　87
付加-脱離機構で置換　28
不活性体　270
副溝　51
副交感神経　105, 107
副交感神経系　105
副交感神経興奮薬　119
副交感神経作用薬　117
副交感神経遮断薬　122
複合脂質　55

副甲状腺ホルモン 239, 267
副甲状腺ホルモン製剤 264
複合体 93
複合体形成 93, 94
複合体結晶構造 100
副作用の迅速な報告 6
副腎髄質 105, 106
副腎皮質 59
副腎皮質がん 251
副腎皮質機能検査 237
副腎皮質刺激ホルモン 59, 237
副腎皮質刺激ホルモン放出ホルモ
　ン 238
副腎皮質ホルモン 183, 237, 238
複素環化合物 19
　有用性 29
複素環含有医薬品 30
複素環の化学 19
複素環側鎖 190
ブコローム 194, 195
浮腫の治療 205
不随意神経 105
ブスルファン 300, 301
不斉炭素 39, 107
不斉炭素原子 44
不斉中心 45, 71
不整脈 218, 221, 224
ブセレリン 239
ブセレリン酢酸塩 238
フタラジン 20
ブチルエステラーゼ 161
ブチルスコポラミン臭化物 122,
　123
ブチロフェノン 134, 146
ブチロフェノン系 145, 146
ブチロフェノン系化合物 145
　構造的特徴 146
ブチロフェノン系抗精神病薬
　145
不対電子 63
フッ素原子 146
物理化学的性質 11, 36
ブデソニド 202, 203, 250
プテリジン環 80
プテリジン誘導体 208
プテロイン酸 271, 272
ブドウ球菌 270, 273, 279
ブドウ球菌細胞壁ムレイン 278
ブドウ糖吸収阻害薬 253
ブトロピウム臭化物 122, 123
ブナゾシン 216
ブピバカイン 128
ブピバカイン塩酸塩水和物 129
ブプレノルフィン 155, 157
ブプレノルフィン塩酸塩 155
部分アゴニスト 98, 155

部分作動薬 98
部分てんかん 142
不飽和脂肪酸 52, 53, 178
ブホルミン塩酸塩 256
ブメタニド 208
プラスミノーゲン 226, 232
プラスミノーゲン活性化因子
　226, 232
プラスミン 226, 232
プラゼパム 141
プラセボ 12
プラゾシン 114, 216
プラゾシン塩酸塩 114
フラノース 45
プラノプロフェン 189
プラバスタチン 261
プラバスタチンナトリウム 261
フラビンアデニンジヌクレオチド
　75
フラビン補酵素 76
フラビンモノヌクレオチド 75
プラミペキソール 158
プラミペキソール塩酸塩水和物
　159
プラリドキシム 122
プラリドキシムヨウ化メチル
　121, 122
フラン 20, 169
プランルカスト水和物 201
ブリマミド 169
プリミドン 142, 143, 144
プリン 20, 193
プリン塩基 50, 51, 271
プリン骨格 29
プリン代謝経路 193, 195
プリン体代謝 193
プリンヌクレオシド類似体 295
フルアゴニスト 98
フルオキシメステロン 246
フルオシノニド 250
フルオシノロンアセトニド 250
フルオロウラシル 303, 304
5-フルオロウラシル 80
フルオロウラシル療法 303
フルオロデオキシウリジル酸
　303
フルクトース 44
D-フルクトース 44
フルコナゾール 290, 291
フルジアゼパム 140, 141
フルシトシン 290, 291
フルタゾラム 141
フルタミド 246, 247, 317
フルチカゾン 8
フルチカゾンフランカルボン酸エ
　ステル 250

フルチカゾンプロピオン酸エステ
　ル 202, 203, 250
フルトプラゼパム 140, 141
フルドロコルチゾン酢酸エステル
　248, 249
フルニトラゼパム 136
フルバスタチンナトリウム 262
フルフェナム酸アルミニウム
　186, 187
フルベストラント 243, 244
フルボキサミン 138
フルボキサミンマレイン酸塩
　149
フルマゼニル 327
フルラゼパム 136
フルラゼパム塩酸塩 136
プルリフロキサシン 276
フルルビプロフェン 189
ブレオマイシン 306
ブレオマイシン硫酸塩 307
ブレオマイシン A_2 塩酸塩 307
ブレオマイシン B_2 塩酸塩 307
フレカイニド 219
フレカイニド酢酸塩 220
プレガバリン 260
プレグネノロン 58, 246
プレドニゾロン 184, 250
ブレンステッド酸 17
プロウイルス 293
プロカイン 90
プロカインアミド 90, 219
プロカインアミド塩酸塩 220
プロカイン塩酸塩 129
プロカテロール塩酸塩 111
プロカテロール塩酸塩水和物
　112
プログルミド 171
プロゲステロン 57, 58, 59, 244,
　246
プロゲステロン受容体 245
プロゲストーゲン 245
プロスタグランジン 177
　化学構造 178
プロスタグランジンペルオキシド
　180
プロスタサイクリン 229
プロスタサイクリン誘導体 230
プロスタノイド 177
プロスタン酸 178, 179
プロセスケミスト 12
プロセスケミストリー 9
フロセミド 208
プロタミン 254
プロタンパク質転換酵素サブチリ
　シン / ケキシン 9 阻害薬 264
ブロチゾラム 136

プロチレリン 237
プロチレリン酒石酸塩水和物 237
プロテアーゼ 293
プロテアーゼ阻害薬 293
プロテアソーム阻害薬 314, 315
プロテインキナーゼ 72
プロドラッグ 30, 90, 110, 184, 187, 210, 261, 281, 286, 295, 303
プロトロンビン 225, 226, 231
プロトン化されたニコチン 118
プロトン供与性基 18
プロトン供与体 17
プロトン受容性基 17
プロトンポンプ 170, 172
プロトンポンプ阻害薬 32, 170, 172
ブロナンセリン 147, 148
プロネタロール 115
プロパフェノン 219
プロパフェノン塩酸塩 220
プロパンテリン臭化物 124
プロピオン酸エステル 241
プロピオン酸系 189
プロピオン酸系抗炎症薬 189
プロピオン酸系 NSAID 190
プロピオン酸誘導体 189
プロピベリン塩酸塩 125, 126
プロピルアミン系 152
プロピルアミン系化合物 154
プロピルチオウラシル 240, 241
プロフェナミン 158
プロフェナミン塩酸塩 159
プロブコール 260, 263
プロプラノロール 32, 115, 215, 221, 324
プロプラノロール塩酸塩 115, 224
プロベネシド 194, 195
プロペリシアジン 146
プロポフォール 134
ブロマゼパム 140, 141, 328
ブロムベンゼン 92
ブロムワレリル尿素 135
ブロメタジン塩酸塩 168
フロモキセフナトリウム 284
ブロモクリプチン 158, 237
ブロモクリプチンメシル酸塩 159
ブロモバレリル尿素 135
プロラクチン 236, 237
プロラクチン関連医薬品 237
プロリン 40, 48
プロントジル 89, 270
分化誘導薬 313
分散力 15

分子間相互作用 13
分子軌道法 63
分子形 17
分子標的治療薬 312
分子標的薬 312
分子標的療法 299
分子モデリングツール 99
分配比率 33
分泌亢進 197
Fenton 反応 64
Fischer 構造式 44
Fischer 投影式 44, 45
Fischer 表示 40
Friedel-Crafts アシル化 23, 24, 25
phenylpiperidine 系化合物 153
Van der Waals 相互作用 14
V_2 受容体 239

ヘ

平滑筋弛緩作用 126
閉経 264
閉経後乳がん 100, 316
閉経後乳がん治療薬 244
平衡混合物 45
ヘキソース 44
ペグビソマント 236
ベクロニウム 130
ベクロニウム臭化物 131, 252
ベクロメタゾンプロピオン酸エステル 202, 203, 250
ベザフィブラート 262, 263
ベタイン構造 282
ベタネコール塩化物 119, 322
ベタメタゾン 167, 184, 250
ペチジン 154, 157
ペチジン塩酸塩 154
ヘテロ環化合物 19
ヘテロ原子 88
ヘテロ原子の酸化 87
ベナゼプリル塩酸塩 212
ペナム環 279
ペナム系 285
ベニジピン 214, 328
ペニシリナーゼ 279
ペニシリン 15, 95, 270, 279, 280, 287
ペニシリン系抗生物質 279
ペニシリン剤 279
ペニシリン耐性菌 280
ペニシリン G 4
ペネム 279
ベバシズマブ 8, 316
ヘパリン 230
ヘパリン製剤 226, 230

ヘパリンナトリウム 230
ペプシン 170
ペプチドグリカン 94, 277, 292
ペプチドグリカン側鎖 291
ペプチド系抗菌薬 289
ペプチド系内因性鎮痛物質 156
ペプチド結合 40, 41, 97
ペプチド鎖グルタミン酸 231
ペプチド・糖タンパク質系ホルモン 235, 236
ペプチドホルモン 236, 254
ペプチド薬 258
ベプリジル塩酸塩水和物 222
ペプロマイシン硫酸塩 307
ヘミアセタール 44, 45
ヘミアセタール化 45
ヘミアセタール型 87
ヘミアセタール構造 178
ペミロラストカリウム 198, 199
ヘム 60, 61
ヘムタンパク質 60, 85
ヘム鉄 85
ペムブロリズマブ 317
ペメトレキシドナトリウム 302
ペメトレキセドナトリウム水和物 303
ヘモグロビン 44, 60, 61
ペモリン 162
ベラドンナアルカロイド 134
ベラドンナアルカロイド類 122
ベラパミル 214, 224
ベラパミル塩酸塩 222
ベラプロスト 182, 229
ベラプロストナトリウム 230
ペランパネル 143, 144
ペルオキシゾーム増殖剤応答性受容体-γ 257
ペルゴリド 158
ペルゴリドメシル酸塩 159
ペルツズマブ 316
ヘルパーT 細胞 293
ヘルパーT2 細胞 196
ペルフェナジンマレイン酸塩 146
ヘルペスウイルス 294
ヘロイン 151, 157
ペロスピロン 148
ペロスピロン塩酸塩水和物 147
変形菌 292
ベンジル 86
ベンジル位
　ヒドロキシ化 86
ベンジル位炭素 107
ベンジルペニシリン 279
ベンズアミド系 146
ベンズイソオキサゾール 143

日本語索引

ベンズイミダゾール 172
ベンズブロマロン 194, 195
ベンセラジド 158
ベンセラジド塩酸塩 159
ベンゼン 19
変旋光 45
ベンゼン等価体 35
ベンゼン誘導体 169
ベンゾイミダゾール 20
ベンゾカイン 128
ベンゾキサジアゼピン 138
ベンゾキサジアゼピン系化合物 138
ベンゾジアゼピン
　代謝 139
1,4-ベンゾジアゼピン 20
1,4-ベンゾジアゼピン-2-オン骨格 139
ベンゾジアゼピン系 135
ベンゾジアゼピン系医薬 138
ベンゾジアゼピン系化合物 136, 143
ベンゾジアゼピン系抗不安薬 139, 140, 141
ベンゾジアゼピン系催眠鎮静薬 136
ベンゾジアゼピン系薬物 327
ベンゾジアゼピン系誘導体 139
1,5-ベンゾジアゼピン構造 143
ベンゾジアゼピン骨格 139
ベンゾジアゼピン誘導体 134
ベンズチアジンカルボキサミド系化合物 190
ベンゾチアゼピン系 214, 222
ベンゾチオフェン 20
ベンゾフラン 20
ベンゾモルファン 153
ベンゾモルファン系 152
ベンゾモルファン系化合物 153
ベンゾ-[a]-ピレン 87
ペンタゾシン 153, 157
ペンタペプチド 277
ペンテトラゾール 163
ペントース 44
ペントバルビタールカルシウム 135
ヘンレループ 206, 207
β グルクロン酸抱合体 90
β 酸化 82
β 酸化経路 82
β シート 15, 42, 43
β 遮断薬 113, 115, 210, 215, 216, 221, 224
β 受容体 108, 109
β 受容体遮断薬 221, 224
β-エンドルフィン 157

β-グリコシド結合 50
β-シクロデキストリン包接化合物 182
β-ラクタマーゼ 279, 281, 285
β-ラクタマーゼ生産菌 279
β-ラクタマーゼ阻害剤 285, 286
β-ラクタマーゼ阻害作用 284
β-ラクタム環 277, 279
β-ラクタム系抗菌薬 277
β-ラクタム系抗生物質 15, 94, 95, 277, 279
　基本構造 277
　作用機序 277
β-ラクタム系抗生物質耐性菌 276
β-ラクタム系薬 269
3β-ヒドロキシステロイド脱水素酵素 251
11β-ヒドロキシラーゼ 251
β_1作用 110
β_1作用薬 216
β_1受容体 108, 216
β_1受容体作用薬 216
β_2作用 110
β_2受容体 108, 109
β_3受容体 108

ホ

抱合 90
膀胱がん 309, 312
膀胱腫瘍 301
芳香族アミン 17
芳香族イオン 19
芳香族求核置換反応 27
芳香族求電子置換反応 23, 26
芳香族性 19, 21
芳香族多環式複素環化合物 20
芳香族複素環化合物 19, 23
抱合体 90
抱合反応 92
放出ホルモン 236
放出抑制ホルモン 236
抱水クロラール 135
包接化合物 182
包接体 323
放線菌 290
飽和脂肪酸 52, 53
ボグリボース 257, 258
補酵素 69, 74
補酵素A 69, 73, 81, 70, 71
補助因子 74
ホスカルネット 295
ホスト化合物 323
ホスファターゼ 72
ホスファチジルイノシトール 54

ホスファチジルエタノールアミン 54
ホスファチジルコリン 54
ホスファチジルセリン 54
ホスファチジン酸 54
ホスフィン 69, 70
ホスフィンオキシド 69, 70
ホスフィンスルフィド誘導体 301
ホスホグリセリド 54
ホスホジエステラーゼ III 218
ホスホジエステラーゼ III 阻害薬 218, 229
ホスホジエステラーゼ阻害薬 228
ホスホニウム塩 69, 70
ホスホパンテイン酸 81
ホスホマイシン 269, 292
ホスホマイシンカルシウム水和物 292
ホスホマイシン系 292
ホスホマイシン系抗菌薬 292
ホスホマイシンナトリウム 292
ホスホリパーゼ A_2 180, 181, 183
ホスホルアミドマスタード 300
発作治療薬 198
ボノプラザン 172
ボノプラザンフマル酸塩 173
ホマトロピン臭化水素酸塩 123, 124
ホメオスタシス 105, 235
ホリゾン錠 328
ホリナート救援療法 303
ポリヌクレオチド 69
ポリヌクレオチド鎖 29, 51
ポリペプチド 317
ポリペプチド系抗菌薬 289
ポリミキシン B 289, 269
ポーリン孔 279, 282
ボルテゾミブ 314, 315
ポルフィリン 60, 61
ホルミル化 24
ホルミル化反応 24
10-ホルミルテトラヒドロ葉酸 272
10-ホルミルテトラヒドロ葉酸合成酵素 272
ホルムアルデヒド 80
ホルモテロールフマル酸塩 111
ホルモテロールフマル酸塩水和物 112
ホルモン 60, 165, 235, 258
　分泌機構 235
ホルモン合成阻害薬 316
ホルモン受容体 235
ホルモン受容体作用薬 316

ホルモン分泌抑制薬 316
ホルモン療法 299, 316
ボロン酸誘導体 314
本態性高血圧 206
本態性高血圧症 210
ポンプ 222
翻訳後修飾 47, 72

マ

マイトマイシン C 305, 306
マオウ 113
膜脂質 52, 54
膜電位 60
膜リン脂質 54
マクロライド系抗生物質 288
マクロライド系薬 269
麻酔薬 163
マスタードガス 299
マスタード系化合物 301
マスト細胞 196, 198
末梢循環障害 175
末梢神経毒性 310
末梢性筋弛緩薬 129, 130, 131
末梢ホルモン 236
マニジピン 214
マプロチリン塩酸塩 149
麻薬作用 151
麻薬性鎮痛薬 133, 150
マラビロク 297, 298
マルターゼ 257
マルチキナーゼ阻害薬 313
マルチヘキサマー 254
マルトース 46
マロニル CoA 81
マロン酸 81
マロン酸ユニット 81
慢性うっ血性心不全 216
慢性関節リウマチ 190
慢性骨髄性白血病 4, 301, 303, 304, 305, 313
慢性骨髄性白血病薬 4
慢性閉塞性肺疾患 123
慢性リンパ性白血病 301, 303, 305
マンデル酸 124
D-マンニトール 208, 209
マンノース 48
D-マンノース 45
MAO-B 阻害薬 159

ミ

ミアンセリン塩酸塩 149
ミオシン 223
ミオシン-アクチン相互作用 216

見かけの引力 15
ミクロソーム 85
ミコナゾール 290, 291
水チャネル 239
ミソプロストール 182
ミダゾラム 134
ミチグリニド 256
ミチグリニドカルシウム水和物 256
ミトタン 251
ミドドリン塩酸塩 110, 111
ミノサイクリン 287
ミノサイクリン塩酸塩 286
ミノドロン酸 265
ミノドロン酸水和物 265
ミラベグロン 125, 126
ミリスチン酸 53
ミルタザピン 149
ミルナシプラン塩酸塩 149
ミルリノン 218
μ オピオイド受容体 151, 157
μ オピオイド受容体アゴニスト 154
μ オピオイド受容体アゴニスト作用 154

ム

無機 321
無機化合物 59
無機リン酸 72
ムコ多糖 230
無晶性ブタインスリン 254
無水アンピシリン 323
無水カフェイン 162, 323
無水クエン酸 323
無水物結合 72
ムスカリン 117, 118, 119
ムスカリン様作用 119
ムスカリン受容体 106, 117, 122, 171
ムスカリン受容体拮抗薬 158, 170, 171
ムスカリン性 118
ムスカリン性受容体 117, 118
ムスカリン M$_1$ 受容体 171
ムスカリン M$_3$ 受容体 170
ムスカリン M$_3$ 受容体遮断作用 126
ムスカリン M$_3$ 受容体遮断薬 171
ムチン型 48
無動 157
ムレイン 277

メ

迷走神経壁在神経叢 170
迷走神経終末 171
メキサゾラム 140, 141
メキシレチン 219, 260
メキシレチン塩酸塩 220
メキタジン 199, 200
メクリジン 168
メサドン 154
メサドン塩酸塩 154
メスタノロン 248
メストラノール 241, 242, 245
メスナ 299
メタコリン塩化物 119
メダゼパム 139, 140, 141
メタノール 80
メタンスルホネート系アルキル化剤 300
メタンスルホン酸エステル 301
メタンフェタミン 113
メタンフェタミン塩酸塩 162
メチアミド 169
メチオニン 40, 71
メチオニンエンケファリン 156
メチクラン 206, 207
メチシリン 279
メチシリン耐性黄色ブドウ球菌 271, 282
メチラポン 251
メチルエフェドリン塩酸塩 113
メチル化反応 108
メチル基供与体 71
メチルキサンチン構造 162
メチル基転位 84
メチル基転移反応 78
メチルグリコシド化 45
メチルコバラミン 61
メチルジゴキシン 216, 217
メチルテストステロン 246
6-メチルテトラヒドロプテリジン 80
メチルドパ水和物 110, 111
メチルヒスタミン 167
2-メチルヒスタミン 166
4-メチルヒスタミン 166
メチルフェニデート 162
メチルフェニデート塩酸塩 162
メチルプレドニゾロン 184, 250
メチル抱合 92
メチレンテトラヒドロ葉酸 302
5,10-メチレンテトラヒドロ葉酸 272
メッセンジャーRNA 52
メテノロンエナント酸エステル

248
メテノロン酢酸エステル 248
メドキソミル 211
メトクロプラミド 175
メトトレキサート 80, 302, 303
メトプロロール 215, 221, 224
メトプロロール酒石酸塩 115,
116, 224
メトホルミン塩酸塩 256
メドロキシプロゲステロン酸エス
テル 245
メナテトレノン 227, 228, 266
メバスタチン 261
メバロン酸 56, 82, 83, 265
メバロン酸キナーゼ 83
メピチオスタン 243, 244
メピバカイン 128
メピバカイン塩酸塩 129
メフェナム酸 186, 187, 188
メフルシド 206, 207
メプロバメート 138
メペンゾラート臭化物 124
メマンチン 161
メマンチン塩酸塩 161
メラトニン受容体作動薬 137
メルカプツール酸抱合 91, 92
メルカプツール酸抱合体 92
メルカプトプリン 303
メルカプトプリン水和物 304
メルファラン 300, 301
メロキシカム 184, 191, 192
メロペネム 284
免疫 195
免疫過程 196
免疫チェックポイント阻害薬
317
免疫調節 315
免疫抑制剤 5
免疫抑制薬 4, 30
免疫療法 299, 317
Met-エンケファリン 157

モ

毛細血管 227
モザバプタン 209, 239
モザバプタン塩酸塩 210
モサプリド 176
モサプリドクエン酸塩水和物
176
モチーフ 61
モノアミン 148, 166
モノアミン仮説 148
モノアミン酸化酵素 107, 108
モノオキシゲナーゼ 85
モノクローナル抗体 5, 316

モノクローナル抗体医薬品 324
モノクローナル抗体分子標的薬
316
モノクローナル抗体薬 312
モノバクタム 285
モノバクタム系抗生物質 285
モノブロモ体 23
モメタゾンフランカルボン酸エス
テル 250
モメタゾンフランカルボン酸エス
テル水和物 202, 203
モルヒネ 31, 88, 150, 155, 156,
157, 324
　構造的特徴 155
モルヒネ塩酸塩水和物 151
モルヒネ拮抗物質 156
モルヒネ様作用 156
モルヒネ受容体 156
モルヒネとその誘導体 151
モルヒネの単離 4
モルフィナン型麻薬拮抗薬 152
モルフィナン系 152
モルフィナン系化合物 152, 153
モルホリン 20
モンテプラーゼ 233
モンテルカストナトリウム 201

ヤ

薬害 5
薬害エイズ 7
薬害・副作用 7
薬物
　還元 89
薬物設計 93
薬物代謝酵素 85
薬物代謝反応 85
薬物動態 11
薬物動態試験 11
薬物と生体分子の相互作用 93
薬価基準 12
薬価基準収載 12
薬効薬理試験 11
ヤボランジ葉細末 119

ユ

有機酸塩 321
有機硝酸エステル 223
有機ヒ素化合物 270
有機リチウム試薬 28
有機リン化合物 95, 120
有機リン剤中毒 122
有糸分裂阻害薬 310
誘電率 13
誘導型 COX 184

幽門小腸 170
UDP-グルクロノシル転移酵素
90
UDP-グルクロン酸転移酵素 90,
311

ヨ

葉酸 79, 80, 269, 271, 272, 302
葉酸合成系 271, 272
葉酸合成阻害 269
葉酸代謝拮抗作用 80
葉酸代謝拮抗薬 303
葉緑素 61
四次構造 44, 60
予防薬 186
四員環環状アミド 277
四員環ラクタム 277
四環系抗うつ薬 148, 149
四環性芳香族化合物 304
四級アンモニウムイオン 130,
322
四炭糖 44

ラ

ライディッヒ細胞 59
ラウリン酸 53
ラクタム 50, 51
ラクタム環 277
ラクタム-ラクチム互変異性 26
ラクチム 50, 51
ラクトース 46
ラクトン環 288
ラコサミド 144
ラジカル 64
ラジカル化学種 59
ラジカル型 76
ラセミ体 90, 190
ラセミ体医薬品 276
ラセミ体製剤 317
ラセミックスイッチ 32, 276
ラタモキセフナトリウム 284
ラテン名 321
ラナトシド C 216, 217
ラニチジン塩酸塩 169
ラニムスチン 301
ラノステロール 56, 83, 84, 85
ラノステロール合成酵素 84
ラフチジン 169
ラベタロール 116
ラベタロール塩酸塩 115, 116
ラベプラゾール 172
ラベプラゾールナトリウム 172
ラマトロバン 201
ラミブジン 296

ラメルテオン　137
ラモセトロン　175
ラモトリギン　144
ラルテグラビル　297
ラルテグラビルカリウム　298
ラロキシフェン　265
ラロキシフェン塩酸塩　243, 266
ランゲルハンス島　253
ランジオロール　221
卵巣がん　301, 303, 304, 309, 311
ランソプラゾール　8, 172
ランダムスクリーニング　10
卵胞刺激ホルモン　238
卵胞ホルモン　57, 58, 238, 241,
　244, 245
卵胞ホルモン依存性乳がん　243
卵胞ホルモン受容体　242
卵胞ホルモン薬　241, 242

リ

リウマチ　189
リウマチ性関節炎　183, 249
リオチロニンナトリウム　240,
　241
リガンド複合体　93
リキシセナチド　258
リシノプリル　96, 210
リシノプリル水和物　212
リシン　40
リシン残基　77
リスペリドン　147, 148
リセドロン酸　265
リセドロン酸ナトリウム水和物
　265
リツキシマブ　8, 316, 324
立体異性体　31
立体構造　39
立体構造の類似性　95
立体配座　16, 50
立体配置異性体　31
立体表記　39
D/L 立体表示　39
リドカイン　128, 129, 219, 220
リード化合物　10, 31, 36, 99
リード化合物の最適化　31
リード最適化　31
リトドリン塩酸塩　111, 112
リトナビル　297
リナグリプチン　258, 259
利尿降圧薬　215
利尿作用　205
利尿薬　205, 210, 216
リネゾリド　269
リノール酸　53
リノレン酸　53

リバスチグミン　161
リバビリン　295, 296
リバーロキサバン　232
リファンピシン　269, 289, 290
リボ核酸　49
5-リポキシゲナーゼ　180, 181
15-リポキシゲナーゼ　181
リポキシン　177
リポコルチン　181, 183
D-リボース　72
リボソーム　269
リボソーム RNA　52
リポタンパク質　260
リボフラビン　75
硫酸基供与体　91
硫酸基転移酵素　91
硫酸抱合　90
硫酸抱合体　91
流通・使用　9
リュープロレリン　239
リュープロレリン酢酸塩　238
両親媒性　54
良性腫瘍　299
緑内障　119, 205
緑膿菌　276, 279, 292
リラグルチド　258
リルマザホン　136
リルマザホン塩酸塩水和物　136
リレンザ　294
リン　69
リン化合物　69, 70
淋菌　273
リンコマイシン系薬　269
リン酸　49, 70
リン酸エステル　69, 70
リン酸エステル結合　72
リン酸エステル構造　69
リン酸ジエステル結合　50, 51,
　69, 70
リン酸無水物結合　69, 71
リン脂質　54, 180
臨床開発　10
臨床試験　6, 9, 10, 11

ル

ルイス構造式　64
ルセオグリフロジン　260
ルセオグリフロジン水和物　259
ルフィナミド　144
ループ利尿薬　205, 207, 208

レ

レジパスビル　8
レチノイン酸受容体　313

レチノール　313, 315
レトロゾール　100, 244, 316
レトロ・プロゲステロン製剤
　244
レナリミド　8
レニン　214
レニン・アンギオテンシン系
　210, 214, 248
レニン阻害薬　210, 211, 214
レバロルファン　152, 157
レバロルファン酒石酸塩　153
レビー小体　158
レピリナスト　198, 199
レベチラセタム　143, 144
レボシメンダン　218
レボセチリジン塩酸塩　199
レボチロキシンナトリウム　240
レボチロキシンナトリウム水和物
　241
レボドパ　158, 159, 324
レボノルゲストレル　244, 245
レボブピバカイン　128
レボブピバカイン塩酸塩　129
レボフロキサシン　276, 324, 327
レボフロキサシン水和物　276
レボホリナート　303
レボホリナートカルシウム　303
レボメプロマジン　324
レボメプロマジンマレイン酸塩
　146
レボルファノール　153, 157
レミフェンタニル　134
レリーバー　198
連鎖球菌　273
retro-Claisen 反応　82

ロ

ロイコトリエン　177, 182, 196,
　197
ロイコトリエン受容体拮抗薬
　196, 201
ロイシン　40
ロイシンエンケファリン　156
老化　264
労作狭心症　224
ロキサチジン酢酸エステル塩酸塩
　169
ロキシスロマイシン　288
ロキソプロフェン　90
ロキソプロフェンナトリウム
　90, 184, 189, 190
ロキソプロフェンナトリウム水和
　物　189
ロキタマイシン　288, 289
六員環芳香族複素環化合物　19

六炭糖　44
ロクロニウム　130, 134
ロクロニウム臭化物　131
ロサルタンカリウム　211, 213
ロスバスタチンカルシウム　262
ロチゴチン　158, 159
ロバスタチン　261
ロピニロール　158
ロピニロール塩酸塩　159

ロピバカイン　128
ロピバカイン塩酸塩水和物　129
ロフェコキシブ　191, 192
ロフラゼプ酸エチル　140, 141
ロメフロキサシン　276
ロラカルベフ　284
ロラゼパム　140, 141, 328
ロラタジン　199, 200
ロルノキシカム　191, 192

ロルメタゼパム　136
ロンドンの分散力　15
Leu-エンケファリン　157

ワ

ワルファリン　226
ワルファリンカリウム　231

外 国 語 索 引

A

abiraterone acetate　246, 247
7-ACA　281
acarbose　258
ACE　95, 96
acemetacin　187
acetal　45
acetazolamide　205, 206
acetohexamide　255
acetylcholine　105, 119
N-acetylglucosamine　277
N-acetylmuramic acid　277
acetylphenetoride　143
acetylpheneturide　144
N-acetyl- transferase　92
Ach　327
AChE　160, 161
aciclovir　295
ACP　80, 81
acridine　20
ACTH　59, 237, 238
Actinoplanes teichomyceticus　290
action potential duration　219
acyl carrier protein　80, 81
acyl transferase　92
adalimumab　324
adenine　50
adenosine triphosphate　223
adenosine 5′-triphosphate　71
S-adenosylmethionine　71
aderenaline　107
α-adorenoceptor　108
β-adorenoceptor　108
ADP　72
adrenaline　107
adrenergic agents　110
adrenergic α agents　110
adrenergic β agents　110
α-adrenoceptor blockers　113
β-adrenoceptor blockers　113
adrenochrome　227
adrenochrome
　monoaminoguanidine mesilate
　hydrate　227
adrenocortical hormone　237
adrenocorticotropic hormone　237
afloqualone　130
aglycon　45
agonist　98
D-Ala-D-Ala　94, 95, 278

alacepril　211
D-Ala-D-Ala　291
alclometasone dipropionate　250
aldose　44
alendronate sodium hydrate　265
alfacalcidol　266
alirocumab　264
aliskiren　214
aliskiren fumarate　214
alkaloids of choline action　119
allantoin　193
allergy　195
allopurinol　194
allosteric antagonist　99
allosteric potentiating ligand　161
alogliptin benzoate　259
alprazolam　140
alprostadil　182
alprostadil alfadex　323
alteplase　233
3-AMA　285
amantadine hydrochloride　159,
　294
ambenonium chloride　121, 322
amcinonide　250
amidase　90
α-amino acids　39
γ-aminobutyric acid　39, 327
p-aminobenzoic acid　80, 271, 272
3-aminomonobactamic acid　285
4-aminobenzenesulfonamide　273
6-aminopenicillanic acid　279
7-aminocephalosporanic acid　280
7-aminocepharosporanic acid　281
aminophylline　205, 206
aminotransferase　76
amiodarone hydrochloride　221
amitriptyline hydrochloride　149
amlexanox　198
amlodipine　214, 328
amlodipine besilate　215
Ammi visnaga　198
amobarbital　135
amosulalol hydrochloride　116
amoxicillin hydrate　280
AMP　72, 74, 75
amphetamine　113
amphetamine hydrochloride　162
amphotericin B　291
ampicillin hydrate　280, 323
ampiroxicam　191
amrinone　218

amyl nitrite　223, 224
amylopectin　46
amylose　46
anaphylactic shock　279
anastrozole　244
androgen　57, 238
angina pectoris　223
angiotensin AT_1 receptor blockers
　210
angiotensin converting enzyme　95
anhydrous caffeine　162
anomer　45
anomeric carbon　45
antagonist　98
anterior pituitary　235
anterior pituitary hormones　236
antiadrenergic agents　113
antiallergic agents　166
antiallergic drugs　197
antibacterials　269
antibiotics　275
antibonding molecular orbital　63
anticholoinergic agents　122
anticoagulants　230
anticodon　52
antiestrogens　242
antifibrinolytics　226
antifungal agent　290
antihistamic agent　167
anti-inflammatory drugs　183
antimalarials　275
antioxydant　65
anti-peptic ulcer agents　166
antiplasmin　226
antithyroid drugs　240
antitubercular agents　289
antivirals　269, 294
6-APA　279
APD　219
apixaban　232
APL　161
ApoA- I　262
ApoA-II　262
ApoC-III　262
apomorphine hydrochloride hydrate
　159
aprindine　219
aprindine hydrochloride　220
arachidonic acid　53, 180
ARB　210, 211, 215
argatroban　231
argatroban hydrate · 231

外国語索引

aripiprazole 147
arotinolol hydrochloride 116
arrhythmia 218
arrhythmic drugs 219
asenapine maleate 147
Asn 47
Aspergillius terreus 261
aspirin 186, 228
asthma 197
atenolol 116
atorvastatin calcium hydrate 262
ATP 69, 71, 72, 75, 170, 222, 223
atropine 122, 222
atropine sulfate hydrade 123
atropine sulfate hydrate 223
autacoid 165
autonomic nervous system 105
azasetron 175, 176
azelastine hydrochloride 200
azetidine 20
azilsartan 213
aziridine 20
azosemide 208
AZT 296
aztreonam 285

B

baclofen 130
barbital 135
Basedow's disease 240
bazedoxifene acetate 243, 266
Bcr-Alb 313
beclometasone dipropionate 203, 250
belladonna alkaloids 122
benazepril hydrochloride 212
benidipine 328
benserazide hydrochloride 159
benzbromarone 194
benzimidazole 20
1,4-benzodiazepine 20
benzofuran 20
benzothiophene 20
bepridil hydrochloride hydrate 222
beraprost 182, 229
beraprost sodium 230
betamethasone 250
bethanechol chloride 119
bethanechol chroride 322
bevacizumab 316
bezafibrate 263
bicalutamide 246, 247
bioisostere 34
bioisosterism 34
bioprecursor 37

biotin 78
biperden hydrochloride 159
biperiden hydrochloride 124
bleomycin A$_2$ hydrochloride 307
bleomycin B$_2$ hydrochloride 307
bleomycin sulfate 307
α-blockers 113
β-blockers 113
blonanserin 147
blood-brain barrier 133
bonding molecular orbital 63
bortezomib 315
bromazepam 140, 328
bromocriptine mesilate 159
bromovalerylurea 135
bucolome 194
budesonide 203, 250
buformin hydrochloride 256
bumetanide 208
bupivacaine hydrochloride hydrate 129
buprenorphine hydrochloride 155
burimamide 169
buserelin acetate 238
busulfan 300
butropium bromide 123

C

Ca^{2+} 60
cabergoline 159
CADD 99
calcitonin 239
calcitonin salmon 240, 267
calcitriol 266
calcium ion channel 60
calmodulin 60
cAMP 70, 217, 228
candesartan cilexetil 213
canrenoic acid 208
canrenone 249
capecitabine 304
captopril 210, 211
carbacephem 277, 284
carbachol chloride 119
carbamazepine 144
carbapenem 277, 284
carbazochrome 227
carbazochrome sodium sulfonate hydrate 227
carbidopa hydrate 159
carbinoxamine 168
carboplatin 309
cardiac glycosides 216
cardiacs 216
carumonam sodium 285

carvedilol 116
catalase 65
catecholamine 107
catecholamines 40
catechol-*O*-methyltransferase 107, 158
CCR5 298
CD 182
CD20 316
CD4 293, 298
cefalexin 281
cefazolin sodium 281
cefcapene pivoxil hydrochloride hydrate 283
cefdinir 283
cefditoren pivoxil 283
cefepime dihydrochloride hydrate 283
cefmetazole sodium 282
cefoperazone sodium 283
cefotaxime sodium 283
cefotiam hexetil hydrochloride 282
cefozopran hydrochloride 283
cefpirome sulfate 283
ceftazidime hydrate 283
cefteram pivoxil 322
cefuroxime axetil 282, 322
cefuroxime sodium 282
celecoxib 192
cellobiose 46
cellulose 46
cephalosporin 277
cephalosporin C 280
Cephalosporium 280
cephamycin 277
cephem 277, 280
ceramide 55
cetirizine hydrochloride 200
cetuximab 316
cGMP 70, 223
ChAT 117
ChE 117
chemical mediators 183
chemical name 326
Chichibabin reaction 28
chiral switch 32
chitin 46
chloral hydrate 135
chloramphenicol 287
chloramphenicol palmitate 322
chlordiazepoxide 138, 140, 324
chlormadinone acetate 245, 246, 247
chlorophyll 61
chlorothiazide 205, 206
chlorphenesin carbamate 130

chlorpheniramine maleate 168
chlorpromazine 88, 324
chlorpromazine hydrochloride 146
chlorpromazine *N*-oxide 88
chlorpromazine *S*-oxide 88
chlorpropamide 255
cholesterol 55
choline acetyltransferase 117
choline esters 119
cholinergic agents 119
cholinesterase 117
cholinesterase inhibitors 119
choresterol 84
chronic obstructive pulmonary
 disease 123
cibenzoline 219
cibenzoline succinate 220
ciclesonide 203, 250
cilastatin sodium 285
cilazapril hydrate 212
cilostazol 228, 229
cimetidine 169
cinnoline 20, 275
cinoxacin 276
ciprofloxacin 276
cisplatin 309
clarithromycin 288
clenbuterol hydrochloride 112
clinofibrate 263
clobazam 144
clobetasol propionate 250
clobetasone butyrate 250
clofibrate 263
clomifene citrate 242, 243
clomipramine hydrochloride 149
clonazepam 144
clonidine hydrochloride 111
clotiazepam 140
cloxazolam 140
clozapine 147
cNOS 66
CoA 69, 71, 73
cocaine 127
cocaine hydrochloride 127, 175
codeine phosphate hydrate 151
codon 51
coenzyme 74
coenzyme A 70, 71
colchicine 194
Colchicum autumnale 194
colestimide 263
colestyramine 263
compactin 261
competitive inhibition 95
complementary base pairing 51
computer-aided drug design 99

COMT 107, 110, 111, 113
conjugate 90
conjugation 90
constitutive NOS 66
COPD 123
corrin 61
corticotropin 237
corticotropin-releasing hormone
 238
cortisone 249
cortisone acetate 250
COX 178, 180, 181, 183, 184
COX-1 184
COX-2 184, 191
coxib 191
CRH 238
crizotinib 314
CSF-1R 313
CT 239
CTZ 175
Cu/Zn-SOD 65
CXCR4 298
cyclic GMP 66
3′,5′-cyclic GMP（cGMP） 70
cyclodextrin 182
cyclofenil 242
cyclooxygenase 178, 183
cyclopenta[*a*]phenanthrene 56
cyclopentolate hydrochloride 124
cyclophosphamide hydrate 300
cycloserine 290
CYP 37, 85
CYP17 246
CYP19A1 100
cysteine 42
cystine 42
cytarabine 304
cytochrome 61
cytosine 50

D

dabigatran 231
dabigatran etexilate
 methanesulfonate 231
dantrolene sodium hydrate 131
dapagliflozin propylene glycolate
 hydrate 259
dasatinib hydrate 314
delapril hydrochloride 212
delavirdine mesilate 296
denopamine 112, 216, 217
denosumab 267
deoxyribonucleic acid 49
deprodone propionate 250
desalkylflurazepam 136

desflurane 134
deslanoside 217
desmethyldiazepam 139
desmopressin acetate hydrate 239
desogestrel 245
desoxycorticosterone 249
Development 9, 11
dexamethasone 250
dextro- 324
dextromethorphan 324
dextromethorphan hydrobromide
 hydrate 153
dextropropoxyphene 324
DHF 79
DHFR 80
diabetes mellitus 253
diazepam 139, 140, 328
dichlofenac sodium 188
dichlofenamide 206
dichloroisoprenaline 115
diclofenamide 205
didanosine 296
dienogest 245
diethylstilbestrol 241, 242
diflorasone diacetate 250
diflucortolone valerate 250
difluprednate 250
Digitalis purpurea 216
digitoxin 217
digoxin 217
dihydrocodeine phosphate hydrate
 151
dihydrofolate reductase 80
dilazep 225
dilazep hydrochloride hydrate 225
diltiazem hydrochloride 222
dimorpholamine 163
dinoprost 182
dinoprostone 182
1,4-dioxane 20
diphenhydramine hydrochloride
 168
dipyridamole 225
disopyramide 219, 220
disulfide 71
disulfide bond 42
diuretics 205
DMAPP 83, 84
DNA 29, 49, 269
DNA gyrase 273
dobutamine 216
dobutamine hydrochloride 112,
 217
donepezil hydrochloride 121, 161
ʟ-dopa 107
dopamine 107, 216

外国語索引 361

dopamine hydrochloride 217
Dopamine System Stabilizer 148
double helix 51
doxapram hydrochloride hydrate 163
doxazosin mesilate 114
doxifluridine 304
doxycycline hydrochloride hydrate 286
DPP-IV 258
drospirenone 245
droxidopa 111
droxydopa 159
drug-likeness 36
DSA 148
DSS 148
dTMP 80, 302
duloxetine hydrochloride 149
dUMP 80, 302
dutasteride 246, 247
dydrogesterone 244, 245
dynorphin A 156

E

ebastine 200
ECF 197
edoxaban 232
edoxaban tosilate hydrate 232
edrophonium chloride 121
efavirenz 296
EGFR 312, 316
eicosanoid 165
eicosanoids 177
eicosapentaenoic acid 181
elcatonin 240, 267
eldecalcitol 266
electron transport system 75
emedastine fumarate 200
emorfazone 192
enalapril 210
enalapril maleate 212
(＋)-enantiomer 152
S-enantiomer 150
endocrine 235
β-endorphin 156
endothelial 66
endothelium-derived relaxing factor 65
enflurane 134
enocitabine 304
entacapone 159
enzalutamide 246, 247
eosinophil chemotactic factor 197
EPA 181
epalrestat 260

eperisone hydrochloride 130
Ephedra sinica 113
ephedrine 324
ephedrine hydrochloride 113, 322
epinastine hydrochloride 200
epinephrine 107
epirizole 192
eplerenone 208, 209, 249
EPS 146
eptazocine hydrobromide 153
ergosterol 84, 85
erlotinib hydrochloride 312
erythromycin 288
Erythroxylon coca 127
escitalopram oxalate 149
esomeprazole 324
estazolam 136
esterase 90
estradiol 242
estradiol benzoate 241, 242
estramustine phosphate sodium hydrate 251, 252
estrogen 57, 238
eszopiclone 324
etacrynic acid 208
ethambutol hydrochloride 290
ethenzamide 186
ether 134
ethinylestradiol 241, 242
ethosuximide 143, 144
ethotoin 144
ethyl aminobenzoate 128
ethyl icosapentate 228
ethyl loflazepate 140
etidronate disodium 265
etodolac 192
etoposide 311
etorphine hydrochloride 155
everolimus 315
evolocumab 264
exemestane 244
extrapyramidal symptom 146
ezetimibe 263

F

FAD 75, 76
FADH₂ 76
famotidine 169
favipiravir 296
FcεR 196
FDA 11
5-FdUMP 302, 303
febuxostat 194
felbinac 188
female hormone 238

fenbufen 188
fenofibrate 263
fentanyl citrate 154, 322
Fenton reaction 64
fexofenadine hydrochloride 200
finasteride 246, 247
flavin adenine dinucleotide 75
flavin mononucleotide 75
flecainide 219
flecainide acetate 220
flomoxef sodium 284
fluconazole 291
flucytosine 291
fludiazepam 140
fludrocortisone acetate 248, 249
flufenamate aluminum 187
flumazenil 327
fluocinolone acetonide 250
fluocinonide 250
fluorouracil 304
fluoxymesterone 246
flurazepam hydrochloride 136
flurbiprofen 189
flutamide 246, 247
fluticasone furoate 250
fluticasone propionate 203, 250
flutoprazepam 140
fluvastatin sodium 262
fluvoxamine maleate 149
FMN 75, 76
folic acid 80, 302
follic acid 79
follicle-stimulating hormone 238
FOM 292
formoterol fumarate hydrate 112
foscarnet 295
fosfomycin calcium hydrate 292
fosfomycin sodium 292
FPP 83
FSH 238
5-FU 80, 302, 303
full agonist 98
fulvestrant 243, 244
furan 20
furanose 45
furosemide 208

G

GABA 39, 135, 327
GABA_A 141
gabapentin 144
galantamine hydrobromide 161
Gal-GlcNAc 48
GalNAc 48
ganciclovir 295

ganglioside 55
GCP 11
gefitinib 312
gemcitabine hydrochloride 304
generic name 327
gestagen 57, 238
gestonorone caproate 246, 247
GH 236
GH-RH 236
GH-RIH 236
GIP 258
GlcNAc 48, 278
glibenclamide 255
gliclazide 255
glimepiride 255
GLP 11
GLP-1 258
Glu 80
glucocorticoid 57, 237
β glucuronide 90
GluNAc 277
glutathione 91
glycerophospholipid 54
glycogen 46
glycolipid 54
glycoprotein 47
glycoside 45
GMP 6, 12
Gn-RH 238, 239
gonadorelin 238
gonadorelin acetate 238
gonadotropic hormone 238
gonadotropin-releasing hormone 238
Good Clinical Practice 11
Good Laboratory Practice 11
Good Manufacturing Practice 6, 12
Good Post-Marketing Study Practice 11
goserelin acetate 238
GPP 83, 84
GPSP 11
granisetron 175, 176
Gray Syndrome 287
griseofluvin 291
growth hormone 236
growth hormone release-inhibiting hormone 236
growth hormone-releasing hormone 236
GTH 238
GTP 223
guanabenz acetate 111
guanine 50

H

HAART 298
halcinonide 250
haloperidol 146
halothane 134
HDL 260
HDL-C 262
heart failure 216
heme 60
heme protein 60
hemiacetal 44
hemoglobin 44, 60
Henle's loop 207
heparin 230
heparin sodium 230
HER2 4
heroin 151
high density lipoprotein 260
high-energy compound 72
high-energy phosphate bond 72
highly active anti-retroviral therapy 298
histamine 39, 165, 166, 197
histamine H_1-receptor antagonist 199
histidine 165, 166
HIV 293, 297
H^+,K^+-ATPase 170, 172
HMG-CoA 74, 82, 83, 84, 261
HMG-CoA reductase 82
homatropine hydrobromide 123
homeostasis 235
hormone 235
5-HPETE 181
5-HT 141, 165, 327
5-HT$_{2A}$ 147
hydrochlorothiazide 206, 207
hydrocortisone 249
hydrocortisone acetate 322
hydrogen acceptor 42
hydrogen donor 42
hydrogen peroxide 64
5-hydroxyindole acetic acid 174
hydroxyl radical 64
3-hydroxy-N-morphinane 153
5-hydroxytryptamine 141, 165, 174
5-hydroxytryptophan 174
hypertension 210
hypothalamic hormones 235
hypothalamus 235
hypoxanthine 193

I

ibudilast 201
ibufenac 189
ibuprofen 189
ICH 11
ICS 202
idoxuridine 295
ifosfamide 300
imatinib mesilate 314
imemorphan phosphate 153
imidapril hydrochloride 212
imidazole 20
imidazole acetaldehyde 166
imidazole acetic acid 165, 166
imine 76
imipenem hydrate 285
imipramine hydrochloride 149
immunity 195
IMP 193
IMPDH 303
indapamide 206, 207
indinavir sulfate ethanolate 297
indirect action type of adrenergic α agents 110
indisetron 175
indole 20
indometacin 187, 323
indometacin sodium 323
inducible NOS 66
infectious disease 269
infliximab 324
inhaled corticosteroid 202
INN 321, 323, 324, 326, 327, 328
iNOS 66
inosine 193
insulin 253
insulin aspart 254
insulin degludec 254
insulin detemir 254
insulin glargine 254
insulin human 254
intercalater 304
interleukin 3,4,5,6 197
International Nonproprietary Name 321
inversion 46
ion channel 60
ipilimumab 317
IPP 83, 84
ipragliflozin L-proline 259
ipratropium bromide hydrate 123
irbesartan 213
irinotecan hydrochloride hydrate 311

irreversible antagonist 99
irreversible inhibition 94
ischemic heart disease 223
isoalloxazine 75
isoflurane 134
isoniazid 290
l-isoprenaline hydrochloride 112
isoquinoline 20
isosorbide 209
isosorbide dinitrate 223, 224
isozyme 66, 85
itraconazole 291
IUPAC 326

J

JAN 321, 327
Japanese Accepted Names for
    Pharmaceuticals 321
Japanese Pharmacopeia Name 321
josamycin propionate 289

K

K^+ 60
Kefauver-Harris Drug
    Amendments 6
ketophenylbutazone 191
ketoprofen 189
ketose 44
ketotifen fumarate 200
khellin 198
KIT 313

L

labetalol hydrochloride 116
lacosamide 144
lactam 50
β-lactam antibiotics 277
β-lactamase 279
lactim 50
lactose 46
lafutidine 169
lamivudine 296
lamotrigine 144
lanatoside 217
lanosterol 84
lansoprazole 172
latamoxef sodium 284
laudanum, opium tincture 4
lauric acid 53
letrozole 244
leucine enkephalin 156
leukocyte 180
leukotriene 177, 197

leuprorelin acetate 238
levallorphan tartrate 153
levetiracetam 144
levo- 324
levobupivacaine hydrochloride 129
levodopa 159, 324
levofloxacin 324
levofloxacin hydrate 276
levofolinate calcium 303
levomepromazine 324
levomepromazine maleate 146
levonorgestrel 245
levorphanol 153
levosimendan 218
levothyroxine sodium hydrate 241
LH 59, 238
LH-RH 238
lidocaine 129, 219, 220
linagliptin 259
linoleic acid 53
linolenic acid 53
liothyronine sodium 241
lipid bilayer 54
lipid peroxide 65
lipoprotein lipase 260
lipoxin 177
lisinopril hydrate 212
local anesthetics 127
loop diuretics 207
loratadine 200
lorazepam 140, 328
lormetazepam 136
lornoxicam 192
losartan potassium 213
lovastatin 261
loxoprofen sodium 90
loxoprofen sodium hydrate 189
LPL 260, 262
LT 177, 178, 180, 181, 182, 197,
    201
LTA_4 180
LTB_4 180
LTC_4 180
LTD_4 180
luseogliflozin hydrate 259
luteinizing hormone 238
luteinizing hormone-releasing
    hormone 238
LX 177
LXA 180
LXB 180

M

-mab 324
macrolide antibiotics 288

major groove 51
maltose 46
mammalian target of rapamycin
    313
D-mannitol 209
MAO 107, 108, 113
MAO-B 158
maprotiline hydrochloride 149
maraviroc 298
MARTA 147, 148
meclizine 168
medazepam 140
Medicinal Chemistry 3
medroxyprogesterone acetate 245
mefenamic acid 187
mefruside 206, 207
meloxicam 192
melphalan 300
memantine hydrochloride 161
menatetrenone 227, 228, 266
mepenzolate bromide 124
mepitiostane 243, 244
mepivacaine hydrochloride 129
meprobamate 138
mequitazine 200
mercaptopurine hydrate 304
mestanolone 248
mestranol 241, 242
metenolone acetate 248
metenolone enanthate 248
metformin hydrochloride 256
methacholine chloride 119
methadone hydrochloride 154
methamphetamine 113
methamphetamine hydrochloride
    162
methicillin-resistant *Staphylococcus
    aureus* 271
methionine enkephalin 156
methotrexate 303
methyldopa hydrate 111
N^5,N^{10}-methylenetetrahydrofolic
    acid 302
methylephedrine hydrochloride
    113
2-methylhistamine 167
4-methylhistamine 167
N^τ-methylhistamine 166
(R)-α-methylhistamine 167
N^τ-methylimidazole acetaldehyde
    166
N^τ-methylimidazole acetic acid
    166
methylphenidate hydrochloride
    162
methylprednisolone 250

methyltestosterone 246
metiamide 169
meticrane 206, 207
metildigoxin 217
metoclopramide 175
metoprolol tartrate 116
metyrapone 251
mevaloic acid 82, 84
mevastatin 261
mexazolam 140
mexiletine 219, 260
mexiletine hydrochloride 220
mianserin hydrochloride 149
miconazole 291
microorganisms 270
midazolam 134
midodrine hydrochloride 111
milnacipran hydrochloride 149
milrinone 218
mineralcorticoid 57
mineralocorticoid 237
minocycline hydrochloride 286
minodronic acid hydrate 265
minor groove 51
mirabegron 125
mirtazapine 149
misoprostol 182
mitiglinide calcium hydrate 256
mitomycin C 306
mitotane 251
ML-236B 261
Mn-SOD 65
modified INN 324
mometasone furoate 250
mometasone furoate hydrate 203
monoamine oxidase 107
monoamine oxidase-B 158
monobactam 277, 285
monoclonal antibody 324
monooxigenase 85
montelukast sodium 201
monteplase 233
morphine 88, 150, 324
morphine hydrochloride hydrate 151
morpholine 20
mosapride 176
mosapride citrate hydrate 176
mozavaptan 209
mozavaptan hydrochloride 210
M₁receptor 170
M₃receptor 170
mRNA 52, 269
MRSA 271
mTOR 313
multi-acting receptor targeted

antipsychotics 147
murein 277
MurNAc 277, 278
muscarine 118
muscle-type nicotinic receptor 117
mutarotation 45
myocardial infarction 223
myristic acid 53

N

Na⁺ 60
NAd 327
NADH 75
NADPH 65, 83, 89, 272
nafarelin acetate 238
naftopidil 114
nalidixic acid 276
nalorphine 151
naloxone hydrochloride 151
nandrolone decanoate 248
naphazoline hydrochloride 111
naphthyridine 274, 275
1,8-naphthyridine 20
naproxen 189
NaSSA 148, 149, 150
nateglinide 256
NCF 197
nelfinavir mesilate 297
neostigmine methylsulfate 121
nephron 206
neuronal-type nicotinic receptor 117
neutrophil chemotactic factor 197
nevirapine 296
niacin 74
niacinamide 74
nicardipine 328
niceritrol 264
nicomol 264
nicorandil 224
nicotinamide 74
nicotinamide adenine dinucleotide phosphate 74
nicotineamide adenine dinucleotide 74
nicotinic acid 74
Niemann-Pick C1 like 1 263
nifedipine 214, 215, 324, 328
nifekalant hydrochloride 221
nilotinib hydrochloride hydrate 314
nimustine hydrochloride 301
nitrazepam 136, 328
nitrogen monooxide 65

nitrogen mustard 300
nitroglycerine 223
nitrous oxide 134
nivolumab 324
NMDA 160
NO 65, 223, 224
noncompetitive inhibition 95
nonheme iron protein 60
non steroidal anti-inflammatory drugs 183
noradrenaline 105, 107
noradrenergic and specific serotonergic antidepressant 148
norchlorpromazine 88
nor-codeine 88
norepinephrine 107
norethisterone 244, 245
norfloxacin 276
norgestrel 244
nortriptyline hydrochloride 149
NOS 65
NO synthase 65
NPC1L1 263
NSAID 183, 188, 194
NSAIDs 275
nucleoside 49
nucleotide 49

O

octreotide acetate 236
ofloxacin 276
olanzapine 147
oleic acid 53
olmesartan medoxomil 213
olopatadine hydrochloride 200
olprinone 218
olprinone hydrochloride hydrate 218
omeprazole 172
ondansetron 175, 176
opioid 150
opium 4
opium poppy 150
orphan drug 9
oseltamivir phosphate 294
osmotic diuretics 208
osteoporosis 264
overactive bladder 125
oxacephem 277, 284
oxaliplatin 309
oxapenam 277
oxaprozin 189
oxatomide 200
oxazepam 139
oxazolam 140

外国語索引 365

oxazole 20
oxendolone 246, 247
oxetane 20
oxethazaine 129
oxidosqualene 83
oxirane 20
oxitropium bromide 123
OXT 239
oxybutynin hydrochloride 125
oxycodone hydrochloride hydrate 151, 323
oxymetholone 248
oxypurinol 194
oxytocin 239
ozagrel 228
ozagrel hydrochloride hydrate 201
ozagrel sodium 228

P

P450 84, 85, 303
PA 226
PABA 80, 269, 271, 272
PAF 55, 197
paliperidone 147
palmitic acid 53
palmitoleic acid 53
palonosetron 175
PAM 121
panitumumab 316
papaverine 324
Papaver somniferum 3
PAPS 91
parasympathetic nervous system 105
parasympatholytic agents 122
parasympathomimetic agents 119
parathion 121
parathyroid hormone 239
paroxetine hydrochloride hydrate 149
partial agonist 98
PDE III 218, 228
PDGFR 313
pembrolizumab 317
pemetrexed sodium hydrate 303
pemirolast potassium 198
pemoline 162
penam 277, 278, 279
penem 277, 279
penetration 293
penicillin 277, 278, 279
penicillin G 279
Penicillium citrinum 261
pentaszocine 153
pentobarbital calcium 135

peplomycin sulfate 307
peptide bond 41
peptidoglycan 277
perampanel 144
pergolide mesilate 159
perospirone hydrochloride hydrate 147
peroxisome proliferators-activated receptor 262
perphenazine maleate 146
pertuzumab 316
pethidine hydrochloride 154
PG 177, 178, 180, 181, 182, 183, 184
PGE_1 179
PGE_2 179
PGF 178
PGF_{2a} 179
PGG_2 180
PGH_2 180, 182
PGI_2 178, 229
pharmacophore 30
pheniramine 168
phenobarbital 135, 144
phenothiazine 20
phenylbutazone 191
phenylephrine hydrochloride 111
phenytoin 142, 144
phosphatase 72
phosphatidic acid 54
phosphatidylcholine 54
phosphatidylethanolamine 54
phosphatidylinositol 54
phosphatidylserine 54
phosphine 69
phosphine oxide 69
phosphodiesterase III 218
phosphodiester bond 50
phosphoglyceride 54
phospholipid 54
phthalazine 20
physostigmine 121
phytonadione 227, 228
α_2-PI 233
pilocarpine hydrochloride 120
pilsicainide 219
pilsicainide hydrochloride hydrate 220
pimobendan 218
pindolol 116
pioglitazone hydrochloride 257
pipemidic acid hydrate 276
piperacillin 323
piperacillin sodium 280, 323
piperazine 20
piperidine 20

pirenzepine 171
pirenzepine hydrochloride hydrate 124, 171
piretanide 208
pirmenol 219
pirmenol hydrochloride hydrate 220
piromidic acid 276
piroxicam 191
pitavastatin calcium hydrate 262
plasminogen activator 226, 232
platelet-activating factor 55, 197
platelet aggregation inhibitors 228
PLP 78
PMDA 11
PMP 78
Podophyllum 312
porphyrin 60
posterior pituitary 235
posterior pituitary hormones 236
post-translational modification 47
potassium canrenoate 209, 249
potassium clavulanate 286
potassium-sparing diuretics 208
PPARα 262
PPAR-γ 257
PPi 72, 172
pralidoxime methiodide 121
pramipexole hydrochloride hydrate 159
pranlukast hydrate 201
pranoprofen 189
pravastatin sodium 261
prazosin hydrochloride 114
prednisolone 250
primidone 143, 144
PRL 237
probenecid 194
probucol 263
procainamide 219
procaineamide hydrochloride 220
procaine hydrochloride 129
procaterol hydrochloride hydrate 112
prodrug 36, 90, 281
prodrugs 90
profenamine hydrochloride 159
proglumide 171
prolactin 237
promethazine hydrochloride 168
pronethalol 115
prontosil 89, 270
propafenone 219
propafenone hydrochloride 220
propantheline bromide 124
propericiazine 146

propiverine hydrochloride 125
propofol 134
propranolol 324
propranolol hydrochloride 115
propylthiouracil 241
prostacyclin 179
prosta gland 177
prostaglandin 177
prostaglandin peroxide 180
prostanoic acid 178, 179
prostanoids 177
protease 297
protein kinase 72
protirelin 237
protirelin tartrate hydrate 237
protonated nicotine 118
proton pump inhibitor 172
PTH 239, 240
purine 20
purine base 50
pyranose 45
pyrazine 20
pyrazole 20
pyridazine 20
pyridine 20
pyridopyrimidine 275
pyridostigmine bromide 121
pyridoxal 5′-phosphate 76
pyrimidine 20
pyrimidine base 50
pyrrole 20
pyrrolidine 20

Q

QSAR 32
quantitative structure–activity
　relationship 32
quetiapine fumarate 147
quinapril 212
quinazoline 20
quinidine 219
quinidine sulfate hydrate 220
quinoline 20, 274
quinolone 275
quinoxaline 20
quinuclidine 20

R

rabeprazole 172
rabeprazole sodium 172
racemic switch 32
raloxifene hydrochloride 243, 266
raltegravir potassium 298
ramatroban 201

ramelteon 137
ramosetron 175
ranimustine 301
ranitidine hydrochloride 169
RANKL 267
reactive oxygen species 62
reducing sugar 46
reductase 89
release-inhibiting hormones 236
releasing hormones 236
renin inhibitors 214
repirinast 198
Research 9
retinoic acid receptor α 313
retinol 315
reverse transcriptase 296
reverse transcriptase inhibitor 296
reversible inhibition 94
ribavirin 296
riboflavin 75
ribonucleic acid 49
rifampicin 290
rilmazafone hydrochloride hydrate
　136
risperidone 147
ritodrine hydrochloride 112
ritonavir 297
rituximab 316, 324
rivaroxaban 232
rivastigmine 161
RNA 49, 52, 293
rocuronium bromide 131
rofecoxib 192
rokitamycin 289
ropinirole hydrochloride 159
ropivacaine hydrochloride hydrate
　129
ROS 62, 64, 65
rosuvastatin calcium 262
rotigotine 159
roxatidine acetate hydrochloride
　169
rRNA 52
rufinamide 144
Rule of 5 35

S

salbutamol sulfate 112
salmeterol xinafoate 112
SAM 78
saquinavir mesilate 297
SAR 31
sarin 121
sarpogrelate 175, 229
sarpogrelate hydrochloride 175,

　229
saxagliptin hydrate 259
scopine 123
scopolamine 122
scopolamine butylbromide 123
scopolamine hydrobromide hydrate
　123
SDA 147, 148
selective estrogen receptor
　modulator 242, 264, 265
selective serotonin reuptake
　inhibitor 148
selective toxicity 269
selegiline hydrochloride 159
Ser 47
seratrodast 201
SERM 242, 264, 265
serotonin 39, 165, 174, 197
serotonin-dopamine antagonist
　147
serotonin-dopamine antagonist
　147
serotonin-noradrenaline reuptake
　inhibitor 148
sertraline hydrochloride 149
setiptiline maleate 149
sevoflurane 134
sex hormone 238
SGLT2 258, 260
silodosin 114
simvastatin 261
singlet oxygen 63, 64
sitagliptin phosphate hydrate 259
skeletal muscle relaxants 129
slow reacting substance of
　anaphylaxis 201
SN-38 311
SNRI 148, 149
SOD 64
sodium cromoglicate 198
sodium-dependent glucose
　transporter 2 258
sodium risedronate hydrate 265
sodium salicylate 186
sodium valproate 144
solifenacin succinate 125
somatorelin 236
somatostatin 236
somatostatin-14 236
somatropin 236
sorafenib tosilate 313
sotalol hydrochloride 221
sphingomyelin 54
sphingosine 54, 55
spironolactone 208, 209, 249
squalene 83, 84

外国語索引 367

SRS-A 201
SSRI 148, 149, 150
starch 46
stearic acid 53
stem 324
5α-steroid 56
5β-steroid 56
steroidal anti-inflammatory drugs 183
stimulating (tropic) hormones 236
stiripentol 144
Streptomyces 280, 286
Streptomyces orientalis 290
streptomycin sulfate 290
structure-activity relationship 31
structure-based drug design 99
strychnine 163
Strychnos nux vomica 163
substrate analog 95
sucrose 46
sulbactam sodium 286
sulfadimethoxine 273
sulfa drug 271
sulfamethoxazole 273
sulfamine 270, 271, 272
sulfate 91
sulfide 71
sulfonal 135
sulfone 71
sulfonium salt 71
sulfonylurea 254
sulfotransferase 91
sulfoxide 71
sulindac 187
sulpiride 146
sultamicillin tosilate hydrate 286
sulthiame 144
sunitinib malate 313
super coil 52
superoxide 64
superoxide dismutase 64
suplatast tosilate 202
suvorexant 137
suxamethonium chloride hydrate 131
sympathetic nervous system 105
sympatholytic agents 113
sympathomimetic agents 110
synapse 105
synthetic local anesthetics 128

T

T$_3$ 240
T$_4$ 240

talipexole hydrochloride 159
taltirelin hydrate 237
tamoxifen citrate 242, 243
tamsulosin hydrochloride 114
tapentadol hydrochloride 154
tautomer 50
tazanolast 198
teceleukin 317
tegafur 304
telmisartan 213
temocapril hydrochloride 212
temsirolimus 315
terazosin hydrochloride hydrate 114
terbinafine hydrochloride 291
terbutaline sulfate 112
teriparatide 267
teriparatide acetate 240
testosterone enanthate 246
testosterone propionate 246
tetracaine hydrochloride 129
tetracosactide acetate 238
tetracycline 286
tetracycline hydrochloride 286
tetrahydrofolic acid 78, 302
tetrahydrofuran 20
tetrahydropyran 20, 178
1,2,3,4-tetrazole 20
TG 260, 262
thalidomide 315
thebaine 155
The International Conference on Harmonization 11
thenyldiamine 168
theobromine 162
theophylline 162, 205, 206
The Pharmaceuticals and Medical Devices Agency 11
THF 78, 79, 80, 271, 272
thiamazole 241
thiamine 76, 77
thiamine pyrophosphate 76
thiamphenicol 287
thiamylal sodium 134
thiazide diuretics 206
thiazole 20, 76
thienamycin 285
thioester 71
thioester bond 73
thiol 71
thiopental sodium 134
thiophene 20
thiotepa 300
Thr 47
thrombanoic acid 178
thrombocyte 178

thromboxane 177, 197
thromboxane A$_2$ 228
thymine 50
thymoxyethyldiethylamine 167
thyroid hormone 237
thyroid-stimulating hormone 237
thyrotropin 237
thyrotropin-releasing hormone 237
thyroxine 240
tiaprofenic acid 189
tiaramide hydrochloride 192
ticlopidine hydrochloride 229
ticropidine 229
timolol maleate 116
tissue-type plasminogen activators 232
tizanidine hydrochloride 130
α-tocopherol 65
tocopherol nicotinate 264
tofogliflozin hydrate 259
tolbutamide 255
tolterodine tartrate 125
tolvaptan 209, 210
topiramate 144
topiroxostat 194
torasemide 208
toremifene citrate 242, 243
t-PA 226, 232
TPP 76, 77
trade name 326
tramadol hydrochloride 154
trandolapril 212
tranexamic acid 226, 227
tranilast 198
transcriptional factors 61
transition state analog 95
transpeptidase 278
trapidil 225
trastuzumab 316
trazodone hydrochloride 149
tretinoin 315
TRH 237
triacylglycerol 52
triamcinolone 250
triamterene 208, 209
triazolam 136
1,2,4-triazole 20
triazolopiperazine 258
trichlormethiazide 206, 207
triglyceride 52
trihexyphenidyl hydrochloride 124, 159
triiodothyronine 240
trilostane 251
trimetazidine 225

trimetazidine hydrochloride 225
trimethadione 142, 144
trimethoprim 271, 272
trimetoquinol hydrochloride
　hudrate 112
tripamide 206, 207
tripelenamine 168
triplet oxygen 63
tRNA 52, 53
tropane 20
l-tropic acid 123
tropicamide 124
tropine 123
tropisetoron 175
tropisetron 175, 176
L-tryptophan 174
TSH 237
tubocurarine chloride hydrochloride
　hydrate 131
tulobuterol 112
TX 177, 178, 180, 181, 197
TXA_2 178, 179, 182, 197, 228, 229
TXB_2 179
L-tyrosine 107

U

UDPGA 90

UDP-glucuronosyltransferase 90
-umab 324
uncoating 293
u-PA 226
uracil 50
urapidil 114

V

valaciclovir hydrochloride 295
valsartan 213
vancomycin hydrochloride 292
vasopressin 209, 239
vecuronium bromide 131, 252
VEGF 316
VEGFR 313
verapamil hydrochloride 222
very low density lipoprotein 260
vidarabine 295
vildagliptin 259
Vilsmeier reaction 24
vinblastine sulfate 310
vincristine sulfate 310
vitamin A 315
VLDL 260
voglibose 258
vonoprazan 172
vonoprazan fumarate 173

W

warfarin potassium 231
WHO 323, 324

X

xanthine 193
xanthine oxidase 195
-ximab 324
XOD 193, 194, 195

Z

zafirlukast 201
zalcitabine 296
zaltoprofen 189
zanamivir hydrate 294
zidovudine 296
zinc finger 61
zinostatin stimalamer 308
zoledronic acid hydrate 265
zolpidem tartrate 137
zonisamide 144
zopiclone 137